麻醉护理工作手册

主　审　曾因明　王斌全　刘保江　邓小明
主　编　马涛洪　韩文军
副主编　王秋菊　陆小英

人民卫生出版社

图书在版编目（CIP）数据

麻醉护理工作手册/马涛洪，韩文军主编．—北京：
人民卫生出版社，2017
ISBN 978-7-117-24010-9

Ⅰ．①麻⋯　Ⅱ．①马⋯②韩⋯　Ⅲ．①麻醉 – 护理学 –
手册　Ⅳ．①R473.6–62

中国版本图书馆 CIP 数据核字（2017）第 012356 号

人卫智网　**www.ipmph.com**	医学教育、学术、考试、健康，	
	购书智慧智能综合服务平台	
人卫官网　**www.pmph.com**	人卫官方资讯发布平台	

麻醉护理工作手册

主　　编：马涛洪　韩文军
出版发行：人民卫生出版社（中继线 010-59780011）
地　　址：北京市朝阳区潘家园南里 19 号
邮　　编：100021
E - mail：pmph @ pmph.com
购书热线：010-59787592　010-59787584　010-65264830
印　　刷：保定市中画美凯印刷有限公司
经　　销：新华书店
开　　本：787×1092　1/16　印张：26
字　　数：633 千字
版　　次：2017 年 7 月第 1 版　2018 年 4 月第 1 版第 2 次印刷
标准书号：ISBN 978-7-117-24010-9/R·24011
定　　价：62.00 元

打击盗版举报电话：010-59787491　E-mail：WQ @ pmph.com
（凡属印装质量问题请与本社市场营销中心联系退换）

编委名单

主　审　曾因明　王斌全　刘保江　邓小明
主　编　马涛洪　韩文军
副主编　王秋菊　陆小英

编　委（以字母顺序排序）

付保丽（山西医科大学第一医院）　　　封莉莉（第二军医大学附属长海医院）
顾海莉（第二军医大学附属长海医院）　焦育娟（山西医科大学第一医院）
韩文军（第二军医大学附属长海医院）　雷航燕（山西医科大学第一医院）
金小芳（第二军医大学附属长海医院）　马涛洪（山西医科大学第一医院）
刘伟伟（第二军医大学附属长海医院）　孙秀俊（山西医科大学第一医院）
陆小英（第二军医大学附属长海医院）　王秋菊（山西医科大学第一医院）
彭　琳（第二军医大学附属长海医院）　王　蕊（山西医科大学第一医院）
钱火红（第二军医大学附属长海医院）　沈祎蕾（第二军医大学附属长海医院）
殷小容（四川大学华西医院）　　　　　王树欣（第二军医大学附属长海医院）
许　卫（第二军医大学附属长海医院）　赵　越（第二军医大学附属长海医院）

序 言

随着麻醉学科的快速发展,人们对麻醉科的工作越来越要求细化,新的需求使麻醉护理学应运而生并迅速发展,现今已成为护理学中的一门新兴分支专业。我国各级医院麻醉科已有数量众多的护士参与到麻醉科的各项工作之中,现阶段麻醉科护士主要负责麻醉药品、耗材、仪器等物品管理;感染监控与管理;麻醉恢复室患者的护理。在临床麻醉中,总体而言麻醉科护士与麻醉医生职责分明,有清晰的分工与协作,麻醉科护士要正确执行医嘱,协助医生操作,配合困难气道的处理和配合抢救等。

在肯定发展成绩的同时,我们也应当清醒的看到当前的现状:一方面是麻醉科护士数量日益增加,广泛地参与到科室管理及诊疗工作中去;另一方面则是麻醉科护士缺乏统一的岗位、职责、编制、管理与培训的法规与核心制度,出现各医院各行其是的混乱局面。因此,如何规范麻醉科的护理工作,成为当前急待解决的现实问题。

山西医科大学第一医院及上海第二军医大学长海医院麻醉科长期从事麻醉科护理体系建设的实践与探索,在刘保江、邓小明主任的指导与支持下,马涛洪和韩文军两位护士长不仅掌握国际麻醉学的历史、现状、成功经验与教训,更对如何构建具有中国特色的麻醉科护理体系有自己的认识与实践体会。本书以国内相关法律、法规为依据,初步探索我国麻醉科护理工作的模式,在此基础上,将逐步积累的工作经验整理成《麻醉护理工作手册》,与同仁们分享,提供研究参考。

本书是一本实用性很强的工作手册,期望能在麻醉科护理岗位职责、工作制度、工作流程及 ICU 工作中起到指导性作用。当然,麻醉科护士的工作职责、管理模式与培训认证在国际上尚未完全统一,各国之间的差异也是普遍存在的,因此要在中国形成大家一致认同的具有中国特色的麻醉科护理体系,需要根据我国现行法律法规从麻醉科的实际情况出发,更要通过不断"实践——研讨——再实践"使之日臻完善。因此,此书在起到重要引领作用的同时,也为大家关心、研讨该问题提供了契机。期望得到麻醉界同仁的支持,提出宝贵的意见与建议,促使我国麻醉科护理工作尽快迈上新的平台。

曾因明
2016 年 12 月 6 日于徐州医科大学

前 言

前　言

　　麻醉护理学是麻醉学和护理学相结合的交叉学科,是适应麻醉学科和专科护理的快速发展应运而生的新兴专业。麻醉护理学是研究围麻醉期为患者提供优质护理服务,使其处于接受麻醉手术的最佳状态的一门学科。她既是现代麻醉学的重要组成部分,也是护理学的重要组成部分。

　　根据我国护理专科化发展需要和提升麻醉科管理与诊疗工作质量,规范麻醉科护士职责已是大势所趋。虽然我国麻醉护理学教育和护理工作只有十几年的历史,但近几年发展较快,在这种需求下,尽快编写一本适合麻醉科护士使用的工作手册,指导临床工作,具有重要的现实意义和深远的历史意义。

　　本书为麻醉科和术后ICU护士工作指导用书,主要为临床麻醉护理人员提供工作规章制度、岗位职责、工作流程、继续教育、感染防控、应急预案,技术操作之用。对临床实际工作指导性较强,我们在撰写过程中参考国外教材和我国的现状,力争提供全面、科学、系统地包含现代麻醉护理学专业和护理操作技能的内容,便于读者有目的的学习和应用。

　　全书共分为上下二篇二十五章,第一篇为麻醉护理篇,主要介绍麻醉科护理各岗位工作制度、职责、流程、护理常规、感染控制、继续教育、质量控制、PACU管理、应急预案以及疼痛护理等内容。第二篇为术后ICU护理篇。主要介绍术后ICU各岗位工作制度、职责、护理常规,考核,质量控制等内容。

　　本书紧密结合“十二五”规划教材《麻醉护理学》,为麻醉科和术后ICU护士提供工作参考,由山西医科大学第一医院、上海第二军医大学附属长海医院、四川华西医院的护理同仁共同编写完成。在近一年的编写过程中,对内容的取舍和添加以及存在的问题进行了认真的讨论和修改。

　　本书在编写过程中得到国内麻醉学专家、护理学专家和出版界的大力支持和帮助,各位主审及编委都付出了辛勤的劳动,在此表示衷心感谢!

　　对本书中存在的遗漏、不足或错误,真诚欢迎广大医疗、护理同仁给予批评指正,提出宝贵意见,以便再版修改。

主编　马涛洪　韩文军

2015年10月

目 录

第一篇　麻醉护理篇

第一章　绪论 …………………………………………………………………………… 3

第一节　麻醉科人员结构和教学现状 ……………………………………………… 3

一、麻醉科人员结构的现状 ………………………………………………………… 3

二、麻醉护理教学 …………………………………………………………………… 4

第二节　麻醉科人员配置 …………………………………………………………… 4

一、医师编制 ………………………………………………………………………… 4

二、护士编制 ………………………………………………………………………… 5

三、麻醉技术人员技师编制 ………………………………………………………… 5

第三节　麻醉科设备及设施 ………………………………………………………… 5

一、基本设备 ………………………………………………………………………… 6

二、特殊设备 ………………………………………………………………………… 6

三、基本设施——科室基本用房 …………………………………………………… 6

第四节　麻醉科辅助房间基本设置 ………………………………………………… 6

一、药品室 …………………………………………………………………………… 7

二、无菌室 …………………………………………………………………………… 7

三、准备室 …………………………………………………………………………… 7

四、麻醉恢复室 ……………………………………………………………………… 7

五、预麻室 …………………………………………………………………………… 7

第五节　麻醉科护士岗位设置 ……………………………………………………… 7

一、总务岗位 ………………………………………………………………………… 7

二、PACU 护理岗位 ………………………………………………………………… 8

三、疼痛护理岗位 …………………………………………………………………… 8

四、感控护理岗位 …………………………………………………………………… 8

五、重症 ICU 监护岗位 ……………………………………………………………… 8

六、手术间护理岗位 ………………………………………………………………… 8

七、临床麻醉监护岗位 ……………………………………………………………… 8

第六节 麻醉科护士应具备的能力和素质 …………………………………… 9

一、必须爱岗敬业 ……………………………………………………………… 9

二、必须具有良好的职业道德 ………………………………………………… 9

三、必须具备良好的心理素质 ………………………………………………… 9

四、必须具备敏锐的观察力 …………………………………………………… 10

五、必须具备丰富的专业知识 ………………………………………………… 10

六、必须具备娴熟的护理操作技术 …………………………………………… 10

七、必须掌握良好的沟通能力和健康教育能力 ……………………………… 10

第七节 麻醉专科护士的培养 …………………………………………………… 10

一、培养基地的建设与管理 …………………………………………………… 10

二、专科护士考核与资格认证 ………………………………………………… 11

第二章 麻醉护理工作制度与人员岗位职责 …………………………………… 12

第一节 麻醉护理工作制度 ……………………………………………………… 12

一、记费制度 …………………………………………………………………… 12

二、交接班制度 ………………………………………………………………… 12

三、药品管理制度 ……………………………………………………………… 13

四、无菌室工作制度 …………………………………………………………… 14

五、药品室工作制度 …………………………………………………………… 14

六、值班制度 …………………………………………………………………… 15

七、休假、请假制度 …………………………………………………………… 16

八、通讯员管理制度 …………………………………………………………… 16

九、抢救车管理制度 …………………………………………………………… 16

十、耗材管理制度 ……………………………………………………………… 17

十一、查对制度 ………………………………………………………………… 17

第二节 护理人员岗位职责 ……………………………………………………… 18

一、护士长职责 ………………………………………………………………… 18

二、麻醉科护士职责 …………………………………………………………… 18

三、总务护士职责 ……………………………………………………………… 18

四、手术间辅助护士职责 ……………………………………………………… 19

五、临床麻醉监护护士职责 …………………………………………………… 19

六、带教老师职责 ……………………………………………………………… 20

第三章 麻醉护理工作流程 ……………………………………………………… 21

第一节 辅助岗位工作流程 ……………………………………………………… 21

一、手术间辅助护士工作流程 ………………………………………………… 21

二、总务护士工作流程 ………………………………………………………… 22

第二节 麻醉护理岗位工作流程 ………………………………………………… 24

一、全身麻醉配合流程 ………………………………………………………… 24

二、椎管内麻醉配合流程·······························25

三、神经阻滞麻醉配合流程····························25

第三节　血管穿刺配合流程·································26

一、动脉穿刺置管配合流程····························26

二、中心静脉穿刺置管配合流程······················27

第四节　气管插管配合流程·································28

一、经口气管插管··································28

二、经鼻气管插管··································30

三、纤维支气管镜插管······························30

四、清醒气管插管··································31

五、双腔支气管导管插管····························32

第四章　围麻醉期护理常规·································33

第一节　麻醉前访视·······································33

一、全身麻醉术前访视······························33

二、椎管内麻醉术前访视····························35

三、神经阻滞术前访视······························36

四、麻醉前饮食限制告知····························37

五、麻醉恢复室告知································38

第二节　麻醉护理常规·····································38

一、吸入麻醉护理常规······························38

二、静脉全身麻醉护理常规····························39

三、椎管内麻醉护理常规····························41

四、全身麻醉并发症护理常规··························42

五、椎管内麻醉并发症护理常规························43

六、支气管麻醉护理常规····························44

七、心血管手术麻醉护理常规··························45

八、神经外科手术麻醉护理常规························47

九、五官科手术麻醉护理常规··························49

十、内分泌疾病患者手术麻醉护理常规··················50

十一、小儿麻醉护理常规····························52

十二、妇产科麻醉护理常规····························53

十三、老年患者手术麻醉护理常规······················54

十四、腹腔镜手术麻醉护理常规························55

十五、门诊手术麻醉护理常规··························56

第三节　麻醉期间监测护理·································57

一、呼吸功能监测··································57

二、循环功能监测··································59

三、体温监测······································61

四、血气监测···62

五、麻醉深度监测···63

第四节 麻醉后宣教···63

一、全麻术后宣教···63

二、椎管内麻醉及神经阻滞麻醉术后宣教···63

三、术后镇痛知识宣教···64

第五章 院内感染控制与管理···65

第一节 概述···65

一、医院感染管理···65

二、麻醉科感染管理制度···65

三、感染管理小组的建立与管理···66

第二节 感染管理措施···66

一、麻醉科感染管理措施···66

二、内镜的消毒灭菌··67

三、各种麻醉用具消毒流程··68

四、麻醉过程中的感染控制措施···69

五、无菌物品的贮存··70

第六章 继续教育管理···71

第一节 护士继续教育管理制度···71

一、护士培训制度···71

二、业务学习制度···71

三、护理查房制度···71

第二节 护士培养计划及方案···72

一、护士分级培训计划···72

二、新护士培训计划··73

三、麻醉科护士分层培养方案··76

四、护理部对护士专业核心能力评定要求···82

五、麻醉恢复室护士的专业培训及考核···86

六、麻醉护理专业实习生培训考核要求···87

第七章 麻醉科护理质量控制···90

第一节 质量管理方案及组织构架···90

一、护理质量管理方案···90

二、护理质量全面管理组织构架图··90

第二节 质量控制岗位职责··91

一、护理管理质量控制组岗位职责··91

二、麻醉护理质量控制组岗位职责··92

三、院内感染管理质量控制组岗位职责 ……………………………………………… 92

四、护理教学质量控制组岗位职责 ………………………………………………… 92

五、药品管理质量控制组岗位职责 ………………………………………………… 92

第三节　质量控制流程图 ………………………………………………………………… 93

一、护理管理质量控制流程图 ……………………………………………………… 93

二、麻醉护理质量控制流程图 ……………………………………………………… 93

三、院内感染管理质量控制流程图 ………………………………………………… 94

四、护理教学质量控制流程图 ……………………………………………………… 94

五、药品管理质量控制流程图 ……………………………………………………… 94

第四节　质量控制考核评价 ……………………………………………………………… 95

一、质量控制活动记录表 …………………………………………………………… 95

二、麻醉科护理质量核心指标考核 ………………………………………………… 96

三、麻醉科质控考核标准 …………………………………………………………… 96

四、麻醉科一岗一优优质护理服务评价指标 ……………………………………… 99

第五节　不良事件管理 …………………………………………………………………… 101

一、不良事件报告制度 ……………………………………………………………… 101

二、不良事件上报流程 ……………………………………………………………… 102

三、不良事件讨论流程 ……………………………………………………………… 102

四、不良事件上报表 ………………………………………………………………… 103

五、科室跟踪整改措施落实及效果评价情况 ……………………………………… 105

第八章　麻醉恢复室管理与护理 ………………………………………………………… 106

第一节　麻醉恢复室管理 ………………………………………………………………… 106

一、护理工作制度 …………………………………………………………………… 106

二、护士岗位职责 …………………………………………………………………… 107

三、护士工作流程 …………………………………………………………………… 107

四、患者交接班身份识别制度和核对流程 ………………………………………… 108

五、口头医嘱管理制度与流程 ……………………………………………………… 109

六、常用药物及设备配置与管理 …………………………………………………… 110

七、麻醉恢复室护理记录单书写与管理规范 ……………………………………… 110

八、麻醉恢复室患者交接 …………………………………………………………… 111

九、麻醉恢复室内物品交接与管理 ………………………………………………… 112

第二节　麻醉恢复室护理 ………………………………………………………………… 113

一、麻醉恢复室护理常规 …………………………………………………………… 113

二、气管导管拔管指征及操作流程 ………………………………………………… 116

三、患者转入恢复室指征和流程 …………………………………………………… 117

四、患者转出恢复室指征和流程 …………………………………………………… 118

五、转运患者流程 …………………………………………………………………… 119

第三节　恢复室并发症及预防处理 ……………………………………………………… 119

一、喉痉挛 ………………………………………………………………… 119

二、支气管痉挛 …………………………………………………………… 120

三、舌后坠 ………………………………………………………………… 122

四、低氧血症 ……………………………………………………………… 122

五、高二氧化碳血症 ……………………………………………………… 123

六、恶心呕吐 ……………………………………………………………… 124

七、反流误吸 ……………………………………………………………… 125

八、心律失常 ……………………………………………………………… 125

九、高血压 ………………………………………………………………… 126

十、低血压 ………………………………………………………………… 127

十一、术后疼痛 …………………………………………………………… 128

十二、术后躁动 …………………………………………………………… 129

十三、谵妄 ………………………………………………………………… 129

十四、苏醒延迟 …………………………………………………………… 130

十五、寒战 ………………………………………………………………… 131

十六、体温升高 …………………………………………………………… 131

十七、尿潴留 ……………………………………………………………… 132

第四节 麻醉恢复室常见风险评估 ……………………………………… 133

第九章 护理应急预案 …………………………………………………… 135

第一节 公共应急预案 …………………………………………………… 135

一、停氧 …………………………………………………………………… 135

二、停电 …………………………………………………………………… 136

三、停水 …………………………………………………………………… 136

四、地震 …………………………………………………………………… 137

五、火灾 …………………………………………………………………… 138

第二节 专科应急预案 …………………………………………………… 138

一、麻醉机故障 …………………………………………………………… 138

二、监护仪故障 …………………………………………………………… 139

三、除颤仪故障 …………………………………………………………… 139

四、中心负压吸引故障 …………………………………………………… 140

五、麻醉药品和精神药品丢失应急预案 ………………………………… 140

六、输血反应应急预案 …………………………………………………… 141

七、输液反应应急预案 …………………………………………………… 141

八、药物外渗应急预案 …………………………………………………… 142

九、躁动应急预案 ………………………………………………………… 142

十、坠床应急预案 ………………………………………………………… 143

十一、误吸应急预案 ……………………………………………………… 143

十二、气道痉挛应急预案 ………………………………………………… 144

十三、舌后坠应急预案 ……………………………………………………………… 144

十四、寒战应急预案 ………………………………………………………………… 144

十五、恶心呕吐应急预案 …………………………………………………………… 145

十六、导管脱落应急预案 …………………………………………………………… 145

十七、患者转运应急预案 …………………………………………………………… 145

第十章 疼痛评估与镇痛护理 …………………………………………………… 146

第一节 疼痛评估与记录 …………………………………………………………… 146

一、疼痛评估 ………………………………………………………………………… 146

二、疼痛护理记录单 ………………………………………………………………… 152

第二节 PCA 镇痛与护理 …………………………………………………………… 153

一、PCA 的类型与实施流程 ……………………………………………………… 153

二、PCA 镇痛随访制度 …………………………………………………………… 159

三、PCA 镇痛随访流程 …………………………………………………………… 159

四、PCA 镇痛观察记录 …………………………………………………………… 161

五、PCA 镇痛健康宣教 …………………………………………………………… 162

第三节 癌性疼痛护理常规 ………………………………………………………… 162

一、癌性疼痛的原因 ………………………………………………………………… 162

二、癌性疼痛的治疗 ………………………………………………………………… 163

三、癌性疼痛的护理 ………………………………………………………………… 164

四、癌性疼痛的健康教育 …………………………………………………………… 165

第十一章 手术室外麻醉护理 …………………………………………………… 166

第一节 概述 ………………………………………………………………………… 166

一、概述 ……………………………………………………………………………… 166

二、场地设备及人员要求 …………………………………………………………… 166

三、手术室外麻醉类型 ……………………………………………………………… 167

四、手术室外麻醉科护士工作职责 ………………………………………………… 167

五、手术室外麻醉科护士工作流程 ………………………………………………… 167

第二节 无痛胃镜麻醉护理常规 …………………………………………………… 169

一、麻醉前护理常规 ………………………………………………………………… 169

二、麻醉中护理常规 ………………………………………………………………… 169

三、麻醉后护理常规 ………………………………………………………………… 170

第三节 无痛结肠镜麻醉护理常规 ………………………………………………… 170

一、麻醉前护理常规 ………………………………………………………………… 170

二、麻醉中护理常规 ………………………………………………………………… 171

三、麻醉后护理常规 ………………………………………………………………… 171

第四节 无痛人流麻醉护理常规 …………………………………………………… 172

一、麻醉前护理常规 ………………………………………………………………… 172

二、麻醉中护理常规 ································· 172

三、麻醉后护理常规 ································· 172

第五节 介入治疗麻醉护理常规 ························· 173

一、麻醉前护理常规 ································· 173

二、麻醉中护理常规 ································· 173

三、麻醉后护理常规 ································· 173

第六节 无痛气管镜麻醉护理常规 ······················ 174

一、麻醉前护理常规 ································· 174

二、麻醉中护理常规 ································· 174

三、麻醉后护理常规 ································· 174

第七节 MECT 治疗的麻醉护理常规 ···················· 175

一、麻醉前护理常规 ································· 175

二、麻醉中护理常规 ································· 175

三、麻醉后护理常规 ································· 175

第二篇 ICU 护理篇

第十二章 ICU 重症监护病房管理 ······················ 179

第一节 ICU 工作制度 ······························ 179

一、ICU 重症监护病房质量管理制度 ················· 179

二、ICU 重症监护病房医院感染管理制度 ·············· 180

三、ICU 患者转科交接制度 ······················ 180

四、ICU 患者隐私保护制度 ······················ 181

五、ICU 护士管理制度 ························· 181

六、ICU 护士培训制度 ························· 182

七、ICU 护患沟通制度 ························· 183

八、ICU 健康宣教制度 ························· 184

九、ICU 护士的履职要求 ······················ 184

十、ICU 工作人员之间的沟通规定 ················· 184

十一、ICU 患者家属探访制度 ···················· 185

十二、ICU 紧急突发事件应急制度 ················· 185

十三、ICU 患者收治标准 ······················ 187

十四、ICU 患者转出标准 ······················ 188

十五、ICU 护士的准入标准 ····················· 188

第二节 ICU 护士岗位设置与职责 ····················· 189

一、ICU 护士岗位设置与人员编配 ················· 189

二、ICU 各岗位护士职责 ······················ 189

三、ICU 各能级护士岗位职责 ···················· 191

第三节 ICU 护士岗位要求 ························· 193

一、护士长岗位 …………………………………………………………………… 193
二、责任护士岗位 ………………………………………………………………… 194
三、准备班护士岗位 ……………………………………………………………… 194
四、晚夜间主班护士岗位 ………………………………………………………… 195
五、办公班护士岗位 ……………………………………………………………… 195
六、仪器班岗位 …………………………………………………………………… 195
七、两头班岗位 …………………………………………………………………… 196

第四节　ICU护士岗位培训 ……………………………………………………… 196
一、责任护士岗位 ………………………………………………………………… 196
二、准备班及晚夜间主班护士岗位 ……………………………………………… 197
三、办公班护士岗位 ……………………………………………………………… 197
四、仪器班岗位 …………………………………………………………………… 197
五、两头班岗位 …………………………………………………………………… 198

第五节　ICU护士岗位考核评分标准 …………………………………………… 198
一、护士长岗位 …………………………………………………………………… 198
二、责任护士岗位 ………………………………………………………………… 199
三、准备班护士岗位 ……………………………………………………………… 200
四、晚夜间主班护士岗位 ………………………………………………………… 202
五、办公班护士岗位 ……………………………………………………………… 203
六、仪器班护士岗位 ……………………………………………………………… 204
七、两头班护士岗位 ……………………………………………………………… 205

第六节　ICU各班次护士工作流程 ……………………………………………… 208
一、护士长工作流程 ……………………………………………………………… 208
二、责任护士工作流程 …………………………………………………………… 209
三、准备班护士工作流程 ………………………………………………………… 210
四、晚夜间主班护士工作流程 …………………………………………………… 210
五、办公班护士工作流程 ………………………………………………………… 211
六、仪器班护士工作流程 ………………………………………………………… 211
七、两头班护士工作流程 ………………………………………………………… 212

第七节　ICU优质护理 …………………………………………………………… 212
一、实施方案 ……………………………………………………………………… 212
二、ICU日常监护护理评价标准 ………………………………………………… 214

第十三章　ICU一般护理常规 …………………………………………………… 220
第一节　入室护理常规 …………………………………………………………… 220
第二节　日常护理常规 …………………………………………………………… 220
第三节　出室护理常规 …………………………………………………………… 221
第四节　术前护理常规 …………………………………………………………… 221
第五节　术后护理常规 …………………………………………………………… 222

第十四章 ICU专科操作护理常规·· 224
  第一节 人工气道护理常规·· 224
    一、气管插管··· 224
    二、气管切开造口置管··· 224
  第二节 机械通气护理常规·· 225
    一、呼吸机准备··· 225
    二、呼吸机连接··· 225
    三、呼吸机使用期间护理··· 225
    四、呼吸机使用后护理··· 226
  第三节 镇静护理常规··· 226
  第四节 中心静脉置管(CVC)护理常规································· 227
  第五节 PICC置管护理常规·· 227
  第六节 动脉置管护理常规·· 228
  第七节 肠内营养护理常规·· 228
  第八节 肠外营养护理常规·· 228
  第九节 引流管护理常规·· 229
    一、管道滑脱危险因素评估··· 229
    二、一般护理··· 230
    三、管道滑脱的防范措施··· 230
    四、胃管护理··· 230
    五、尿管护理··· 231
    六、双套管护理··· 231
    七、T形管护理··· 231
    八、胸腔闭式引流管护理··· 232
    九、鼻肠营养管护理··· 232
  第十节 人工肛门造口护理常规·· 233
    一、术前造口定位··· 233
    二、术后早期造口护理··· 233
    三、术后早期常见并发症的观察与护理································· 233
  第十一节 牵引护理常规·· 234
    一、作用··· 234
    二、种类··· 234
    三、护理··· 234
  第十二节 石膏护理常规·· 235
    一、一般护理··· 235
    二、并发症护理··· 235
  第十三节 昏迷护理常规·· 236
  第十四节 癫痫护理常规·· 237

一、一般护理 …………………………………………………………… 237

二、病情观察 …………………………………………………………… 237

三、对症护理 …………………………………………………………… 237

四、癫痫持续状态的护理 ……………………………………………… 237

第十五节 高热护理常规 ……………………………………………… 237

第十六节 恒温床护理常规 …………………………………………… 238

第十七节 CRRT 护理常规 …………………………………………… 238

一、CRRT 治疗的综合护理 …………………………………………… 238

二、CRRT 治疗的操作要点 …………………………………………… 239

第十八节 腹透护理常规 ……………………………………………… 239

一、术前准备 …………………………………………………………… 240

二、透析过程的护理 …………………………………………………… 240

三、基础护理 …………………………………………………………… 240

四、饮食护理 …………………………………………………………… 240

第十九节 主动脉球囊反搏护理常规 ………………………………… 241

一、原理 ………………………………………………………………… 241

二、适应证 ……………………………………………………………… 241

三、气囊导管的选择 …………………………………………………… 241

四、反搏机的操作 ……………………………………………………… 241

五、术后护理 …………………………………………………………… 242

第十五章 普外科疾病护理常规 ……………………………………… 243

第一节 腹部外科疾病护理 …………………………………………… 243

一、按手术前后常规护理 ……………………………………………… 243

二、加强胃肠功能观察与护理 ………………………………………… 243

第二节 甲状腺疾病外科护理 ………………………………………… 243

一、按手术前后常规护理 ……………………………………………… 243

二、甲状腺功能亢进特殊护理 ………………………………………… 243

第三节 乳腺疾病外科护理 …………………………………………… 245

一、按手术前后常规护理 ……………………………………………… 245

二、乳房手术特殊护理 ………………………………………………… 245

第四节 血管外科疾病护理 …………………………………………… 246

一、一般护理 …………………………………………………………… 246

二、胸 / 腹主动脉瘤手术特殊护理 …………………………………… 246

三、下肢动脉闭塞性疾病 ……………………………………………… 246

四、静脉曲张疾病 ……………………………………………………… 247

五、下肢深静脉血栓形成 ……………………………………………… 247

六、颈动脉内膜剥脱术 ………………………………………………… 247

七、腹膜后肿瘤切除术 ………………………………………………… 248

第十六章　骨科疾病护理常规…………………………………………………………… 249
　第一节　骨科手术一般护理常规 ……………………………………………………… 249
　　一、一般护理…………………………………………………………………………… 249
　　二、疼痛护理…………………………………………………………………………… 249
　　三、专科护理…………………………………………………………………………… 249
　　四、并发症护理………………………………………………………………………… 250
　　五、出院指导…………………………………………………………………………… 251
　第二节　骨科创伤护理常规 …………………………………………………………… 252
　　一、骨折………………………………………………………………………………… 252
　　二、截肢护理…………………………………………………………………………… 256
　　三、腰椎压缩性骨折合并截瘫………………………………………………………… 259
　　四、骨髓炎、化脓性关节炎…………………………………………………………… 260
　第三节　骨科关节疾病护理常规 ……………………………………………………… 261
　　一、人工肩关节置换术………………………………………………………………… 261
　　二、人工肘关节置换术………………………………………………………………… 262
　　三、全髋关节置换术…………………………………………………………………… 262
　　四、全膝关节置换术…………………………………………………………………… 263
　第四节　骨科脊柱疾病护理常规 ……………………………………………………… 263
　　一、脊柱肿瘤…………………………………………………………………………… 263
　　二、脊柱脊髓损伤……………………………………………………………………… 264
　　三、脊柱侧弯…………………………………………………………………………… 265
　　四、脊髓纵裂及脊髓栓系综合征……………………………………………………… 265
　　五、腰椎管狭窄症、腰椎峡部裂与脊柱滑脱症……………………………………… 266
　　六、颈椎病、颈椎过伸性损伤………………………………………………………… 266
　　七、腰椎间盘突出症…………………………………………………………………… 267
　　八、骶骨肿瘤…………………………………………………………………………… 268

第十七章　泌尿外科疾病护理常规…………………………………………………… 269
　第一节　泌尿外科手术一般护理常规 ………………………………………………… 269
　　一、一般护理…………………………………………………………………………… 269
　　二、膀胱冲洗护理……………………………………………………………………… 269
　　三、出院指导…………………………………………………………………………… 270
　第二节　肾脏疾病护理常规 …………………………………………………………… 270
　　一、肾部分切除术……………………………………………………………………… 270
　　二、肾全切除术………………………………………………………………………… 270
　第三节　膀胱疾病护理常规 …………………………………………………………… 271
　　一、术前准备…………………………………………………………………………… 271
　　二、术后护理…………………………………………………………………………… 271

　　　三、出院指导 ……………………………………………………………… 271
　　第四节　前列腺疾病护理常规 ………………………………………………… 272
　　　一、术前准备 ……………………………………………………………… 272
　　　二、术后护理 ……………………………………………………………… 272
　　　三、出院指导 ……………………………………………………………… 272
　　第五节　肾上腺疾病护理常规 ………………………………………………… 272
　　　一、术前准备 ……………………………………………………………… 272
　　　二、术后护理 ……………………………………………………………… 273
　　　三、出院指导 ……………………………………………………………… 273
　　第六节　肾移植护理常规 ……………………………………………………… 273
　　　一、术前准备 ……………………………………………………………… 273
　　　二、术后护理 ……………………………………………………………… 273
　　　三、出院指导 ……………………………………………………………… 273

第十八章　心胸外科疾病护理常规 …………………………………………… 275
　　第一节　胸外科手术一般护理常规 …………………………………………… 275
　　第二节　自发性气胸胸腔镜治疗护理常规 …………………………………… 276
　　第三节　体外循环心内直视术护理常规 ……………………………………… 276
　　第四节　食管手术护理常规 …………………………………………………… 277
　　第五节　肺切除术后护理常规 ………………………………………………… 278
　　第六节　胸腺瘤切除术后护理常规 …………………………………………… 278
　　第七节　心脏瓣膜置换术后护理常规 ………………………………………… 278
　　第八节　先天性心脏疾病护理常规 …………………………………………… 279
　　第九节　冠状动脉搭桥术护理常规 …………………………………………… 282
　　第十节　胸主动脉瘤手术护理常规 …………………………………………… 283

第十九章　脑外科疾病手术护理常规 ………………………………………… 286
　　第一节　脑外科专科护理常规 ………………………………………………… 286
　　　一、颅内压增高护理 ……………………………………………………… 286
　　　二、脑疝处理流程 ………………………………………………………… 287
　　　三、兴奋、激动、狂躁护理 ……………………………………………… 287
　　　四、脑脊液漏护理 ………………………………………………………… 287
　　　五、尿崩症护理 …………………………………………………………… 287
　　　六、脑室外引流术的护理 ………………………………………………… 287
　　第二节　颅脑外伤手术护理常规 ……………………………………………… 288
　　第三节　垂体瘤手术护理常规 ………………………………………………… 288
　　第四节　椎管内肿瘤手术护理常规 …………………………………………… 289
　　第五节　帕金森病手术护理常规 ……………………………………………… 290
　　第六节　三叉神经痛手术护理常规 …………………………………………… 290

第七节 颅内动脉瘤、动静脉畸形介入手术护理常规 …………………………………… 291
第八节 脑血管狭窄支架成形术护理常规 …………………………………………………… 291

第二十章 烧伤科疾病护理常规 …………………………………………………………… 293
　　第一节 烧伤专科护理常规 ………………………………………………………………… 293
　　　　一、植皮术 …………………………………………………………………………… 293
　　　　二、双腿皮瓣修复术护理 …………………………………………………………… 294
　　　　三、骶尾部皮瓣修复术护理 ………………………………………………………… 295
　　　　四、皮肤软组织扩张器置入术护理 ………………………………………………… 296
　　　　五、创面负压封闭引流术（VSD）护理 …………………………………………… 297
　　　　六、环状焦痂切开减压护理 ………………………………………………………… 297
　　　　七、早期切削痂植皮术护理 ………………………………………………………… 297
　　第二节 烧伤创面处理护理常规 ………………………………………………………… 298
　　　　一、包扎疗法 ………………………………………………………………………… 298
　　　　二、半暴露疗法 ……………………………………………………………………… 298
　　　　三、暴露疗法 ………………………………………………………………………… 299
　　　　四、湿敷 ……………………………………………………………………………… 299
　　　　五、水疗 ……………………………………………………………………………… 299
　　第三节 烧伤常见并发症护理常规 ……………………………………………………… 300
　　　　一、消化道应激性溃疡 ……………………………………………………………… 300
　　　　二、高热 ……………………………………………………………………………… 300
　　　　三、感染 ……………………………………………………………………………… 301
　　第四节 翻身床使用护理常规 …………………………………………………………… 301
　　第五节 悬浮床使用护理常规 …………………………………………………………… 302
　　第六节 特殊原因和特殊部位烧伤护理常规 …………………………………………… 303
　　　　一、化学烧伤 ………………………………………………………………………… 303
　　　　二、电击伤 …………………………………………………………………………… 303
　　　　三、手部热压伤 ……………………………………………………………………… 304
　　　　四、吸入性损伤 ……………………………………………………………………… 304
　　　　五、特殊部位烧伤 …………………………………………………………………… 305

第二十一章 ICU重点药物观察处理流程 ………………………………………………… 307
　　第一节 血管活性药物 …………………………………………………………………… 307
　　　　一、常用升压药物观察处理流程 …………………………………………………… 307
　　　　二、常用降压药物观察处理流程 …………………………………………………… 311
　　第二节 常用抗心律失常药物 …………………………………………………………… 314
　　第三节 常用强心药物 …………………………………………………………………… 318
　　第四节 常用抗凝药物 …………………………………………………………………… 321
　　第五节 常用降血糖药物 ………………………………………………………………… 322

　　第六节　常用生物制剂……………………………………………………… 323

　　第七节　常用脱水剂………………………………………………………… 325

第二十二章　ICU 常用护理急救流程图…………………………………… 326

　　第一节　入 ICU 常规急救 ………………………………………………… 326

　　第二节　快速心律失常……………………………………………………… 327

　　第三节　急性心肌梗死……………………………………………………… 328

　　第四节　高血压危象………………………………………………………… 329

　　第五节　急性心脏压塞……………………………………………………… 329

　　第六节　上消化道出血……………………………………………………… 330

　　第七节　术后大出血………………………………………………………… 331

　　第八节　失血性休克………………………………………………………… 331

　　第九节　感染性休克………………………………………………………… 332

　　第十节　心源性休克………………………………………………………… 332

　　第十一节　过敏性休克……………………………………………………… 333

　　第十二节　心搏骤停………………………………………………………… 333

　　第十三节　颈部手术后出血………………………………………………… 334

　　第十四节　急性呼吸功能不全……………………………………………… 334

　　第十五节　肺栓塞…………………………………………………………… 335

　　第十六节　心力衰竭………………………………………………………… 335

　　第十七节　输血、输液反应………………………………………………… 336

　　第十八节　误吸……………………………………………………………… 336

　　第十九节　严重多发伤……………………………………………………… 337

　　第二十节　非计划性拔管…………………………………………………… 338

第二十三章　基础技能操作流程图………………………………………… 339

　　第一节　铺备用床…………………………………………………………… 339

　　第二节　铺麻醉床…………………………………………………………… 340

　　第三节　无菌技术…………………………………………………………… 341

　　第四节　氧气吸入…………………………………………………………… 343

　　第五节　氧气驱动雾化吸入………………………………………………… 344

　　第六节　肌内注射…………………………………………………………… 345

　　第七节　皮内注射…………………………………………………………… 346

　　第八节　密闭式输液………………………………………………………… 347

　　第九节　静脉采血技术……………………………………………………… 348

　　第十节　灌肠技术…………………………………………………………… 349

　　第十一节　胃肠减压技术…………………………………………………… 350

　　第十二节　鼻饲技术………………………………………………………… 351

　　第十三节　导尿技术………………………………………………………… 352

第十四节　倾倒引流液 ……………………………………………………… 354

第十五节　更换引流袋 ……………………………………………………… 355

第十六节　服药 ……………………………………………………………… 356

第十七节　测血糖 …………………………………………………………… 357

第二十四章　基础生活护理操作流程图 ……………………………… 358

第一节　床上擦浴 …………………………………………………………… 358

第二节　床上洗头 …………………………………………………………… 359

第三节　翻身、叩背 ………………………………………………………… 361

第四节　口腔护理 …………………………………………………………… 362

第五节　会阴护理 …………………………………………………………… 364

第六节　会阴冲洗 …………………………………………………………… 366

第二十五章　ICU 专科技术操作流程 ………………………………… 368

第一节　心电监测技术 ……………………………………………………… 368

第二节　中心静脉压（CVP）测量 ………………………………………… 370

第三节　有创动脉血压（ABP）监测 ……………………………………… 372

第四节　呼吸机使用 ………………………………………………………… 374

第五节　输液泵 / 微量泵使用 ……………………………………………… 376

第六节　经气管插管 / 气管切开吸痰术 …………………………………… 378

第七节　心肺复苏基本生命支持术 ………………………………………… 381

第八节　除颤术 ……………………………………………………………… 383

第九节　简易呼吸球囊使用 ………………………………………………… 385

第十节　电动吸引器使用 …………………………………………………… 387

第十一节　肠内营养泵使用 ………………………………………………… 389

第一篇　麻醉护理篇

第一章 | 绪论

麻醉科护士是麻醉科不可获缺的队伍,是麻醉科快速发展的助力之一,在2015年全国麻醉学术年会上,第二军医大学附属长海医院麻醉科主任邓小明教授,为麻醉护理的发展提出深入浅出的剖析和阐述,指出麻醉科护士应该有自己的执业范围和专业特色。经广泛调查,全国已有上万名麻醉科护士。尽管在全国各级岗位说明中,没有明确的麻醉科护士编制说明,但是麻醉科作为临床一级科室,配备相应数量的护士与麻醉医生共同完成麻醉诊疗、监护、急救等任务,已是毋庸置疑的。在从前单一的麻醉中加入护理元素,从生理、心理、人文、社会方面为患者提供服务,只会起到锦上添花的效果,规范执业范围的护理工作不会扰乱正常的麻醉秩序。

任何一个护理单元均需有相应的规章制度、岗位职责、规范流程等。各地麻醉科护士队伍已快速发展起来,工作内容和执业范围可谓百花齐放,百家争鸣。已引起国内麻醉学专家高度重视,规范麻醉科护士的执业范围和规章制度已势在必行。2009年,由中国高等麻醉学教育研究会主持召开了全国麻醉科护士岗位职责论证会,与会专家肯定了麻醉科护士岗位存在的必要性,也表达了尽快规范麻醉科护士执业范围和规章制度的迫切性。同年成立了麻醉专科护士资格培训咨询委员会,组织编写《麻醉护理学》。经过几年的讨论和努力,2013年出版了统编教材《麻醉护理学》,麻醉科护士岗位职责也日益明确,为了麻醉科护理队伍依照相关法律条例健康发展,与麻醉科医生达成共识,总结十几年的实际工作经验,编写麻醉护理工作手册,期望能为广大同行提供参考。

第一节 麻醉科人员结构和教学现状

一、麻醉科人员结构的现状

在我国县级及以上综合医院均应设立独立的麻醉科,真正成为临床一级科室。随着麻醉学科的发展,越来越多的护士从事麻醉科护理工作,但还存在麻醉医生亦医亦护、亦技、亦工的现状,这样的现状令人堪忧。

(一)麻醉医生一人多职现状的弊端

1. 不能体现临床科室的内涵 所谓临床科室,是由医生和护士共同构建的,医生下达医嘱,护士核对和执行医嘱;医生为患者进行操作,护士在旁协助;重症病房护士承担危重患者的观察与护理。除此之外,护士还可以利用其专业知识,为患者提供其他照护,包括健康宣教、语言和精神上的帮助。没有护士的麻醉科,不是真正的临床科室,一人兼数职,存在一定的安全隐患。

2. 用药错误　医生自管自取自用麻醉药品,不符合药品管理办法规定;单独用药核对欠缺导致用药错误。护士的职业教育形成了很强的三查七对责任感,药品由双人核对使用,符合用药流程,增加了用药安全性。

3. 延误抢救　医生在抢救患者做麻醉与抢救决策的同时,需亲自抽药给药,面临助手不得力,延误抢救的情况。经过麻醉专业培训的护士面临抢救时,可以做到与麻醉医生的默契配合,争取时间,提高抢救成功率。

4. 单独管理手术患者发生意外几率较大　有的科室由于人员紧缺,由一名医生负责一个手术间的所有麻醉,难免出现疲劳和短时间离开患者,也存在一定的安全隐患。

（二）麻醉科与手术室的关系

有专家的观点认为手术室护士就是麻醉科护士,应当承担起麻醉科护士的职责。手术室是麻醉医师、麻醉科护士、手术医师和手术室护士等共同工作的场所,但分工不同,工作性质也不同。手术室护士侧重于与外科医生的合作,尽管在手术室专科护士培训中提到少量的配合麻醉医生进行麻醉的内容,但由于麻醉专业性较强,护理工作需要专业培训才能胜任,所以麻醉科应配备自己的护理单元,培训自己的护士,规范相应的制度和职责分工,使麻醉护理专业健康发展。

（三）麻醉医生与护士的关系

作为一级临床科室的麻醉科,医护合作方面并不矛盾,完全可以参照病房模式改变麻醉科医生一人多职的现状,实现医护合理分工,为手术的顺利进行提供良好的条件和保障,对患者的安全全面负责。因此两者之间必须互相密切配合,相互尊重与合作,协调一致,才能保证患者的安全。

二、麻醉护理教学

目前麻醉护理教学涵盖于外科护理教学中,承担理论和临床实践教学任务。因此麻醉科护士不仅要做好临床麻醉监测与护理工作,还要承担相应的教学任务,培养一批有教学经验的师资队伍,完成对麻醉护理学专业教育的任务。

第二节　麻醉科人员配置

一、医师编制

现有的规定二级医院,县和市级综合医院,手术台数与麻醉医师比例为1∶1.5~2,在医学院附属医院,科研单位,省级中心医院以及 500 张床位及以上的综合医院,特别是有教学及科研任务的医院应适当增加人员编制,这样的编制说明是在没有考虑麻醉科护士编制的前提下制定的。

二、护士编制

目前麻醉科还没有明确的麻醉科护士编制文件规定,但在一些教材和大型检查中,已对麻醉科护理工作提出了要求,整理依据如下。

1.《现代麻醉学》第4版

(1)《现代麻醉学》P1879,PACU日常的监测及治疗主要由麻醉科护士执行,护士的编制按护士与病床之比1∶2~3。对常规病例,护士与患者的比例为1∶2~3;对高危患者、既往有重大疾病史的患者、术中出现重要并发症的患者,护士与患者的比例为1∶1。

(2)P2686对于麻醉科护士的编制描述为"一般应按每张手术台配备0.5名护理或技术人员"、"在麻醉科的人员结构中,除麻醉医师外,保持一定数量的医辅人员是非常必要的,医辅人员包括工程技术人员、检验人员和护士等,其具体安排应根据各单位的情况酌定麻醉医师和护士的比例。麻醉科护士的主要职责是麻醉科药品和器械的管理,在麻醉医师的指导下进行一般性技术操作和麻醉期间监测工作。"

(3)P2689规定麻醉科护士职责:从事麻醉恢复室、ICU和麻醉科门诊中患者的监测与护理工作;从事麻醉准备室工作,做好药品和器械的管理工作,根据医嘱进行麻醉前准备;负责麻醉登记、统计及资料保管等工作;协助科主任做好科室管理。

2.《麻醉护理学》(2013)十二五国家规划教材:P11麻醉科编制中"手术台数与麻醉科护士比例为3∶1,麻醉恢复室编制床与麻醉科护士比例为1∶0.5"计算。

3. 中国临床麻醉分级管理规定(中华人民共和国卫生部医政)2010-10-19

(1)规定"我国临床麻醉实施责任麻醉医师负责制,责任麻醉医师是能单独和(或)指导受训麻醉医师(士)和麻醉科护士实施和管理麻醉,……"。

(2)在医疗机构麻醉人员配备中规定:"配备足够的正在接受培训或受训结束的麻醉医师(士)或麻醉科护士以确保对所有麻醉地点正在接受麻醉的所有患者进行一对一的监测并记录患者的基本生命功能"。

(3)在任何地点、任何时间,对任何患者实施任何麻醉(包括各种神经阻滞)都必须具备以下基本条件:"必须有一位正在接受或受训的麻醉医师(士)或麻醉科护士始终在麻醉地点监测并记录患者的基本生命功能"。

4. 医院百日安全活动检查表中关于"麻醉团队"的规定"手术台数与从事麻醉辅助工作的护士比例不少于1∶4",(其中应包含手术室护士)。在"麻醉后管理措施到位"项目中规定"麻醉复苏室由麻醉医师和麻醉科护士对麻醉后患者的状态实施全程观察、监测、记录"。

5. 三甲医院评审中,麻醉恢复室作为麻醉科唯一的核心条款出现,麻醉恢复室的护理和患者的安全引起了高度重视。

三、麻醉技术人员技师编制

由于麻醉科仪器、设备多,需要专人负责管理、保养等,应配置相应的技师及设备管理人员。

第三节　麻醉科设备及设施

县和市级以上综合医院要有基本设备。

一、基本设备

（一）多功能麻醉机　其数量与手术台之比至少为 1∶1；

（二）气管插管全套设备，氧源及吸氧设备，吸引器的数量与手术台之比至少为 1∶1；

（三）监护仪应具备监测心电图、无创血压、心率、脉搏氧饱和度、呼气末二氧化碳等基本功能，其数量与手术台之比为 1∶1；

（四）有创血流动力学监测仪；

（五）气体监测功能的多功能监测仪；

（六）便携式监护仪；

（七）除颤仪；

（八）微量注射泵及微量输液泵，其数量与手术台之比至少为 1∶2；

（九）急救车（箱），其中应包括急救药品、呼吸囊、气管内插管全套物品；

（十）疼痛门诊及疼痛治疗室配有：诊疗台、办公台、X 线片阅片机、袖带式血压计、听诊器、急救物品（包括急救药品、气管内插管全套物品、吸氧装置、吸引器等）等诊疗设备一套；

（十一）有条件可配备麻醉手术信息系统。

二、特殊设备

（一）心排出量及混合静脉血氧饱和度监护仪；

（二）神经阻滞刺激仪；

（三）食管超声、超声引导系统；

（四）麻醉深度监测仪及肌松监测仪。

三、基本设施——科室基本用房

（一）医师办公室；

（二）医师男女值班室、更衣室；

（三）麻醉准备室（面积 15m² 以上）；

（四）麻醉无菌室（面积 15m² 以上）；

（五）麻醉药品室（面积 15m² 以上）；

（六）麻醉物品间（面积 20m² 以上，存放麻醉常用药品及器具）；

（七）储藏室（面积 15m² 以上，存放麻醉备用物品或放置麻醉科档案）；

（八）疼痛门诊及诊疗室（面积 20m² 以上）；

（九）图书资料档案室（面积 15m² 以上）。

第四节　麻醉科辅助房间基本设置

根据现代麻醉学基本范畴和工作要求，麻醉科应设置麻醉科药品室、无菌室、准备室、预麻室和麻醉恢复室（PACU）等。

一、药品室

存放各类药品与发放药品的场所,须有防盗设施和报警设备。包括麻醉药品、精神类药品、高危药品、普通药品、各种晶体胶体注射液,各类药品基数固定。高危药品必须单独存放,专用标志清晰,有日检记录。麻醉精神药品须保险柜保存,做到"五专"管理;需要低温冷藏保存的药品需置于冰箱,冰箱需有日检温度和湿度记录。

二、无菌室

存放灭菌物品和一次性耗材,有出入库记录,定期检查无菌物品的有效期,定期盘点库房,计划领物,避免积压。最好设立"近三个月到期物品"专柜,能有效控制即将到期物品,避免浪费。

三、准备室

存放麻醉常用物品和备用物品。一般为非无菌物品,如血压计袖带、备用血压计,喉镜电池等物品。

四、麻醉恢复室

为麻醉后未完全清醒患者提供恢复的场所。备麻醉机、监护仪、呼吸机,保湿毯,耳温枪,除颤仪等急救仪器和设备、各种药品、插管用具等。

五、预麻室

为患者提供预麻场所。物品和设施准备同麻醉恢复室。

第五节　麻醉科护士岗位设置

现代麻醉学包含有临床麻醉、重症监测、急救复苏和疼痛诊疗,部分医院体外循环归属麻醉科,因此现代麻醉学集中了基础医学、临床医学、生物医学工程以及多种边缘学科中有关麻醉学的基本理论和工程技术,从而形成自身的理论与技术体系。麻醉科的基本工作任务是为手术的顺利进行提供安全、无痛、肌松及合理控制应激等必需条件;维护患者在手术前、中、后各阶段的安全并防治并发症;麻醉恢复室及重症监护病房的管理;急救与生命复苏;疼痛诊疗;麻醉学教育及科研工作。

基于以上工作范畴,麻醉科应建立医、护、技、工分工明确的岗位设置。关于护理岗位,目前已开展的且无争议的工作包括麻醉科药品和物品的管理,收入支出统计,麻醉恢复室(PACU)护理,疼痛护理,SICU监护等,根据现有工作内容设立相应岗位。

一、总务岗位

总务护士2~3名,负责麻醉科药品(包括国家管制的麻醉药品和精神药品、高危药品、麻醉用各类药品)、一次性耗材管理、收支统计等。

二、PACU 护理岗位

麻醉恢复室护士,按照床护比 2：1(危重患者、术后严重并发症患者 1：1)配置,负责麻醉后患者恢复期护理,恢复室内各种生命支持仪器检查、维护、保养;所用药品和物品的检查补充,有的地方负责预麻室工作。

三、疼痛护理岗位

配置疼痛护士,负责镇痛知识宣教,镇痛泵配制,回访;疼痛手术配合;手术室外无痛诊疗配合,根据工作量配置相应的护士人数。

四、感控护理岗位

一般由其他岗位护士兼任,负责组织感染防控知识的学习、小组活动及记录,检查医护人员感染防控工作,医疗器械的灭菌消毒,仪器清洁卫生等工作。

五、重症 ICU 监护岗位

术后重症监护室护士,国内已有统一的岗位设置和相关要求。

目前争议较大的岗位是临床麻醉监护岗位,四川华西医院麻醉科主任刘进教授在大力支持与推进麻醉科护理队伍发展的同时,提出了护士应遵循的执业范围和不能触及的红线:麻醉科护士不能做有创操作,不能有处方权,不能独立决定患者的各项处置,不能脱离护理队伍等,对比病房医护工作模式,护士遵医嘱执行治疗方案,无处方权,无独立决策权,有创操作如胸穿、腰穿等由医生完成,所以说这样的要求符合国家《医师法》和《护士条例》以及相关管理规定的要求,所有护士必须遵守。按照临床科室要求而言,不管是教学医院或是非教学医院,医疗行为应当由医生和护士共同完成的。教学中,医学生跟随医生学习治疗,护生跟随护士学习病情观察和护理,在病房管理中不存在矛盾,麻醉科也可以按照这样的模式进行,但是目前麻醉科未建立这种规范的情况下,根据科室护理人员的人数,建议 2 种与临床麻醉护理相关的岗位,即手术间护理岗位和临床麻醉监护岗位。

六、手术间护理岗位

如教学医院医学生较多,麻醉科护士人员较少情况下,对麻醉监护护士的需求不是很迫切,可以根据手术间数量,以 3~4 个手术间配置 1 名护士为宜,负责手术间药品、物品补充,与医生共同完成麻醉准备和诱导插管配合工作,困难气道与小儿麻醉等配合优先。做好消毒及院内感染管理工作,麻醉费用记录等。

七、临床麻醉监护岗位

非教学医院医学生较少,每台手术需要 2 位麻醉工作人员的参与时,可适当增加护士配备,需要经过严格的专业培训。主要负责①麻醉前访视:除基本的麻醉前访视内容外,侧重于护理方面,如各种告知,入手术后的注意事项,麻醉体位的练习,但无签属麻醉同意书权利;麻醉前各种准备:药品、物品、仪器、设备的准备;②麻醉诱导:遵医嘱按照要求推注各种麻醉诱导药,或控制气道,行气管插管。气管插管是麻醉科护士必须具备的急救技能之一,但困难气道应由医生完成;③麻醉中监护:在术中负责一般生命体征、各项呼吸监测指标、心电图波形,体温,连续动脉压、中心静脉压、麻醉平面等监护,遵医嘱使用各种药物并记录,配合医生进行急救。特殊监护项目应由医生亲自监护,护士记录与配合;分工明确,有创操作由医生完成,护士配合;④麻醉恢复期:遵医嘱停药、吸痰、拔管,全面监测患者各项生命指标;⑤麻醉后访视:包括各种麻醉后并发症,镇痛效果观察,必要的体格检查,如有异常,及时与责任麻醉医师联系处理。

关于麻醉科仪器管理问题,因麻醉科仪器较多,维护、保养和日检,技术要求高,应由相对专业人员专职负责。

麻醉科清洁维护,应由工人完成,负责麻醉科所有房间、台面卫生;手术间仪器设备做到无尘、无血迹、污渍,护士负责监督检查。

第六节　麻醉科护士应具备的能力和素质

在国外,麻醉专科护士须在急诊室和重症监护室工作一年的经历,扎实地掌握急救技能和重症监护技术,才能应聘麻醉专科护士。国内麻醉科护士因工作内容与国外不同,没有那么高的要求,但是为了以后麻醉护理学科的发展需要,努力提高自己的专业技术水平,提升专业素质,达到专科护士的要求,也是十分必要的。

麻醉科是进行围麻醉期监护与管理的重要科室,为了与麻醉医生密切配合,保障患者在围麻醉期的安全,护士除了学会使用医疗设备外,还需要有一定的麻醉专业知识,熟练的技术操作。护理队伍素质的高低直接影响到围麻醉期患者的安全性。因此一名合格的麻醉科护士必须具备良好的心理素质、扎实的专业知识、快速反应能力、熟练的护理操作技能。

一、必须爱岗敬业

热爱自己的本职工作,具有高度的热情才能全身心投入其中。麻醉后患者正常生理状态被干扰,生命指标掌握在麻醉医护手中,危险性随时存在,医生护士的思维经常处于连续紧张之中,丝毫的松懈可能会带来永久的遗憾。因此一名合格的麻醉科护士必须具备忘我工作、无私奉献精神,忠诚护理事业,只有这样,才能更好地完成本职工作,提供高质量的护理服务。

二、必须具有良好的职业道德

打消患者进入手术室宽衣解带的顾虑,帮助患者保护隐私,同情体贴患者,对患者一视同仁,不论贫富、职业、地位和文化,有高度的责任心,在手术间内不高声谈论与患者病情无关的话题,维护安静温馨的环境。严格遵守护理规程,慎独守密原则。

三、必须具备良好的心理素质

护士要有良好的心态,工作中迅速进入角色,不能把生活烦恼带入工作中。尤其是在抽药给药时注意力要集中。麻醉后患者处于意识消失状态,意想不到的状况随时可能发生。当发现异常情况时,需要护士沉着冷静,不惊慌失措,立即启动应急预案,在紧张的工作中保持最佳状态。

四、必须具备敏锐的观察力

术中对患者实施一对一监护,密切观察生命体征和各项参数的变化,对仪器的报警提示能引起高度重视,能根据仪器设备所提供的异常现象,对数据的变化做出正确的判断,汇报医生配合处理,使患者得到及时的监护,保证患者围术期的安全。

五、必须具备丰富的专业知识

麻醉科护士除具有一般护理知识外,还应熟知麻醉专业知识,如麻醉药物药理作用,使用方法、不良反应等,麻醉设备的使用,麻醉期间循环、呼吸和体温等监测指标正常值与异常情况发生原因和处理等,出现麻醉并发症的应急预案。

六、必须具备娴熟的护理操作技术

麻醉科护士能熟练掌握麻醉机、心电监护仪、除颤仪、转运呼吸机的使用、维护和简单的修理,掌握各种参数和数据的正常值。掌握气管插管术、吸痰拔管,麻醉平面测试,各种有创穿刺操作的配合、困难气道处理配合等,以便在抢救患者时与医生默契配合,提高患者抢救成功率。

七、必须掌握良好的沟通能力和健康教育能力

麻醉科护士在做患者术前访视时,除了要评估患者的基本生理病理状态以外,要发挥护士特长,对患者进行心理疏导,为患者介绍进入手术室后应注意事项和相应的麻醉告知内容。对实施椎管内麻醉患者,需在床上练习麻醉操作体位,减少患者实施麻醉操作时的紧张情绪。介绍术后镇痛的优缺点。语言通俗易懂,使用文明礼貌用语。进入手术间后,实施监护过程随时介绍监护目的,询问睡眠和术前准备情况,给患者一种安全感,鼓励患者。随时告知将要进行的操作和配合方法。麻醉恢复期,温和呼叫患者,忌拍打针扎患者,对意识恢复的患者及时沟通,提供耐心细心的护理。对术后回访的患者,热情询问麻醉感受,观察术后麻醉并发症。对术后镇痛患者,教会患者和家属使用镇痛泵。促进患者的早日康复。

第七节　麻醉专科护士的培养

在发达国家,麻醉专科护士的培养模式为毕业后教育,即在护理学专业毕业后再经过1~2年麻醉学护理专科培训方可向麻醉科护士注册机构申请注册。国内麻醉专科护士培训还未展开,麻醉护理学教育涵盖在外科护理学中,在专科护理学及本科护理学中包含很少部分的麻醉护理内容,远不能满足目前麻醉护理学的发展和需求,因此急需要开始麻醉护理学教育,培养大量的麻醉科护士为麻醉学和护理学的发展服务。

一、培养基地的建设与管理

(一)基地的建设

教学培养基地应符合相应的条件,必须为国家卫生行政部门认定的三级甲等医院,有一定数量的护士从事麻醉科护理工作,要具备教学中所需麻醉与监护设备,应具有完整的临床

带教计划并承担过教学任务,有一定的师资队伍,以保障学生在学习期间完成实践任务,达到培训要求标准。

(二)管理办法

培训基地管理应设有管理基地的领导小组,成员包括护理部分管主任、麻醉科科主任、护士长及临床带教老师。临床教学基地的领导应支持基地建设并给予便利政策,协助配备教学设备。应具有完善的规章制度及各项技术的操作规程。教学基地指定专门的带教老师,按教学要求结合本单位的实际情况制订具体计划,并认真实施。

二、专科护士考核与资格认证

(一)结业考试

理论学习期间按课程安排及考试安排进行考试和考查。实习轮转期间,按各科室安排进行理论和操作考试。麻醉科实习期间按照安排进行理论和操作考试。

(二)麻醉专科护士资格认证

1. 申请资格及审核 凡具有护士执业资格,取得执业证书并获准执业的护士,连续从事临床护理工作满2年者,可向所在医院护理部提出申请,经基本资格审查合格后,给予安排培训与考试。在接受培训及资格认证考核过程中,必须修满规定的理论与实践课程,并经考试合格后,方可获得相应部门颁发的资格证书。现已在麻醉科工作的在职护士,经所在医院护理部证明其工作年限,按医院等级及从业年限要求进入培训、考试流程。

2. 申请方式 各医院可根据麻醉专科人员培养计划有步骤的培养麻醉专科资格护士,凡符合申请资格者,个人提出申请,填写"麻醉专科护士培训及资格认证申请表",经所在医院科室、护理部审核盖章后,上报相应部门核查,给予培训与考试,合格者颁发证书。

3. 培训课程设置原则 课程设置根据麻醉专科护理培训教材《麻醉护理学》,制定培养方案、教学计划、教学大纲及实习手册等。结合麻醉科工作特点设置,以后每两年修订一次,使之不断融入新观念、新信息。

4. 培训实施步骤 培训时间为3个月,由于目前麻醉护理师资不足,委托一所医院麻醉科完成全部的理论与操作培训暂时有困难,前期可以集全国麻醉护理师资力量,集中理论培训1.5个月,实践培训委托培训基地医院进行,制定实践考试项目和标准,由理论师资进行实践技能考核。

(1)第一阶段:指麻醉专科护士执业资格认证项目启动的最初阶段,此阶段培训只适用于现正在从事麻醉科护理工作的临床护士,为保证麻醉专科护士资格认证的标准,前期培训对象只限于三级医院的麻醉科护士。

(2)第二阶段:在总结经验、修改前期培训课程的基础上,开始面向需要申请麻醉专科护士资格的二级医院麻醉科从业护士及二、三级医院的普通护士;逐步展开资格认证工作。

以上培训方案只是设想,还未展开工作,可以借鉴其他专业专科护士培训方案进行修正。

(马涛洪)

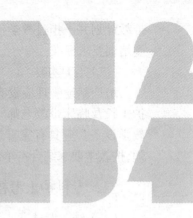

第二章 | 麻醉护理工作制度与人员岗位职责

制定各种工作制度及岗位职责,是科学管理的基础,是各方面工作正常有序运行的保障。随着医学的不断发展,护士的学历、专业技术水平不断提高,护士分层次培训与使用正逐步实行,与之相适应的护理工作制度与岗位职责是护理工作有序、安全开展的保证。

第一节 麻醉护理工作制度

制度是要求大家共同遵守的办事规程或行动准则,是一系列的规范体系。要求所有护士共同遵守的、按一定程序办事的规程。

一、记费制度

(一)严格执行本省医疗服务项目价格标准。

(二)记费人员培训合格后上岗。

(三)在记费中不准出现重复记费、套用项目等乱收费现象。

(四)合理收费,实事求是。

(五)代码与项目要相符。

(六)记费单书写清晰明白。

(七)记费员每日如实电脑录入费用,双人互相交叉核查当日麻醉费用,杜绝错记、漏记,发现问题及时修改,如有错误及时更正。

(八)处方划价、记费员计费确认之前,再次检查患者姓名及住院号。

(九)统计当月各项收入,报护士长及财务处。

二、交接班制度

交接班制度包括手术间、恢复室、总务班、夜班交班柜、节假日值班的交班。

(一)手术间麻醉单元交接 每月底交接

1. 麻醉车、输液泵、简易呼吸器、监护仪、麻醉机及仪器配线齐全、整洁。

2. 负责手术间实行月轮转制,分管护士每日填充麻醉车内物品、药品,同时逐一检点其有效期。

3. 保持麻醉车的整洁、有序，各类物品按标签放置，不可乱放，无菌物品和非无菌物品分开放置。

4. 月初与接班护士交接，如接班护士发现有不符合要求时可拒接，令交班人改正，否则与考核挂钩。

（二）总务班交接　药品为专人管理，交接时查对麻醉药品和精神药品基数、空安瓿数量，以杜绝药品丢失，交接包括日常药品柜和夜班交班柜在内所有药品、物品的数量，有效期的交接。

（三）交班柜药品、物品交接　护士与夜班医生按柜内基数交接，双方签字。次日晨夜班医生与总务护士交接，双方签字。

（四）节假日值班护士，清点交班柜，填充交班柜内物品数量，下班前与值班医生交接，双方签字。

三、药品管理制度

在护士长的领导下，具有护士执照的护士按照相关规定实施双人管理药品。

（一）贵重药品

1. 发药前清点贵重药品数量，麻醉医师凭领药条领取贵重药品，护士根据处方核消药品数量，确保剩余药品如数交回。

2. 逐台手术核对医生所开处方中药品的数量，如有错误及时修改。

3. 从药房领回的贵重药品清点数量，检查有效期，按有效期先后顺序放入药柜内。

（二）普通药品

1. 麻醉车内有普通药品基数，按基数每日补充。

2. 督促医师及时开具所用普通药品的处方。

3. 领回的普通药品清点数量，检查有效期，按有效期先后顺序放入药柜内。

（三）麻醉药品和第一类精神药品

双人双锁、基数固定、专柜（保险柜）保存、专用账册、专用处方、专用登记本。

1. 麻醉、精神药品（下简称麻、精药品）按照相关管理条例管理，领回的麻、精药品核对数量后登记入账。

2. 麻、精药品杜绝丢失、短缺，按处方和批号回收安瓿并妥善保管。

3. 如遇安瓿丢失，应及时寻找，确认丢失时麻醉科护士与麻醉医生当面核对并登记丢失安瓿的名称、数量、地点、日期、时间、安瓿批号，双方签字确认，并上报科主任及药房。

4. 下班前清点麻、精药品总基数，并登记签字。

5. 做好麻、精剩余药品使用和废弃量登记，医护双方签字。

6. 麻、精药品保险柜内保存，一人保管钥匙，一人管理密码，两人同时在场打开保险柜。

7. 发药前清点麻、精药品数量，麻醉医师凭领药条领取麻精药品，护士根据处方核消药品数量，剩余药品和空安瓿如数收回。第二类精神类药品管理同麻精药品，不要求回收安瓿。

8. 每日统计核对麻、精药品基数，空安瓿数量与处方药品数量相对应。

9. 将处方和相应数量的空安瓿交药房，双方确认签字，按处方领药。

10. 专用账册登记麻、精药品出入数量，按有效期先后顺序放入保险柜内。

11. 专用处方：麻醉药品用"麻醉"处方，第一类精神药品开"精一"处方，第二类精神药品开"精二"处方。

12. 专用登记本登记：患者重要信息，使用药品剂量、剩余剂量和处理方式，医护双方签字。要求可以根据登记追溯到患者、医生、护士本人。

（四）高危药品　高危药品是指药理作用显著且迅速、易危害人体的药品。包括高浓度电解质制剂、肌肉松弛剂及细胞毒化药品等。

1. 高危药品单独专柜存放，不可与其他药品混放，并贴有"高危药品"标志。

2. 手术间高危药品有基数，并贴有高危药品标志，用后及时补充。

3. 领回的高危药品清点数量，检查有效期，按有效期先后顺序放入柜内。

4. 肌松剂、酚妥拉明和巴曲酶粉剂等专用冰箱保存，每日进行温湿度监测，如停电导致冰箱断电，应将冰块置于冰箱最底层，保持冰箱内温度。

（五）夜班交班柜内药品管理

1. 夜班交班柜内药品供夜班医师麻醉使用，基数固定，护士与医师当面清点，双人签字。夜班所用麻、精药品要登记，签名。

2. 柜内药品标志清楚，便于取放，定期检查药品有效期。

3. 清点核对处方与药品数量，如有丢失，立即追回。

4. 夜班预留的麻、精药品存放于夜班专用保险柜内，需要冷藏保存的药品存放于夜班专用冰箱内。

（六）私自外借麻醉药品属违法行为，特殊情况下需有科主任批示，违者上报护理部，按照相关规定处罚。

四、无菌室工作制度

（一）在科主任、护士长领导下工作。

（二）存放一次性用物，灭菌后无菌物品。

（三）做好出入库物品登记，建立台账，高值耗材单独存放，专账管理。

（四）一次性麻醉耗材的贮存：领回物品检查外包装、有效期，登记入库，按日期先后顺序、无菌程度要求自上而下顺序置于柜内，如接触血液的用物如三通，穿刺针等物品放置最高层，接触口腔的用物如气管导管、牙垫等放置位置靠下。要求离地 20cm，离墙 5cm，离天花板 50cm。

（五）每月统计一次性耗材使用情况，做出入库小结。

（六）双人管理，月底清点数量向设备处上报进货计划。

（七）根据麻醉需要准备特殊麻醉用物。

（八）保持无菌室的卫生清洁。

五、药品室工作制度

（一）在科主任、护士长领导下工作。

（二）早交班后发放贵重药品，记录，麻醉结束后清点核对。

（三）清点、补充夜班交班柜内药品，如有短缺及时追回。

（四）统计处方数量、领药，药品按有效日期先后顺序放置，避免过期。

（五）每月清点一次药品数量并汇报，每月检查药品有效期时间。

（六）麻醉药品（指具有中枢抑制作用,使用后能产生欣快感,连续使用极易成瘾的药物）的管理:实行专人、专账、专用处方、专用登记本,专柜加锁,做到逐方统计,逐日消耗。一次处方限量,严格掌握麻醉药品的处方权限,除权限规定的医生外,任何人不得擅自开麻醉药品处方。交班柜内特别交接麻醉药品,医师护士双方签字。

（七）按照特殊麻醉要求准备相应的麻醉药品（附部分和特殊麻醉用药目录）。

1. 嗜铬细胞瘤切除术麻醉　准备血管活性药物（酚妥拉明、多巴胺、硝普钠、去甲肾上腺素等）、抗心律失常等药物;

2. 经鼻腔气管插管　1% 丁卡因作鼻腔喷雾表面麻醉,1% 麻黄碱滴鼻收缩黏膜毛细血管;

3. 清醒气管插管　1% 丁卡因或 2% 利多卡因环甲膜穿刺,做气管内表面麻醉;

4. 控制性降压　需准备硝普钠、硝酸甘油或吸入麻醉药等。

（八）为不同麻醉方式做好药品的准备（附部分麻醉方式药品准备）。

1. 全身麻醉

（1）静脉麻醉药:丙泊酚、依托咪酯、氯胺酮、羟基丁酸钠、巴比妥类药物;

（2）肌肉松弛药:①非去极化肌松药:维库溴铵、阿曲库铵、泮库溴铵、罗库溴铵等;②去极化肌松药:氯化琥珀胆碱;

（3）镇静镇痛药:苯二氮䓬类（咪达唑仑、地西泮）、阿片类药物（哌替啶、芬太尼、瑞芬太尼、阿芬太尼、舒芬太尼等）;

（4）抗胆碱能药物:长托宁、东莨菪碱、阿托品;

（5）吸入麻醉药:七氟醚、异氟烷、恩氟醚、地氟醚等;

（6）代血浆:聚明胶肽、羟乙基淀粉等。

2. 椎管内麻醉药物

（1）硬膜外阻滞药物:2% 利多卡因、丁卡因、碳酸利多卡因、罗哌卡因、肾上腺素、阿托品、麻黄碱等;

（2）蛛网膜下腔阻滞药物:普鲁卡因、2% 利多卡因、丁卡因、布比卡因、10% 葡萄糖、芬太尼、肾上腺素、阿托品、麻黄碱等;

3. 神经阻滞药物　2% 利多卡因、丁卡因、罗哌卡因、肾上腺素、阿托品、麻黄碱等。

六、值班制度

周末不安排择期手术,值班医生负责急诊手术麻醉和急救的任务,护士可轮流值班。负责周末的药品、一次性耗材的管理,值班药柜内物品药品的补充,计费及处理处方等工作,建立节假日值班制度,工作时间可根据本科室工作特点具体制定。

（一）工作时间 8~12 时。

（二）周末由所有护士轮转值班。

（三）早 8 时与夜班医师当面核对交班柜内物品、药品,确认后签字,补充药品和物品。

（四）处方划价记帐、计费。

（五）检查急救箱内物品,喉镜的亮度,及时更换消毒,如有短缺及时追回。

（六）巡视每个手术间,整理麻醉单元,检查气源、电源,麻醉车上锁。

（七）配合急诊麻醉,配制镇痛泵。

（八）下班前与值班医师当面交接并签字。

（九）3 天以上小长假原则上最后 1 天由总务护士值班,以便与第 2 天正常工作衔接。

（十）收回使用后的镇痛泵主机并进行消毒处理。

（十一）检点冰箱温湿度和高危药品基数,并登记签名。

（十二）清点麻醉、精神药品基数,喉镜总数。

七、休假、请假制度

（一）执行国家事业单位职工带薪休假制度,职工累计工作已满 1 年不满 10 年的,年休假 5 天;已满 10 年不满 20 年的,年休假 10 天;已满 20 年的,年休假 15 天。原则上不跨年,干休假可由本人提出申请,提前报护士长,在工作允许情况下安排休假,补休原则上不累加,护士长根据情况安排补休。

（二）病假　需开具诊断建议书,三天内报护士长批准,三天以上报护理部,填写"护士请假表"。

（三）产假　护士产后 98 天时需开具节育证明可延休至 2 个月。

（四）婚假　晚婚假 1 个月,人流假 2 周,丧假和探亲假按事假对待。

（五）除特殊情况外,不得电话请假。

（六）提前一天向护士长提出申请,护士长根据工作情况具体安排。

（七）上班期间外出必须告知护士长,外出时间不得超过 30 分钟。

八、通讯员管理制度

（一）热爱宣传工作,积极参加宣传科室组织的活动。

（二）宣传麻醉科护理人员好人好事,最新动态。

（三）定期组织向院刊、护理刊物投稿。

（四）加强政治学习,提高思想素质。

（五）积极参加通讯员业务学习和学术会议。

（六）随时报道麻醉科开展的新技术、新业务。

九、抢救车管理制度

抢救车备用于患者发生紧急情况危及生命时,故抢救车的管理十分重要,要求急救物品配置全面,物品药品合理分布,定点放置,外贴药品分布图,各抽屉外贴明显的物品标签,以便寻找。及时补充所用物品药品,专人管理,有物品药品使用登记本和定期检查记录本。

（一）在护士长的指导下,抢救车由双人管理。

（二）严格执行"六固定"。即定专区放置、定专人负责、定车内药品物品数量和种类、定期清洁消毒灭菌、定期检查维修。

（三）车内药品数量、物品功能务必随时处于急救备用状态;非抢救时不得随意取用抢救车内的物品和药品。

（四）实行封条管理,使用单封条,封条内容填写完整,包括封存日期、有效期、双人签字。封条一次性使用,不允许重复使用。

（五）抢救车要放在明显易取,靠近手术间的位置。

（六）车内药品、液体：分开放置，并注明药品的名称、剂量、有效期，高危药品要有明显标志。

（七）车内物品：分层放置，包括输液用物、气管插管用物、吸氧用物、电源插座、约束带、手电筒等。

（八）抢救车旁挂定期检查登记本（注明最先失效物品名称和失效日期）、药品物品基数一览表、剪刀、医疗废物容器桶。

（九）封条到期由专人清点，检查，如有到期或短缺及时补充，并再次贴封条。

（十）护士长定期培训护士的抢救配合能力，确保每个人都能熟练使用抢救车。

十、耗材管理制度

（一）耗材管理工作由专人负责，并在科主任及护士长的双重领导下开展工作。

（二）耗材计划实行周报或月报制，每月末制订下个月的耗材预订计划，与设备科相互协调，保证日常工作中的耗材供应。

（三）接收耗材时查看耗材包装是否严密，灭菌有效期，进口耗材是否有对应的中文标志，按照制订的计划清点数量。

（四）耗材入库前，去除外包装至最小包装，按照感染管理办法放至相应的位置。

（五）每日根据领药单发放耗材，并有出入库登记本。

（六）定期清点库房，核查出入库的数量及记录。

（七）建立专柜保存近三个月失效的物品。

十一、查对制度

（一）患者入手术室后，首先与手术室护士、外科医生共同查看腕带和病历，核对患者姓名、住院号、诊断、手术间号，手术部位标志等信息。

（二）麻醉药物按照三查七对的原则进行准备，双人共同进行，彼此互相查对：

三查：操作前、操作中、操作后；

七对：床号、姓名、药名、浓度、剂量、时间、用法；

（三）麻醉诱导、维持期间用药，因麻醉科用药特殊性，目前仍按照口头医嘱执行办法实施，医生下达口头医嘱，护士复述一遍，确认无误后，方可实施并记录，并随时报告用药情况。

（四）诱导期间所有药品抽药后，保留安瓿，以便术毕查对。

（五）术中失血过多时，遵照医嘱取血，输血前与手术室护士共同进行输血查对，即三查八对：

三查：血的质量，血的有效期，输血设备：

八对：姓名、床号、住院号、血型、交叉配血试验结果、采血时间、储血号、血的类型及剂量；

（六）配制术后镇痛泵根据麻醉医生的书面医嘱，按照具体配方配制后签全名，连接镇痛泵之前再次核对患者姓名、住院号，并予以计费。

（七）麻醉恢复室交接患者时，与手术室护士当面交接并查对患者身份，携带物品、管道、术口情况，情况属实后签全名。

（八）根据领药单核查患者使用的药物，如有漏开处方的药品及时通知麻醉医生补开处方。

（九）双人互相核查计费单,确保计费正确。

第二节　护理人员岗位职责

工作职责是指在工作中所负责的范围和所承担的相应责任,包括完成效果等。制定相对完善的各级各类人员职责,可以最大限度地进行科学的配置,规范行为,提高工作效率和工作质量,减少违规事件的发生。

一、护士长职责

（一）在科主任业务指导下,根据护理部及科内工作计划制定本科室具体护理计划,并组织实施。

（二）督促护理人员严格执行各项规章制度及操作规程,加强医护配合,严防差错事故发生。

（三）参加科室院内感染管理小组,监督医护人员对院内感染制度的执行情况。

（四）负责本科室护理人员的思想工作,教育护理人员加强责任心,改善服务态度,遵守劳动纪律。

（五）指导护士完成科室护理工作,做好每个环节的质量控制。

（六）组织开展新技术、新业务与护理科研工作。

（七）组织领导护理人员的业务学习,查房,技术训练,定期考核。

（八）负责管理和指导实习、进修人员。

（九）协助医师管理本科室仪器设备。

（十）负责参与本科室的财务经济核算,收入,支出管理。

二、麻醉科护士职责

（一）在护理部、科主任的双重领导下,在护士长的直接指导下开展工作。

（二）严格执行各项护理部及麻醉科的规章制度及技术操作规程,防止差错事故的发生。

（三）严格执行院内感染管理制度,积极预防和控制交叉感染。

（四）严格管理麻醉药品和物品,防止丢失短缺,造成不良后果。

（五）配合麻醉医师完成临床麻醉护理工作,包括:管理麻醉药品和物品,麻醉恢复室患者的护理,围麻醉期监测及护理,急救配合,镇痛泵的配制及回访,疼痛诊疗护理等。

（六）麻醉科计费,经济收支统计,协助仪器管理员进行麻醉科门诊、PACU、手术间仪器设备、资料等的管理。

（七）参加麻醉护理教学和科研工作,指导学生和进修生等学习和工作。

（八）参加护理部和科室的政治、业务学习,危重患者的病历讨论等。

（九）根据具体工作情况,各班护士互相协助,共同完成麻醉护理工作。

三、总务护士职责

总务护士主要负责麻醉科药品和耗材的管理工作。

（一）在科主任、护士长的领导下工作。

（二）根据需要与药房、设备处做好协调工作,必要时请示护士长。

（三）负责科室药品管理,包括麻醉、精神药品、高危药品及常规药品。

（四）负责一次性耗材的管理,包括入库、出库、账册登记。

（五）负责麻醉用具保管。

（六）负责低温保存药品的冰箱管理。

（七）负责计费工作。

（八）负责麻醉工作量及收入的月统计及上报工作。

四、手术间辅助护士职责

手术间辅助护士主要负责协助医生进行全麻诱导期工作,椎管内麻醉及其他麻醉时的配合工作,以及其他辅助性护理工作。根据护士人数和手术台数等具体情况,一名护士分管数个手术间,各医院可视具体情况而定。

（一）每日检点手术间的物品、药品、急救物品,常用仪器性能,处于完好备用状态。

（二）根据医嘱配制各种药物,做好三查七对,保留安瓿。

（三）准备麻醉所需用具。

（四）核对患者身份,落实术前准备情况。

（五）连接监护,安慰患者。

（六）全身麻醉,遵医嘱给药,配合麻醉诱导,气管插管。

（七）椎管内麻醉、神经阻滞麻醉等,协助摆放合适的麻醉体位,医生操作过程中,监测生命体征,发现异常向医生汇报。

（八）清洁消毒麻醉用具。

（九）根据麻醉方式、所用药品、物品如实计费。

（十）保持分管手术间麻醉仪器清洁,做好医疗废弃物分类管理。

（十一）根据医嘱配制术后镇痛泵,每日回访镇痛患者。

（十二）参与患者抢救。

（十三）准备次日麻醉特殊用物。

（十四）保持喉镜柄的亮度,及时更换电池,消毒备用。

（十五）检查外出急救箱内物品,处于备用状态。

（十六）检查手术间麻醉药品处于有效期内。

五、临床麻醉监护护士职责

临床麻醉监护护士在主管麻醉医生和护士长的领导下工作。参与麻醉全程,主要负责术中患者各项生命指标的一般监测,特殊监测由医生亲自完成,如遇到变化需要进行药物或仪器参数的调整时,必须严格遵照医生医嘱执行。气管插管是医护人员必须掌握的基本技能之一,但困难气道的处理应由医生完成。有创动脉置管护士可以在医生指导下完成,不允许护士进行中心静脉穿刺置管、椎管内穿刺和神经阻滞,可配合医生完成操作。

（一）做好麻醉前患者一般情况的评估、相应的告知及健康宣教工作。

（二）领取当天手术需要的麻醉药品及物品。

（三）患者入室后,核对患者身份,核实禁饮食时间。

（四）连接监护，测量基础生命体征，如发现异常及时上报麻醉医生，填写麻醉记录单。

（五）根据患者情况及医嘱，准备麻醉和急救药品，标志清楚，放入无菌盘，配制静脉维持麻醉药，连接延长管排气，将注射器卡入微量注射泵内。

（六）打开麻醉机，更换钠石灰，连接呼吸回路，检查麻醉机性能，添加吸入药。

（七）根据麻醉方式准备全麻插管用物、椎管内穿刺用物或神经阻滞用物。

（八）椎管内麻醉时协助麻醉医生摆放麻醉体位，全麻时配合麻醉诱导、插管和有创穿刺，进行有创压监测。

（九）术中监测患者的生命体征及麻醉机的运行情况，椎管内麻醉者，评估麻醉阻滞平面。

（十）进行动脉血气分析，根据医嘱调节麻醉机参数或药物的剂量。

（十一）及时向麻醉医生汇报患者的情况，遵医嘱用药及管理液体，不可擅自用药。

（十二）填写各种麻醉文书，根据医嘱配制术后镇痛泵。

（十三）手术即将结束，遵医嘱停止药物输注，在医生的指导下吸痰拔管或拔除椎管内置管。

（十四）经麻醉医生同意后送患者入恢复室或病房。

（十五）所有处方经麻醉医生检查无误后提交上传，麻醉、精神药品处方医生签字后交给总务护士，麻醉文书经医生签字夹入病历。

（十六）根据次日手术安排，访视手术患者，从护理角度告知注意事项，进行术前指导和宣教。

（十七）回访当日手术后患者的情况，并汇报主管麻醉医生。

六、带教老师职责

科室护士长主管教学，工作 2 年以上护士参与带教。

（一）科室护士长主管教学，严把教学质量。耐心、细致地向学生传达新知识、新信息。

（二）经常与学生沟通交流，每周开一次座谈会，了解学生的需求。

（三）积极组织讲课学习，小组讨论，鼓励学生主动学习。

（四）言传身教，理论联系实际，为学生讲解。

（五）掌握本学科发展前沿新的理论和方法，遇到特殊病例，积极组织查房。

（六）能严格管理学生，杜绝学生独自操作，防止护理差错、事故的发生。

（七）及时反馈带教工作中的问题，掌握实习生临床实习动态，及时调整带教工作。

（八）按照护理部的要求考核本科室的实习生，填写实习生鉴定表，完成本年度带教任务。

（九）发生不良事件或护理差错事件要及时上报。

（十）对学生表示尊重和信任，关心、爱护学生，注重学生适应状况，帮助建立自信心。

（马涛洪　王　蕊）

第三章 | 麻醉护理工作流程

护理工作流程不仅是护理管理的需要,更是护理质量控制的需要,可以规范护理行为,使护理工作更加科学化、标准化和流程化。

第一节 辅助岗位工作流程

一、手术间辅助护士工作流程

参与麻醉前准备、麻醉诱导、麻醉后处理等配合工作,一名护士分管数个手术间。

交班	参加科室交接班
麻醉前准备	进入分管手术间,检查麻醉机、输液泵、监护仪、简易呼吸器是否齐全
	协助分管手术间进行麻醉前准备,抽药时注意三查七对,保留安瓿,名称、浓度标志清楚,放于无菌盘内,生理盐水注明开瓶时间
	准备气管插管用物、检查喉镜亮度及导管套囊是否漏气,润滑导管前端,准备麻醉需要的特殊用物
	检查麻醉机、负压吸引器、监护仪的性能,根据患者情况调节参数,更换钠石灰并调节至备用状态
	患者入室后,正确方法查对患者身份
	检查术前准备(禁饮食时间、术前用药、各项检查会诊)落实情况
协助麻醉诱导	严格按照麻醉医生的麻醉计划单或口头医嘱用药,执行口头医嘱前大声复述。协助麻醉诱导,注意用药的速度、剂量、顺序,运行微量注射泵,持续静脉用药
	协助全麻插管,插管时注意观察患者的生命体征,确定导管位置,固定导管,启动麻醉机的控制模式
	特殊患者如:困难气道、清醒插管,协助麻醉医生用纤维支气管镜或引导导丝进行置管
	椎管内麻醉者,协助摆放患者体位,准备麻醉用物、消毒液,协助医生抽取麻醉药,麻醉结束后固定导管,医生操作期间观察生命体征,随时与患者沟通注意事项
	神经阻滞者,协助调节神经刺激仪和超声探测仪,帮助医生确定神经、血管的走向

续表

整理用物	根据手术需要,协助麻醉医生调整麻醉机、监护仪、注射泵的位置,整理呼吸管路及监护导联
	整理麻醉车、麻醉机,保持台面整洁,无菌盘内注射器、针头不能处于暴露状态。
	整理插管用物,更换消毒喉镜片备用,用后的一次性用物按照医疗废物管理条例处理,可重复使用的用物统一清洗,按照消毒技术规范处理
计费	根据麻醉的具体方法和用物,合理计费,督促麻醉医生开具处方
配镇痛泵	根据医嘱配制术后镇痛泵,查对镇痛泵的配方及类型,并注明患者信息、日期、时间、签名,填写镇痛回访单
协助接台麻醉	巡视手术间,协助接台手术的麻醉配合,遇到紧急情况积极参与抢救
	协助手术间的疼痛治疗,摆放患者体位,根据医嘱调节疼痛治疗仪,辅助医生抽药及治疗后的用物处理
手术间管理	检查麻醉车、壁柜内药品、物品,如有短缺及时按照基数补充,确保麻醉用药
	该手术间所有手术结束后整理手术间,所有废弃物品按照医疗废物管理条例处理
	关闭电源气源,监护导联,电源线盘起挂在仪器上,所有仪器、用物归位
	清点手术间注射泵、无菌盘、简易呼吸器后,麻醉车上锁
	督促卫生员清洁手术间的仪器设备
	轮转交班前检查手术间药品物品的有效期,避免过期,做好交接工作
回访镇痛泵	根据镇痛泵回访单回访术后镇痛泵患者,检查仪器运行情况,患者的生命体征,疼痛缓解情况,有无镇痛并发症,指导患者及家属正确使用仪器,填写满意度调查表,如遇到异常情况,及时排除故障或联系主管麻醉医生,遵医嘱采取相应的处理措施
喉镜等物品管理	清点所有喉镜片、枪状插管钳、喉头喷雾器、纤维支气管镜等物品的总数,并记录送消物品类别、数量,签字
	酒精纱布擦拭喉镜柄,测试喉镜柄的亮度,及时更换电池
用物检点	检点外出急救插管箱内物品是否齐全,及时补充、更换用物
	收回使用后的镇痛泵主机,并登记消毒
协助工作	协助麻醉恢复室和总务班护士完成工作,恢复室护士下班后,负责麻醉恢复室患者的护理
次日准备	根据次日手术安排,准备分管手术间麻醉需要的特殊用物,如小儿用物,经鼻插管等用物

二、总务护士工作流程

（双人管理）

取麻醉精神类药品	两名总务护士同时在场的情况下,打开保险柜,按基数清点保险柜内麻醉、精神类药品数量、处方、空安瓿数量
（A护士）发放药品	清点各种贵重药品数量,检查冰箱内温湿度,高危药品基数,签字
	根据各手术间领药清单逐项发放药品及用物
	药品发放完毕后,再次清点剩余麻醉/精神类药品和贵重药品总数与领药单,以确认发放准确无误
	整理药品室,逐项检查前一日手术计费情况,确保无漏费

（B 护士）夜班柜管理	清点核对夜班柜内用药、用物情况，清点无误，与夜班医师双人签字确认
	检查夜班所用麻醉 / 精神类药品的使用登记、医师签字情况
	查看处方和计费单，确保夜班所用药品都已开具处方，用物已计费
	按基数补充夜班柜内所用药品和物品
	按照规定计费，处方记帐
领药	将前一日记帐后的麻醉 / 精神类药品处方、空安瓿、麻精药品交接本等清点数量后，与药房工作人员在交接本上双人签字，确认领药数量及空安瓿数量等信息
	从药房领回药品，核对各种药品数量是否正确，登记专用帐册
药品保存管理	将领回药品去掉外包装，按有效期先后顺序，摆放于药品室柜中，以免过期，造成浪费；需冰箱保存的药品及时存入冰箱，以免影响药效
	定期清点包括交班柜在内，所有药品、物品的总数，检查有效期，填写交接单
	根据手术情况，做好与药房协调沟通，调整麻醉药品基数
药品发放及回收	发放镇痛泵配制用药，登记在领药单上，以便术后核对，回收麻精药品空安瓿
	陆续结算术毕的麻醉处方与计费单，在领药单上核消处方上各种药品数量，剩余药品如数交回，回收麻精药品空安瓿。根据使用情况，麻醉医生和总务护士共同处理剩余麻醉药品，填写麻醉药品使用与废弃登记表，双方签字
	随时发放急诊用药、用物和临时加药，所发药物全部登记在相应手术间的领药单上
双人交接	双人管理，保证早 8 点到晚 6 点药品室有护士在岗，交接班前将本班次麻精药品数量、处方及空安瓿数量进行清点核对，在交接本上双人签字确认无误
麻精药管理	每日领回的麻精药品需登记入库，双人核对基数，在专用账册上登记出入库情况
	麻精药品数量日清，处方及空安瓿数量与基数相吻合，置于保险柜中
	每日每班清点一次麻精药品基数，并登记在册，签名
	如遇安瓿丢失，经寻找无果后，麻醉科护士与麻醉医生当面核对并登记丢失安瓿的名称，数量，地点，日期，时间，安瓿批号，双方签字，上报科主任和药房
计费查费	双人互相交叉检查计费情况，防止出现错记、漏记、多记等情况，整理当日麻醉计费单，按照麻醉方法分类放置
夜班交接	与夜班医师一起按夜班柜内药品和物品基数核对数量，无误双人签字确认
	下班前保险柜上锁，密码打乱，药品室门上锁
统计收入	统计月收入，按照麻醉方法分类统计，打印上报科室及财务处
	门诊住院患者分开统计，双人检查，防止统计错误
门诊药品管理	手术室外麻醉药品管理，病例登记
	清点门诊处方总数，当月处方当月领药
	分类统计门诊收入并上报

第二节　麻醉护理岗位工作流程

一、全身麻醉配合流程

护士必须执行医嘱用药,可进行一般的气管插管操作,困难气道配合医生完成。在医生指导下进行有创动脉置管,不允许进行深静脉穿刺,医生操作时,护士应做好配合工作。

麻醉前准备	三方查对患者病历、腕带,由患者自报其姓名,检查手术部位标志
	询问禁饮食情况,术前用药情况,麻醉前各项检查,会诊是否齐全,特殊药品是否携带,同时缓解患者紧张情绪,确保液路通畅
	协助患者平卧于手术台上,打开监护仪,连接监护,观察并记录生命体征,如有异常及时汇报麻醉医生
	准备麻醉机,接地线、接电源,气源,连接呼吸回路,检查并更换钠石灰,完成麻醉机自检,正确方法测试麻醉机回路是否漏气,根据患者情况调节参数
	打开中心负压吸引器,调节压力,确保性能良好
	根据麻醉医生选择的药物配制全麻用药、血管活性药,注意三查七对,配药用 0.9% 氯化钠注射液,注射器上贴标签注明药物名称和浓度,注射器放于无菌盘内,生理盐水注明开瓶时间,2 小时内有效,麻醉维持药物接连接管排气后卡入微量注射泵
	准备插管用物:喉镜、导管、吸痰管、注射器、口塞、胶布、听诊器等
	准备吸入麻醉药
麻醉中配合	麻醉诱导:取下三通帽,卸下注射器的针头连接三通排气,从三通推注麻醉药,谨遵医嘱,准确给药,注意给药顺序、速度。芬太尼、丙泊酚,依托咪酯不可过快,防止出现呛咳、血压下降、肌颤等不良反应
	连接并打开微量注射泵,排尽延长管内的气体。遵医嘱调节剂量,运行,持续给予患者静脉麻醉维持药物
	气管插管配合(详见气管插管配合流程)
	整理无菌盘,用过的注射器丢弃,注意保持盘内物品的无菌状态,整理麻醉机、麻醉车,保持台面干净整洁
	收回使用后的喉镜片清洗,酶液浸泡,更换无菌镜片,确保每一台手术都有备用喉镜,按照医疗废物管理条例处理其他用物
	根据医嘱配制镇痛泵,配制时明确镇痛泵的类型和各种药物的剂量及配制后的总量,填写镇痛泵回访表
	根据本省物价规定计费,督促医生开具处方
麻醉后处理	全麻结束后收回可重复使用的面罩、螺纹管及呼吸囊送供应室消毒,如使用一次性物品全部毁形丢弃
	将所有的剩余麻醉药物按相关规定处理,注射器投入黄色医疗废物袋内,针头投入锐器盒
	关闭氧气气源、麻醉机和监护仪电源,微量注射泵归位,将监护仪线路理顺,盘绕成圈置于仪器旁,清除仪器上的血迹污渍

续表

麻醉后处理	检查麻醉车内物品是否短缺并及时补充,麻醉车上锁,清点手术间内麻醉物品
	根据排班表准备次日手术特殊麻醉物品
	定时回访镇痛泵,确保管路通畅,镇痛泵正常运行,指导患者及家属正确使用镇痛泵,观察患者生命体征,VAS评分,有无并发症,并及时向麻醉医生汇报

二、椎管内麻醉配合流程

由麻醉医生进行操作,麻醉科护士配合。医生操作时,护士协助摆放维持麻醉体位,监护患者生命体征,与患者做好沟通和交流。

麻醉前准备	前四项同全麻
	根据医嘱准备麻醉药物和急救物品包括药物(如阿托品、麻黄碱等),氧气,插管用物,麻醉机和呼吸管路等
	准备一个操作台,打开无菌穿刺包,麻醉医生戴无菌手套,助手倒入适量消毒液
麻醉中配合	协助患者摆放体位,背向操作者,与床垂直,双腿屈曲紧贴腹部,头低,下颌尽量贴住胸部,将腰部弓出,告知患者即将要进行的操作及不适,观察监测患者的生命体征,缓解紧张情绪
	协助麻醉医生抽取麻醉药物,助手手持安瓿,开口向麻醉医生,标签朝上,利于双人核对,注意勿污染注射器针头
	麻醉中协助调整麻醉体位,告诉患者勿躲闪操作者
	穿刺完成后,操作者擦去穿刺点周围血迹,助手协助用贴膜固定穿刺点和留置导管
	协助翻身,平卧于手术台,保护留置导管,防止脱出,测试麻醉平面
	做好监测、记录
麻醉后处理	麻醉穿刺结束后将所有一次性用物按医疗废物管理条例分类投放,针头、玻璃制品放入锐器盒内,注意不要接触污染的部分。与患者有过接触的废物都投入黄色医疗废物袋内,黑色废物袋存放外包装等物品
	清理麻醉车台面和无菌盘,更换无菌盘内治疗巾
	其余处理同全麻

三、神经阻滞麻醉配合流程

由麻醉医生进行操作,麻醉科护士配合。医生操作时,护士协助摆放维持麻醉体位,监护患者生命体征,与患者做好沟通和交流。

麻醉前准备:同椎管内麻醉配合流程

| 麻醉中配合 | 根据需阻滞的部位,协助麻醉医生摆放患者体位 |
| | 医生在患者体表定位神经走向:
1. 超声引导下定位　打开超声引导,皮肤消毒,探头用无菌镜套包裹,涂导电糊,待麻醉医生定位神经走向后,协助麻醉医生固定探头位置,以便在超声引导下进行定位穿刺 |

续表

麻醉中配合	2. 神经刺激仪器定位 打开神经刺激仪,电极线连接到患者体表,麻醉医生戴无菌手套用神经刺激针穿刺,根据医嘱调节神经刺激仪的电流大小,确定位置后,协助医生注射局麻药,边注射边回抽,防止局麻药入血
	询问患者的主观感觉,检查所阻滞神经的区域,观察麻醉效果
	神经阻滞完成后,擦去穿刺点周围血迹,贴无菌敷料贴
	患者面罩吸氧
	情绪紧张时遵医嘱用药
麻醉后处理	分类处理用物,关闭仪器的电源,注意清洁、保养
	其余同椎管内麻醉

第三节 血管穿刺配合流程

一、动脉穿刺置管配合流程

由麻醉医生进行操作,护士配合;或在医生指导下操作。

穿刺前准备	仪表	穿刺者、配合者仪表整齐,头发不可外露,口罩遮口鼻。
	用物	穿刺针(成人选择20~22G,儿童选择22~24G)、棉垫、安尔碘、棉棒、1ml注射器内抽少许局麻药,肝素、无菌手套,无菌洞巾,宽胶布3条,细胶布3条,长胶带1条,透明贴1个,纱布若干块,动脉压力传感器,有创压力监测系统
	压力传感器准备	肝素2500u溶入500ml生理盐水内,配制成肝素液,贴好标签,肝素盐水用加压袋将压力调至300mmHg,将压力传感器连接至肝素液,排尽管道内气体,根据患者体位,调节并固定传感器的位置,水平与心脏平齐。连接传感器与监护系统。调零:关闭压力传感器患者端,打开三通,使传感器与大气相通,按压调零键至压力数值为0,关闭三通,连接传感器与患者端,将管道放一旁备用
	穿刺部位	常用桡动脉、足背动脉、股动脉,其次是尺动脉、肱动脉。由于桡动脉部位表浅,侧支循环丰富,为首选。桡动脉定位:腕部桡动脉在桡侧屈腕肌腱和桡骨下端之间纵沟中,桡骨茎突上下均可摸到搏动
	Allen试验	术者用双手同时按压桡动脉和尺动脉,嘱患者反复用力握拳和张开手指5~7次至手掌变白,松开对尺动脉的压迫,继续保持压迫桡动脉,观察手掌颜色变化。若手掌颜色10秒之内迅速变红或恢复正常,表明尺动脉和桡动脉间存在良好的侧支循环,即Allen试验阴性,一旦桡动脉发生闭塞也不会出现缺血;相反,若10秒手掌颜色仍为苍白,Allen试验阳性。这表明手掌侧支循环不良,不应选择桡动脉行动脉穿刺置管
	肢体摆放	患者平躺,穿刺侧手臂外展,腕下放棉垫,充分暴露穿刺部位,手掌伸展,长胶布固定
穿刺中配合	穿刺点	操作者触摸选定一侧的桡动脉,确定动脉走向,将动脉搏动最强处确定为穿刺点
	消毒	两次消毒,第一次以穿刺点为中心周围10cm,第二次穿刺点周围8cm,铺洞巾,穿刺者戴无菌手套

穿刺中配合	局麻	抽局麻药,在穿刺点做局部麻醉,皮丘不可过大,以防影响穿刺置管
	穿刺置管	护士将穿刺针以无菌的方式打开递给穿刺者,从穿刺点进针,根据患者具体的情况调整进针的角度,回血顺畅后固定穿刺针
		动脉回血顺畅,放平穿刺针,再送2mm,送入软管,退针芯,按压穿刺针前端,关闭留置管夹子,防止出血
		若穿刺者行穿透法,穿透后退出针芯,无菌注射器抽肝素盐水,除去针头,排气,连接穿刺针,边回抽边缓慢后退至动脉回血顺畅,小心送留置管入动脉
	连接	回抽动脉血,再次排气并连接压力传感器,动脉波形规则,需要时再次调零
	固定	撤去洞巾和腕垫,再次消毒穿刺点周围,并用棉棒拭去血迹,防止穿刺部位感染
		穿刺部位干燥后用无菌透明贴固定,再以胶布固定,固定时保证导管勿打折,胶布固定呈叠瓦状,传感器的延长管绕拇指沿手臂固定,反三通下面垫纱布固定,防止局部长时间受压皮肤破损
穿刺后处理	用物处理	根据医疗废弃物管理条例和消毒技术规范处理用物
	标记	整理管道,标志清晰,固定穿刺侧肢体,防止脱出,注明动脉留置具体时间
导管拔除	拔管	关闭三通,去除敷料,穿刺点消毒,拔出导管
	加压包扎	穿刺点局部用无菌敷料加压包扎,局部按压不少于10分钟
	观察	检查导管前端是否完整;观察肢体末端皮肤灌注情况

二、中心静脉穿刺置管配合流程

由麻醉医生进行操作,除穿刺外,其余工作麻醉科护士配合完成。

穿刺前准备	仪表	穿刺者配合者仪表整齐,头发不可外露,口罩遮口鼻,穿无菌衣,戴无菌手套
	用物	中心静脉穿刺套件,碘伏,肝素盐水或0.9%生理盐水,无菌手套,垫枕,B超仪,导电糊,线套
	传感器	同动脉穿刺
	穿刺部位	锁骨下静脉,颈内静脉,股静脉(以颈内静脉为例)
	导管选择	成人三腔、双腔或16G单腔;儿童:4F或5F双腔、18G单腔穿刺针
	体位	穿刺侧肩下垫枕或一袋500ml盐水,头偏向对侧,足高头低位,充分暴露消毒范围
穿刺中配合	定位	胸锁乳突肌前缘中点,颈内动脉外侧0.5~1cm
	开包	穿刺者穿无菌衣,戴无菌手套,拆开内包装,协助者向方盒内分别倒碘伏、肝素盐水
	消毒	第一次消毒范围穿刺点周围15cm,第二次周围13cm,铺洞巾,消毒液待干
	局麻	打开局麻药,医生抽取3ml,穿刺点局部浸润麻醉,注意无菌原则
	B超引导	如不能确定颈内静脉的位置可在B超仪指引下穿刺,打开B超仪,将线套以无菌的方式递给穿刺者,助手在探头上涂抹导电糊,穿刺者用线套套住探头,探测颈内静脉的位置
		助手固定探头的位置,压力过大易影响静脉显影,压力过小容易改变位置

续表

穿刺中配合	穿刺置管	用 5ml 注射器抽 2ml 肝素盐水,连接中心静脉穿刺针
		拔开引导丝帽,并将其退至开口处备用,用肝素盐水通畅中心静脉导管各通道,拧开主导管肝素帽,拆开缝线和刀片备用
		操作者边回抽边穿刺,回血顺畅后,撤去 B 超探头,固定穿刺针的位置,送入引导丝至 20cm 处,退穿刺针,破皮后,送入中心静脉导管,至刻度约 12~15cm,退出引导丝,引导丝盘好放于一旁
	固定	用肝素盐水的注射器回抽导管各通道通畅并夹闭,安装肝素帽
		无菌湿纱布擦拭穿刺点周围的血迹,安装固定扣,针线将皮肤和固定扣缝合,刀片断线,线头尽量短,透明无菌敷料贴保护穿刺部位
	连接	连接液路、压力传感器,防止受污染,调零,监测即时中心静脉压
穿刺后处理	用物处理	按照医疗废物管理条例和消毒技术规范处理用物。
	标记	注明穿刺时间
	体位	恢复平卧位,中心液路和外周液路标志清晰,其余同动脉穿刺
导管拔除	同动脉穿刺	

第四节 气管插管配合流程

气管插管是医务人员在临床全麻和急救中必须掌握的方法之一,经口(鼻)气管插管要求护士熟练掌握,纤支镜、清醒、双腔导管、困难插管等技术配合医生完成。

一、经口气管插管

用物准备及评估	气道评估	有无困难气道征象
	用物准备	面罩、给氧及通气装置、吸引装置
		气管导管、麻醉喉镜、导管芯、注射器、牙垫
		吸痰管、听诊器、胶布、润滑剂
		需要使用管芯塑形导管,管芯前端勿超过开孔,后端返折,以免前端滑出导管致损伤气道,将插有管芯的导管前端折成 L 形,使导管前端翘起
	导管选择	成年女性 6.5~7.0#;成年男性 7.0~7.5#;儿童:年龄 /4+4(另备相邻型号导管)
	面罩选择	根据患者脸型选择不同型号的面罩
面罩通气	面罩吸氧	患者处于清醒状态时,将面罩放在患者口鼻部吸氧,面罩与面部不需要密闭,防止患者紧张
		患者呼吸运动减弱后,头后仰,抬起下颌,伸直气道,压紧面罩,使面罩与面部空间密闭
	扣面罩	打开口腔,双手托起双侧下颌角
		单手托起下颌体,头后仰
		伸直气道,扣压面罩,防止漏气
	有效通气	胸廓起伏明显,挤压呼吸囊不漏气,SpO_2 保持在 95% 以上

续表

置入喉镜	持喉镜手法	左手握喉镜根部,手腕动作灵活
	识别解剖标志	腭垂、会厌、声门的解剖位置
	送入喉镜方法正确	右手拇指推开下颌,使口张开
		从患者右口角于舌面上放入喉镜,右手推头,使头后仰
		将喉镜顺口腔内弧置于正中,舌体推向左侧,切勿将喉镜放入过深
		头后仰手法:不能使颈部过伸,以免损伤颈部,尤其老年人和小孩,动作要轻柔
	置入喉镜	送入喉镜过程中,始终注意口唇、舌体勿受压出血
	双手配合要点	左手持喉镜,右手推开下唇
		左手推送喉镜,右手轻推头,使之后仰
		左手喉镜送达会厌谷,右手轻压喉部以协助暴露声门
暴露声门	喉镜片前端位置正确	喉镜依次暴露腭垂、会厌,将喉镜片前端置入舌骨与会厌之间的会厌谷,勿将会厌压在喉镜片下
	上提喉镜	向前向上提用力(切勿以上牙为支点撬牙,以免损伤牙齿)暴露声门
	必要时按压喉结	如声门暴露不好,右手按压颈喉部,帮助暴露声门
置导管	置入导管	暴露声门后,右手执笔式持导管中段,自右口角斜插入口腔
		直视下导管前端进入声门,再以旋转力量送入导管,避免损伤
	使用管芯引导方法正确	如声门暴露不好,可使用带有管芯的导管
		紧贴会厌将导管前端送入声门,遂即将管芯拔出
		继续送导管至第二条黑色标记线处(拔除管芯时助手一手拔管芯,另一手向下帮助送管,切勿拔管芯时连同导管一起拔出)
检查导管位置	置管后头复位	导管插入后,先放平头部,放牙垫
	套囊注气	取出喉镜,气囊充气
		气量适中,气囊压力表监测压力 25~30cmH$_2$O
	插入深度	成年女性 21~23cm;成年男性 22~24cm;儿童:年龄 /2+12
	判断导管位置	接简易呼吸器 / 麻醉机 / 呼吸机等,挤压呼吸囊无阻力,观察胸廓起伏,听诊双上肺呼吸音,如呼吸音不一致,则可能插入过深,适当调整导管插入深度。必要时听诊双下肺和胃部
		连接 P$_{ET}$CO$_2$,波形正常,数据(35~45mmHg)正确
		或导管末端置于操作者颜面部,按压患者胸廓,感觉有气流溢出
		如导管插入气道,在呼气过程中,导管内壁可见白色气雾状
		如插入食管内,挤压呼吸囊有阻力,胸廓不起伏,胃部起伏明显,同时胃区可听到气过水声
导管固定	固定方法正确且松紧适宜	正确方法在牙齿上方固定导管和牙垫,要求固定牢固,不易拔出
	口唇未受压	导管固定后,检查口唇未受压

续表

操作后处理	无菌操作	喉镜片使用前置于无菌袋中,保持牙垫、导管的无菌状态
	用物分类、消毒、隔离	喉镜片用后放入包装袋内,及时清洗消毒,以免造成污染,其他用物按照医疗废物管理条例处理
	手卫生	七步洗手法

二、经鼻气管插管

患者准备	鼻孔检查	根据手术需要和患者鼻腔通气情况,检查并选择鼻孔
		湿棉棒清理鼻孔,棉棒不可过湿,动作轻柔
	局部用药	鼻前庭滴入收缩血管药物,以减少插管时出血(1% 麻黄碱)
		鼻腔应用麻醉润滑剂
用物准备	Magill 钳	用于夹持导管进入声门,切勿夹持导管前端套囊,防止造成套囊破损
	润滑	为减少出血,可选择比经口导管小 0.5 号的导管,抽尽套囊中的余气,充分润滑气管导管前端,取出管芯
插管中配合	方向	通过选择好的鼻孔,向后下方轻轻旋转插入气管导管,将导管前端送入咽部
	声门	暴露声门方法同经口插管
	送入导管	轻轻旋转导管,调节导管前端方向,缓慢将导管送入声门
		或持 Magill 钳夹持导管前端,对准声门方向,助手协助送入导管
		其余配合同经口气管插管

三、纤维支气管镜插管

插管前准备	导管准备	经鼻插管,导管选择比标准号小 0.5 号的导管,以加强型气管导管为宜,抽尽套囊残余气,润滑前端
	纤支镜准备	纤支镜连接负压吸引管
		连接电源,打开显示器,调整焦距和显示器的分辨率
		润滑纤支镜前端,避免润滑剂过多,干扰纤支镜视野
		沿纤维支气管镜前端插入准备好的气管导管,导管接头部分卡在纤支镜根部
患者准备	表面麻醉	口腔 / 鼻腔点滴或使用喉头喷雾器喷洒局部麻醉药,充分做好表面麻醉
	鼻孔	鼻孔滴入 1% 麻黄碱,收缩血管,减少出血
	镇静	遵医嘱适当给予镇静药物,注意观察患者神志和呼吸
	吸氧	通过鼻导管或面罩吸氧,增加氧储备
插管配合	插入纤支镜	患者头后仰,将纤维支气管镜前端插入鼻 / 口腔,动作轻柔
		如果选择口腔通路,防止患者无意中咬紧纤支镜,助手轻提下颌。患者口腔张开,便于纤支镜通过口腔和咽部

续表

	插入纤支镜	麻醉医生通过调整纤支镜前端的方向,将纤支镜前端送入气管内,确定纤支镜的位置后,助手将气管导管缓慢滑入气管内至合适深度
插管配合	确认位置	撤出纤维支气管镜,套囊内注入气体,连接呼吸回路
		查看 $P_{ET}CO_2$ 波形,听诊双肺呼吸音,确认插入导管深度,固定导管位置避开手术消毒区域
	诱导	快速诱导患者至全麻状态,减轻导管刺激
插管后处理	纤支镜预处理	将纤支镜管路内血液及分泌物吸引干净,酶液浸泡 30 分钟
		用高压水枪冲洗干净后,高压气枪吹尽纤支镜吸引管路内残余水分
		纤支镜外体用湿纱布擦净,晾干
	送消	撤去电源,用纱垫保护手柄部分,放于消毒盒内
		包装,注明消毒日期,签名,送供应室环氧乙烷灭菌或达到高水平消毒
	检查	使用前后均检查电源是否正常工作

四、清醒气管插管

用于已预知的困难气道,饱胃患者等麻醉下插管风险高的患者。由医生操作,护士配合。

	告知	向患者介绍清醒插管的必要性,过程中可能遇到的问题,取得患者的配合
插管前准备	表面麻醉	充分表面麻醉:用喉头喷雾器经口腔、咽部、喉部,分次逐步喷洒局部麻醉药,提高表面麻醉效果,及时清除口咽部分泌物
	环甲膜穿刺	定位:甲状软骨下缘及环状软骨上缘的弹性、圆锥形、纤维结缔组织膜,局部消毒,注射器内抽取 2~3ml 局麻药,穿刺时有落空感,回抽空气,嘱患者屏气,气管内快速喷入局麻药,拔出注射器后,按压穿刺点,嘱患者咳嗽
	导管	选择细 0.5 号的导管,润滑导管前端,抽尽套囊残余气
	暴露声门	喉镜辅助下逐步暴露腭垂,会厌,声门,遇到患者抵抗后,再次喷洒局麻药,直至能顺利暴露声门
	镇静	遵医嘱适当应用镇静、镇痛药,缓解患者紧张情绪
	吸氧	吸氧,嘱患者深呼吸,增加氧储备
插管配合	明视置管	操作者暴露声门后,根据声门暴露的程度,利用管芯为导管塑形
		轻柔将导管送入气管内
	盲探置管	盲探置管时,鼓励患者做呼吸动作,感受导管末端的气流,在感受气流最强的时候将导管盲探入声门,若未成功,将导管退至咽部,调整头部和导管的位置,再次盲探,直至将导管置入气管内
	固定	连接呼吸回路,气囊注气,确定导管位置并固定
	诱导	快速诱导至全麻状态,减轻导管刺激
处理	吸痰	及时清理呼吸道内分泌物
	用物	按照消毒技术规范和医疗废物管理条例处理用物
	喉镜	喉镜片集中处理后送消

五、双腔支气管导管插管

插管前准备	导管准备	根据手术部位和患者情况选择健侧,型号合适的双腔支气管导管
		润滑导管前端,分别测试2个气囊是否漏气,再抽尽气囊内的气体备用
	患者准备	麻醉诱导后气管内喷雾,做好局部表面麻醉
		确保足够的麻醉深度,肌松镇痛效果完善
		面罩控制通气,尽量增加氧储备
插管配合	左侧插管	1. 旋转法　左侧支气管导管先右转90°,前端进入声门后,拔出管芯,再左转90°复位,导管送至适宜的深度 2. 直入法　塑形导管前端,直接插入声门后,拔管芯送导管
	右侧插管	右侧支气管导管先左转90°,前端进入声门后,拔出管芯,再右转90°复位,导管送至适宜的深度。右侧有上肺叶开口,需调整开口位置
	听诊	1. 向主套囊内注气,听诊双肺呼吸音一致 2. 支气管套囊内注气,听诊双肺呼吸音一致 3. 夹闭一侧导管,同侧呼吸音消失,对侧呼吸音正常 4. 右侧开口导管插入后,夹闭左侧导管,如右侧上肺无呼吸音,应重新调整导管位置,使导管上肺开口对准右上肺开口
		根据听诊结果调节双腔支气管导管深度,必要时可在纤支镜明视下直接定位
	固定	固定导管,协助翻身后再次听诊
处理	用物	将配套的吸痰管放在治疗盘内,按照消毒技术规范和医疗废物管理条例处理用物
	喉镜	预处理后送消

（王秋菊　马涛洪）

第四章 | 围麻醉期护理常规

围麻醉期护理指从麻醉前访视患者开始,到手术后 3 天麻醉回访结束,围绕护理为重点展开的工作。

第一节　麻醉前访视

为使患者及家属更全面的了解麻醉,减轻患者术前焦虑,促进麻醉的顺利实施,减少术后并发症,麻醉科护士应进行术前麻醉护理访视。与麻醉医生的术前访视不同的是,麻醉医生的术前访视注重对患者各系统功能状态、对麻醉的耐受能力进行评估,介绍术中可能发生的麻醉意外并进行麻醉同意书的签字;而麻醉科护士更注重除此之外的健康宣教和指导,帮助患者和家属了解麻醉,关注患者及家属精神心理的变化,从心理和各方面做好充分的麻醉前准备,了解术中的麻醉配合及术后麻醉恢复和镇痛的注意事项等,帮助患者更顺利的度过围麻醉期。

一、全身麻醉术前访视

(一)核查身份

1. 询问患者姓名,做简单的自我介绍。

2. 查看腕带、病历,核对手术信息,说明来意。

(二)说明访视目的

1. 让患者了解麻醉相关知识和麻醉配合要点及要求,做好麻醉前准备,以减少术后麻醉并发症。

2. 减轻恐惧、焦虑情绪,增强战胜疾病的信心,以良好的心态接受手术。

3. 增加患者及家属对麻醉的了解。

4. 做好术后镇痛宣教。

(三)麻醉介绍

1. 全身麻醉　从呼吸道吸入或静脉注射麻醉药物,出现可逆性意识丧失、痛觉消失的状态。

2. 进入手术室后,工作人员对患者的身份、手术部位、术前用药、禁饮食情况进行再次确认。

3. 身份确定后,患者平躺于手术床上,重症患者由工作人员协助转移至手术床上。

(1)麻醉科护士对患者进行持续生命体征监护,连接血压计、脉氧饱和度探头和心电监护导连线;

(2)麻醉医生根据监测结果再次判断患者是否可以进行麻醉;

(3)手术护士会选择患者一侧肢体进行静脉输液;

(4)根据手术的需要留置尿管,告知患者尿管刺激的不适感,以免术后因尿管不适引发躁动,造成伤口刹开及出血。

4. 麻醉医生通过静脉或呼吸面罩进行麻醉,因药物刺激,输液肢体或有短暂的疼痛。

5. 保持放松、深呼吸,麻醉医生会将呼吸面罩放在患者口鼻处,让患者吸氧。

6. 如有不适可与麻醉医生沟通。

7. 逐渐感觉头晕,进入睡眠,即麻醉状态。

8. 麻醉医生经口或鼻部置入气管导管,帮助患者呼吸。

9. 手术结束后,患者会听到呼唤而醒来,并感觉咽部不适,麻醉医生会根据情况,尽早拔除气管导管,患者应听从指令,切不可乱动。

10. 拔除气管导管后,尽量深呼吸,并及时排出口、鼻、咽部的分泌物。

11. 为判断麻醉恢复情况,患者需按照麻醉医生指令活动。

12. 特殊患者为安全起见,需在麻醉之前先置入气管导管,麻醉医生会采取一些预先处理措施,以减轻不适感,患者要积极配合麻醉医生的操作。

13. 鼻腔手术后,鼻孔堵塞,患者需多练习张口呼吸,以减轻术后不适。

(四)体格检查

1. 测量基础生命体征,身高、体重。

2. 检查两侧上肢血供情况,保证测量无创血压的一侧肢体血运良好。

3. 合并脑血管疾病的患者,注意观察双侧肢体活动及肌力状况。

4. 全麻患者检查张口度、头颈部活动度、颏甲间距等,判断有无困难气道。

5. 椎管内麻醉患者检查穿刺部位皮肤。

6. 询问四史:现病史、个人史、既往史、过敏史。

7. 判断患者精神、心理状况。

(五)术前指导

1. 术前应戒烟2周,至少入院后即戒烟,利于术后呼吸功能恢复。

2. 成人术前禁食6~8小时,禁水4小时,小儿可根据年龄适当缩短时间(详见麻醉前禁饮食告知),并告知患者及家属不服从禁饮食时间的危害。

3. 女性患者术前勿化妆,涂指甲油,以免妨碍术中观察病情。

4. 告知术晨清洁口腔,排空膀胱。

5. 义齿、活动牙齿请取出,如无法取出,一定告知麻醉医生,以免术中跌落。

6. 术前用药

(1)有并发症的患者,进入手术室时随身携带平时服用的药物,如哮喘患者需备特效气雾剂;糖尿病患者备胰岛素;高血压患者术晨服用降压药等;

(2)心血管系统用药患者术日晨遵医嘱服药,仅用一口水(约10ml)服下药物(6:30

以前）；

（3）禁食患者术日晨禁服降糖药；

（4）紧张或失眠者可遵医嘱服用安定镇静药；

（5）抗凝药物需遵医嘱执行停药时间。

7. 指导患者练习深呼吸、咳嗽活动，在咳嗽时，保护术口，减轻疼痛。

8. 术前灌肠患者晚间注意防止因频繁如厕导致感冒。

9. 小儿手术患者，访视时与患儿做好沟通，尽量避免麻醉前抵触，减少因哭闹诱发气道痉挛，胃内积气诱发恶心呕吐，避免留下不良刺激的记忆。

10. 嘱患者提供身份证号，以便于术中使用麻醉性镇痛药物。

11. 术后待患者神志清楚，生命体征平稳、无术后并发症，麻醉医生允许后，方可护送返回病房。

12. 术前根据手术大小，可能带来的疼痛程度，麻醉医生会建议患者使用术后镇痛泵减轻伤口疼痛，减少术后并发症，需要家属自愿同意并签字。护士应讲解术后镇痛的优缺点。

二、椎管内麻醉术前访视

（一）核查身份

同全身麻醉术前访视。

（二）说明访视目的

同全身麻醉术前访视。

（三）麻醉介绍

1. 椎管内麻醉　将局麻药物注入椎管内某一腔隙，可逆性阻断脊神经传导功能或减弱其兴奋性的一种麻醉方法。包括：蛛网膜下腔阻滞（又称腰麻）和硬脊膜外腔阻滞（又称硬膜外麻醉）。

2. 进入手术室后，工作人员再次确认患者身份，协助除去衣物，平躺于手术床上。

3. 麻醉科护士监护患者，测量术前生命体征，手术室护士输液，开通液路，根据医嘱留置尿管。

4. 摆放麻醉体位：

（1）患者改平卧为侧卧，背靠手术床一侧边缘；

（2）后背与床的边缘呈垂直状态，禁向后靠，防止坠床；

（3）双下肢尽可能贴近腹部，双臂抱膝，头低；

（4）禁止随意改变体位，如有不适，及时与麻醉医生沟通。

5. 麻醉医生根据手术需要，在患者背部选择穿刺点，并进行定位。

6. 以穿刺点为中心，进行消毒，铺无菌单，消毒液温度低，对皮肤有一定刺激。

7. 消毒区域为无菌区，严禁患者触摸。

8. 为减轻麻醉过程中的疼痛，麻醉医生会注射适量的局麻药，有轻度痛感，请勿闪躲。

9. 麻醉过程中保持全身放松，避免体动或及时告知麻醉医生。

10. 穿刺过程中背部有憋胀感，属于正常感觉，不需要紧张。

11. 穿刺结束后，穿刺点敷无菌贴，恢复体位时，保持背部悬空，避免与床面发生摩擦，防止导管或贴膜脱落。

12. 背部注射局麻药时,会有凉意或臀部有发热感。

13. 配合医生进行麻醉平面的测试,正确区分有感觉与疼痛两种不同的感受,正确表述这种感觉,以便于为医生继续使用麻醉药物提供依据。

14. 麻醉实施后,双下肢会暂时失去知觉,属于正常现象。

15. 平卧后,口鼻面部或头旁侧会有麻醉面罩,供患者吸入氧气。

16. 术中发生恶心或呕吐时,应头偏向一侧,避免误吸,做深呼吸运动。

17. 术中如有眩晕、胸闷、心慌或呼吸困难等不适症状,即刻告知麻醉医生或护士。

（四）体格检查

1. 测量基础生命体征,身高、体重。

2. 检查两侧上肢血供情况,保证测无创血压的一侧肢体血运良好。

3. 注意观察双侧肢体感觉、活动及肌力状况。

4. 检查脊椎有无畸形、评估穿刺周围皮肤的完整性,有无感染病灶。

5. 询问四史:现病史、个人史、既往史、过敏史。

6. 判断患者精神、心理状况,确认患者能否配合指令。

（五）术前指导

1. 指导患者在病床上练习椎管内麻醉穿刺体位。

2. 术前应戒烟 2 周,至少入院后即戒烟。

3. 成人术前禁食 6~8 小时,禁水 4 小时,小儿可根据年龄适当缩短时间(详见麻醉前禁饮食告知),并告知患者及家属不服从禁饮食时间的危害。

4. 女性患者术前勿化妆,涂指甲油,以免妨碍术中观察病情。

5. 入手术室之前,在保暖的前提下,尽量减少衣物的穿着。

6. 术前需练习床上大小便,以缓解术后床上大小便的不适感。

7. 其他同全身麻醉术前访视。

三、神经阻滞术前访视

（一）核查身份

同全身麻醉术前访视。

（二）说明访视目的

同全身麻醉术前访视。

（三）麻醉介绍

1. 神经阻滞麻醉:将局麻药注射至神经干、神经丛或神经节旁,暂时地阻断该神经的传导功能,使受该神经支配的区域产生麻醉作用。

2. 入手术室后,再次确认患者身份,平躺于手术床上,输液。

3. 监护患者时避免血压袖带与输液、血氧探头在同一肢体,如不可避免,及时调整测压间隔时间,以免影响补液和血氧监测。

4. 再次核查禁饮食情况。

5. 摆放麻醉体位

（1）颈丛神经阻滞体位:去枕仰卧,头偏向对侧,双上肢紧贴身体两侧,听从医生指令做抬头动作,以利于确定穿刺点;

（2）臂丛神经阻滞：

1）肌间沟入路体位：去枕仰卧，头偏向对侧，手臂紧贴身体，手尽量下垂，根据医生指令做抬头动作；

2）腋路体位：头偏向对侧，患肢外展 90°，屈肘 90°，前臂外旋，手背贴床，呈"敬礼"状；

3）锁骨上入路体位：患者平卧，肩下垫一薄枕，头偏向对侧，患侧上肢靠胸。

6. 以穿刺点为中心，进行消毒，铺无菌单，消毒液温度低，对皮肤有一定刺激。

7. 消毒区域为无菌区，严禁触摸，患者如有不适，及时告知麻醉医生。

8. 麻醉医生可能在神经刺激仪或超声引导下进行定位。

9. 局部穿刺后，局部会有憋胀感或轻度痛感。

10. 穿刺针触及神经干（丛）周围时有异感，及时说出异感放射的部位。

11. 操作完毕，配合医务人员下达的指令活动，正确表达麻与不麻的感觉。

12. 麻醉注药过程中严禁活动，如有眩晕、口周麻木、胸闷、心慌或呼吸困难等不适症状即刻告知医务人员。

13. 麻醉实施过后，局部感觉暂时丧失。

14. 根据具体情况有可能更改麻醉方式，做好全身麻醉的一切准备工作。

（四）体格检查

1. 测量基础生命体征，身高、体重。

2. 检查两侧上肢血供情况，保证测无创血压的一侧肢体血运良好。

3. 外伤的患者注意检查是否存在骨折及关节脱位。

4. 检查穿刺点周围有无感染灶、肿瘤或畸形。

5. 其他同椎管内麻醉术前访视。

（五）术前指导

同椎管内麻醉术前访视。

四、麻醉前饮食限制告知

（一）确认患者，做简单的自我介绍，说明来意。

（二）目的　让患者尤其是患儿家属了解禁饮食的意义和未按规定时间禁饮食的危害。

（三）麻醉过程中，有诸多诱发恶心呕吐的因素，有发生恶心呕吐的风险。

（四）严格禁饮食，保持手术当天空腹状态，防止胃内容物误入呼吸道，损伤呼吸道黏膜，引起呼吸衰竭或窒息。

（五）询问患者年龄，了解有无胃肠功能问题。

（六）成人麻醉前禁食固体食物 6~8 小时，禁饮 4 小时。

（七）食用肉类、油煎制品等脂肪较高的食物，术前禁食 8 小时，含脂肪较少的饮食，术前禁食 6 小时。

（八）小儿禁食禁奶 4~8 小时，禁水 2~3 小时。

（九）6 个月内的新生儿术前禁固体食物（包括奶）4 小时，禁水 2 小时。

（十）6~36 个月的婴儿术前禁固体食物（包括奶）6 小时，禁水 2 小时。

（十一）3 岁以上儿童术前禁固体食物（包括奶）8 小时，禁水 2 小时。

（十二）有活动性反流和胃肠道手术的患者，更需严格限制。

五、麻醉恢复室告知

（一）目的：让患者了解在麻醉恢复室内观察的重要性，为患者提供专人护理，降低并发症的发生率，保证恢复期安全。

（二）患者清醒后告知手术已经结束，在麻醉恢复室，专人监护。

（三）为患者提供专人护理，在最大限度上满足患者需求。

（四）全麻术后部分患者会有轻度口唇干燥、咽部不适，饮食正常后，不适症状会逐渐恢复。

（五）麻醉未清醒的患者，去枕，平卧，头偏一侧。

（六）完全清醒者，可根据具体病情和患者的需求适当改变体位。

（七）患者如合并颈椎疾病，经麻醉医生同意，可适当垫薄枕。

（八）胃肠功能未恢复之前禁止饮水，可以漱口，或用湿纱布 / 黄瓜片外敷口唇。

（九）鼻内镜手术患者术后鼻孔堵塞，可经口呼吸。

（十）患者有任何不适要及时告诉护士，不可随意活动，防止坠床，配合工作人员的安排。

（十一）护士会做好患者和家属的沟通，请患者安心恢复。

（十二）告知门外等待的家属，患者在恢复室继续观察，病情稳定，如有病情变化，会及时告知家属，请耐心等待。

（十三）患者符合出室指征后，经麻醉医生同意，可由麻醉科护士送回病房。

第二节　麻醉护理常规

为更好的服务患者，满足临床麻醉需要，提高麻醉护理服务质量，麻醉科护士不仅要掌握不同麻醉方法的护理，还要了解各种手术、不同患者的麻醉特点，从而总结出相应的麻醉护理常规，有助于临床麻醉护理工作的开展。

一、吸入麻醉护理常规

（一）定义

吸入麻醉是麻醉药经呼吸道吸入，产生中枢神经系统抑制，使患者意识消失而致不感到周身疼痛，称为吸入麻醉。

（二）麻醉特点

1. 麻醉深浅与大脑组织中药物分压有关。

2. 药物主要经肺部排泄。

3. 不留后遗症。

（三）麻醉前护理要点

1. 呼吸指标　呼吸音、呼吸频率、呼吸次数、潮气量、肺功能、气体交换功能等。

2. 呼吸系统疾病史　呼吸道有无感染、哮喘等。

3. 生命体征。

4. 生化检查。

5. 麻醉方法指导。

6. 心理指导。

（四）麻醉前准备

1. 药物准备　吸入药、急救药品。

2. 仪器准备　麻醉机、挥发罐、呼吸回路、CO_2吸收器、氧气、负压吸引器、抢救设备、插管用物。

3. 患者准备　手术核查患者；麻醉前准备的落实。

（五）麻醉期间护理措施

1. 检查挥发罐内药量，关闭挥发罐，倒入足量药物。

2. 确保呼吸回路严密，防止吸入药物外泄。

3. 遵医嘱用药，控制呼吸，监测生命体征。

4. 重点观察呼吸和循环系统变化。

5. 正确迅速插入气管导管，控制呼吸。

6. 血气分析。

7. 录入麻醉记录单。

8. 拔管前遵医嘱关闭挥发罐，适量过度通气，纯氧冲洗呼吸回路。

9. 正确吸痰，遵医嘱拔除气管导管。

10. 送麻醉恢复室，继续观察患者各项指标，直至达出恢复室标准。

（六）健康指导

1. 戒烟。

2. 指导呼吸运动，便于有效吸入麻醉药。

3. 术中吸入麻醉药气味，吸入方法。

4. 心理指导。

（七）护理结局评价

1. 了解吸入麻醉知识。

2. 配合吸入麻醉的过程。

3. 心理焦虑减轻。

4. 针对个体采取的麻醉护理措施有效。

二、静脉全身麻醉护理常规

（一）定义

静脉全身麻醉是指将静脉全麻药注入静脉，通过血液循环作用于中枢神经系统而产生全身麻醉作用的方法。

（二）麻醉特点

1. 起效快、效能强。

2. 患者依从性好。

3. 麻醉实施相对简单。

4. 药物种类齐全。

5. 无手术室污染和燃烧爆炸的潜在危险。

6. 麻醉效应可以逆转。

7. 可控性差。

（三）麻醉前准备

1. 了解静脉麻醉药相互作用和配伍禁忌。

2. 药物准备 静脉全麻药、肌肉松弛药、镇痛镇静药,急救药。

3. 仪器准备 麻醉机、监护仪、微量输注泵、氧气装置、负压吸引装置、抢救设备、气管插管用物、四头带(非气管插管麻醉使用)。

4. 患者准备 落实患者麻醉前准备是否到位;麻醉前再次核查患者身份;选择较粗静脉输液,防止因药液刺激引起静脉穿刺局部疼痛。

（四）麻醉期间护理措施

1. 核对患者,再次确定麻醉机,监护仪,环路紧密。

2. 遵医嘱用药,管理呼吸道;如需行气管插管,行控制气道护理。

3. 严密观察生命体征变化,尤其循环和呼吸系统的观察。

4. 保护肢体勿受损伤,按需协助调节体位。

5. 监测麻醉药物输注速度,各管路整齐,观察麻醉深浅度。

6. 术中血气分析,以调整呼吸参数。

7. 作好肌松监测。

8. 电脑录入麻醉记录单。

9. 正确吸痰,遵医嘱拔除气管导管。

（五）健康指导

1. 利用图片或宣传资料向患者及其家属介绍静脉全身麻醉相关知识、流程、注意事项。

2. 对手术、麻醉要有正确认识,相信医生。

3. 向患者介绍麻醉前禁饮食的重要性,须严格遵守。

4. 掌握患者身体状况和心理状况,给予一定的心理指导。

5. 执行医生交代的麻醉前特殊医嘱,如服用某些药物等。

6. 药物对静脉可能会有轻度刺激,可能造成术后不适的因素应交代清楚。

7. 呼吸功能训练:指导术后保护伤口咳嗽排痰方法、戒烟。

8. 术后镇痛护理,如镇痛目的、方法、原理、重点观察项目。

9. 有并发症的患者,进入手术室时随身携带平时服用的特效药:如哮喘患者需备特效气雾剂;糖尿病患者备胰岛素。

10. 合并心血管系统疾病患者,术日晨遵医嘱服药,仅用一口水(约 10ml)服下药物(6:30 以前)。

11. 禁食患者术日晨禁服降糖药。

12. 女性患者术前勿化妆,勿涂指甲油,以免妨碍术中监测。

13. 询问女性患者是否在月经期。

（六）护理结局评价

1. 麻醉效果满意。

2. 患者配合顺利,能理解术后不适。

3. 患者及时与护士沟通,焦虑缓解。

4. 苏醒满意。

三、椎管内麻醉护理常规

（一）定义

椎管内麻醉是将药物（局麻药、阿片类）注入椎管内某一腔隙，可逆性阻断脊神经传导功能或减弱其兴奋性的一种麻醉方法。包括：蛛网膜下腔阻滞（又称腰麻）、硬脊膜外腔阻滞（又称硬膜外麻醉）和腰麻联合硬膜外麻醉。

（二）麻醉特点

1. 节段性麻醉，时间可控性强。

2. 患者术中清醒，便于术后护理。

3. 达到足够镇痛，肌松完善。

4. 全身应激反应小。

5. 对全身各系统干扰小。

6. 经济，对麻醉用物及设备要求不高。

（三）麻醉前准备

1. 药物准备

局麻药；镇静镇痛药；血浆代用品；急救药品；10% 葡萄糖。

2. 仪器准备

麻醉机、监护仪、微量输注泵、氧气装置、负压吸引装置、抢救设备、气管插管用物。

3. 患者准备

落实患者麻醉前准备是否到位；麻醉前再次核查患者身份；选择较粗静脉输液，防止因药液刺激引起静脉穿刺局部疼痛。

（四）麻醉期间护理措施

1. 准备麻醉机和插管用物，以备不时之需。

2. 指导患者摆椎管内穿刺麻醉体位，并协助固定。

3. 穿刺过程中随时告知患者将要发生的自身感受与配合要求。

4. 固定硬膜外导管，恢复平卧位，测试麻醉平面，遵医嘱用药。

5. 严密观察生命体征变化，尤其循环和呼吸系统的观察，吸氧。

6. 发生恶心呕吐时指导患者头偏向一侧，及时吸尽呕吐物，避免误吸。

7. 观察患者有无头晕、胸闷或呼吸困难等症状。

8. 录入麻醉记录单，遵医嘱用药，椎管内用药前先回抽。

9. 出室前再次测试麻醉平面并记录。

10. 搬动患者时慢抬轻放，防止麻醉平面波动，推车缓慢拐弯，以防患者不适。

（五）健康指导

1. 利用图片或宣传资料向患者及其家属介绍椎管内麻醉相关知识、流程、注意事项。

2. 训练患者麻醉体位的摆放，指导配合麻醉平面测试。

3. 术后 4~6 小时下肢逐渐恢复知觉，如有不适向医生反映。

4. 术后镇痛护理，如镇痛目的、方法、原理、重点观察呼吸、神志、疼痛评分等。

5. 排空膀胱，避免术中损伤。

6. 检查穿刺部位的皮肤有无感染损伤。

7. 向患者介绍麻醉前禁饮食的重要性,须严格遵守。

8. 其余健康指导参考"静脉全身麻醉的护理"。

(六)护理结局评价

1. 麻醉用物准备齐全。

2. 麻醉操作时间缩短。

3. 监测效果满意。

4. 平稳送返病房。

5. 患者恢复良好。

四、全身麻醉并发症护理常规

(一)分类

1. 呼吸道梗阻 舌后坠;分泌物或呕吐物阻塞气道;反流误吸;插管位置异常或管腔堵塞;气管受压;喉头水肿或气道痉挛。

2. 呼吸抑制 中枢性呼吸抑制;外周性呼吸抑制。

3. 体温变化 体温升高或降低。

4. 血压变化 高血压或低血压。

5. 术中知晓。

6. 苏醒延迟。

7. 恶心呕吐。

8. 躁动。

(二)麻醉前准备

1. 药物准备

除麻醉必需用药外,备足急救药品。

2. 仪器准备

任何麻醉均需准备全套的麻醉抢救设备和全麻用具。

3. 患者准备

落实患者麻醉前准备是否到位;麻醉前告知程序到位。

(三)专科护理特点

1. 严密观察生命体征和患者情况,进入 PACU 后行恢复室护理常规。

2. 观察呼吸 及时清除呼吸道分泌物;观察气管导管位置;发生呼吸道梗阻及时畅通气道(托下颌扣面罩、放置口咽通气道或气管插管),保持有效供氧,遵医嘱用药。

3. 术中监测体温 调整室内温度;输入常温库血;使用加温毯;高热时使用冰袋降温。

4. 血压变化 调节液体入量,遵医嘱用药,严密监测,及时发现术后并发症。

5. 术中知晓 遵医嘱控制麻醉药用量;观察有无呼吸抑制和术中严重并发症,避免患者术中长期低血压和低体温。

6. 苏醒延迟者及时告知麻醉医师,共同分析原因,必要时做动脉血气分析。

7. 恶心呕吐 核查患者术前禁饮食的时间;及时预防术中低血压;发生恶心时立即吸氧、升压;发生呕吐时,头偏向一侧,吸引口腔内呕吐物,防止误吸并使用止吐药。

8. 躁动患者及时固定,防止坠床,遵医嘱给药,吸氧,加强监测。

（四）健康指导

1. 利用图片或宣传资料向患者及其家属介绍全身麻醉相关知识、流程、注意事项。

2. 所有可能发生的并发症和不适均向患者清楚告知。

3. 术前严格禁饮食可防止部分术中恶心呕吐的发生。

（五）护理结局评价

1. 患者获得相关麻醉常识。

2. 并发症发生后护理及时有效。

3. 麻醉前健康指导有效。

五、椎管内麻醉并发症护理常规

（一）分类

1. 全脊髓麻醉。

2. 血压下降。

3. 硬膜外间隙出血、血肿和截瘫。

4. 恶心呕吐。

5. 穿刺针或导管误入血管。

6. 硬膜外腔感染、脓肿。

7. 头痛。

8. 尿潴留。

（二）麻醉前准备

1. 药物准备

除麻醉必需用药外,备足急救药品。

2. 仪器准备

任何麻醉均需准备全套的麻醉抢救设备和全麻用具。

3. 患者准备

患者麻醉穿刺部位皮肤检查。

（三）专科护理特点

1. 严密观察生命体征。

2. 全脊髓麻醉　最严重并发症,需行气管插管、加快输液、严密观察呼吸和循环、积极配合抢救。

3. 血压下降　交感神经受抑制,需加快补液,遵医嘱使用升压药。

4. 每次椎管内注药时需反复回抽,防止药物入血,面罩辅助呼吸,保持呼吸循环稳定,压迫止血。

5. 恶心呕吐　因麻醉平面高或血压偏低导致,发生后嘱患者头偏向一侧,吸引口腔内呕吐物、吸氧。

6. 硬膜外间隙出血、血肿和截瘫　观察术后患者下肢活动情况,如有异常情况提醒医生做 CT。

7. 硬膜外感染、脓肿　术后观察患者体温、局部皮温、血象等感染指征。

（四）健康指导

1. 利用图片或宣传资料向患者及其家属介绍椎管内麻醉相关知识、流程、注意事项。

2. 所有可能发生的并发症均向患者告知清楚。

3. 术前严格禁饮食,控制好麻醉平面可防止部分术中恶心呕吐的发生。

（五）护理结局评价

1. 患者获得相关麻醉常识。

2. 术前准备充足。

3. 术前宣教到位。

4. 并发症发生后护理及时有效。

六、支气管麻醉护理常规

（一）专科护理特点

1. 气管插管后导管位置不易确定,需反复听诊。

2. 术中分泌物和血性渗液多,位置较深,充分吸痰。

3. 根据手术需要进行双、单侧肺通气形式更换。

4. 单肺通气时遵医嘱调节麻醉机的相关参数。

（二）麻醉前护理要点

1. 明确风险因素　患者年龄、吸烟史、体态和手术方式等。

2. 呼吸系统疾病史　感染、哮喘、阻塞性肺疾病等,有无气胸或肺大疱等。

3. 查看有无肺功能检查及术前血气分析结果。

4. 双腔气管导管较粗,注意评估口腔及气道状况。

5. 其他见全麻护理要点。

（三）麻醉前准备

1. 药物准备　抗胆碱药,其他同全身麻醉准备。

2. 仪器用物准备　选择开口、型号适合的双腔导管,充分润滑,和与之相配的吸痰管、夹管钳、听诊器、纤维支气管镜、其余同全身麻醉准备。

3. 患者准备　查患者腕带及携带物品、麻醉前准备情况:如禁烟,服用降压药等。

（四）麻醉期间护理措施

1. 调高氧流量,控制通气时气道压不可过高,注意调节潮气量和呼吸频率。

2. 必要时协助麻醉医生在纤维支气管镜下定位导管位置。

3. 插管后辅助调节导管位置,反复听诊双肺和单侧肺的呼吸音。

4. 协助摆放体位,保护管路,改变体位后再次听诊,确定导管的位置和深度。

5. 及时监测麻醉深度,保证开胸时麻醉深度足够。

6. 术中遵医嘱及时夹闭一侧支气管,行单肺通气。

7. 单肺通气后遵医嘱调节麻醉机参数,潮气量适当减小,频率增加。

8. 及时清理口腔、主气道、支气管的分泌物,保证呼吸通畅。

9. 术中散热多,注意体温监测,如有条件可使用保温设备。

10. 根据动脉血气分析结果调整麻醉机参数,潮气量适当减小,频率加快。

11. 术后双肺通气,呼吸机改为手控模式,适当延长吸气时间防止术后肺不张。

12. 一侧肺叶切除后,注意调节输液的速度,以防发生肺水肿。

13. 合并肺大疱患者气道压不可过高,防止加重原发病。

14. 对术后患者做好术后镇痛和疼痛评分,遵医嘱用药,确保足够的镇痛。

15. 尽量避免躁动,防止胸腔闭式引流管脱落。

16. 搬运过程中注意胸腔闭式引流护理,其他同全麻护理。

（五）健康指导

1. 严格戒烟,降低高气道反应,减少分泌物产生。

2. 低浓度吸氧,增加机体氧储备。

3. 指导患者双手保护胸部切口,深呼吸,防止发生术后肺不张。

4. 术后保持呼吸道通畅,指导正确排痰:双手固定伤口周围的组织,用力咳嗽,排出深部分泌物。

5. 心理指导 负面情绪会加重病情。

6. 明确告知术后必须保持安静,防止引流导管脱出。

7. 清醒后可以改为半坐卧位,利于排痰和呼吸恢复。

（六）护理结局评价

1. 患者明白禁烟的重要性,严格遵守护理人员的指导。

2. 麻醉用物准备合适。

3. 双腔导管固定良好,改变体位后深度未改变,呼吸道通畅。

4. 患者情绪良好,积极配合护理,呼吸恢复快。

5. 术中术后患者体温波动不大。

6. 术后患者学会正确排痰,深呼吸,清理呼吸道有效。

七、心血管手术麻醉护理常规

（一）专科护理特点

1. 生命体征变化快,监测即时数据,行动脉和中心静脉穿刺置管,监测有创动脉压。

2. 患者身体状态欠佳,有不同程度心功能不全。

3. 用药复杂,心血管药物和麻醉药物要分开放置、标记清楚。

4. 液体管路繁多,注意理顺,固定,标记。

5. 人工肺代替麻醉机供氧,注意血氧监测和血气监测。

6. 根据中心静脉压、有创动脉压和尿量评估患者体内的有效血容量。

7. 协助测量心输出量和肺毛细血管楔压。

8. 采集动脉血,及时监测凝血时间、血常规、各种离子浓度,防止出现内环境紊乱。

9. 遵医嘱大量输血、补液,注意尿量。

10. 监测体温,注意末梢循环,应用保温措施。

11. 人为干预导致凝血时间紊乱,需反复监测凝血时间。

12. 维护转运用呼吸机和监护仪,使其时刻处于备用状态。

（二）麻醉前护理要点

1. 明确患者目前的心功能,ASA 分级。

2. 了解患者及家属的心理状态,患者情绪是否平静。

3. 查看术前心脏特殊检查结果是否完善和机体其他并发症。

4. 注意患者目前的生命体征,有无呼吸道炎症或体温升高。

5. 由于麻醉的要求很高,术中会用到很多精密的仪器,并告知患者家属。

6. 术前测量患者体重以便根据体重配制血管活性药。

7. 其他同全麻。

(三)麻醉前准备

1. 药物准备

(1)麻醉药:抗胆碱药,激素,麻醉药及止血药等,尽量选择对心脏作用温和的药物。

(2)心血管药:利多卡因,多巴胺,多巴酚丁胺,硝酸甘油,硝普钠,艾司洛尔,异丙肾上腺素,去甲肾上腺素等。

2. 仪器准备

(1)物品:压力传感器、动脉穿刺针、中心静脉套件、加压袋、利多卡因,安尔碘、棉棒、传感器支架、垫枕、贴膜、纱布、宽胶布条、避光注射器、避光延长管、插管用物、喉头喷雾器或气管内喷雾器,其余同全麻护理常规;

(2)仪器:多功能监测仪器(有创压、呼气末 CO_2 分压、体温、肌松监测、脑电监测)、多普勒超声仪、心输出量监测仪、除颤仪、多通道输液泵、麻醉机、转运呼吸机和监护仪等。

3. 患者准备　良好的心态、术前药物、清晨测生命体征未见异常、血库有足够的配血等;

(四)麻醉期间护理措施

1. 保证室温,防止术中低体温,开启控温毯。

2. 心功能不全者,协助平卧,吸氧,连接监护,心电图选择五导联,监测 S-T 段变化。

3. 根据医嘱准备药物,心血管药物和普通全麻药分开放置,并明确标记名称、剂量或浓度,硝普钠等需用避光装置。

4. 500ml 生理盐水中注入 2500u 肝素,置于加压袋中悬挂,加压袋的压力调至 300mmHg,连接压力传感器,排气。

5. 将压力传感器固定于支架,高度与右心房平齐,分别调零:灵活运用三通,将传感器与大气相通,按调零键,至有创压数字均为 0,连通患者端与传感器端。

6. 选择搏动良好的一侧桡动脉或者足背动脉、股动脉行动脉穿刺置管术,临床一般选择桡动脉。

7. 桡动脉置管之前要做 Allen 实验,Allen 实验阴性(小于 10 秒手掌转红)表示尺动脉和桡动脉间存在良好的侧支循环,如果为阳性不建议在该侧行动脉穿刺置管。

8. 动脉穿刺置管:放置托手架,将患者穿刺侧上肢外展,手心向上,固定手的位置,腕部垫棉垫充分暴露穿刺部位。

9. 两次消毒,麻醉医师戴无菌手套行局麻、动脉穿刺,注意患者的反应,保证其情绪平稳,穿刺成功后接动脉压力传感器,再次排气,用透明贴膜固定穿刺针,胶布叠瓦状固定导管,查看动脉波形是否规律,延长管沿手臂走向固定,三通下垫纱布,防止局部皮肤损伤,小儿患者,一般先麻醉,后进行穿刺。

10. 保持传感器官路通畅,及时排尽管内气泡,改变位置后及时调零。

11. 麻醉医师诱导期间所有急救药品都放在手边,护士严密监测患者生命体征的变化,如需紧急抽药,动作应迅速,并严格执行三查七对。

12. 气管导管插入时尽量轻柔,避免引起循环剧烈波动(其他同全麻)。

13. 颈内静脉穿刺置管:患者头偏向左侧,头低足高位,右肩下垫小沙枕,充分暴露穿刺部位,打开中心静脉穿刺套件,倒入消毒液和抗凝液,如用超声引导,待麻醉医师定位后协助固定,以便穿刺准确。

14. 整理输液管路,并在管路上标记清楚,注意输液速度,及时观察出入量,根据医嘱补钾补钙,高危药品明确标记。

15. 协助手术医师摆放体位,垫高肩背,充分暴露术野。

16. 置入鼻咽温度探头,监测鼻咽(接近核心)温度。

17. 劈胸骨前遵医嘱用药加深麻醉,劈胸时遵医嘱停止运行麻醉机,以防伤及双肺;

18. 从三通处采动脉血行血气分析时,防止所抽血液被稀释,影响结果,及时汇报凝血时间和各离子浓度。

19. 体外循环开始后遵医嘱停止麻醉机,及时追加麻醉药,监测麻醉深度是否足够;

20. 严密监测患者生命体征及末梢循环,术中如有需要遵医嘱手控麻醉机。

21. 与手术室护士共同执行输血查对制度,并遵医嘱输入。

22. 辅助测量心输出量和肺毛细血管楔压,及时汇报测量数据。

23. 体外循环结束,心脏复跳,重新开启并运转麻醉机,严密监护循环系统数据。

24. 注意心电图变化,如发生心律失常,及时配合抢救。

25. 术后与ICU联系,备好床位,呼吸机,电梯,经专用通道,用转运呼吸机和转运监护仪送患者返回,尽量缩短路途时间。

(五) 健康指导

1. 与家属一起协助安抚患者情绪,解除患者心中的疑虑。

2. 患者入室时尽量避免剧烈活动。

3. 术前严格戒烟。

4. 术前练习深呼吸和排痰,术后患者持续带气管导管进行呼吸支持,利于自主呼吸的早日恢复。

(六) 护理结局评价

1. 患者做好充足准备,麻醉期间心态良好,配合积极。

2. 控温毯温度合适,末梢循环良好。

3. 患者清醒后深呼吸及时排痰,呼吸道通畅。

4. 各种药品标记清楚,管理清晰。

5. 用物准备齐全。

八、神经外科手术麻醉护理常规

(一) 专科护理特点

1. 手术部位特殊,术中牵拉易引起呼吸、循环的突然改变,术中需加强监测。

2. 术中呼吸管道管理:导管宜选加强型,防止打折影响呼吸,固定防止脱落。

3. 面部被手术单遮挡,应加强术中监测。

4. 控制液体速度不可过快。

5. 手术时间长,注意及时追加药品和补液。

6. 昏迷患者,注意患者安全。

7. 颅骨缺如者插管期间动作轻柔。

8. 术中可运用低体温降颅压。

9. 遵医嘱合理控制血压。

（二）麻醉前护理要点

1. 评估患者目前并发症及所用药物。

2. 明确患者术前的生命体征,瞳孔,四肢肌力等。

3. 评估有无困难气道及颅骨是否完整。

4. 检查患者是否有偏瘫或感觉障碍,四肢肌力是否正常,两侧瞳孔是否对称。

5. 尽量选择较轻的螺纹管和弹簧导管。

6. 术前适当镇静,消除紧张。

7. 病情严重者,遵医嘱准备用物。

（三）麻醉前准备

1. 物品准备

加强型导管,导管固定器,$P_{ET}CO_2$ 监测,有创压监测者见心脏麻醉护理。

2. 药品准备

根据医嘱选择合适的药物,备急救药:阿托品、麻黄碱等。

3. 患者准备

术前继续服用降压药,血压平稳,心理准备充分,情绪平稳,昏迷患者注意核对腕带。

（四）麻醉期间护理措施

1. 无创血压监测时袖带下垫纱布,防止时间过长产生压痕,如有条件可监测有创压。

2. 术中长时间因手术单遮盖无法吸痰,监测气管导管气囊压力,防止口腔内分泌物流入下呼吸道。

3. 导管固定牢靠,检查螺纹管各接口处,连接紧密。

4. 及时行动脉血气分析,监测酸碱平衡及水电解质变化。

5. 遵医嘱调节麻醉机参数,适当过度通气,降低颅内压。

6. 根据医嘱合理控制血压,尽量使术野清晰,利于手术进行。

7. 开颅前应控制补液速度(甘露醇除外)。

8. 术中严密监测,如发现 HR 突然下降,暂停手术,待生命体征平稳后再继续手术。

9. 监测麻醉深度及时追加药物,防止麻醉变浅出现呛咳。

10. 术后严格遵医嘱拔管,减少刺激,防止颅内出血。

11. 避免躁动,使用床挡、约束带保护患者安全。

12. 患者生命体征平稳后,在心电监护下送 ICU 或神外监护室。

（五）健康指导

1. 保持心态平和。

2. 规律服用降压药,术日不停药。

3. 术前向患者介绍躁动的危害,尽量配合,如有不适可直接表达。

4. 昏迷患者及时清理呼吸道分泌物。

5. 注意保暖,保证末梢循环血运,及时避免寒战。

（六）护理结局评价

1. 术前焦虑减轻,按时服用降压药,血压平稳。

2. 护患及时沟通,未出现躁动,能积极配合。

3. 术中测血压,肢体未出现皮下出血。

4. 其他同全麻。

九、五官科手术麻醉护理常规

（一）专科护理特点

1. 手术麻醉时间短,操作快。

2. 术中易刺激交感神经、迷走神经,严密监测。

3. 鼻腔手术术后渗血,易引起患者及家属恐慌,加强心理安抚。

4. 眼科手术精细,局麻多见,术前指导更重要。

5. 支撑喉镜手术选择稍细的加强导管。

6. 分泌物和渗血较多,充分吸引,导管套囊压力要足够,防止流入气管。

7. 术中常用纱布填塞止血,术后注意观察,防止纱布脱落堵塞气道。

8. 呼吸道易水肿,要保持呼吸通畅,吸氧。

9. 术中手术医师用肾上腺素减少渗血,严密观察循环系统。

10. 常有困难气道或采取经鼻插管,麻醉科护士积极配合。

11. 鼻孔堵塞,影响正常呼吸,易引发躁动,采取安全措施。

12. 小儿患者较多见,注意沟通。

13. 麻醉手术共用气道,面部被遮观察困难,加强呼吸管理。

（二）麻醉前护理要点

1. 查看近日患者体温,有无呼吸道炎症,询问患者有无合并呼吸系统疾病。

2. 评估气道、口、鼻腔情况,看病变部位是否影响插管,按要求准备插管用物(困难气道清醒插管或经鼻插管)。

3. 年老有合并慢性阻塞性呼吸疾病者,检查是否有胸廓畸形。

4. 小儿患者要建立互相信任感,以便术日可以顺利进入手术室。

（三）麻醉前准备

1. 物品准备

（1）困难气道特殊用物:McCoy 喉镜、引导导丝、纤支镜、可视喉镜、喉头喷雾器、插管喉罩;

（2）经鼻插管:喉头喷雾器、利多卡因胶浆、插管钳、牙垫备用、合适型号的加强型导管或经鼻异型导管;

（3）特殊情况下根据需要准备:如气道异物备高频喷射式呼吸机。

2. 药品准备　1% 丁卡因(50mg 丁卡因溶入 5ml 生理盐水)或利多卡因注入喉头喷雾器,麻黄碱(经鼻插管,收缩鼻腔血管)、抗胆碱药、糖皮质激素、患者带入室的药物如沙丁胺醇等。

3. 患者准备　患者有充分心理准备、自带必备急救药、术前气道炎症得到控制,听诊双肺呼吸音,评估气道。

（四）麻醉期间护理措施

1. 清醒置管者做好黏膜表面麻醉,协助医生挤压喉头喷雾器球囊。

2. 经鼻置管者,选择通气较好的鼻孔,滴入 1% 的麻黄碱和利多卡因凝胶。

3. 插管时协助插入气管导管,插管钳切勿夹持导管套囊。

4. 置管后,导管固定牢靠,必要时告知术者缝合固定导管。

5. 声门手术在选择气管导管时,选择较细的导管。

6. 需局麻气切者,给予患者面罩吸氧。

7. 注意填塞纱布是否脱落,以免堵塞气道。

8. 及时清除面部血迹,保持皮肤清洁。

9. 鼻孔堵塞者提示经口呼吸,减轻不适。

10. 气切患者切口处可覆盖生理盐水纱布。

11. 眼科手术严密监测心率,防止眼心反射引起心率下降。

12. 取气道异物者使用支气管镜,用高频呼吸机维持氧供,注意监测 SpO_2。

13. SpO_2 下降过快,立即暂停手术,面罩控制呼吸,直至 SpO_2 恢复正常再继续手术。

14. 异物取出后严密听诊并观察生命体征,及时发现并发症。

（五）健康指导

1. 曾有过哮喘的患者及时告知并携带自备药物。

2. 清醒插管者会感觉咽部不适,深呼吸全身放松,尽量配合麻醉医生。

3. 术后有轻度渗血、血性分泌物都是正常的,请患者和家属勿紧张,术后如果患者口腔内有分泌物,应及时排出,以免影响呼吸。

4. 小儿恢复期可采取侧卧位,利于口咽部分泌物流出和呼吸恢复。

5. 术前练习经口呼吸,适应术后鼻孔堵塞。

6. 不要用手触摸外露切口,防止感染。

7. 口腔手术后有绷带压迫和固定,张口困难或局部不适,请患者有心理准备。

8. 完全清醒后改为半卧位,利于呼吸恢复。

（六）护理结局评价

1. 患者心态良好,积极配合,主动告知不适。

2. 主动携带特效药并与护士交流使用方法。

3. 鼻腔填塞者术后患者改为经口呼吸,未出现不适,氧饱和度良好。

4. 患者术前术后严格戒烟,能理解其严重性。

十、内分泌疾病患者手术麻醉护理常规

（一）专科护理特点

1. 甲亢患者情绪不稳,需耐心交流。

2. 循环系统波动大,加强监测,辅助麻醉医生动静脉穿刺,监测有创压。

3. 用药复杂,包括高危药和心血管活性药,液体管路标记清楚。

4. 术中易发生水、电酸碱平衡紊乱,反复动脉血气分析监测。

5. 皮质醇增多症患者肥胖易出现困难气道,积极配合插管。

6. 糖尿病患者下肢血管病变,采集动脉血时慎重选择血管。

（二）麻醉前护理要点

1. 再次核查患者目前的精神状态,各项化验检查,甲状腺手术患者有气管软化试验结果。

2. 评估患者当前的生命体征,尤其是甲亢、嗜铬细胞瘤患者。

3. 遵医嘱做术前准备。

4. 术前与患者进行沟通,取得配合。

5. 术前再次测量身高、体重,以便术中麻醉用药,皮质醇增多症患者计算标准体重。

（三）麻醉前准备

1. 物品准备

困难气道用药准备(见五官科手术麻醉护理常规),有创压(动静脉)监测用物(见心脏麻醉护理常规)。

2. 药品准备

东莨菪碱、山莨菪碱、利多卡因、去甲肾上腺素、麻黄碱、酚妥拉明、艾司洛尔、硝普钠、肝素、氢化可的松;糖尿病患者:胰岛素和葡萄糖,其他同全麻准备。

3. 患者准备

精神状态好、情绪稳定,如紧张遵医嘱适当使用镇静剂,术日晨生命体征和各项检查均正常。

（四）麻醉期间护理措施

1. 动脉穿刺,中心静脉穿刺护理(见心脏麻醉护理)。

2. 整理液路,标注三通,药物分开放置,硝普钠采用避光设备。

3. 嗜铬细胞瘤手术切除瘤体时血压波动大,遵医嘱调整药物剂量及补液速度。

4. 瘤体切除后血压下降,遵医嘱使用升压药,补充糖皮质激素。

5. 血压平稳后拔除有创动脉压监测,局部按压15分钟,送恢复室继续观察。

6. 库欣综合征患者按照标准体重调整呼吸机参数。

7. 合并甲亢眼球突出者,控制呼吸时避免面罩压迫眼睛。

8. 甲状腺手术患者注意有无气管塌陷、畸形。

9. 及时监测血糖、血酮及血中各离子浓度。

10. 使用利尿剂后及时记录出入量。

11. 注意用药禁忌,合并青光眼者禁用阿托品。

12. 甲状腺术后,观察患者有无胸闷气短,若发现伤口出血及时通知麻醉医生。

13. 术后注意观察呼吸,防止甲状腺术后低钙,发生喉痉挛。

14. 术后观察苏醒状况,完全苏醒方可出室。

（五）健康指导

1. 糖尿病患者入室时带胰岛素。

2. 皮质醇增多症青壮年多见,心理自卑,术前多讲成功病例,增强信心。

3. 甲状腺手术,指导术前练习肩部抬高,利于术后呼吸恢复。

4. 指导术前练习深呼吸适应术后腹带压力。

（六）护理结局评价

1. 患者心态积极,配合治疗。

2. 药品标记清楚,液路有序。

3. 术后呼吸通畅,血氧良好,能耐受腹带。

4. 护理操作轻柔,血压波动小。

十一、小儿麻醉护理常规

（一）专科护理特点

1. 小儿气道结构特殊,易出现呼吸困难,严密监测呼吸、血氧。

2. 交流障碍,不配合。

3. 机体耐受差,加强术中用药观察。

4. 生长差异大,麻醉用物、护理措施各不相同。

5. 禁食禁饮时间视年龄而定,严格限定禁饮食时间。

6. 小儿保护反射欠佳,充分清理呼吸道。

7. 代谢功能低下,严格遵医嘱用药,控制注射速度。

8. 出现不适无具体主诉,需加强基础护理保护患儿安全。

9. 呼吸、循环功能与年龄相关,注意监护。

（二）麻醉前护理要点

1. 明确具体年龄、身高、体重。

2. 与患儿试沟通,了解主观意愿。

3. 测量患儿当前生命体征,记录其基础水平。

4. 评估患儿张口度,有无活动牙齿。

（三）麻醉前准备

1. 物品准备　小儿氧饱和度,小儿袖带,吸痰管,面罩,呼吸回路,垫枕,根据患儿具体情况选择导管,小儿导管内径计算公式:ID= 年龄 /4+4;插入长度 = 年龄 /2+12。

2. 药品准备　所用药物根据医嘱稀释。术前不能配合的小儿,入手术间前注射氯胺酮或静脉注射丙泊酚,入睡后快速转运至手术间。

3. 患者准备　术日晨体温正常、呼吸道无炎症、小儿查对腕带,与家属再次确认禁食禁饮的时间。

（四）麻醉期间护理措施

1. 调整室温至 22~24℃,一切准备完善后方可带患儿入室。

2. 协助患儿脱衣,让患儿轻松接受的方式,连接监护。

3. 不能安静带入室者,手术室门口用药,麻醉后抱入手术间,途中保持气道通畅,不宜强行带入室,以免造成患儿恐惧。

4. 患儿入睡后去枕,垫高肩部,通畅呼吸道。

5. 动作轻柔,缓缓送入导管,避免暴力,减轻气道损伤。

6. 听诊双肺呼吸音,插入导管深度合适。

7. 麻醉机参数根据患儿体重计算,呼吸频率快,潮气量小。

8. 术中合理控制液体的滴速和总量,防止发生肺水肿。

9. 短小手术未行气管插管者,麻醉诱导后托下颌辅助呼吸,保持呼吸道通畅防止气体进入胃内。

10. 术中严密监测心率,如心率下降超过 20%,及时汇报。

11. 术毕充分吸痰,保护反射恢复后拔管,患儿可取侧卧位,利于渗血和分泌物的引流。

12. 拔管时轻柔揭开固定导管胶布或贴膜,避免损伤皮肤。

13. 及时解除术后可能出现的不适,防止躁动,加强安全防范,注意保暖。

14. 小儿行椎管内麻醉前可给予一定的镇静剂,协助固定体位,防止躁动。

15. 送患儿至恢复室,哭声响亮或完全清醒、生命体征平稳可返病房。

（五）健康指导

1. 耐心沟通,建立信任感。

2. 向家属介绍禁食禁饮的重要性及利害关系。

3. 术后侧卧或仰卧肩下垫薄枕,呼吸道可有轻度水肿,盖被勿堵塞口鼻。

4. 注意观察患儿的呼吸,如有分泌物及时清除,保护伤口。

（六）护理结局评价

1. 患儿信任护士,能主动跟随入室。

2. 患儿及家属严格执行禁食禁饮。

3. 小儿用物准备合适。

十二、妇产科麻醉护理常规

（一）专科护理特点

1. 术中迷走神经兴奋,心率减慢,恶心呕吐,加强监护。

2. 手术对肌松要求高,及时遵医嘱追加肌松药。

3. 妊娠妇女稍左侧卧位,专人看护,注意安全。

4. 剖宫产麻醉迅速,积极配合。

（二）麻醉前护理要点

1. 确认血常规、血生化结果检查,尤其凝血时间、血红蛋白量等。

2. 检查患者身体有无畸形,评估气道。

3. 年老者和妊娠妇女注意有无并发症。

4. 按照确定的麻醉方式准备用物。

（三）麻醉前准备

1. 用物准备　按照确定的麻醉方式准备用物,非全麻者备麻醉机、插管用物以备急需。

2. 药物准备　按照确定的麻醉方式准备药品。

3. 患者准备　术前检查落实,生命体征平稳,心态平和。

（四）麻醉期间护理措施

1. 肥胖产妇,准备适宜长度的穿刺针。

2. 椎管内麻醉时,产妇体型较大,保护产妇安全,协助固定麻醉体位。

3. 全麻剖宫产时,诱导迅速,护士熟练配合。

4. 妊娠期高血压疾病患者入室,尽量减少声光刺激,戴避光眼罩,监测术中血压波动。

5. 胎儿出生前后,注意患者的反应。

6. 用镇静剂者严密观察呼吸情况。

7. 术中避免不必要的暴露,注意保护隐私部位。

8. 根据医嘱经硬膜外置管追加局麻药,控制速度和量,以免引起麻醉平面上升。

（五）健康指导

1. 产妇心理复杂,嘱患者镇静放松。

2. 麻醉后如有不适及时与护士沟通。

3. 新生儿出生前,产妇腹部不适,心烦易躁动,孩子出生后逐渐改善。

4. 过度紧张者麻醉医生给予适当镇静。

5. 镇痛药可能不能完全抑制宫缩痛。

（六）护理结局评价

1. 患者情绪稳定。

2. 主动诉说不适,与护士积极沟通。

3. 麻醉用物齐全。

4. 其余同椎管内麻醉或全麻护理。

十三、老年患者手术麻醉护理常规

（一）专科护理特点

1. 生理功能和耐受力差异大,麻醉、护理措施均不相同。

2. 反射迟钝,对麻醉药敏感,用药宜慢,注意用药后反应。

3. 血流缓慢,高凝,易形成血栓。

4. 心脏功能减弱,血管弹性下降,易出现血压波动。

5. 肺功能差,气体交换、氧储备能力均下降,围术期需持续吸氧。

6. 骨质疏松,操作搬动需谨慎,防骨折,脱位。

7. 牙齿松动,颈椎活动受限造成插管困难。

8. 肝肾功能下降,药物代谢慢,药效增强,时间延长。

9. 体温调节能力差,注意术中保暖。

10. 年老者失聪,识别功能下降,出现交流障碍,耐心沟通。

（二）麻醉前护理要点

1. 落实各系统功能检查,注意肺功能,动脉血气分析,目前并发症。

2. 评估气道,口腔牙齿及四肢活动,有无脊柱疾患。

3. 询问患者有无骨折病史。

4. 与患者交流,确定有效的沟通方式。

5. 增强患者信心,减轻紧张。

6. 向麻醉医师确定麻醉方式,准备用物。

（三）麻醉前准备

1. 用物准备

针对具体麻醉方式准备用物,备急救物品。

2. 药品准备

根据患者身体状况备心血管药,急救药。

3. 患者准备

术日晨生命体征平稳,术前准备齐全。

（四）麻醉期间护理措施

1. 协助患者平卧,注意安全,固定活动牙齿。

2. 失聪患者通过卡片耐心沟通。

3. 合并呼吸系统疾病的患者,术前仔细听诊双侧呼吸音。

4. 行咽喉部和气管表面麻醉,减轻气管插管时循环的波动。

5. 置管时防止牙齿脱落或牙龈受损。

6. 颈椎活动受限的患者,注意调整头后仰的幅度。

7. 无牙齿者,牙垫用纱布包裹固定,防止牙龈出血。

8. 合并肺气肿的患者及时清除呼吸道深部的分泌物。

9. 控制术中液体滴速,注意保暖。

10. 严密监测血压,防止出现脑血管疾病。

11. 患者清醒后,及时检查四肢的活动度。

12. 颈椎疾病患者根据习惯调整体位,减轻不适。

（五）健康指导

1. 严格禁烟。

2. 术前练习深呼吸,有效咳嗽排痰。

3. 降压药规律服用,不可突然停止。

4. 老年人苏醒缓慢,家属耐心等待。

5. 病情允许可抬高床头,利于呼吸恢复。

6. 指导患者区分疼痛和感觉并正确表达。

7. 术后肢体保暖,病情许可情况下被动活动下肢。

8. 老年男性留置尿管后有"尿憋"的感觉,苏醒后尽量避免由此引发的躁动。

（六）护理结局评价

1. 护患沟通有效,患者准确表达,焦虑减轻。

2. 术中牙龈保护完好,无出血。

3. 末梢循环良好,肢体温暖。

4. 牙齿无脱落。

5. 患者能耐受留置尿管。

6. 术后排痰有效。

十四、腹腔镜手术麻醉护理常规

（一）专科护理特点

1. 不同的腹腔镜手术要求不同的体位和床位。

2. 腹腔压力大,限制呼吸活动,根据具体情况调节麻醉机参数。

3. 术中兴奋迷走神经易引起心率突然减慢,需加强循环监测。

4. 腹腔内 CO_2 压力大,弥散快,注意有无 CO_2 蓄积、皮下气肿等相关并发症。

（二）麻醉前护理要点

1. 查看有无肺功能检查,结果有无异常,有无其他并发症。

2. 明确手术名称,麻醉方法及术中体位。

（三）麻醉前准备

1. 用物准备

$P_{ET}CO_2$ 监护仪,保证其准确度,其他同全麻。

2. 药物准备

抗胆碱药,止吐药,其他同全麻。

3. 患者准备

心态良好,严格禁饮食,术日晨生命体征平稳。

（四）麻醉期间护理措施

1. 控制通气保持呼吸道通畅,防止气体进入胃内致胃内压增高,增加反流误吸的风险。

2. 头低位时注意监测血压,尤其年老合并心血管疾病者防止发生脑血管意外。

3. 侧卧位口腔分泌物容易外流,导管固定要牢靠,防止脱出。

4. 建立气腹后,遵医嘱适当降低潮气量,增加呼吸频率。

5. 严密观察 $P_{ET}CO_2$ 波形是否规律,数值是否在正常范围。

6. 术中动脉血气分析,查 $PaCO_2$,防止 CO_2 蓄积。

7. 注意观察皮下组织有无握雪感。

8. 牵拉反射,心率下降,需要加强循环系统的观察。

9. 腹腔镜手术后常并发恶心、呕吐,遵医嘱预防用药。

（五）健康指导

1. 介绍腹腔镜手术术前进食的危险性。

2. 术前练习深呼吸,完全清醒后抬高上半身,利于呼吸功能恢复。

3. 术后如果感觉恶心头偏向一侧,及时清理呕吐物。

4. 腹腔镜手术后切口疼痛程度轻,时间短,术后疼痛可及时告知护士,遵医嘱采取止痛措施。

（六）护理结局评价

1. 家属及患者理解禁饮食的原因。

2. 患者气道通畅,胃内未进气。

3. 患者术后呼吸顺利恢复。

4. 术后未出现恶心呕吐等不适感。

十五、门诊手术麻醉护理常规

（一）专科护理特点

1. 手术短小,麻醉期间一般保留自主呼吸,术中给予面罩吸氧和监护。

2. 患者害怕疼痛,有恐惧心理,注意心理抚慰。

（二）麻醉前护理要点

1. 向患者确定手术时间。

2. 查看心电图及化验检查结果。

3. 询问患者目前用药状况,需提前停用的药物及时告知。

（三）麻醉前准备

1. 物品准备　抢救车,除颤仪,麻醉机,负压吸引器,吸氧装置,插管用物,多功能监护仪。

2. 药品准备　止吐药,急救药,静脉麻醉药,镇痛药等。

3. 患者准备　术前准备充分。

（四）麻醉期间护理措施

1. 约束四肢,防止术中躁动。

2. 用药后严密监测呼吸,循环,面罩吸氧。

3. 必要时托下颌辅助呼吸。

4. 术后送入监护室,无相关并发症,神志清楚后在家人陪伴下出手术室。

（五）健康指导

1. 术日严格禁饮食 6~8 小时后麻醉,最好有家人陪伴。

2. 心情放松,如果有疼痛及时告知麻醉科护士。

3. 麻醉药有一定的刺激性,注射局部有轻度疼痛。

4. 术后有一段苏醒期,家属耐心等待。

（六）护理结局评价

1. 患者麻醉前准备合理。

2. 焦虑减轻。

3. 患者能接受药物刺激引起的轻度疼痛。

第三节　麻醉期间监测护理

围麻醉期机体的平稳状态受多种因素的影响,每个系统都有可能发生相应的并发症,系统之间相互累及,最终会危及生命。因此麻醉科护士需做好麻醉期间的各项监测。

一、呼吸功能监测

（一）呼吸功能常见的监测指标

1. 呼吸运动　频率、节律、幅度、方式（胸式或腹式呼吸）等。

2. 呼吸音　双侧是否对称、有无分泌物、咽喉支气管痉挛等异常呼吸音。

3. 皮肤、黏膜颜色　口唇、指甲及手术野颜色。

4. SpO_2 监测　反映血液中运输 O_2 状态,与 PaO_2 具有较好的相关性。

5. PaO_2 监测　轻度低氧血症:PaO_2 50~60mmHg;中度低氧血症:PaO_2 30~49mmHg;重度低氧血症 $PaO_2 < 30$mmHg。

6. 全身麻醉下控制呼吸时常用监测指标　可测潮气量（VT）、分钟通气量（MV）、气道压力（Paw）和呼吸末 CO_2 分压监测（$P_{ET}CO_2$）。

7. 其他　混合静脉血氧分压监测、血乳酸测定等。

（二）各指标的监测方法

1. 呼吸运动

（1）观察胸廓起伏或棉絮的活动;

（2）心电图监测的呼吸次数及波形;

（3）全麻患者呼吸参数由麻醉机控制并监测。

2. 呼吸音　先听诊左右双肺肺尖呼吸音,由上而下,听诊下肺的呼吸音,双侧对称,呼吸音清,术中勤听诊,及时发现啰音、哮鸣音等异常呼吸音。

3. 皮肤、黏膜颜色　老年、呼吸疾病、贫血、心脏病等患者入室时注意观察口唇、黏膜的颜色,便于术后对比。

4. SpO_2

(1) 观察波形是否规律;

(2) 分辨 SpO_2 的音调、音色;

(3) 监测 SpO_2 困难时,可通过观察皮肤、黏膜的颜色判断是否存在缺氧。

5. PaO_2:通过动脉血气分析进行监测。

6. 潮气量(VT)、分钟通气量(MV)、气道压力(Paw)和呼吸末 CO_2 分压($P_{ET}CO_2$)　可通过监测麻醉机显示器或监护仪上的具体数值或波形来判断。

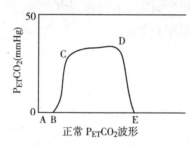

正常 $P_{ET}CO_2$ 波形

(三) 常见参数异常的意义

1. 频率　正常值 10~16 次/分。超过 20 次/分即提示有潜在的呼吸功能不全;频率大于 30 次/分,常表现为呼吸窘迫。

(1) 加快:缺氧、CO_2 蓄积、疼痛、应激、呼吸功能不全等;

(2) 减慢:呼吸抑制、呼吸遗忘、镇静过度等。

2. 节律

(1) 深大:酸中毒、缺氧、CO_2 蓄积、呼吸道梗阻等;

(2) 浅快:发热、疼痛、外部刺激、呼吸系统疾病等;

(3) 潮式呼吸:呼吸抑制、昏迷、颅内压增高等;

(4) 间歇呼吸:中枢神经系统疾病、酸中毒、呼吸抑制等。

3. 幅度　注意呼吸幅度大小、双侧胸廓运动是否对称。

(1) 增强:呼吸功能异常、酸中毒、缺氧等;

(2) 减弱:呼吸道梗阻、呼吸抑制、中枢神经系统疾病等。

4. 异常气味　正常情况下呼出气体无味。

(1) 烂苹果味:酸中毒;

(2) 氨(尿素、鱼腥)味:尿毒症、肾衰竭;

(3) 大蒜味:有机磷中毒;

(4) 恶臭味:肺脓肿、支气管扩张;

(5) 肝腥味:肝性脑病;

(6) 醚味:吸入药残余。

5. 呼吸音

（1）增强：缺氧、酸中毒、导管插入一侧支气管过深等；

（2）减弱：呼吸抑制、胸廓活动受限、疼痛、外部刺激等；

（3）干、湿啰音：分泌物、渗出物增多、呼吸道梗阻、气道平滑肌痉挛等。

6. 皮肤、黏膜颜色　正常情况下为粉红色

（1）充血、潮红：CO_2蓄积、酸中毒等；

（2）发绀：缺氧、合并呼吸系统疾病、心脏疾患等；

（3）苍白：贫血、循环不足、低体温等；

（4）樱桃红色：CO 中毒、酸中毒等。

7. 全身麻醉下监测指标异常的意义　以下项目为全身麻醉后机械通气时的监测指标。

（1）潮气量（VT）或分钟通气量（MV）：成人潮气量为 500-800ml，静息状态下分钟通气量为 6~8L，超过 10L 为通气过度，低于 3L 表示通气不足；①增加：酸中毒、疼痛、缺氧、CO_2蓄积、出现自主呼吸等；②减小：呼吸抑制、气道阻力增加、呼吸回路泄漏等；

（2）气道压力（Paw）：呼吸过程中，气道压呈动态变化，一般用气道峰压（Ppeak）、平均气道压（Pmean）、呼气末正压（PEEP）来描述 Paw 的特征，气道峰压（Ppeak）一般为 10-20cmH_2O，上限一般在 30-40cmH_2O，小儿 25-30cmH_2O；呼气末正压（PEEP）一般情况下 2-3cmH_2O，严重肺功能障碍时可达 15 甚至 20cmH_2O 以上，根据患者的情况设定；①气道压增高：管路打折、堵塞、分泌物过多、出现呛咳反射、自主呼吸等；②气道压降低：呼吸回路泄漏，呼吸中断；

（3）$P_{ET}CO_2$：正常值：35~45mmHg；①$P_{ET}CO_2$增高：波形基线抬高，气道梗阻，CO_2排出受阻，在体内蓄积，常见于钠石灰失效、分钟通气量不足等；②$P_{ET}CO_2$降低：波形基线降低，过度通气，或通过导管的气流减少，即气管导管前端脱出气管内；③$P_{ET}CO_2$消失：波形突然消失，无气流通过呼吸管道，常见于导管脱落、窒息。

8. 脉搏血氧饱和度 SpO_2：吸入空气时正常值：正常值≥95%，<90% 为低氧血症；SpO_2降低：多见于呼吸抑制、供氧不足、气体交换障碍等。

二、循环功能监测

心电图监测是麻醉期间和手术后重症监测治疗室（ICU）中常用的监测方法。随时发现患者的异常情况并作及时的处理，明显提高患者的存活率，减低了死亡率。

（一）常用的监测指标

1. 心电图

2. 心率（脉搏）

3. 血压

（1）无创血压；

（2）有创动脉血压；

（3）中心静脉压。

4. 肺动脉压（PAP）

5. 肺毛细血管楔压（PAWP）

6. 心输出量

（二）各指标的监测方法

1. 心电图 术中监测一般选择三导联或五导联心电监测。

（1）避开手术消毒范围，以免影响手术；

（2）贴电极片之前，确保皮肤完好无损，局部无炎症、硬结、过敏等；

（3）根据导联提示选择导联位置，防止人为因素导致波形异常；

（4）调节波幅大小，便于术中观察；

（5）选择避免干扰模式。

2. 心率（脉搏） 一般情况下脉搏和心率是一致的，但某些心脏疾患如：房颤的患者会出现脉搏短绌，术中需同时监测心率及脉搏。

（1）调节合适的波形幅度，以免波幅过大干扰仪器监测结果；

（2）心电监护被干扰的情况下，听诊心音或触摸颈动脉搏动。

3. 无创血压

（1）避开手术消毒部位，选择健康侧肢体，必要时可选择下肢；

（2）尽量避开液路、血氧监测一侧肢体；

（3）如无法避免液路，可适当延长测压间隔时间；

（4）袖带下垫无菌巾，防止长期测压造成的皮下淤血；

（5）下肢血压比上肢血压高 20-40mmHg。

4. 有创动脉压、中心静脉压

（1）时刻注意保持管道通畅；

（2）随着体位的变动，调整压力传感器的位置；

（3）波形改变，及时调零；

（4）保证加压袋内有足够的压力。

5. 尿量 尿量除了反映肾功能，也是循环系统的表现之一。

（1）保证尿管通畅、固定牢靠；

（2）准确记录插入尿管的时间、首次排入尿袋内的尿量、颜色；

（3）结合术中出入量、动脉压、中心静脉压有助于判断患者体内循环状况。

（三）常见参数异常的意义

1. 心电图 发现异常心电图及时汇报医生，注意观察 S-T 段的变化。

2. 心率（脉搏）正常值 60-100 次/分。

（1）加快：麻醉减浅、外部刺激（疼痛、恶心呕吐、躁动等）、CO_2 蓄积、有效血容量减少等；

（2）减慢：麻醉过深、循环抑制、迷走神经兴奋、手术触及延髓循环中枢等。

3. 动脉血压 正常值 90-140/60-90mmHg，>140/90mmHg 为高血压，<90/60mmHg 为低血压。

（1）升高：颅内压增高、麻醉过浅、外部刺激、术前合并高血压、肾功能不全、心率加快、升压药作用等；

（2）降低：心功能不全、麻醉过深、循环抑制、失血过多、有效循环血容量不足、降压药作用等。

4. 中心静脉压 正常值 5-12cmH$_2$O，其临床意义通常要结合动脉压来指导临床补液。

CVP	血压	原因	处理原则
低	低	血容量严重不足	充分补液
低	正常	血容量不足	适当补液
高	低	心功能不全或血容量相对过多	给予强心药,纠正酸中毒,舒张血管
高	正常	容量血管过度收缩	舒张血管
正常	低	心功能不全或血容量不足	补液试验

5. 肺动脉压(PAP)　正常值 18~30/6~12mmHg。

(1)增高:左心衰竭、某些先天性心脏病伴有的肺动脉高压等;

(2)降低:右室流出道狭窄、肺动脉瓣狭窄等。

6. 肺毛细血管楔压(PAWP)　正常值 5~15mmHg,平均值 10mmHg。

(1)升高:左心功能减弱或不全;

(2)降低:血容量不足。

7. 心输出量　正常成年人静息时正常值为 4.0~6.5L/min。

(1)升高:多见于心率加快、麻醉减浅、疼痛、躁动等;

(2)降低:多见于心率减慢、心功能不全等。

三、体温监测

及时发现麻醉期间体温过高或过低,分析原因,采取预防和治疗措施,指导低温麻醉和体外循环实施,控制降温和升温过程,体温监测要常备。

(一)常见测温部位

1. 腋下　皮肤温度是反映末梢循环的指标,但易受环境温度直接影响,各部位的温度差异较大,一般术中以测腋温最常见。

2. 鼻咽部　此处接近颈内动静脉,是良好的测温部位,可反映脑温,能迅速反应体温的变化,但易受吸入气流温度的影响,并有发生鼻出血的可能,出血倾向及已肝素化不宜用。使用降温措施的患者术中多测鼻咽温度。

3. 食管　其温度接近中心温度能迅速反映心脏温度。

4. 直肠　传统测量深部体温的部位,与中心体温相差 1℃左右,有时受粪便、腹腔和膀胱的影响,反应体温变化较慢。

5. 耳鼓膜　鼓膜温度反应脑温、很精确,但有引起外耳道出血或鼓膜穿孔的可能。

(二)监测方法

1. 腋温

(1)将温度探头用胶布或贴膜固定在腋下皮肤;

(2)固定上肢,以免探头脱落;

(3)注意保持皮肤干燥;

(4)使用降温措施的患者尽量避免皮肤测温。

2. 鼻咽温度

(1)酒精擦拭鼻咽温度探头;

（2）凝胶稍稍润滑，不可涂抹过多，以免影响测温；

（3）动作轻柔，不可使用暴力。

（三）体温　腋温正常值：36~37.2℃。

1. 升高　常见于感染、室温高、散热少、药物、甲状腺功能亢进、恶性高热、体温中枢手术等。

2. 降低　常见于术中输入低温液体、使用低温冲洗液、室温低、散热多、产热少等原因。

四、血气监测

动脉血气分析是判断机体是否存在酸碱失衡以及缺氧程度的可靠指标，可以对临床麻醉患者的治疗提供客观依据。

（一）常见参数正常值及临床意义

监测指标	正常值	临床意义
pH	7.35~7.45	pH 7.35~7.45：无酸碱失衡或代偿酸碱失衡或复合性酸碱失衡
		pH<7.35 失代偿性酸中毒
		pH>7.45 失代偿性碱中毒
动脉氧分压（PaO_2）	80~100mmHg	PaO_2<60mmHg 呼吸衰竭
		PaO_2<40mmHg 重度缺氧
动脉二氧化碳分压（$PaCO_2$）	35~45mmHg	$PaCO_2$>45mmHg 通气不足，CO_2 潴留
		$PaCO_2$<35mmHg 过度通气
标准碳酸氢根（SB）	22~27mmol/L	SB>27mmol/L 代谢性碱中毒
		SB<22mmol/L 代谢性酸中毒
实际碳酸氢根（AB）	21-27mmol/L	HCO_3^-↓，AB<SB　呼吸性碱中毒
		HCO_3^-↑，AB>SB　呼吸性酸中毒
		HCO_3^-↓，AB=SB< 正常值　代谢性酸中毒
		HCO_3^-↑，AB=SB> 正常值　代谢性碱中毒
剩余碱（BE）	± 3mmol/L	BE>3 代谢性碱中毒
		BE<-3 代谢性酸中毒
阴离子间隙（AG）	8-16mmol/L	AG>16mmol/L　高 AG 代谢性酸中毒
		AG<8mmol/L　低蛋白血症

（二）常见酸碱平衡特征

原发紊乱	PH 变化	原发变化	代偿变化
代谢性酸中毒	降低	HCO_3^- 降低	$PaCO_2$ 降低
代谢性碱中毒	升高	HCO_3^- 升高	$PaCO_2$ 升高
呼吸性酸中毒	降低	$PaCO_2$ 升高	HCO_3^- 升高
呼吸性碱中毒	升高	$PaCO_2$ 降低	HCO_3^- 降低

五、麻醉深度监测

（一）麻醉深度监测的方法

1. 麻醉深度的临床判断　通过生命体征或各系统的临床表现来判断麻醉的深度。

2. 脑电图 EEG　反应麻醉状态下的大脑皮层电活动。

3. 双频谱脑电图 BIS　对 EEG 进行分析处理,将 EEG 量化,临床最常用。

4. 诱发电位　神经系统在受到刺激时产生的生物电活动。

（二）常见监测异常结果的临床意义

1. 麻醉深度临床判断

（1）深麻醉:患者呼吸、循环系统受抑制,反射消失或迟钝;

（2）浅麻醉:出现自主呼吸或保护反射,心率加快,血压升高,瞳孔对光反射灵敏。

2. 双频谱脑电图 BIS　正常范围为 0~100,数值越小,麻醉越深。

第四节　麻醉后宣教

一、全麻术后宣教

（一）患者转运期间的护理

1. 手术室门口,内外转运车交接时,动作要轻,以免引发患者不适。

2. 运送患者回病房途中,勿将衣物遮盖口鼻。

3. 上下坡道时头部处于上方位置,转弯时速度放慢。

4. 需要将患者从平车至病床搬动时,指导家属正确的方法,轻抬轻放,避免血流动力学的改变。

（二）吸流量氧,观察血氧饱和度,监测生命体征。

（三）未完全清醒的患者,去枕平卧 6 小时,头偏向一侧,以防发生呕吐、误吸,患者完全清醒后可枕薄枕。

（四）完全清醒后,病情允许的情况下,可取头部抬高体位,利于呼吸恢复。

（五）因术中置入气管导管,部分患者会有咽部不适的感觉。

（六）及时清理呼吸道内的分泌物。

（七）术后做好保暖措施,直至患者恢复正常体温。

（八）第一次起床活动,可能会有头晕的感觉,应避免起床过快。

（九）术后随访,向患者或家属介绍术后监测指标的正常值及意义,正确监测的方法,如有不适请及时呼叫主管护士、医生。

（十）患者清醒后,可在主管护士及家属的协助下翻身,注意保护术口和引流管。

（十一）询问患者对术前麻醉护理指导的认可程度,同时观察有无麻醉后并发症。

（十二）观察患者麻醉肢体恢复情况。

二、椎管内麻醉及神经阻滞麻醉术后宣教

（一）根据患者的需要,酌情吸氧。

（二）严密观察术后生命体征，如有不适及时通知主管护士。

（三）椎管内麻醉去枕平卧6小时，尽量不要抬高头部，头偏向一侧，以防发生分泌物呕吐物吸入呼吸道。

（四）颈椎疾病的患者，在麻醉医生的允许下可垫薄枕。

（五）麻醉后当天感觉下肢麻木，随着药物的代谢下肢会逐渐恢复知觉，麻醉后第二日如仍有下肢麻木感，应报告医生会诊。

（六）下肢麻木的患者，可由家属进行被动按摩，以减轻不适。

（七）第一次起床活动，可能会有头晕的感觉，应避免起床过快。

（八）协助及指导患者保护伤口排痰咳嗽。

（九）穿刺部位敷料可于术后72小时取下。

（十）麻醉效果消失后尽早下床活动。

三、术后镇痛知识宣教

（一）手术结束后，随着麻醉效果的消除，部分患者会出现疼痛。

（二）患者可根据自己的耐受程度及手术方式选择术后镇痛的方法。

（三）镇痛方法主要有间断口服或静脉使用镇痛药物，或由麻醉医生进行持续术后自控镇痛治疗。

（四）术后镇痛可增加额外的经济负担，患者根据自己的能力自主选择。

（五）由于存在个体差异，术后镇痛只是缓解疼痛，有些患者不可能达到完全无痛。

（六）术后镇痛能有效缓解疼痛，但也可能引起术后并发症，如呕吐、嗜睡等。

（七）其他详见术后镇痛护理。

（马涛洪　王秋菊）

第五章 院内感染控制与管理

第一节 概　　述

一、医院感染管理

（一）医院感染管理的目的是为保障患者的诊疗安全,最大限度地减少医院感染,降低发生医院感染的危险性。

（二）医院感染管理定义:是各级卫生行政部门、医疗机构及医务人员针对诊疗活动中存在的医院感染、医源性感染及相关危险因素进行预防、诊断和控制的活动。

（三）医院感染管理分为行政管理和业务管理。

1. 行政管理　包括建立健全医院感染管理组织,并明确岗位职责、完善相关的管理制度,制定相关的工作规范和工作标准。

2. 业务管理　包括医院感染监测、消毒灭菌与隔离、抗菌药物合理使用、重点部门的医院感染预防与控制、医疗废物的安全管理等业务内容。

（四）医院感染管理是医疗机构及所有工作人员的共同责任,所有工作人员必须努力降低患者以及自身发生感染的危险。

（五）在各级领导的组织下,各科室建立感染管理小组,制定相关的工作制度及流程,每位医务人员掌握医院感染相关知识,主动参与医院感染管理,科学实施感染管理活动,降低医院感染发生的危险性。

二、麻醉科感染管理制度

（一）严格执行医院感染管理制度,成立感染管理小组,定期组织业务学习和小组活动。

（二）麻醉科工作人员入室必须更换衣裤、鞋帽,头发不得外露,外出必须更换衣服、鞋、帽。

（三）严格区分清洁区和污染区,不可混淆。

（四）麻醉恢复室定期监测,做空气、物体表面和手表面的细菌培养。

（五）麻醉器具及物品用后先去除污染,彻底清洁干净,再消毒灭菌,做到一人一用一灭菌,定期检查消毒液的有效浓度。

（六）一次性用物做到在有效期内使用,定期检查有效期,避免使用过期物品,绝对禁止二次重复使用。

（七）医务人员必须严格遵守消毒灭菌制度和无菌技术操作规程。

（八）严格执行《医疗废物处理条例》中的有关规定。

（九）严格执行《手卫生标准》,采用液体肥皂洗手或速干手消,干纸巾擦手。

（十）每日湿式清洁工作区域台面和仪器。

三、感染管理小组的建立与管理

（一）麻醉科感染管理小组:组长由科主任承担,副组长为副主任和护士长,配备监控医生和监控护士。

（二）感染小组负责本科室的感染管理及监督工作,制定相应的管理制度与预防控制措施,每月至少组织一次业务学习,针对存在的感染问题,定期组织讨论,制订修改措施,并推动感染防控措施的实施。

（三）定期组织感染知识培训,做好培训记录,加以考核。

（四）督促本科室工作人员遵守无菌原则,做好医疗器械的消毒灭菌工作。

（五）出现感染病流行或暴发时,及时向医院感染管理科报告。

（六）负责科室感染的各项监测工作,包括环境卫生监测、消毒灭菌效果监测等。

（七）一次性无菌物品的管理,包括领取、存放、使用。

（八）医疗废物管理,正确分类、包装、存放、交接,防止废物外泄与开放。

（九）对卫生员做定期感染知识培训。

（十）向科室工作人员培训职业防护、职业暴露的的意识,注意自我防护,实施标准预防。

第二节 感染管理措施

一、麻醉科感染管理措施

（一）办公室、辅助间、手术间

1. 保持办公室和各辅助间桌面清洁、每日清水擦拭 2 次。

2. 保持手术间麻醉机、监护仪、输液泵和麻醉车及其线路的干净整洁,无血迹、污渍,每日酒精擦拭 2 次。

（二）用物消毒

1. 血压计袖带每周清洗一次,如有血迹随时清洗消毒。

2. 可重复使用的呼吸机呼吸回路一人一用一灭菌。

3. 麻醉机呼吸回路清点后送供应室清洗消毒。

4. 喉头喷雾器、喉镜片环氧乙烷灭菌。

5. 纤支镜消毒,具体方法见内镜的消毒灭菌。

6. 听诊器用酒精擦拭消毒。

（三）其他

1. 急救箱内喉镜专人负责，按喉镜消毒方法灭菌。

2. 无菌室一次性用物绝对一次性使用，不可二次重复使用。

3. 进库存放时拆至最小包装，按有效期先后顺序存放，存放条件为距地面20cm，距墙壁5cm，离天花板50cm，每月检查一次，防止过期，存放顺序为接触血液用品至接触呼吸道等处用品从上到下的原则。

4. 医疗废弃物丢弃在黄色医疗废弃物袋内，外包装丢弃在黑色生活废物袋内。锐器、玻璃安瓿丢弃在锐器盒中，盒外注明科室、时间，在医疗单位存放时间为48小时。

（四）手卫生 接触患者前，进行无菌操作前，体液暴露后，接触患者后，接触患者周围后需采用七步洗手法或快速手消。

（五）麻醉车内无菌物品和非无菌物品分开放置，每月底检查一次有效期。

（六）每月进行一次业务学习和小组活动。

二、内镜的消毒灭菌

进入人体自然通道与管腔黏膜接触的内镜及其附件，如咽喉镜、支气管镜等，是用于气管插管的辅助性设备；起到暴露声门和照明的作用，使用时需达到咽深部声门的位置，属于人体自然孔道进入相对无菌区并与黏膜接触的第二类内镜，需达到高水平消毒才能使用。

（一）内镜消毒、灭菌的基本原则

1. 根据内镜在人体内使用部位的不同，要求对其进行消毒或灭菌处理。

2. 选择内镜消毒、灭菌方法的原则 内镜的消毒、灭菌应首选物理方法，对不耐热的内镜可选用化学方法消毒、灭菌。

（1）压力蒸汽灭菌：主要适于能耐湿热内镜的灭菌，如直接喉镜金属部分的灭菌；

（2）环氧乙烷灭菌：环氧乙烷气体杀菌力强，杀菌谱广，可杀灭各种微生物包括细菌芽胞。适用于各类内镜的消毒、灭菌。但环氧乙烷易燃、易爆，且对人体有毒，所以必须在密闭的环氧乙烷灭菌器内进行；

（3）2%戊二醛浸泡消毒、灭菌：消毒需浸泡20分钟，灭菌需浸泡10小时；

（4）煮沸消毒：煮沸20分钟，用于内镜金属部分和附件的消毒；

（5）其他消毒、灭菌方法：经卫生部门批准的内镜消毒剂和消毒器。

（二）硬式内镜的消毒

首选压力蒸汽灭菌，也可用环氧乙烷或用2%戊二醛浸泡10h灭菌，或用经卫生行政部门批准的消毒剂与消毒器械进行灭菌，具体方法见使用说明。

（三）软式内镜的消毒

1. 2%戊二醛浸泡 将洁净干燥后的内镜置于2%戊二醛消毒液中浸泡20分钟，结核病患者使用后的内镜需浸泡45分钟，灭菌需浸泡10h。

2. 环氧乙烷灭菌 将软镜内吸引管路充分吸引，酶液制剂浸泡5分钟，软化水清洗，彻底清洁干燥，灭菌物品上不能有水滴或水分太多，以免造成环氧乙烷稀释和水解，将软内镜置于容器内包装送消毒供应中心。

3. 自动清洗消毒器 经卫生行政部门批准的内镜消毒器，具体操作按使用说明，注意用该法消毒前，内镜应先用手工彻底清洗。

4. 其他消毒剂　经卫生行政部门批准的消毒剂,具体消毒方法见使用说明。

（四）软式内镜的槽或容器

消毒软式内镜的槽或容器应每天清洁,再用 500mg/L 的二氧化氯,用于浸泡灭菌的容器应清洁后作灭菌处理。

（五）内镜消毒与灭菌的注意事项

1. 软式内镜在每天使用前应用 2% 戊二醛浸泡 20 分钟,用水充分冲洗后使用;当天检查彻底消毒（2% 戊二醛浸泡 30 分钟）,也可根据国家有关规定执行。

2. 任何物品在消毒灭菌前均应充分清洗干净。

3. 清洗可采用流动水冲洗,清洁剂去污,管道可采用酶制剂浸泡,流动水冲洗干净,再浸泡在相应的消毒剂中消毒或灭菌。

4. 使用中的消毒剂应严格检测其浓度,有效期内使用,确保消毒灭菌效果。

5. 消毒灭菌后的医疗用品必须保持干燥,封闭保存,避免保存过程中再污染,一旦发现有污染应再次根据需要进行消毒或灭菌。

6. 消毒灭菌后的物品有效期过期,即应重新消毒灭菌。

（六）工作结束后的消毒　每天工作结束后,应对内镜室的环境包括空气、物体表面进行清洁与消毒。

三、各种麻醉用具消毒流程

（一）喉镜消毒流程

1. 戴防护手套、穿防水衣、穿无洞拖鞋,将用过的喉镜片清洗、酶液浸泡 30 分钟,擦拭晾干,装入专用包装袋,送供应室行环氧乙烷灭菌并进行交接签字。

2. 喉镜柄用酒精纱布或含氯消毒液纱布擦拭消毒。

3. 将每一个镜柄和镜片连接,测试喉镜的亮度,及时更换电池,确保每个镜柄、镜片功能都处于完好备用状态。

（二）纤维支气管镜消毒流程

1. 纤维支气管镜一人一用一灭菌。

2. 穿防护衣,戴防护手套和护目镜,去除外部电源,流动水清洗镜体血迹与分泌物。

3. 使用高压水枪冲洗管腔内血液与分泌物。

4. 使用超声波酶液浸泡镜体。

5. 使用高压水枪冲洗管腔中的酶液。

6. 使用高压气枪冲净管腔和外壁的液体。

7. 用棉垫包裹手柄部分,光纤镜体部分勿打折,装入特制盒中固定,避免碰撞损坏。

8. 放环氧乙烷消毒试纸,包装。

9. 环氧乙烷消毒胶带封口,注明物品名称、消毒日期、签名。

10. 送供应室灭菌。

（三）听诊器消毒　一人一用一消毒,用酒精擦拭。

（四）血压计袖带消毒流程

1. 每周清洗,如有血迹应用 500mg/L 的含氯消毒液浸泡 30 分钟后取出清洗,晾干备用。

2. 血压计袖带下垫治疗巾,避免交叉感染。

四、麻醉过程中的感染控制措施

（一）全麻

1. 麻醉机管路的配置　将呼吸回路、呼吸囊、面罩从包装袋中取出,正确连接于麻醉机上,检查麻醉机各项参数、氧气气源、电源、吸引器功能。

2. 全麻药品的准备　治疗盘内铺无菌巾,在无菌技术操作下,按医嘱配制各种麻醉药,注射器外贴药品标签,注明药品名称和浓度,放于治疗巾内并注明铺盘时间,麻醉维持液体瓶外注明配制时间、药物浓度等内容。

3. 全麻器械的准备　所有物品置于全麻治疗盘中。

4. 全麻气管内插管的准备

（1）撕开气管导管接头处外包装,抽出导管少许,取导管末端充气气囊;

（2）用无菌注射器向气囊充气,用无菌棉棒沾少许利多卡因胶浆涂抹导管前端,包括套囊;

（3）检查气囊是否漏气,检查完毕,将气囊内气体抽出,导管置于包装内待用。

5. 吸痰拔管指征及感染控制

（1）准备盛生理盐水的治疗碗,先用吸痰管吸净口、鼻、咽腔内分泌物,换新吸痰管置于气管内,分次吸净气管内分泌物,吸痰管在气管内吸引时间不得超过 10~20 秒,每次间隔 1~2 分钟;

（2）置入吸痰管使其超过气管内导管前端,将气管内导管及吸痰管同时拔出,投入医疗废物桶内,立即换粗吸痰管放入口腔吸尽残余的分泌物。

（二）椎管内阻滞及神经阻滞

1. 一次性穿刺包的使用

查看一次性物品包的名称、灭菌和失效日期,查看粘贴的化学指示胶带是否合格,包装有无破损,如有破损,则不能使用。

2. 选择宽阔的环境,在封包上特制标记处用手逐层撕开双层包装,将灭菌包按照无菌操作要求打开,操作者戴无菌手套,助手倒碘伏,操作者蘸取适量碘伏以穿刺点为中心,向周边消毒 15cm 以上,铺无菌巾。

3. 抽吸局麻药　操作者戴无菌手套,手持无菌注射器,助手持局麻药按无菌要求打开安瓿,开口向操作者,安瓿上的标签向上,方便双方核对,协助操作者抽吸药液,注意避免污染。

4. 椎管内阻滞穿刺置管后,撤掉无菌巾,无菌干纱布拭去穿刺点周围的消毒液和血迹,保持局部干燥,穿刺部位敷盖无菌敷料贴,固定纱布及导管,协助患者取仰卧位,导管末端以小无菌巾包裹,注射器存放于无菌盘内。

（三）麻醉操作中的感染预防

安全有效地消除手术时患者的痛苦感觉是麻醉的最主要、最直接的任务,而在手术中随时保持麻醉区整洁,严格实施无菌操作,尽力防止医院感染的发生,则是麻醉人员义不容辞的职责。

1. 麻醉科工作人员进入手术间前应更换手术衣裤、鞋、帽,进入手术间时应戴口罩。

2. 麻醉操作前认真洗手,必要时用消毒液刷手并戴无菌手套,严格执行各项无菌操作规则。

3. 麻醉监测系统、麻醉机及其他相关设备的表面应保持清洁。所有设备每使用一次后,必须按规定进行清洗、消毒和灭菌。

4. 麻醉及呼吸器械应给予相应的消毒与灭菌,耐高温、湿热者可用压力蒸汽灭菌,畏湿怕热的可采用环氧乙烷气体灭菌。灭菌后存放在密闭的无菌物品柜内备用。

5. 气管内润滑剂一人一用,剩余的应当做污染物废弃。防止因重复使用引起交叉感染。

6. 麻醉中所用药液,用过后剩余药液应废弃,禁止用于其他患者,特殊管制的麻醉药品应填写废弃药品登记本。

7. 遇有特殊感染患者,麻醉人员应配合实施各项必要的隔离技术。

8. 执行手卫生规定,手卫生的五个重要时刻是:①接触患者前;②进行无菌操作前;③体液暴露后;④解除患者后;⑤解除患者周围环境后。

五、无菌物品的贮存

（一）设置专库放置,一次性使用无菌医疗器具是经生产厂家消毒灭菌合格后进入医院,不同于一般的产品,不能随便放置,应按医院要求专库放置,存放于阴凉干燥,通风良好的物架上。

（二）放入无菌物品存放间的一次性耗材,应去掉大包装,以最小包装进入无菌物品存放间,存放标准同高压灭菌物品。

（三）库房专人管理,按照无菌要求的程度依次排放,如漂浮导管、中心静脉穿刺包、椎管内麻醉包等放在最上层,面罩、口塞等放在最下层。

（四）每一种无菌物品按照有效期的顺序摆放,确保最先过期的物品最先使用。

（五）物品存放处标志清晰,便于查找,近三个月即将过期的物品单独存放,优先使用。

（孙秀俊　雷航燕　马涛洪）

第六章 | 继续教育管理

第一节　护士继续教育管理制度

为提高现代护理服务质量及护理安全,应加强对在岗护士的继续教育,巩固基础理论、基础知识及基本技能,加强护理专科理论学习和专科技术操作,此外继续教育还应注重临床教学、护理管理、护理科研等方面的培养。

一、护士培训制度

(一)所有新入科护士均需参加岗前培训。

(二)听从护士长安排,积极参与培训。

(三)新护士培训完毕经业务考核、素质考核、集体评议后决定去留。

(四)方法　平时表现占考核 20%,操作考核 40%,理论考核 20%,素质考核 20%。

(五)培训期 3~6 个月,经评议后决定去留,培养期满 1 年后独立承担工作。

(六)培训的内容为:临床麻醉护理、危重症护理、麻醉药理、麻醉设备学等,培训形式为理论课加临床实践操作。

二、业务学习制度

(一)业务学习由护士长主持,护士主讲,护士长总结,必要时请护理部主任指导。

(二)每月 1~2 次业务学习,全体护士参加并签名。

(三)每位护士均参加讲课,形式和内容不限,可自定题目或指定。

(四)定期请麻醉医师讲解麻醉前沿动态,拓宽知识范围。

(五)积极参加护理部组织的全院业务学习,达到继续教育的学分要求。

(六)每月进行专科理论、护理核心制度、院内感染制度及操作的考核。

(七)业务学习的资料由专人整理,以供他人学习阅读。

三、护理查房制度

(一)由护士长主持,责任护士主讲,邀请护理部领导定期指导。

(二)查房形式为 PPT,引入病例进行护理查房。

（三）选取典型病例,共同讨论工作中存在的问题,制定改善措施,不断促进优质护理工作。

（四）内容主要包括患者的病情及发展,患者目前状况,主要护理问题,采取的措施和效果观察等。

（五）每月 1~2 次护理查房,全体护士参加并签名。

（六）每次查房资料整理保存,专人记录,以供学习阅读。

第二节　护士培养计划及方案

一、护士分级培训计划

（一）对各级护理人员继续教育的培训内容与安排

1. 每月集中组织 1~2 次护理业务学习,其余时间以自学为主。

2. 每月组织 1 次院内感染知识学习。

3. 每月组织 1~2 次专科理论知识考试及护理技术操作考核 1 次。

4. 每年度组织 1 次基础护理考试。

5. 参加医院组织的业务学习和三基理论考试。

（二）根据年资不同,对各级人员培训的要求

1. 毕业后 1 年暂未取得护士执业资格护理人员的培训以临床基础护理技能为主,兼顾专科护理知识和技术。能熟练掌握基础护理操作。培养目标:

（1）巩固专业思想,严格素质要求,加强护士素质培养;

（2）与临床实践相结合抓好"三基"训练;

（3）明确临床护理工作程序及责任护士工作职责;

（4）学习专科护理理论和技能;

（5）每月对其进行技术操作、护理理论知识及院感知识考核。

2. 毕业后 1~5 年护士的培训

（1）培养目标:

1）具有熟练的基础护理技能;

2）在熟练掌握基础知识和技能的基础上,进一步学习和熟练专科知识和技能(包括专科麻醉护理知识、护理要点、专科仪器使用、用药注意事项及常见不良反应等),学习与麻醉有关的理论和方法;

3）掌握护理文书书写;

4）掌握心肺复苏术、气管插管术。

（2）培训计划和方法:

1）鼓励自学;

2）由高年资护士进行传、帮、带;

3）在实践中培训:通过实际业务指导加强基本功训练和系统的理论学习;

4）每月进行技术操作、护理理论知识及院感知识考核。

3. 毕业后 5~8 年护士的培训

（1）培养目标：

1）具有熟练的基础理论知识及基础护理操作技能；

2）熟练掌握配合本科室患者抢救的知识及技能；

3）达到护师任职条件；

4）熟练掌握心肺复苏术、气管插管术。

（2）培训计划和方法：

1）鼓励自学：参加院内、科内的业务学习，完成每年继续教育学分。侧重专科的护理知识和技能，并参与授课和管理工作；

2）鼓励参加护理专业高等教育取得本科以上学历；

3）参与护生和低年资护士的带教。以良好的专业形象和正确的护理行为影响其他护士；

4）参与护理科研工作；

5）每月进行技术操作、护理理论知识及院感知识考核。

4. 对护师的培训

（1）培养目标：

1）熟练掌握基础护理和专科护理技术，掌握危重患者的护理和急救技术；

2）掌握专科新技术、新知识，成为科室的业务骨干并有意识的提高教育、管理、科研能力，逐步达到主管护师水平；

3）能参加护生带教学习，能参加科研和总结经验或撰写论文；

4）能独自参加危重患者的抢救配合工作。

（2）培训计划和方法：

1）鼓励自学；

2）参加院内、科内的业务学习，完成每年的继续教育学分。侧重专科、教学、管理及科研方面的内容；

3）参与带教；

4）鼓励参加护理专业高等教育取得本科以上学历；

5）每月进行技术操作考核，护理理论知识考核及院感知识考核。

5. 对主管护师的培训

（1）培养目标：

具有教学和临床带教能力，参与本科护理查房。能够及时总结工作经验，开展护理科研，逐步达到副主任护师水平；

（2）培训计划和方法：每季度结合院内及科内的学习内容进行考试。

1）侧重教学和管理工作；

2）参加院、科组织的业务学习，完成每年的继续教育学分；

3）承担教学工作；

4）每年发表一篇论文。

二、新护士培训计划

（一）目的

为提高新护士的综合素质，使其能尽快适应临床护理工作，缩短胜任临床各种护理活动所需的时间,确保新护士护理服务的质量。

（二）内容

1. 规章制度学习计划

2. 基础理论培训

3. 基础操作培训计划

4. 各班职责学习计划

5. 基础护理

6. 恢复室护理文件书写

7. 医嘱的正确处理与执行

（三）计划

1. 第1个月　熟悉科室环境及规章制度,掌握各班次的工作程序。

（1）第1周

1）目标:全面熟悉新的工作环境和各岗位的职责,掌握本科室的工作性质及工作程序。

2）计划

A. 介绍环境（布局、配置,洁净区、清洁区、半污染区、污染区的区域划分）;

B. 介绍科室护理工作流程;

C. 规章制度（各项规章制度和各班职责）;

D. 无菌室、准备室、恢复室物品放置要求（物品定位、定量放置、规范要求）。

3）实施

A. 由护士长负责带领巡视各个区域,边看边讲解;

B. 对照实际工作,学习麻醉科各项制度,介绍环境（布局、配置,洁净区、清洁区、半污染区、污染区的区域划分）。

（2）第2~4周

1）目标:熟练掌握各护理班次的工作程序。

2）计划

A. 学习交接班规范;

B. 跟班学习各班次工作流程。

3）实施:由各班带教老师负责具体实施。

2. 第2个月　基础理论及专科知识培训阶段。

（1）第1~2周

1）目标:巩固基础理论,掌握麻醉科常见麻醉方式的护理措施。

2）计划

A. 理论讲授全麻、椎管内麻醉、神经阻滞等护理常规;

B. 结合实际工作交流护理心得。

3）实施

A. 结合理论授课,各班次带教老师在工作中随机讲授,加强记忆;

B. 护士长随机提问,巩固知识。

（2）第3~4周

1）目标

A. 掌握麻醉科常见麻醉并发症的临床表现、麻醉处理及护理措施；

B. 认识麻醉科常用麻醉药的类型及剂量。

2）计划

A. 讲解全麻并发症、椎管内麻醉并发症的一般知识；

B. 讲解常见并发症的处理原则；

C. 讲解常用麻醉药的作用、用法、剂量及不良反应。

3）实施同上

3. 第 3~4 个月　操作技能培训阶段。

1）目标

A. 熟练、规范基础操作程序，如心肺复苏、无菌技术操作、输液等；

B. 掌握专科基本操作技能，如吸痰、吸氧等；

C. 掌握麻醉科各种仪器如麻醉机、心电监护仪、微量泵等的使用和维护方法。

2）计划：

第 1 周：心肺复苏规范化操作；

第 2 周：无菌技术规范化操作；

第 3 周：消毒隔离的规范化操作；

第 4 周：输液的规范化操作；

第 5 周：吸痰、吸氧的技巧及注意事项；

第 6 周：麻醉科物品的消毒方法；

第 7 周：心电监护仪的使用及保养；

第 8 周：微量泵、输液泵的使用及保养。

3）实施

A. 示范各种专科基本操作技术，老师演示为主，边做边讲，在老师指导下学生反复练习；

B. 各班次带教老师在实际工做中负责监督指正。

4. 第 5 个月

（1）目标

1）掌握恢复室患者病情观察及记录方法；

2）掌握简易呼吸器的使用、气管插管术；

3）抢救设备的使用，熟悉急救药品、物品的放置位置，各种抢救药品作用、药理知识。

（2）计划

第 1 周：恢复室患者病情观察重点；

第 2 周：简易呼吸器的使用，气管插管术规范化操作；

第 3 周：抢救设备的使用如除颤仪；

第 4 周：讲解抢救物品的定点位置，各种抢救药品作用。

（3）实施

1）一对一带教恢复室患者的病情观察要点、全麻恢复期患者的护理及护理记录单的书写；

2）讲解急救药品及各种抢救设备的使用。

5. 第 6 个月

（1）目标

1）掌握各类型药品的管理；

2）掌握纤支镜气管插管术配合及清洗、消毒；

3）镇痛泵的工作原理，配制，术后镇痛随访。

（2）实施：由各班带教实施。

6. 第 7 个月

（1）目标：掌握麻醉科常见麻醉操作技术护理。

（2）计划

1）中心静脉置管术的护理配合；

2）动脉穿刺置管术的护理配合；

3）误吸患者的紧急处理配合。

（3）实施

1）教学组长讲解。

2）临床工作中各带教老师随机讲解，加深记忆。

7. 第 8 个月

（1）目标

1）掌握各种沟通技巧。

2）掌握术后镇痛泵的回访。

（2）实施：由老师一对一带教实施，新护士发挥主观能动性，构建和谐的护患关系。

8. 第 9 个月

（1）目标：掌握应急预案及流程。

（2）实施：护士长组织学习应急预案，现场模拟各种应急事件的处理及流程。

9. 第 10~12 个月

（1）目标：运用所掌握的知识完成各种常规工作。

（2）实施：在带教老师的协助下开始独立上班。

新护士通过自学、积累经验、请教老师等方法锻炼自己独立处理问题的能力。

（四）考核

采用科内考核、笔试与实际操作考核相结合的考核方法，一方面考核新护士的业务能力，一方面了解带教效果。考核成绩与绩效考核挂钩。

三、麻醉科护士分层培养方案

麻醉科护士在护理部领导下完成护士分层培养方案，除严格执行和遵守护理部统一的基础分层培养方案外，还应根据情况制定专科护士理论与操作分层培养方案，用于每年 1 次的晋级标准对护士进行考核。

科室的分层培养方案应结合管理需求，征求护士意见和建议，可操作性强。护士每月记录具体项目的完成情况及汇总情况，护士长每月进行检查。

根据护理部部署，晋级时对照方案逐项对应护士的完成情况，合格者予以晋级，不合格者不能晋级，较差者降级。

（一）麻醉科 N1 级护士核心能力指标

能力指标	临床实践内容	单项技能积累
掌握和运用科室设置与管理的能力	1. 接受麻醉科设置及要求、人员设置及要求、设备的介绍	至少 1 次
	2. 有学习各项核心制度、岗位职责及工作流程的记录	至少 5 次
	3. 参与管理麻醉科最常用急救药品、物品、设备、环境	至少 5 次
掌握和运用基本工作流程	配合完成以下项目： 1. 吸入挥发罐的使用 2. 纤支镜使用后处理流程 3. 微量镇痛泵的使用	至少 5 次
熟悉和运用基本专科操作流程	能独立完成以下操作： 1. 恢复室文书记录 2. 无菌技术基本操作 3. 输液 4. 简易呼吸器使用 5. 吸痰操作 6. 麻醉药品管理流程 7. 生命体征监测	至少 5 次
掌握和运用科室常见仪器	能独立完成以下仪器使用： 1. 注射泵 2. 心电监护仪 3. 血糖仪 4. 脉氧饱和度监测 5. 微量镇痛泵 6. 除颤仪	1. 注射泵 20 例 2. 心电监护仪 20 例 3. 血糖仪 5 例 4. 脉氧饱和度监测 20 例 5. 微量镇痛泵 20 例 6. 除颤仪（模拟）5 例
掌握科室疾病护理常规	能独立按照以下护理常规照顾患者： 1. 全麻监测 2. 椎管内麻醉监测 3. 神经阻滞监测	至少 30 例 至少 30 例 至少 10 例
掌握专科病情观察能力	能独立观察以下症状： 1. 血压 2. 心率 3. 呼吸、呼末 CO_2 4. 脉氧饱和度 5. 麻醉深浅度判断	至少 10 例
掌握基本急救技能	能配合完成以下项目： 1. 心肺复苏术 2. 简易呼吸器使用 3. 经口鼻吸痰 4. 吸氧	能配合完成以下项目： 1. 心肺复苏术 模拟 10 例 2. 简易呼吸器使用 模拟 10 例 3. 经口鼻吸痰 10 例 4. 吸氧 10 例

续表

能力指标	临床实践内容	单项技能积累
掌握基本急救技能	5. 认识麻醉机构造 6. 麻醉机管道连接 7. 气管插管	5. 认识麻醉机构造 2 例 6. 麻醉机管道连接 10 例 7. 气管插管 30 例
健康教育	能独立完成以下健康教育： 1. 麻醉前对患者的各项告知 2. 术后镇痛患者回访	每个项目 30 例

（二）麻醉科 N2 级护士核心能力指标

能力指标	临床实践内容	单项技能积累
掌握和运用科室的设置与管理的能力	同 N1 级护士	至少 5 次
掌握和运用基本工作流程	1. 同 N1 级护士 2. 评估环境安全并进行检查、监督、指导	
熟悉和运用基本专科操作流程	N1 级基础上，能配合完成以下操作： 1. 有创动脉操作护理配合 2. 有创静脉操作护理配合 3. 恢复室患者入室出室评估 4. 疼痛评分	1. 有创动脉操作护理配合 10 例 2. 有创静脉操作护理配合 10 例 3. 恢复室患者入室出室评估 20 例 4. 疼痛评分 20 例
掌握和运用科室常见仪器	能独立完成以下仪器使用： 1. 麻醉机使用 2. 转运便携式监护仪使用	每个项目 5 例
掌握科室疾病护理常规	能独立按照以下护理常规照顾患者： 1. 恢复室患者护理 2. 全麻并发症护理 3. 椎管内麻醉并发症护理	每个项目 20 例
掌握专科病情观察能力	能独立观察以下症状： 1. 舌后坠 2. 躁动 3. 恶心、呕吐 4. 疼痛 5. 引流液性状、量、色观察 6. 血压变化意义	每个项目 20 例
掌握基本急救技能	在 N1 基础上 能配合完成以下项目： 1. 麻醉机使用过程中的数值设定 2. 麻醉机常见报警原因与处理 3. 气管插管	根据患者体重年龄和手术设定 20 次 报警分析 5 次 气管插管 20 例

续表

能力指标	临床实践内容	单项技能积累
健康教育	能独立完成以下健康教育： 1. N1 级护士掌握的护理教育 2. 安抚恢复室清醒患者 3. 术后镇痛患者回访	每个项目 30 例
继续教育	接受三基规范化培训及相关业务培训	按规范要求

（三）麻醉科 N3 级护士核心能力指标

能力指标	临床实践内容	单项技能积累
掌握和运用科室的设置与管理的能力	1. 同 N1 护士 2. 参与管理手术间最常用急救药品、物品、设备、环境管理	至少 1 次
掌握和运用基本工作流程	独立完成以下项目： 1. 同 N1 级护士 2. 指导 N1、N2 护士评估环境安全并进行检查、监督、指导	每个项目 10 例
熟悉和运用基本专科操作流程	独立完成以下操作： 1. 有创动脉操作护理配合 2. 有创静脉操作护理配合 3. 恢复室患者入室出室评估 4. 疼痛评分	每个项目 10 例
熟悉专科操作项目	1. 气道内分泌物吸引 2. 气管插管位置的判断 3. 人工气道固定	每个项目 20 例
掌握科室疾病护理常规	能独立按照以下护理常规照顾患者： 1. 小儿（14 岁以下）麻醉患者恢复期护理 2. 老年（60 岁以上）麻醉患者恢复期护理	1. 至少 10 例 2. 至少 10 例
掌握专科病情观察能力	能独立观察以下情况： 1. 血压、心率变化与麻醉的关系 2. 呼末 CO_2 判断气管导管位置 3. 血氧饱和度 4. 麻醉用药的不良反应判断 5. 苏醒延迟 6. 低氧血症	每个项目 20 例
掌握基本急救技能	能独立完成以下项目： 1. 经鼻气管插管 2. 心肺复苏 3. 简易呼吸器的使用 4. 抢救药品的剂量、用法、注意事项	每个项目 10 例
健康教育	能独立完成以下健康教育： N1、N2 级护士掌握的护理教育	
继续教育	接受三基规范化培训及相关业务培训	按规范要求

（四）麻醉科 N4 级护士核心能力指标

能力指标	临床实践内容	单项技能积累
掌握和运用科室的设置与管理的能力	1. 同 N3 级护士 2. 按照人力资源调配原则合理分配工作 3. 指导 N1-N3 级护士 4. 熟练应用品管圈进行护理质控	至少 1 次 至少 5 次 至少 10 次 至少 1 次
掌握和运用基本工作流程	独立完成以下项目： 1. 吸入挥发罐的使用 2. 微量镇痛泵的使用 3. 除颤仪的检查与使用 4. 恢复室备用氧气检查及使用 5. 规范完成恢复室患者的护理和记录 6. 指导 N1-N3 护士	至少 5 例
熟悉和运用基本专科操作流程	1. 同 N3 级护士 2. 支气管插管及判断 3. 按照品管圈进行术后镇痛回访护理	1. 至少 1 次 2. 学习支气管插管及判断 5 例 3. 术后镇痛回访护理 20 例
熟悉专科操作项目	1. 纤支镜引导气管插管操作配合（连接、使用、清洗、消毒、备用） 2. 应急预案演练（2 人一组，如喉痉挛、心搏骤停） 3. 射频消融仪的使用（熟练掌握使用方法） 4. 臭氧仪的使用（熟练掌握使用方法） 5. 恢复期患者护理（带气管导管入室患者护理，拔管指征、拔管方法、正确吸痰）	每个项目 3 例
掌握科室疾病护理常规	能独立按照以下护理常规照顾患者： 1. 嗜铬细胞瘤麻醉药品和物品准备 2. 全麻手术的麻醉监测	至少 2 次
掌握专科病情观察能力	能独立观察以下症状： 1. 同 N3 以上 2. 血气指标分析酸碱平衡	每个项目 3 例
掌握基本急救技能	能独立完成以下项目： 1. 麻醉机常见报警原因及处理 2. 麻醉机模式及参数	每个项目 20 例
继续教育	接受三基规范化培训及相关业务培训	按规范要求

（五）麻醉科 N5 级护士核心能力指标

能力指标	临床实践内容	单项技能积累
掌握和运用科室的设置与管理的能力	1. 同 N4 级护士 2. 参与制定核心制度及岗位职责、工作流程，并提出改进意见 3. 检查、监督、指导岗位职责、质量评价标准及工作流程	至少 1 次

续表

能力指标	临床实践内容	单项技能积累
掌握和运用基本工作流程	1. 同 N4 级护士 2. 评估恢复室危重患者收治、转出的风险，并指导下一级护士对危重患者的收治、转出复杂处理	
熟悉和运用基本专科操作流程	同 N1-N4 级护士	
熟悉专科操作项目	1. 嗜铬细胞瘤麻醉：血管活性药物应用方法 2. 心脏手术麻醉配合 3. 饱胃患者清醒插管麻醉配合 4. 有创压的监测与指导意义	至少 2 次 至少 2 次 至少 1 次 至少 2 次
掌握科室疾病护理常规	能独立按照以下护理常规照顾患者： 1. 甲状腺患者麻醉恢复期护理重点（呼吸、SpO_2、抽搐—血气分析） 2. 胸腔闭式引流装置护理要点 3. 腹腔镜麻醉恢复期护理要点	1. 甲状腺患者麻醉恢复期护理 1 例 2. 胸腔闭式引流装置护理 5 例 3. 腹腔镜麻醉恢复期护理 5 例
掌握专科病情观察能力	能独立观察以下症状： 危重患者病情紧急情况的观察要点和抢救措施（如窒息、喉痉挛、心搏骤停、心律失常、高血压危象、大出血、休克、DIC 等）	至少 2 次
掌握基本急救技能	能独立完成以下项目： 1. 熟练使用麻醉机 2. 喉痉挛的紧急抢救 3. 配合误吸患者抢救 4. 配合心搏骤停患者抢救 5. 休克患者抢救配合	1. 熟练使用麻醉机 10 例 2. 喉痉挛的紧急抢救 1 例，模拟 3 次 3. 误吸患者抢救 1 例，模拟 3 次 4. 心搏骤停患者抢救 1 例，模拟 3 次 5. 急诊休克患者抢救配合 1 例
继续教育	接受三基规范化培训及相关业务培训	按规范要求

（六）麻醉科 N6 级护士核心能力指标

能力指标	临床实践内容	单项技能积累
掌握和运用科室的设置与管理的能力	1. 同 N5 级护士	
掌握和运用基本工作流程	1. 同 N5 级护士 2. 掌握科室建设与管理的新进展，并提出前瞻性的意见	每个项目 10 例
熟悉和运用基本专科操作流程	制订、改进护理的先进流程	每个项目 10 例
熟悉专科操作项目	掌握监测技术新进展，并对各级护士进行培训	每个项目 10 例
掌握科室疾病护理常规	掌握国内外专科护理新进展，能制订和完善危重患者护理常规，并指导下级护士的工作	每个项目 10 例

续表

能力指标	临床实践内容	单项技能积累
掌握专科病情观察能力	检查、督促、指导下级护士对危重患者病情变化进行 处理与护理 掌握危重患者病理、生理等医学知识，全面了解危重 患者的检查，并进行分析、指导临床护理工作	每个项目 10 例
掌握基本急救技能	掌握各项急救技术新进展并对各级护士进行培训	每个项目 10 例
继续教育	接受三基规范化培训及相关业务培训	按规范要求

四、护理部对护士专业核心能力评定要求

（一）N1 级护士评价标准

评价项目	评价标准	评价结果	评价部门
岗位工作实践时间	≥1 年（调入另行考虑）	≥1 年	科室评估及培训管理小组
培训时间	≥50h（每阶段）	≥50（每阶段）	
核心能力	详见附表		医院评估及培训管理委员会
理论考试成绩	≥60 分合格	≥60 分	医院评估及培训管理小组
技能考试成绩	≥60 分合格	≥60 分	
临床护理时间： 护理病历 临床护理案例累积	合格率≥85% 按照大纲要求完成临床护理案 例的积累	≥85% 案例例数达到规定 的要求，案例小结符 合要求，护理效果好	科室评估及培训管理小组
继续教育学分	≥5 分（专业学分）	≥5 分（专业学分）	医院评估及培训管理委员会
患者评价	护理部满意度调查 接收患者表扬信、患者点名表扬	≥3 分 累计≥3 次	科室评估及培训管理小组
年终考评（绩效考 核平均分）	优（≥95 分）良（≥90 分）合格 （≥85 分）差（<85 分）	良以上	科室评估及培训管理小组

（二）N2 级护士评价标准

评价项目	评价标准	评价结果	评价部门
岗位工作实践时间	≥3 年（调入另行考虑）	≥3 年	科室评估及培训管理小组
培训时间	≥40h（每阶段）	≥40（每阶段）	
核心能力	详见附表		医院评估及培训管理委员会
理论考试成绩	≥60 分合格	≥60 分	科室评估及培训管理小组
技能考试成绩	≥70 分合格	≥70 分	

续表

评价项目	评价标准	评价结果	评价部门
临床护理时间：护理病历 临床护理案例累积	合格率≥85% 按照大纲要求完成临床护理案例的积累	≥85% 案例例数达到规定的要求,案例小结符合要求,护理效果好	科室评估及培训管理小组
继续教育学分	≥5分(专业学分)	≥5分(专业学分)	医院评估及培训管理委员会
患者评价	护理部满意度调查 接收患者表扬信、患者点名表扬	≥3分 累计≥3次	科室评估及培训管理小组
参与科室工作	院报、宣传网、护理刊物投稿年度共投稿	≥1篇	科室评估及培训管理小组
年终考评(绩效考核平均分)	优(≥95分)良(≥90分)合格(≥85分)差(≤85分)	良以上	科室评估及培训管理小组

(三) N3级护士评价标准

评价项目	评价标准	评价结果	评价部门
岗位工作实践时间	≥5年(调入另行考虑)	≥5年	科室评估及培训管理小组
培训时间	≥40h(每阶段)	≥40(每阶段)	
核心能力	详见附表		医院评估及培训管理委员会
理论考试成绩	≥70分合格	≥70分	科室评估及培训管理小组
技能考试成绩	≥80分合格	≥80分	
临床护理时间：护理病历 临床护理案例累积	合格率≥90% 按照大纲要求完成临床护理案例的积累	≥90% 案例例数达到规定的要求,案例小结符合要求,护理效果好	科室评估及培训管理小组
继续教育学分	≥5分(专业学分)	≥5分(专业学分)	医院评估及培训管理委员会
患者评价	护理部满意度调查 接收患者表扬信、患者点名表扬	≥3分 累计≥3次	科室评估及培训管理小组
参与科室工作	院报、宣传网、护理刊物投稿年度共投稿	≥2篇	科室评估及培训管理小组
承担临床教学	优、良、合格、差 参加教学观摩赛	良以上 ≥1次	科室评估及培训管理小组
年终考评(绩效考核平均分)	优(≥95分)良(≥90分)合格(≥85分)差(≤85分)	良以上	科室评估及培训管理小组

(四) N4级护士评价标准

评价项目	评价标准	评价结果	评价部门
岗位工作实践时间	≥7年(调入另行考虑)	≥7年	科室评估及培训管理小组
培训时间	≥30h(每阶段)	≥30(每阶段)	

续表

评价项目	评价标准	评价结果	评价部门
核心能力	详见附表		医院评估及培训管理委员会
理论考试成绩	≥80分合格	≥80分	科室评估及培训管理小组
技能考试成绩	≥90分合格	≥90分	
临床护理时间：护理病历 临床护理案例累积	合格率≥95% 按照大纲要求完成临床护理案例的积累	≥95% 案例例数达到规定的要求，案例小结符合要求，护理效果好	科室评估及培训管理小组
继续教育学分	≥5分（专业学分）	≥5分（专业学分）	医院评估及培训管理委员会
患者评价	护理部满意度调查 接收患者表扬信、患者点名表扬	≥3分 累计≥3次	科室评估及培训管理小组
科室宣传及团队工作	院报、宣传网、护理刊物投稿年度共投稿	≥2篇	科室评估及培训管理小组
参与专业工作	在省或院或科内专业、专科委员会承担专业工作	≥1项	医院评估及培训管理委员会
参与管理工作	在院内质控组或科内承担质控组长工作	≥1项	科室评估及培训管理小组
承担临床教学 组织护理查房及业务学习	优、良、合格、差 参加教学观摩赛 护理查房及业务学习≥2次	良以上 ≥1次 ≥2次	科室评估及培训管理小组
年终考评	优、良、合格、差	良以上	科室评估及培训管理小组

（五）N5级护士评价标准

评价项目	评价标准	评价结果	评价部门
岗位工作实践时间	≥10年（调入另行考虑）	≥10年	科室评估及培训管理小组
培训时间	≥20h（每阶段）	≥20（每阶段）	
核心能力	详见附表		医院评估及培训管理委员会
理论考试成绩	≥80分合格	≥80分	科室评估及培训管理小组
技能考试成绩	≥90分合格	≥90分	
临床护理时间：护理病历 临床护理案例累积	合格率≥95% 按照大纲要求完成临床护理案例的积累	≥95% 案例例数达到规定的要求，案例小结符合要求，护理效果好	科室评估及培训管理小组
继续教育学分	≥5分（专业学分）	≥5分（专业学分）	医院评估及培训管理委员会
患者评价	护理部满意度调查 接收患者表扬信、患者点名表扬	≥3分 累计≥3次	科室评估及培训管理小组

评价项目	评价标准	评价结果	评价部门
科室宣传及团队工作	院报、宣传网、护理刊物投稿年度共投稿	≥2篇	科室评估及培训管理小组
参与专业工作	在省或院或科内专业、专科委员会承担专业工作	≥1项	医院评估及培训管理委员会
参与管理工作	在院内质控组或科内承担质控组长工作	≥1项	科室评估及培训管理小组
承担临床教学 组织护理查房及业务学习 承担理论授课	优、良、合格、差 参加教学观摩赛 护理查房及业务学习≥2次 承担教学任务≥10学时	良以上 ≥1次 ≥2次 ≥10学时	科室评估及培训管理小组
科研、论文	每年发表论文至少1篇(包括非第一作者)或书籍编写	发表论文1篇或以上或书籍编写	医院评估及培训管理委员会
年终考评	优、良、合格、差	良以上	科室评估及培训管理小组

(六)N6级护士评价标准

评价项目	评价标准	评价结果	评价部门
岗位工作实践时间	>10年(调入另行考虑)	≥10年	科室评估及培训管理小组
培训时间	≥20h(每阶段)	≥20(每阶段)	
核心能力	详见附表		医院评估及培训管理委员会
理论考试成绩	≥80分合格	≥80分	科室评估及培训管理小组
技能考试成绩	≥90分合格	≥90分	
临床护理时间: 护理病历 临床护理案例累积	合格率≥95% 按照大纲要求完成临床护理案例的积累	≥95% 案例例数达到规定的要求,案例小结符合要求,护理效果好	科室评估及培训管理小组
继续教育学分	≥5分(专业学分)	≥5分(专业学分)	医院评估及培训管理委员会
患者评价	护理部满意度调查 接收患者表扬信、患者点名表扬	≥3分 累计≥3次	科室评估及培训管理小组
科室宣传及团队工作	院报、宣传网、护理刊物投稿年度共投稿	≥2篇	科室评估及培训管理小组
参与专业工作	在省或院或科内专业、专科委员会承担专业工作	≥1项	医院评估及培训管理委员会
参与管理工作	在院内质控组或科内承担质控组长工作	≥1项	科室评估及培训管理小组

续表

评价项目	评价标准	评价结果	评价部门
承担临床教学 组织护理查房及业务 学习、病例讨论 承担理论授课	优、良、合格、差 参加教学观摩赛 护理查房及业务学习、病例 讨论≥4次 承担教学任务≥10学时	良以上 ≥1次 ≥4次 ≥10学时	科室评估及培训管理小组
科研	有1项科研立项（包括参与 人员） 每年在核心期刊发表论文1 篇（第一作者）	≥1 ≥1	医院评估及培训管理委员会
年终考评	优、良、合格、差	良以上	科室评估及培训管理小组

五、麻醉恢复室护士的专业培训及考核

（一）培训内容

1. 麻醉和复苏专业知识与理论

（1）熟悉麻醉专科理论知识；

（2）掌握急救复苏知识和技能；

（3）熟悉各种麻醉监护仪器和设备的原理、性能及使用方法；

（4）了解心电图知识。

2. 入恢复室和出恢复室的指征

（1）入恢复室指征：

1）全麻术后未苏醒者或苏醒不全的患者；

2）术毕呼吸、循环或病情不稳定的患者；

3）硬膜外平面在T5以上；

4）术中辅助较深静脉麻醉的患者。

（2）出恢复室的指征：

1）呼吸：拔除气管导管后，咳嗽、咳痰、吞咽反射已恢复；自主呼吸能保持呼吸通畅；能自行旋转头部；有清除呕吐物、吐痰的能力；呼吸平静而无困难；呼吸空气（不吸氧）SpO$_2$>95%或达术前水平维持30分钟以上；皮肤黏膜色泽红润；

2）循环系统：血流动力学指标稳定或基本稳定；

3）神志清醒，能正确定位；

4）引流液不多，无外科并发症；

5）麻醉药物（肌松、镇静、镇痛、吸入麻醉）代谢至安全要求，患者生命体征基本恢复正常，由于严重疼痛或躁动等用过麻醉性镇痛药或镇静药者，应警惕再度发生呼吸和神志抑制的可能，应观察30分钟无异常反应才能送回病房；

6）麻醉平面降至T6以下，四肢活动好。

3. 监护仪器设备的操作使用

（1）熟悉恢复室里各种监测、护理设备的性能和使用操作方法,包括呼吸机、多功能监护仪、除颤器等;

（2）能正确读取各项数据,并明确各项数据的含义及其正常值范围;

（3）熟悉各种麻醉辅助用具,包括注射泵、加压输液袋、镇痛泵、气管插管用具、口咽或鼻咽通气管、面罩、呼吸囊等使用方法;

（4）熟悉各种抢救设备和抢救药物的使用方法;

（5）了解各种常用麻醉药物的药理作用、半衰期和不良反应,主要有拮抗药、呼吸类兴奋药、镇痛药、镇静药、血管活性药物等。

（二）培训形式、时间及考核

1. 上岗后在职强化培训 6 个月　理论培训由护士长或 N4 级以上护士负责,根据讲课内容,精心选题,题目既能体现讲课的重点和难点,又能联系工作实际。既能难易适当,又能激发求知欲望。操作技能训练由麻醉恢复护士或专科组长负责。培训分阶段循序渐进完成,第 1、第 2 个月为了解、熟悉阶段,第 3、第 4 个月为掌握阶段,第 5、第 6 月为巩固阶段。

2. 考核　培训完毕,进行理论和操作考核。合格者继续上岗,不合格者再培训。培训结束后每半年 1 次理论考核,采用闭卷考试形式。操作考核为抽查。每项操作均制定了操作流程和评分细则,使专科考核客观、具体、真实,便于发现不足,及时提高和改进。

六、麻醉护理专业实习生培训考核要求

（一）实践目标

1. 掌握麻醉护理的概念、工作范围及发展动态;

2. 熟悉与麻醉有关的生理功能;

3. 熟悉与麻醉有关的解剖结构及特征;

4. 了解麻醉对生理功能的影响;

5. 熟悉各种麻醉药使用适应证、禁忌证;

6. 掌握各种麻醉药使用剂量及并发症和处理原则;

7. 掌握危重患者的抢救措施及配合要求;

8. 了解各种麻醉设备的基本功能;

9. 了解心肺脑复苏的基本知识;

10. 掌握心肺脑复苏的基本程序和技术要点;

11. 了解疼痛的概念、分类,对患者各系统功能的影响;

12. 熟悉疼痛的测量和评估;

13. 掌握疼痛的治疗原则和护理方法;

14. 毒麻醉药品管理、院内感染管理。

（二）实践内容

1. 理论内容

（1）麻醉护理学概论;

（2）麻醉前护理评估与健康教育;

（3）麻醉前物品与药品的准备;

（4）围麻醉期常用药物的常用剂量、使用方法、配伍原则、适应证、禁忌证和注意事项，正确记录麻醉记录单；

（5）各种麻醉的方法及护理，常见并发症的防治、处理与护理；

（6）围麻醉期呼吸循环监测；

（7）各种麻醉机、呼吸机的基本结构和正确使用方法，无创血压、心电图、脉搏血氧饱和度仪、呼末二氧化碳监测技术，有创血压、中心静脉压监测的准备和配合；

（8）人工气道管理；

（9）疼痛的治疗与护理；

（10）麻醉恢复室患者的监护；

（11）心肺脑复苏的研究与进展。

2. 操作内容

（1）麻醉机、监护仪的使用和操作；

（2）有创动静脉置管术和测压术的护理配合；

（3）微量注射泵的使用技术；

（4）气管插管术；

（5）动脉血标本采集技术；

（6）心肺脑复苏抢救技术；

（7）心电监护技术；

（8）除颤仪的使用技术；

（9）简易呼吸器的正确使用；

（10）呼吸机的使用技术；

（11）吸痰拔除气管导管技术。

3. 管理实践

（1）麻醉科护士培训教育的基本要求；

（2）麻醉科护士工作评价的原则和方法；

（3）麻醉科护士绩效考核；

（4）护理科研管理。

4. 教学实践

（1）麻醉科教学特色——日记本式教与学；

（2）分层次护士的培训内容设置；

（3）教学查房的实施；

（4）学生小讲课比赛辅导；

（5）指导护生完成一份综述；

（6）麻醉科教学管理制度。

（三）出科考核

1. 理论考核

（1）麻醉护理学概论；

（2）麻醉期间呼吸循环监测；

（3）麻醉恢复室患者的监测；

（4）水、电解质和酸碱失衡的治疗和护理；

（5）毒麻药品的管理；

（6）有创动静脉压监测的监测与护理；

（7）急危重患者的抢救配合；

（8）麻醉平面的调试；

（9）常见心律失常的监测与护理；

（10）麻醉并发症的原因、预防、处理措施及护理；

（11）疼痛治疗的方法与护理；

（12）人工气道管理。

2. 操作技能

（1）气管插管技术；

（2）徒手心肺脑复苏技术；

（3）电除颤技术；

（4）微量注射泵使用技术；

（5）心电监测技术；

（6）动脉血标本的采集技术；

（7）吸痰拔管技术；

（8）麻醉机、呼吸机、监护仪的使用；

（9）简易呼吸器的使用；

（10）镇痛泵的配制方法。

（付保丽 焦育娟 马涛洪）

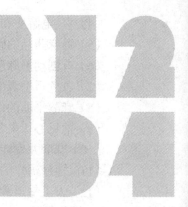

第七章 | 麻醉科护理质量控制

护理质量控制的宗旨鼓励人人参与质控,落实 PDCA,实现全面提升护理质量为目的。

第一节 质量管理方案及组织构架

一、护理质量管理方案

麻醉科护理质量管理实行护士长总负责,小组长负责制,人人参与管理,每一组由 1 名组长,若干名成员构成,共分 6 组:药品组、麻醉护理组、院感组、教学组、管理组、三基组。每半年顺时针轮转一次。

(一)各质控组成员人人当班质控,及时堵漏,能即刻解决的问题即刻解决,不能解决的问题汇报质控组长或护士长解决,并做好记录,对存在的问题各质控组每周汇总反馈、分析原因、及时整改,填写月质控记录表。

(二)每月召开一次全科质控会议,各质控组长汇总存在的主要问题,针对主要问题利用 PDCA 法进行原因分析、流程改进、组织护士学习达成共识,限期改进,作为下一周期的质控重点。

(三)对限期改进的问题在规定的时间内要进行追踪、评价、考评成效,达到一个全面质量提升的效果。

二、护理质量全面管理组织构架图

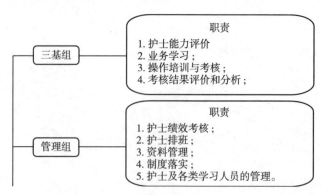

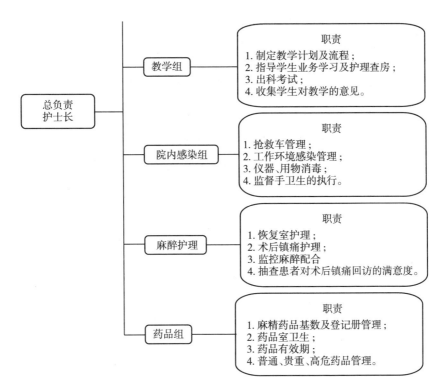

第二节 质量控制岗位职责

一、护理管理质量控制组岗位职责

（一）在护士长的领导下，根据护理部的要求完成每月的质控活动。

（二）全面负责科室护理管理及持续质量控制。

（三）负责每周对照管理组考核标准检查并记录，讨论并持续改进。

（四）每月组织召开护理质控会议并记录，反馈本月的质控重点、差错，讨论改进措施，定下月重点，进行总结和持续改进。

（五）负责定期完成每位护士的综合能力评价，绩效考核评价。

（六）总结本月质控、护理缺陷，组织每位护士学习、改进。

（七）负责护士的科学合理的排班，保证护理质量。

（八）负责各种护理资料的按时记录和落实，合理安排各种培训、学习，并且保证学习效果。

（九）负责科内设施、物品、器械、环境的管理落实，确保安全。

（十）负责保障各规章制度、岗位职责、工作流程等制度的执行、落实到位。

（十一）负责每年年初更新、修订管理资料，各项指标达 90% 以上的落实率。

（十二）负责检查各类护理人员的管理，如：进修生、实习生。

二、麻醉护理质量控制组岗位职责

（一）本组包含麻醉过程配合、恢复室护理和镇痛回访护理。

（二）随时对恢复患者的护理进行质控，发现问题及时向护士指出，督促其纠正，做好记录。

（三）严格按照恢复室护理质量标准，至少每周一次随机抽查护理措施执行情况，检查麻醉恢复患者观察记录单记录是否完善，准确无漏洞，对于存在的问题及时督促责任人改正，并按质量标准扣考核分。

（四）随时深入病房抽查镇痛回访患者满意度反馈情况，有不满意反馈要及时分析原因，提出整改措施。

（五）随时抽查护士在麻醉过程中配合的主动性和能力，及时指出缺陷。

（六）每周对质量检查中存在的问题向护士长反馈。

（七）每月底召开一次全科护士的质控会议，对于存在的问题查找原因，采取有效的改进措施。

三、院内感染管理质量控制组岗位职责

（一）负责监控日常工作的消毒隔离情况及抢救车的管理。

（二）监控各区域的环境。

（三）抽查无菌物品的有效期。

（四）质控日常工作中血压计袖带、仪器等的清洁消毒。

（五）组织院内感染相关知识的学习，讲解院感的质量控制要求。

（六）监督本科室所有工作人员手卫生执行情况。

（七）每周反馈质控检查情况一次，每月参加全科质控会议，汇总本组存在的主要问题，进行分析讨论，提出整改措施。

四、护理教学质量控制组岗位职责

（一）按护理部要求完成教学任务。

（二）严格要求学生，按计划和流程做好教学工作。

（三）定期指导和督促副带教老师的教学工作，征求学生对教学的意见。

（四）按时完成业务学习和教学查房，做好学生出科考核和出科鉴定。

（五）定期组织教学组成员分析、讨论、反馈带教中存在的问题，做好记录。

五、药品管理质量控制组岗位职责

（一）组长随时对麻精药品基数和各类登记本进行质量控制，对存在的问题及时纠正，对质控活动做好记录。

（二）监督药品室的卫生，对普通药品、贵重药品和高危药品按管理制度进行质控。

（三）随时抽查药品有效期。

（四）每月一次质控会议，汇总本组存在主要问题进行反馈，提出整改措施。

第三节 质量控制流程图

一、护理管理质量控制流程图

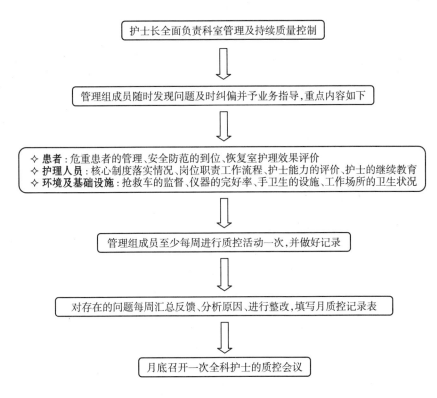

护士长全面负责科室管理及持续质量控制

↓

管理组成员随时发现问题及时纠偏并予业务指导,重点内容如下

↓

◇ **患者**:危重患者的管理、安全防范的到位、恢复室护理效果评价
◇ **护理人员**:核心制度落实情况、岗位职责工作流程、护士能力的评价、护士的继续教育
◇ **环境及基础设施**:抢救车的监督、仪器的完好率、手卫生的设施、工作场所的卫生状况

↓

管理组成员至少每周进行质控活动一次,并做好记录

↓

对存在的问题每周汇总反馈、分析原因、进行整改,填写月质控记录表

↓

月底召开一次全科护士的质控会议

二、麻醉护理质量控制流程图(包含恢复室护理和镇痛护理)

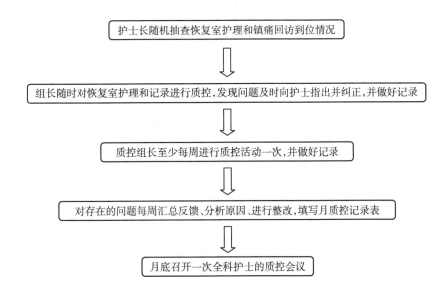

护士长随机抽查恢复室护理和镇痛回访到位情况

↓

组长随时对恢复室护理和记录进行质控,发现问题及时向护士指出并纠正,并做好记录

↓

质控组长至少每周进行质控活动一次,并做好记录

↓

对存在的问题每周汇总反馈、分析原因、进行整改,填写月质控记录表

↓

月底召开一次全科护士的质控会议

三、院内感染管理质量控制流程图

护士长全面负责随机抽查

质控组长监控日常清洁、消毒情况，每周进行质控活动一次，并做好记录

◇ **手术间**：麻醉车内物品和药品处于有效期内，严格按无菌物品放置要求摆放各种物品，麻醉机监护仪输注泵从上至下无灰尘、血迹
◇ **准备室**：各类物品归类放置，整洁有序；袖带定期清洁消毒。
◇ **总务室**：无杂物堆放，常清洁整理。抢救车、夜班交班柜内物品和药品在有效期内。

对存在的问题每周汇总反馈、分析原因、进行整改，填写月质控记录表

月底召开一次全科护士的质控会议

四、护理教学质量控制流程图

人人参与带教，护士长与教学组长随机跟班实地抽查护士的带教情况

每日下班前半小时集中护生反馈当日的学习情况，共同分享每个人的收获

每日提问学生前一日学习中遇到的问题和剖析自己的不足之处

每周一次教学反馈，反馈带教中存在的问题，及时改进，做好记录

五、药品管理质量控制流程图

护士长全面负责随机抽查

质控组长每周进行质控活动

◇ 随时检查麻精药品管理情况，各种登记本登记情况
◇ 药品室的药品摆放有序，标签清晰，高危药品标签明显

对存在的问题每周汇总反馈、分析原因、进行整改，填写月质控记录表

月底召开一次全科护士的质控会议

第四节　质量控制考核评价

一、质量控制活动记录表

（麻醉）科　　年　月　　组质量管理活动记录表

质控日期	存在问题	质控日期	存在问题

问题的频次累计：

质控人员：

（麻醉）科护理质量改善项目单　　年　月

问题	数据	拟定解决的细节问题
分析	解决方案	
	改进结果（成本效益）	

二、麻醉科护理质量核心指标考核

考核层面	分值	考核指标	达标指数	考核结果
患者	20	患者满意度	满意度 90 分为达标	每降低 1 分扣考核分 0.1 分
		投诉率	零	被患者投诉 1 次扣考核分 0.1 分
		表扬	书面表扬信、锦旗	表扬一次加 0.1 分
内部运营	60	环境	环境整洁符合要求	抽查到一次不合格扣考核分 0.1 分
		各项护理操作	按操作技术规范操作	抽查到有一次不规范,扣考核分 0.1 分
		护理文书	按书写规范要求书写	抽查到一次不规范,扣考核分 0.1 分
		恢复室患者护理	按护理常规执行	抽查到一次不合格,扣考核分 0.1 分
		医务人员手卫生依从性	按院感要求操作	抽查到一人不合格,扣考核分 0.1 分
		消毒物品	严格遵守消毒隔离制度,消毒物品合格率达 100%	抽查到一次不合格,扣考核分 0.1 分
		急救物品、药品	完好率达 100%	抽查到一次不合格,扣考核分 0.1 分
		麻精药品管理	按麻精药品管理规范管理与记录	抽查到一次不合格扣考核分 0.1 分
学习成长	20	参加院内、科内业务学习	每次参加为达标	1 人次不参加扣考核分 0.1 分
		个人有职业生涯规划	100%	1 人没有扣考核分 0.1 分
		年度内获各种奖项		1 人次获得省级奖励加 1 分 1 人次获得市级奖励加 0.5 分 1 人次获得院内奖励加 0.3 分
		年度内有科研或论文发表		1 人 1 次加 0.5 分

三、麻醉科质控考核标准（100 分）

项目	检查内容	分值	检查方法	扣分标准	扣分
恢复室护理管理 28 分	1. 物品交接清楚	2	查看	一项不符合扣 2 分	
	2. 仪器上无灰尘	2	查看	一项不符扣 2 分	
	3. 麻醉恢复室记录符合要求、患者出入室有记录	2	查看	一项不符扣 2 分	
	4. 分管工作到位,如打印机纸张添加	2	查看	一项不符扣 2 分	
	5. 转入转出标准、流程及紧急情况的抢救流程挂图	2	查看提问	一项不符扣 2 分	

项目	检查内容	分值	检查方法	扣分标准	扣分
恢复室护理管理28分	6. 抢救设施齐全:配有麻醉机、负压吸引、喉镜、气管插管、转运呼吸机、除颤仪	2	查看	一项不符扣2分	
	7. 特殊抢救药品齐备无过期。物品备用状态、存放有序。基数与实际相符	3	查看	一项不符扣1分	
	8. 熟悉抢救药品剂量、用途、用法,及抢救器械的使用	3	提问	一项不符扣0.5分	
	9. 熟练掌握气管插管、简易呼吸器使用、除颤仪、心电监护抢救技术操作方法规范熟练	3	抽考	一项不符扣1分	
	10. 抢救车管理:急救药品、物品种类齐全,标志清楚,高危药品特殊标志,摆放有序,清洁规范,无菌物品在有效期内。有查对记录。简易呼吸器用后要及时清洁消毒。急救车处于易于取放位置,封条管理合理	3	查看	一项不符扣0.5分	
	11. 按时做细菌培养	2	查看	一项不符扣2分	
	12. 正确使用麻醉机控制呼吸和吸流量氧	2	抽考	一项不符扣2分	
总务室管理23分	1. 药品交接清楚	2	查看	一项不符扣2分	
	2. 熟记麻精药品基数	2	提问	一项不符扣2分	
	3. 按要求做好麻精药品基数登记、空安瓿交接登记、空安瓿丢失登记	2	查看	一项不符扣2分	
	4. 清楚麻醉药品放置位置,即将过期药品,药品领回后按失效先后顺序摆放与发放	2	查看、提问	一项不符扣2分	
	5. 检查冰箱温度、记录,定时清理结冰	2	查看	一项不符扣2分	
	6. 熟悉药品管理流程	2	提问	缺一项不符扣0.5分	
	7. 核对每台手术处方数量	2	抽查	一项不符扣2分	
	8. 计费后双人互查计费情况,及时发现问题,及时纠正	2	查看	一项不符扣2分	
	9. 交班柜内药品补充,与夜班医生交接清楚,双人签字	2	查看	一项不符扣1分	
	10. 不允许私自外借麻精药品	5	查看	发现扣5分,通报科室及护理部	
手术间护理班基础管理20分	1. 手术间麻醉机、监护仪、注射泵、麻醉车卫生符合要求	2	查看	一项不符扣2分	
	2. 检查并补充麻醉车内药品、物品,有效期内使用	2	查看	一项不符扣2分	

项目	检查内容	分值	检查方法	扣分标准	扣分
手术间护理班基础管理20分	3. 检查手术间简易呼吸器、钠石灰	2	查看	一项不符扣2分	
	4. 无特殊原因及时参加接台手术麻醉诱导	2	问医生护士	一项不符扣2分	
	5. 正确做好喉镜预处理、检查镜片亮度,清点喉镜等物品数量,填写交接本	2	抽查	一项不符扣2分	
	6. 正确根据医嘱配制镇痛泵,设定参数,正确填写治疗卡片,项目齐全,执行医嘱签全名	2	查看	一项不符扣2分	
	7. 正确执行口头医嘱,大声复述确认后执行	2	抽查	一项不符扣2分	
	8. 正确计费,按所用实物收费	2	查看、问护士	一项不符扣2分	
	9. 清楚常用麻醉药品配制方法、用途	2	提问	一项不符扣2分	
	10. 正确推注各种药物,正确使用注射泵	2	查看	一项不符扣2分	
术后镇痛回访9分	1. 携带回访记录和健康宣教单回访当日术后镇痛患者	2	问患者	一项不符扣2分	
	2. 自我介绍后检查生命体征、做镇痛评分,检查镇痛泵运行,询问患者有无不适,根据宣传手册为患者家属讲解相关知识与注意事项。	3	问患者	一项不符扣2分	
	3. 回访无投诉	2	问患者	一项不符扣2分	
	4. 发现并发症及时与责任麻醉医师联系	2	问患者	一项不符扣2分	
医德医风9分	1. 护士礼仪符合规范	3	现场检查	一项不符扣3分	
	2. 护士对患者提出的计费问题,耐心解答	3	问患者	一项不符扣3分	
	3. 认真按收费标准收费,无违纪现象	3	问患者/查病历	一项不符扣3分	
规章制度及落实11分	1. 健全的规章制度、工作流程和岗位职责,有更新	2	查看	一项不符扣1分	
	2. 人员管理:护士档案(简历、学历、职称、执照、注册证等复印件及执照、注册证原件);各级各类人员培训计划;有护士工作绩效考核标准,并做到公平、公正考核	3	查看	一项不符扣1分	
	3. 专科护理:有专科护理常规、健康教育手册	2	查看	一项不符扣1.5分	
	4. 有护士分级培训计划	2	查看	一项不符扣3分	
	5. 各项计划、制度执行监督有力;护理部指令性任务按时完成	2	查记录	一项不符扣2分	

续表

项目	检查内容	分值	检查方法	扣分标准	扣分
奖励 26分	向科里提出合理化建议并且实施者	1			
	护理部教学组检查中学生反馈好的老师	1			
	院内满意度调查受到患者表扬者	1			
	参加教学观摩赛,积极报名者	1			
	参加教学观摩赛,获得名次	2			
	开展护理科研课题	5			
	发表国家级论文一篇	5			
	发表省级论文一篇	3			
	参加论文交流	1			
	参加医院组织的活动并取得名次者	2			
	院内刊物投稿发表	1			
	上报不良事件	3			

四、麻醉科一岗一优优质护理服务评价指标

岗位名称	岗位职责与流程	岗位工作标准	评价指标
恢复室护士	1. 清洁恢复室 2. 清点恢复室内物品 3. 仪器处于待机状态 4. 检查急救箱内物品 5. 接患者入室 6. 为患者提供安全护理 7. 评估患者 8. 记录恢复室观察记录单 9. 掌握恢复期患者并发症及应急预案 10. 带气管导管入室的患者,需做好吸痰及气管导管拔出术 11. 掌握入室与出室指征 12. 登记入室患者信息 13. 出室前再评估 14. 清点喉镜,试光亮度 15. 恢复室无患者时,在总务室工作或在手术间配合麻醉诱导	1. 监督卫生员清洁恢复室所有物体表面,做到无灰尘、无血迹 2. 清点恢复室内仪器设备,检查药品和急救物品齐全 3. 打开监护仪、麻醉机,连接麻醉呼吸回路,处于备用状态 4. 检查急救箱内物品,及时更换用过的喉镜片,检查镜柄的亮度 5. 接收入恢复室的患者,评估患者,实施交接流程 6. 将患者安置妥当,实施恢复室护理 7. 进行全身评估和Steward评分 8. 将电脑与手术间联网,采集数据,逐项填写恢复室观察记录单 9. 当患者发生恢复期并发症时,能按应急预案给予患者及时的救治 10. 带气管导管入室患者,护士应迅速备好吸引器吸痰,顺序为导管内、鼻腔、口腔,吸痰时间不能超过10秒,注意氧饱和度生命体征的变化	1. 所有物表无尘、无污迹 2. 物品齐全 3. 仪器备用 4. 急救箱内物品齐全 5. 按交接记录逐项交接 6. 注重患者安全 7. 评估正确 8. 正确使用电脑,及时采集数据 9. 熟记应急预案 10. 正确吸痰操作 11. 掌握入室及出室指征 12. 登记完整 13. 将再评估情况录入电脑,打印,相关人员签字 14. 喉镜柄发白光,发黄光一律更换电池 15. 坚守岗位或协助诱导 16. 台面无灰尘 17. 做到5S管理

岗位名称	岗位职责与流程	岗位工作标准	评价指标
恢复室护士	16. 清洁恢复室,关闭仪器 17. 工作总结	11. 患者达出室指征时,及时汇报医生 12. 登记入室患者相关信息、入室时间、出室时间,恢复时间 13. 达到出室指征后,再评估患者 14. 用喉镜片逐一测试镜柄的亮度,清点喉镜片的总数字,核对与领药条上数字相符 15. 恢复室在无患者需要恢复时,工作岗位在总务室或协助麻醉诱导 16. 再次清洁恢复室,补充药品和物品,填充打印纸,检查便携式呼吸机氧气 17. 检查各项工作是否到位,医疗废物桶盖是否盖好,做到5S管理	
总务护士	1. 清点交班柜内药品和物品 2. 安全核查 3. 与药房核对处方数,清点麻精药品空安瓿,登记领药 4. 补充交班柜、计费 5. 发放镇痛泵配制药品 6. 清点领回的药品 7. 核消麻醉结束的药品和物品 8. 清点麻醉、精神药品基数 9. 与夜班医生交接交班柜 10. 无菌室、药品室上锁	1. 与夜班医生核对夜班交班柜和前日18时未完成手术的领药条 2. 根据领药条,发放药品 3. 打电话通知药房结算处方,清点空安瓿数量,登记在领药本上 4. 将夜班交班柜内物品补充齐全,计费,双人核对计费情况无误 5. 发放镇痛泵配制药品,并登记在领药条上 6. 周一、三、五领药,核对数量,检查外包装及有效期,按序放入药柜内 7. 麻醉结束后逐项核消领药单上的药品、物品,发现问题,及时提醒医生核对 8. 下午6时前核对麻醉、精神药品基数,记录 9. 与夜班医生交接交班柜内物品和药品,双人签字 10. 整理药品室,无菌室和药品室上锁,做到安全第一	1. 交班柜清点无误 2. 发放无误,清点麻精药品 3. 核对无误 4. 交班柜内物品齐全,计费准确 5. 记录准确 6. 放置准确,核对处方数无误 7. 核对无误 8. 核对无误 9. 交接签字 10. 5S管理法,安全措施有效
护理班	1. 检查手术间仪器和药品 2. 根据麻醉方式写计费单 3. 配制麻醉药,配合全麻诱导	1. 检查管辖手术间仪器、药品是否齐全,不足需要补充 2. 根据麻醉具体情况在计费单上记录收费项目,包括麻醉技术和一次性耗材 3. 抽取配制麻醉用药,配合麻醉诱导和气管插管	1. 仪器到位,药品齐全 2. 记录准确 3. 正确给药,执行查对制度 4. 正确预处理 5. 正确配制,核对无误 6. 药品物品齐全

续表

岗位名称	岗位职责与流程	岗位工作标准	评价指标
护理班	4. 更换使用过的喉镜片 5. 配制镇痛泵 6. 填充麻醉车内药品和物品 7. 检查手术间的简易呼吸囊 8. 中午清点喉镜片和喉镜柄 9. 整理无菌室 10. 下午镇痛泵回访 11. 接台手术和急诊手术的麻醉配合 12. 镇痛回访回科,清洗喉镜片	4. 气管插管后,确认导管在气管内,取出用过后喉镜片并浸泡,更换无菌镜片,流动水下冲洗,泡于酶液中30分钟以上,再流动水冲净,擦干,酒精擦拭,待送供应室环氧乙烷灭菌 5. 根据医嘱配制镇痛泵,正确书写治疗卡,调节参数,送至手术间,计费 6. 补充麻醉车内药品和物品,满足麻醉需要,检查有效期 7. 每个单号手术间配备急救简易呼吸囊,每日检查性能是否正常 8. 清洗喉镜片,逐个手术间清点喉镜片总数,与领药条上数字相符,待消镜片登记在与供应室交接本上 9. 清洁整理无菌室台面 10. 记录需要回访的术后镇痛患者信息,携带回访表,下病房回访 11. 接台手术和急诊手术,主动协助麻醉 12. 按处理流程处理使用后的喉镜片,置于专用容器内	7. 简易呼吸器处于备用状态 8. 数字准确,记录准确 9. 干净整齐 10. 按回访要求为患者做讲解 11. 工作积极主动 12. 处理正确
计费	1. 计费原则 2. 手术计费	1. 熟知计费制度,严格按标准计费 2. 计费前认真核对患者信息,确保信息输入正确;使用的物品按规定计费;未使用的物品不得计费;双人核对计费单,发现错误及时纠正	1. 无超标准计费 2. 无错计、漏计、重复计费现象

第五节　不良事件管理

一、不良事件报告制度

1. 建立不良事件登记本,及时登记工作中不良事件的发生经过、原因、结果,时间紧迫时,护士先口头及时上报护士长,护士长每月向护理部报告;

2. 不良事件后,即刻采取补救措施、尽量将伤害降到最低,护士长及时检查、处理;

3. 不良事件处理结束后,当事人必须立即上报护士长,夜班不良事件于次日上午10点前上报,护士长了解情况后,24小时内上报护理部,3天内组织召开会议,分析原因及管理的漏洞,总结教训,及时整改。

4. 一周时间内护士长填写不良事件上报表,将会议记录复印件及不良事件上报表送交护理部;

5. 及时不良事件上报,任何人不得擅自隐瞒。

二、不良事件上报流程

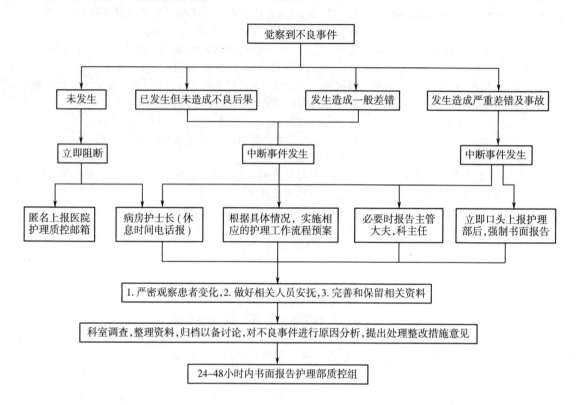

三、不良事件讨论流程

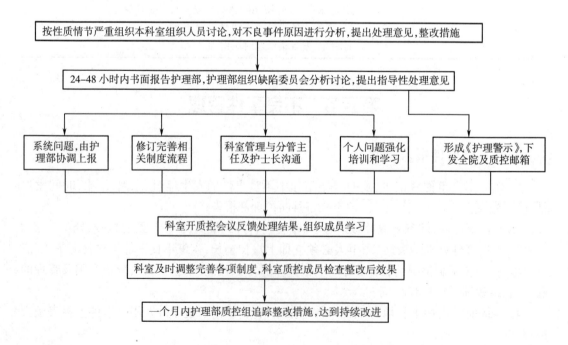

四、不良事件上报表

_____科(按科室 事件类型 后果格式)

填表说明:报表内容选择或填写后,其他不相关信息请一定删除;注意序号正确性。

(一)当事人

1. 相关护理人员

姓名	年龄	职称	在编或聘用	班次	学历

年龄归类:<30岁 30-49岁 50-59岁 >60岁

职称归类:初级 中级 高级

在编与聘用归类: 在编 聘用

班次归类:白班 中午班 夜班

1. 患者

姓名	床号	性别	年龄	住院号	诊断	入院时间	护理级别	职业

2. 年龄归类:<60岁 60~69岁 70~79岁 80~89岁 >90岁

3. 主要照顾者

事件发生时有无陪护:有 无

陪护人:□家属或亲友 □护工

(二)事件类型(打钩∨)

1. 纠纷或投诉 按照纠纷专用表格上报

2. 差错

【一般差错】

(1)违反操作规程,增加患者痛苦,但尚未造成不良后果。

(2)各种护理记录不准确,未影响诊断治疗者。

(3)打错针、发错药,未发生任何不良后果。

(4)标本留取差错,尚未影响诊断治疗。

(5)液体外漏,面积未达到3cm×3cm者。

(6)检查、手术前准备差错,未影响诊断、手术者。

(7)病危患者无护理计划。

(8)执行医嘱不及时,但未影响治疗效果。

(9)无菌技术操作不熟练,造成患者轻度感染。

【严重差错】(造成病员组织器官损伤,导致功能障碍甚至残疾、死亡者)

□压疮 □皮损 □跌倒 □坠床 □静脉炎 □烫伤 □管道脱落

□给错药:□打错针 □输错药 □输错血 □口服药给错 □其他

【事故】□一级事故 □二级事故 □三级事故 □四级事故

（三）事件发生经过及后果

1. 发生时间　　年　月　日　时　分，

时间分布　8AM~6PM；6PM~22PM；22PM~8AM

2. 发生地点　□患者床单位　□浴室　□走廊　□患者活动室　其他＿＿＿＿＿＿＿＿＿

3. 当事人

4. 经过：＿＿＿＿＿＿＿＿＿＿＿＿＿＿＿＿＿＿＿＿＿＿＿＿＿＿＿＿＿＿＿＿＿＿＿

＿＿

＿＿

＿＿

5. 后果

（四）患者后果

1 创伤导致生命危险　2 延长住院时间　3 导致并发症　4 降低活动能力

5 影响患者对安全的感受及心理健康

6 导致因害怕跌倒而降低参与日常活动与康复活动的意愿

（五）伤害程度分级

0 级：无伤害

1 级：捏伤　擦伤　皮肤小裂伤或破裂　仅需稍微的处理和观察

2 级：扭伤，大而深的划破伤，撕裂伤或小外伤，需要医疗或护理处置。处置包括缝合、绷带、夹板、冰敷

3 级：骨折　意识改变　身心状况改变，需要医疗处置或会诊

详情：＿＿＿＿＿＿＿＿＿＿＿＿＿＿＿＿＿＿＿＿＿＿＿＿＿＿＿＿＿＿＿＿＿＿＿＿＿

＿＿

（六）处理措施＿＿＿＿＿＿＿＿＿＿＿＿＿＿＿＿＿＿＿＿＿＿＿＿＿＿＿＿＿＿＿＿＿

报告者：＿＿＿＿＿＿＿＿　报告时间：＿＿＿＿＿＿＿＿

科室质控会议（不良事件）讨论内容结果

（一）事件发生原因分析（如有条件，可提交鱼骨图）

1. 疾病原因

2. 个人原因

3. 环境原因

4. 药物原因

5. 医护人员原因

（二）科室对当事人及责任人的处理意见

＿＿

＿＿

（三）科室讨论的整改措施

1. 护士方面

2. 护士长管理方面

3. 管理流程方面

4. 其他

护士长：_____ 日期：_____

五、科室跟踪整改措施落实及效果评价情况

护士长：_____ 日期：_____

（马涛洪）

第八章 | 麻醉恢复室管理与护理

麻醉恢复室（Post anesthesia care unit PACU）是密切观察患者术后苏醒的场所，对手术、麻醉后患者进行集中监测和治疗，及时发现病情变化，提高患者术后的安全性。由于手术后麻醉药、肌松药的残余作用，常易发生恶心呕吐、误吸、缺氧、高碳酸血症以及水电酸碱平衡紊乱等。通过麻醉恢复室医护人员认真的观察、治疗和护理，使患者安全度过术后恢复期，减少了术后并发症，并且加快手术台周转率，缩短连台手术等候时间，提高工作效率。

第一节　麻醉恢复室管理

一、护理工作制度

麻醉恢复室的设备、药品及人员配置要符合相关规定。床边设施配备监护仪、呼吸机、吸引器、除颤仪、吸氧导管、简易呼吸器等，并保证仪器的完好率达100%。室内配备急救药品和急救物品。床位与护士配比达 1∶0.5，高危患者（如未完全清醒、未拔管、躁动患者）床护比为 1∶1，医生和护士共同管理患者，严格执行恢复室相关制度。

麻醉科护士在科主任及护士长管理下遵守以下制度：

（一）严格遵守出入室标准，按流程转入和转出患者，做好交接工作。

（二）患者入室后，立即实施麻醉恢复室护理常规，遵医嘱监护、护理患者。

（三）准确判断拔管指征，遵医嘱拔管，遵守无菌原则。

（四）熟练掌握恢复期患者常见并发症及处理原则。

（五）熟练掌握麻醉恢复室常见风险因素及应急预案，遇有紧急情况发生，立即启动应急预案。

（六）麻醉恢复室护士定期培训、考核，提高专业能力。

（七）严格遵守手卫生规定，控制院内感染的发生。

（八）定期检查药品、物品有效期。

（九）严格遵守急救仪器的管理五定原则。

二、护士岗位职责

（一）在科主任和护士长领导下及恢复室麻醉医师指导下管理手术后患者,了解患者病情及麻醉手术过程,常规监测生命体征,发现有异常情况及时汇报,保证患者恢复期的安全。

（二）做好恢复期患者护理和记录及登记工作。

（三）严格执行医嘱,做好输血、输液,用药查对制度。

（四）患者达到出室指征后,经麻醉医师评估,同意方可送回病房。

（五）护送患者回病房,与病房护士认真做好交接工作,如引流管、液体、皮肤等,妥善固定,保证患者的安全和各引流管在位通畅。

（六）每日常规检查恢复室药品、物品、仪器,做好记录,确保处于备用状态;仪器出现故障,注明原因,挂牌联系维修。

（七）负责恢复室感染管理,严格执行清洁消毒制度,定期进行空气培养。

（八）统计麻醉恢复患者、工作量、收入、耗材支出。

三、护士工作流程

准备	清点数量	每日晨清点恢复室内呼吸机、监护仪、负压吸引器等的数量,如有丢失及时追回。
	功能检查	打开呼吸机、监护仪、吸引器,检查其性能,连接中心供氧管道、呼吸回路、面罩、呼吸囊,使其处于备用状态。
	急救用物	检查除颤仪、简易呼吸器的性能,保证处于备用状态。
		准备气管插管、拔管用物,检查喉镜亮度。
	药品	清点急救药品基数,并及时补充。
患者入室护理	预约	手术间使用电话预约恢复室床位,了解患者基本情况。
	床位准备	根据患者情况准备床位、监护仪,未拔管的全麻患者,根据患者呼吸功能恢复情况,调节呼吸机参数。
	入室	迎接患者至备好的床位,固定推车,必要时使用约束带,连接呼吸机,监护仪,吸氧,记录入室生命体征。
	交接	与手术室护士交接患者情况,引流、伤口、液体、皮肤的交接,导管型号、插入深度,如实填写交接单,双方签字。
	入室护理	整理床单元,控制液体滴速,各种管道摆放整齐,标志清楚,病情允许的情况下,协助患者取舒适体位。
	专科评估	监护患者,评估患者神志、呼吸、肌力、疼痛、切口等情况,记录麻醉恢复室观察记录单,病情平稳者每15分钟记录一次生命体征、出入量、用药情况;病情变化随时记录。
		椎管内麻醉患者,记录麻醉平面。
麻醉恢复室护理	专科护理	根据患者的情况,安排护理人员,危重患者或小儿需专人护理。
		护理措施集中实施,减少暴露的次数,注意保暖。
		自主呼吸恢复的患者,在麻醉医生的指导下吸痰拔管,通畅气道,清理呼吸道内分泌物。

续表

麻醉恢复室护理	专科护理	病情需要时,抽取动脉血,行动脉血气分析。
		对清醒患者进行心理安抚,缓解患者焦虑。
	并发症护理	发生并发症及紧急情况时,及时配合麻醉医生进行抢救,执行医嘱采取有效护理措施。
		发现切口出血/渗血情况严重者,及时通知手术医生,必要时送回手术间重新处理。
		发现血压进行性下降,心率增快等休克前期症状,及时通知手术医生。
患者出室	出室评估	护士评估患者达到出室指征后,汇报麻醉医生,经医生同意,并下达出室医嘱,准备送患者出室。
		椎管内麻醉者,监测、记录出室麻醉平面。
	转运交接	完善麻醉恢复室护理记录单,主管麻醉医生、护士签全名。
		需转入外科 ICU 的患者,电话通知 ICU 做好迎接准备,并打开绿色通道,电梯准备就位后,在转运呼吸机的协助下送回 ICU,并做好交接工作。
		护送患者回病房,途中注意观察患者的生命体征,与病房护士做好交接。
终末处理	床位处理	调整麻醉机、呼吸机、监护仪、负压吸引器、插管用物、至备用/待机状态,随时准备迎接下一位患者。
	用物	一次性用物按照医疗废物管理条例处理,做好终末清洁,消毒处理及医疗废弃物处理。
	防护	勤洗手或用速干手消,做好手卫生。
	登记	登记患者病例,根据恢复情况合理收费,如有用药,督促医生及时开具处方。
	下班处理	每日下班前整理仪器,设备,关闭电源,氧源,仪器归位。
		补充日间所用的用物,药品。
	感染管理	督促卫生员做好恢复室的清洁工作,消毒液擦拭仪器、设备及恢复室墙面地面。
		每月做一次手表、物表细菌培养,每季度一次空气培养。
麻醉恢复室管理	仪器	有故障的设备,注明故障原因,挂牌待修,通知设备科派人维修。
		做好转运呼吸机的保养维修,及时充电,检查氧气罐。
	药品	每日检查麻醉车内的药品,物品,如有短缺及时补充。
		每月检查药品物品的有效期,确保在有效期内。
	急救	急救物品定点放置,不可随意外借。
	统计	月底分类统计工作量。
	交接	麻醉恢复室护士之间交接时做好药品、物品的交接,填写交接记录单,双方签字。

四、患者交接班身份识别制度和核对流程

(一)患者由麻醉医生和手术室护士推入麻醉恢复室(PACU)后,进行患者的身份识别交接。

(二)使用两种以上交接身份识别的方法,如病历和腕带,常用标志有:姓名、出生日期、住院号、身份证号、诊断等,不得以床号作为识别标志。

（三）清醒患者可直接询问患者相关信息。

（四）建立关键流程识别措施,患者从手术间到 PACU,从 PACU 到病房有专人负责,并有具体交接记录文书,双方签字确认。

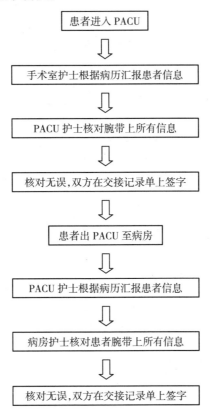

患者进入 PACU

⇩

手术室护士根据病历汇报患者信息

⇩

PACU 护士核对腕带上所有信息

⇩

核对无误,双方在交接记录单上签字

⇩

患者出 PACU 至病房

⇩

PACU 护士根据病历汇报患者信息

⇩

病房护士核对患者腕带上所有信息

⇩

核对无误,双方在交接记录单上签字

五、口头医嘱管理制度与流程

（一）麻醉恢复室护士在紧急情况下执行医生口头医嘱,6 小时内记录在麻醉恢复室观察记录单。

（二）执行口头医嘱后,双人核对空安瓿,及时将信息输入电脑或记录在护理记录单中。

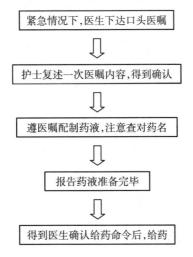

紧急情况下,医生下达口头医嘱

⇩

护士复述一次医嘱内容,得到确认

⇩

遵医嘱配制药液,注意查对药名

⇩

报告药液准备完毕

⇩

得到医生确认给药命令后,给药

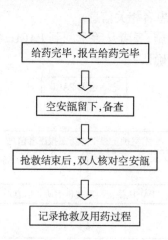

给药完毕,报告给药完毕

↓

空安瓿留下,备查

↓

抢救结束后,双人核对空安瓿

↓

记录抢救及用药过程

六、常用药物及设备配置与管理

麻醉恢复室内应备有各种急救药品,分门别类放置于急救车内或急救药柜内,药品应有明显标记,并按药物管理原则进行管理。

（一）常备的急救药品

1. 心血管活性药　甲氧明、肾上腺素、去甲肾上腺素、麻黄碱、多巴胺、间羟胺、异丙肾上腺素、酚妥拉明、硝酸甘油、硝普钠、压宁定、利多卡因、普罗帕酮(普罗帕酮)等。

2. 抗胆碱药　阿托品、东莨菪碱、拮抗药新斯的明等。

3. 利尿脱水药　呋塞米等。

4. 平喘药　氨茶碱、沙丁胺醇等。

5. 镇静、镇痛药及拮抗药　咪达唑仑、哌替啶、芬太尼、吗啡、曲马多、纳洛酮、氟吗西尼等。

6. 肌肉松弛药　琥珀胆碱、阿曲库铵、罗库溴铵等。

7. 凝血药及抗凝药　凝血酶、肝素等。

8. 激素　氢化可的松、地塞米松、甲泼尼龙等。

9. 其他　10% 葡萄糖酸钙、5% 碳酸氢钠、晶、胶体液等。

备注:恢复室部分药物因属贵重或剧限药物,使用时需向专管员领取。

（二）麻醉恢复室设施配置

1. 床边设施　监护仪、呼吸机、输液泵、吸引器、吸氧导管、简易呼吸器、血气分析仪等。

2. 抢救物品　内有常用的呼吸、循环等急救药品和静脉用注射器和注射盘,急救用品(各种血压袖带、脉氧探头、备用电源接线板、呼吸机管道、各种接头、深静脉留置针、口咽及鼻咽通气道、气管切开包、呼吸气囊等设备配套使用的材料和器具)、纤维支气管镜、盲探插管装置、除颤器。

3. 一次性耗材　各类消耗器械分别存放,便于取用。备有各种型号气管导管、一次性气管套管、鼻导管、输液泵管、吸痰管、注射器、灭菌手套、胶布、纱布及棉签等普通护理用品。

七、麻醉恢复室护理记录单书写与管理规范

麻醉恢复室观察记录单由麻醉恢复室护士填写,要求真实,详细,为临床提供有价值的

医疗护理资料。

（一）患者入室后，操作电脑进入恢复室工作系统，点击患者相应的手术间，患者姓名、性别、年龄、科别、床号、住院号、诊断、手术名称、麻醉方式、并发症、ASA 分级自动生成；没有建立电子信息系统的单位，在眉栏部分记录以上信息。

（二）PACU 护士与手术室护士交接液路、引流管、尿管是否通畅，皮肤有无红肿、压疮、破损，患者入室所携带药物、X 线片、标本及衣物等与恢复室护理无关物品不属于交接范围，应由手术室护士直接交予家属，防止丢失。交接结束双方签字。

（三）PACU 护士对患者进行入室 steward 评分，评估者用氧方式、VAS 疼痛评分、切口有无渗液等。

（四）生命体征（BP、R、P、SpO$_2$）等由系统每隔 5 分钟自动测量并生成数据；无信息系统单位，如病情平稳由护士 10~15 分钟记录一次生命体征，特殊情况随时记录。

（五）发生事件如恢复开始、结束时间；吸氧开始、停止时间；置管、拔管记录及用药记录在相应的时间点或相应项目内输入。

（六）PACU 护士初步评估患者各系统指标恢复情况及 steward 评分达出室指征后，汇报责任医师，下达出室医嘱后，护士填写患者出室时用氧方式、VAS 疼痛评分、伤口情况、在恢复室期间的出入量及患者去向，恢复时长自动生成。

（七）责任医师与 PACU 护士分别签字。

（八）PACU 护士与责任医师共同将患者送出恢复室。

八、麻醉恢复室患者交接

（一）转入麻醉恢复室的交接内容

为了保障患者安全及监护的连续性，做好详细交班，包括：

1. 患者姓名、年龄、一般状况、麻醉方式及麻醉中情况、手术方法及手术中的意外情况等。

2. 所用麻醉药物、肌肉松弛药、镇痛药的种类、剂量和应用方法等。

3. 术中生命体征（血压、脉搏、呼吸、尿量和体温等）情况，有无险情或重大病情变化等。

4. 患者术前并发症对手术麻醉的影响。

5. 经过何种治疗性药物处理，效果如何。

6. 手术中失血量、输血及输液情况、尿量等。

7. 各种导管，如胸腔、腹腔引流管，胃肠道减压管，动静脉穿刺导管，导尿管等。

8. 麻醉医师提供完整的麻醉监测记录单，内容包括

（1）患者一般信息：患者姓名，年龄，手术名称，麻醉医师及手术医师姓名，手术名称；

（2）术中用药情况：麻醉用药包括剂量和给药方式，最后一次用阿片类药物和肌松药的时间，是否用过拮抗剂，术中其他用药如：抗生素、止吐剂、血管活性药等；

（3）术中的其他情况：麻醉给药后的异常反应，手术过程中的意外，实验检查结果，血气、血糖等。

（二）转出 PACU 交接内容

1. 认真填写各种表格和准备好转移患者必需的仪器、氧气、药品。

2. 通知接收病房做好接收患者准备。

3. 向麻醉医师报告如下内容

（1）患者的意识状态、定向力和四肢活动度；

（2）患者区域麻醉的恢复情况；

（3）生命体征的稳定性状况；

（4）输液装置情况；

（5）外科引流和手术区域，如引流、排液情况；

（6）患者镇痛、镇静评分；

（7）患者排泄物、引流物的量和性状的情况；

（8）其他：患者转移的方式、转运途中的监测、氧气和吸引等措施、转运方式、通知陪护人员和患者亲属、转出时间等。

九、麻醉恢复室内物品交接与管理

（一）麻醉恢复室内物品交接

1. 交接：月初时交接班两人当面清点交接单上各种仪器、设备的种类、名称、数量。

2. 当面检查设备的性能。

3. 急救设备如除颤仪、简易呼吸器等的定点放置。

4. 备用氧气筒的数量、标志，筒内氧气的压力，如压力不足，及时联系氧气房更换氧气筒。

5. 可重复使用呼吸回路的数量、消毒时间，使用后的回路及时送供应室，并填写交接单，双方签字。

6. 常用药品的基数，有效期，明确高危药品的标志。

7. 各种物品的消毒、灭菌方法。

8. 麻醉恢复室每月做一次手表的细菌培养，每季度一次空气细菌培养物表和手表的细菌培养，每月交接细菌培养的项目。

（二）麻醉恢复室内物品管理

1. 麻醉恢复室所有仪器、物品、药品，都有固定的放置地点，固定的基数设置。

2. 每日检查麻醉恢复室内物品清点的数量，如有缺失及时追回。

3. 恢复室护士到岗后，检查仪器及用物的性能状态，如有故障及时排除，或挂牌待修，及时请设备处前来检修。

4. 每月检查药品、用物的有效期，保证都在有效期内使用。

5. 每日补充日间所用的药品及物品，并及时开具处方或计费。

6. 可重复利用的用物，用后送供应室处理，注意与供应室的交接。

7. 每日下班后，所有仪器、物品归位，并督促卫生员做好清洁工作。

8. 保持所有仪器的备用电池蓄电饱满，以备不时之需。

9. 及时补充转运呼吸机内氧气瓶、备用氧气瓶内的氧气。

10. 负压吸引器瓶，使用后 500mg/L 的含氯消毒剂浸泡消毒，每日登记在册；或使用一次性废液袋。

第二节　麻醉恢复室护理

一、麻醉恢复室护理常规

麻醉恢复室的主要任务是收治当日手术后的患者;保障患者在麻醉恢复期间的安全,监护和治疗在此阶段内出现的生理功能紊乱。

(一)清点恢复室药品、物品、设备,打开呼吸机、监护仪、负压吸引器并检查其性能。

(二)麻醉医生预约床位,麻醉科护士根据患者的具体情况准备用物。

(三)患者在麻醉医师和手术室护士监护下从手术间送 PACU。

(四)入室后固定床位,加床挡,应立即给患者吸氧或连接呼吸机辅助呼吸。

(五)监测和记录生命体征,至少每 15 分钟记录一次,如有病情变化随时记录。严密观察病情变化,出现异常立即向麻醉医师报告并严格执行医嘱。

(六)与手术室护士交接患者情况(液路、管道、皮肤、血制品、引流、伤口、特殊交接等)并填写交接单,双方签字。

(七)整理床单位,调节液体滴速,各种引流管路标志清楚,不可互相缠绕,摆放合适位置,避免受压,观察引流物颜色、性质及量,如有异常及时通知医生。

(八)评估患者神志、呼吸、肌力等,达到拔管指征后,遵医嘱吸痰拔管。

(九)记录尿量、液体入量,观察液体滴入速度。

(十)记录还应包括如下内容:

1. 患者的姓名、年龄、手术方法、诊断、既往史摘要、服药史、过敏史、术前生命体征。应记录的特殊情况如聋症、性格改变或语言障碍。

2. 气管内导管的位置、型号及深度。

3. 麻醉过程,特别是可能影响患者术后早期恢复过程的问题,如化验值、静脉穿刺困难、插管困难、术前饱胃、术中血流动力学不稳定或心电图变化。

4. 液体出入情况,包括输液量和种类,尿量,出血量。

(十一)鼓励患者咳痰、深吸气、协助患者变换体位,协助麻醉医师及时治疗患者。

(十二)监测内容

1. 呼吸系统　节律、潮气量、每分通气量、血氧饱和度,血气分析和呼吸的通畅程度、患者皮肤黏膜颜色和保护性反射(如呛咳、吞咽反射)等。

2. 循环系统　监测患者的血压和 ECG,必要时应监测有创血压、中心静脉压、肺动脉压和心功能等。

3. 体温监测　皮肤、鼻/口、直肠、食管温度等。

4. 神志观察　瞳孔、意识等。

(十三)常用评分方法

1. 手术麻醉所需要的镇静深度常用改良的 OAA/S 评分(The Observer's Assessment of Alertness/Sedation Scale)方法(表 8-1)。

2. Steward 苏醒评分,评分在 4 分以上方能离开手术室或恢复室(表 8-2)。

3. POR(Post Operative Recovery)苏醒评分(表 8-3)。

表 8-1　改良的 OAA/S 评分

分级	指标
1 级：	完全清醒,对正常呼叫的应答反应正常;
2 级：	对正常呼叫的应答反应迟钝;
3 级：	对正常呼叫无应答反应,对反复大声呼叫有应答反应;
4 级：	对反复大声呼叫无应答反应,对轻拍身体才有应答反应;
5 级：	对拍身体无应答反应,但对伤害性刺激有应答反应。对伤害性刺激无反应为麻醉。
	一般而言,手术所需要的镇静深度为 3 级或 4 级。

表 8-2　Steward 苏醒评分

项目	评分
清醒程度	
完全苏醒	2
对刺激有反应	1
对刺激无反应	0
呼吸道通畅度	
可按医师吩咐咳嗽	2
不用支持可以维持呼吸道通畅	1
呼吸道需要予以支持	0
肢体活动度	
肢体能做有意识的活动	2
肢体无意识活动	1
肢体无活动	0
评分在 4 分以上方能离开手术室或恢复室	

表 8-3　POR 复苏计分系统

项目	评分
四肢活动度	
自发性或命令可活动四肢	2
自发性或命令可活动两肢	1
四肢都不会动	0
呼吸功能	
可做深呼吸或咳嗽	2
呼吸困难或呼吸浅、慢	1
完全无呼吸	0

续表

项目	评分
收缩压波动范围	
术前收缩压的 20% 以内	2
术前收缩压的 20%~50% 以内	1
术前收缩压的 50% 以上	0
意识状态	
完全苏醒	2
可叫醒	1
有反应	0
皮肤颜色	
粉红色	2
苍白、灰黑色、黄疸色、脏脏的污色	1
发绀色	0
评分达 8~10 分方可离开 PACU	

4. Aldrete 苏醒评分表,是氧饱和度、呼吸、循环、意识及活动度一系列量化分值的简单总和。达 9 分以上,可转回普通病房(表 8-4)。

表 8-4 Aldrete 苏醒评分表

评估指标	分值
氧合	
吸空气 $SpO_2>92\%$	2
吸空气 $SpO_2>90\%$	1
吸空气 $SpO_2<90\%$	0
呼吸	
能自由地深呼吸和咳嗽	2
呼吸困难,通气浅或受限	1
呼吸暂停	0
循环	
血压变化不超过麻醉前水平的 20%	2
血压变化为麻醉前水平的 20%~49%	1
血压变化超过麻醉前水平的 50%	0
意识	
完全清醒	2

续表

评估指标	分值
呼喊能唤醒	1
不易唤醒	0
活动度	
按指令四肢活动	2
按指令双个肢体活动	1
无法按指令活动肢体	0
评分达 9 分方可离开 PACU	

5. 肌力评分通过机体收缩特定肌群来判断,肌力一般分为 6 级(表 8-5)。

表 8-5 肌力评分

分级	指标
0 级	完全瘫痪、肌力完全丧失
1 级	可见肌肉轻微收缩但无肢体活动
2 级	肢体可移动位置但不能抬起
3 级	肢体能抬离但不能对抗阻力
4 级	能作对抗阻力的运动,但肌力减弱
5 级	肌力正常

二、气管导管拔管指征及操作流程

(一)气管导管拔管指征

1. 意识清醒,咳嗽反射、吞咽反射恢复,可以合作。

2. 呼吸方式正常,T 形管通气 10 分钟试验表明,患者能自主呼吸,呼吸不费力,呼吸频率 <30 次 / 分,成人潮气量 >300ml。

3. 能睁眼、皱眉,肌力完全恢复。

4. 无严重酸碱水电解质失衡,无缺氧,$SpO_2$92%~99%。

5. 循环功能稳定 不需要紧急处理的心律不齐、高血压或低血压症状。

6. 确定拔管后,不会因手术部位(如头颈部手术、颅颜手术、喉部、咽部手术)而发生上呼吸道阻塞的可能。

7. 符合拔管条件,拔管前给予吸氧,吸引气管导管、口腔和咽部;拔管前正压通气、面罩给氧,监测 SpO_2,评估是否有气道梗阻或通气不足的征象;应警惕原已存在的气道问题,并可能需要再次插管。由医师下医嘱,护士在医师指导下执行"拔除气管导管"。

(二)气管拔管流程

1. 拔管前应警惕原已经存在的气道情况,并做好可能需要再次气管内插管的准备。

2. 护士记录拔管前患者的意识状态、血压、心率、体温及 SpO_2，或者动脉血气分析。

3. 拔管前必须先吸尽残留于鼻腔、口腔、咽喉和气管内分泌物，拔出导管前预充氧。

4. 抽尽套囊内气体，准备好吸引器，患者头偏身一侧，拔出气管导管，保留牙垫（必须用胶布将牙垫粘贴固定于口角外，以免掉入口腔或气道），既可防止拔管后牙关紧闭，又便于吸引口腔内分泌物。期间观察患者意识、心跳、血压、呼吸次数、胸廓及横膈膜运动、SpO_2 等。

5. 拔出气管导管后应继续面罩吸氧，必要时再次吸引口、鼻、咽腔分泌物。

6. 拔出气管导管后观察 SpO_2 并注意是否有呼吸困难的发生。

7. 如病情允许，取头高位，利于呼吸恢复。

（三）注意事项

1. 拔管前必须先吸尽残留于口、鼻、咽喉和气管内分泌物；拔管后应继续吸尽口咽腔内的分泌物。

2. 吸痰动作要轻柔到位、有效，吸痰过程密切观察患者的血氧饱和度。

3. 拔管动作迅速、轻柔，尽可能减轻患者不适，并尽量取得患者配合。

4. 拔除气管导管后，及时给予面罩或鼻导管吸氧。

5. 及时记录患者的拔管时间和生命体征。

三、患者转入恢复室指征和流程

（一）患者转入恢复室指征

1. 麻醉后患者未清醒，自主呼吸未完全恢复、肌力差或因某些原因气管导管未拔除者。

2. 各种神经阻滞发生意外情况，手术后需要继续监测治疗者。

3. 术后有氧合不佳及通气不足的症状和体征者均应送恢复室。

4. 椎管内麻醉后平面过高或最后一次给药时间过短者需送恢复室。

（二）患者转入恢复室流程

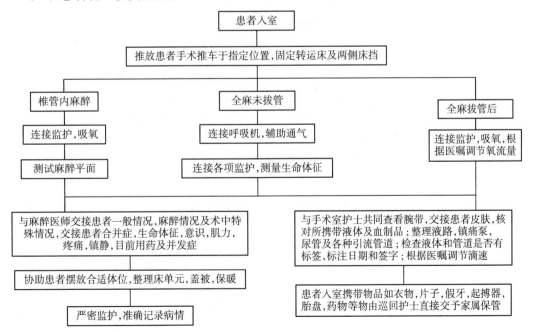

四、患者转出恢复室指征和流程

（一）患者转出恢复室指征

麻醉恢复室护士应在充分评估患者生命体征,确认其生理平稳,后经医师评估确认后,方能让患者离开麻醉恢复室。

1. 中枢神经系统标准　术前神志正常者意识恢复,神志清楚,有指定性动作;定向能力恢复,能辨认时间和地点;肌力恢复,平卧抬头能持续 5 秒以上。

2. 呼吸系统标准　自行保持呼吸道通畅,吞咽及咳嗽反射恢复;通气功能正常,呼吸频率为 12~30 次 / 分,能自行咳嗽,排除呼吸道分泌物,SpO_2 在停止吸氧 20 分钟仍高于 95% 或达术前水平。

3. 循环系统标准　心率、血压不超过术前值的 ±20% 并稳定 30 分钟以上;体温在正常范围。

4. 椎管内麻醉后,呼吸循环稳定,麻醉平面在 T6 以下;超过最后一次麻醉追加药物 1 小时;感觉及运动神经阻滞已有恢复,交感神经阻滞已恢复;循环功能稳定,不须用升压药。门诊患者则待运动功能和本体感觉恢复,循环、呼吸稳定有家属陪伴返家。

5. 患者在恢复室由于严重疼痛或躁动等使用麻醉性镇痛药或镇静药者,应警惕再度发生呼吸和神志抑制的可能,应观察 30 分钟无异常反应才能送回病房。

6. 无急性麻醉或手术并发症,如气胸、活动性出血等。

7. 对苏醒程度评价可参考 Steward 苏醒评分标准,达到 4 分者可离开 PACU。

（二）患者转出恢复室流程

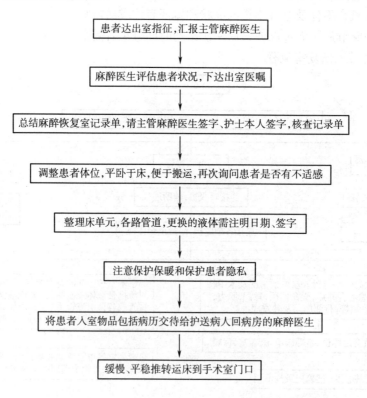

患者达出室指征,汇报主管麻醉医生

↓

麻醉医生评估患者状况,下达出室医嘱

↓

总结麻醉恢复室记录单,请主管麻醉医生签字、护士本人签字,核查记录单

↓

调整患者体位,平卧于床,便于搬运,再次询问患者是否有不适感

↓

整理床单元,各路管道,更换的液体需注明日期、签字

↓

注意保护保暖和保护患者隐私

↓

将患者入室物品包括病历交待给护送病人回病房的麻醉医生

↓

缓慢、平稳推转运床到手术室门口

五、转运患者流程

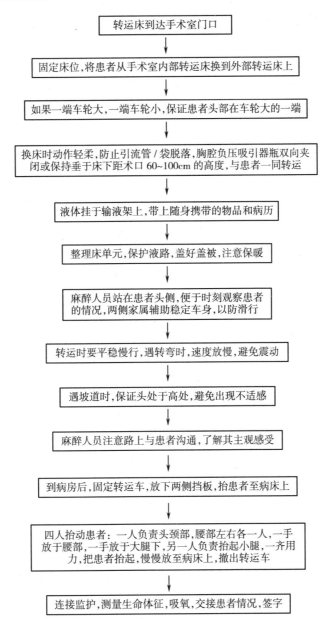

转运床到达手术室门口

↓

固定床位,将患者从手术室内部转运床换到外部转运床上

↓

如果一端车轮大,一端车轮小,保证患者头部在车轮大的一端

↓

换床时动作轻柔,防止引流管/袋脱落,胸腔负压吸引器瓶双向夹闭或保持垂于床下距术口 60~100cm 的高度,与患者一同转运

↓

液体挂于输液架上,带上随身携带的物品和病历

↓

整理床单元,保护液路,盖好盖被,注意保暖

↓

麻醉人员站在患者头侧,便于时刻观察患者的情况,两侧家属辅助稳定车身,以防滑行

↓

转运时要平稳慢行,遇转弯时,速度放慢,避免震动

↓

遇坡道时,保证头处于高处,避免出现不适感

↓

麻醉人员注意路上与患者沟通,了解其主观感受

↓

到病房后,固定转运车,放下两侧挡板,抬患者至病床上

↓

四人抬动患者:一人负责头颈部,腰部左右各一人,一手放于腰部,一手放于大腿下,另一人负责抬起小腿,一齐用力,把患者抬起,慢慢放至病床上,撤出转运车

↓

连接监护,测量生命体征,吸氧,交接患者情况,签字

第三节　恢复室并发症及预防处理

一、喉痉挛

喉部肌肉反射性痉挛收缩,使声带内收,声门部分或完全关闭而导致患者出现不同程度的呼吸困难,甚至完全性的气道梗阻。

（一）原因

1. 气道内操作　气管插管、拔管、吸痰、口/鼻咽通气道等操作对咽喉部产生刺激。

2. 气道内异物刺激　分泌物、渗出液、血液、呕吐物、反流的胃内容物等。

3. 手术操作　咽喉部手术。

4. 浅麻醉　浅麻醉下,患者呼吸道反射恢复,气道刺激依然存在。

5. 搬动患者　搬动气管插管、带口/鼻咽通气道患者。

6. 药物　吸入刺激性麻醉药。

7. 缺氧、CO_2 蓄积。

8. 呼吸环路故障。

（二）临床表现

1. 根据程度不同,临床表现不同

（1）轻度:吸气性喉鸣音,音调低,无明显通气障碍;

（2）中度:吸气性喉鸣音,音调高,气道部分梗阻,吸气时出现"三凹征"(锁骨上凹、胸骨上凹、肋间隙凹陷);

（3）重度:呼吸活动强烈,气道接近完全梗阻,出现发绀,意识逐渐丧失,甚至出现呼吸心搏骤停。

2. 呼吸用力,气管牵拽,抬头、伸颈、提颏,吸气性呼吸困难。

3. 心率加快,血压升高,心律失常。

（三）预防

1. 术前给予抗胆碱药,减少分泌物的生成。

2. 术前检查呼吸回路是否通畅,排除麻醉机故障。

3. 及时清理呼吸道分泌物、胃内呕吐物、反流物。

4. 术中保持足够的麻醉深度。

5. 术后及时吸痰、拔除气管导管或口/鼻咽通气道,拔管之前抽尽套囊内的空气。

6. 严密监测患者生命体征,防止出现缺氧。

（四）护理

1. 立即停止一切刺激操作和手术。

2. 头后仰,通畅气道,托下颌,扣面罩,持续加压给氧,辅助/控制呼吸。

3. 及时清除呼吸道分泌物或呕吐物。

4. 遵医嘱使用糖皮质激素、氨茶碱缓解痉挛。

5. 加深麻醉,静脉注射诱导剂量的丙泊酚或吸入麻醉药。

6. 若病情无缓解,使用肌松药,去极化为宜,进行气管插管。

7. 重度喉痉挛可使用 16 号穿刺针行环甲膜穿刺给氧或高频喷射通气。

8. 伴有心动过缓者,遵医嘱使用阿托品,对症处理。

9. 加强对血氧的监测,及时记录监测结果及用药情况。

10. 清醒患者,及时给予心理支持,缓解恐惧感。

二、支气管痉挛

支气管平滑肌痉挛性收缩,气道变窄,气道阻力骤然增加,呼气性呼吸困难,引起严重缺

氧和 CO_2 蓄积。若不及时予以解除，患者因不能进行有效通气，不仅发生血流动力学的变化，甚至发生心律失常和心搏骤停。

（一）原因

1. 哮喘病史，慢性呼吸道炎症或近期有上呼吸道炎症。

2. 长期大量吸烟。

3. 麻醉或手术操作对气道的刺激。

4. 浅麻醉。

5. 缺氧。

6. 气管、支气管异物。

7. 药物　兴奋迷走神经，促进组胺释放。

8. 呼吸道分泌物增多。

（二）临床表现

1. 咳嗽，咳痰，喘息。

2. 呼气性呼吸困难　胸闷、气紧，两肺有哮鸣音，被迫端坐位，呼气费力。

3. 气管插管患者气道阻力增高，使用肌松药后阻力不解除。

4. 发绀、缺氧、CO_2 蓄积。

5. 开胸术中，加压通气，肺部不扩张。

6. 血流动力学改变　早期心率加快，血压升高，可出现心律失常；后期心率减慢，血压下降，甚至心搏骤停。

（三）预防

1. 上呼吸道病史的患者积极完善专科检查，请专科会诊。

2. 使用激素、支气管扩张药、抗生素控制并发症。

3. 长期大量吸烟的患者入院后戒烟。

4. 术前使用抗胆碱药物，减少分泌物。

5. 选择麻醉药物时，避免使用增加分泌物、促进组胺释放、诱发支气管痉挛的药物，如硫喷妥钠，阿曲库铵等。

6. 有哮喘史的患者随身携带平喘的喷剂进入手术室。

7. 对咽喉部和气管表面进行充分的表面麻醉，减轻气管插管的刺激。

8. 术中保证一定的麻醉深度。

（四）护理

1. 停止一切气道内麻醉或手术操作刺激。

2. 通畅气道，清除呼吸道分泌物，吸氧，辅助/控制呼吸。

3. 适当加深麻醉，给予肌松剂。

4. 遵医嘱用药，拟肾上腺能药（如：沙丁胺醇、特布他林）、氨茶碱、糖皮质激素、抗胆碱药等。

5. 加强生命体征监测，防止出现缺氧及 CO_2 蓄积。

6. 检查呼吸回路，通过血气分析结果调整麻醉机参数设置。

7. 积极配合抢救，对其他症状，遵医嘱对症处理。

三、舌后坠

仰卧位时由于下颌骨和舌肌松弛,在重力作用下,舌体坠向咽部而形成的一种呼吸道阻塞。

（一）原因

1. 全麻后肌松剂残余作用。

2. 术前合并鼾症。

3. 过度肥胖、舌大。

4. 口腔、咽部手术后,局部形成水肿。

（二）临床表现

1. 吸气性呼吸困难,呈点头呼吸,有喉鸣音,吸气时有三凹征。

2. 缺氧,发绀。

3. 早期心率加快,血压升高。

（三）预防

1. 严格掌握拔管指征。

2. 有鼾症史者、肥胖者备口/鼻咽通气道。

3. 预防性使用糖皮质激素,缓解手术部位水肿。

（四）护理

1. 头后仰,托起下颌,吸氧,辅助呼吸。

2. 使用口/鼻咽通气道。

3. 病情允许的情况下取侧卧位,或平卧头侧位。

4. 监测血氧,观察缺氧改善情况。

四、低氧血症

各种原因导致 $PaO_2<8kPa$（60mmHg）,$SpO_2<90\%$。

（一）原因

1. 麻醉及药物的残余作用　椎管内麻醉平面过高,麻醉药、肌松药的残余作用。

2. 通气不足　由于术后疼痛、腹带过紧、气道梗阻、气道分泌物、肥胖者过多等各种原因导致的通气不足。

3. 呼吸系统疾病　吸烟者、年老者、呼吸系统炎症病变如阻塞性肺疾病。

4. 心血管疾病　右向左分流的心脏病如法洛四联症,静脉血流入动脉血,使氧分压降低。

5. 呼吸中枢疾病。

（二）临床表现

1. 呼吸困难,吸气时三凹征。

2. 缺氧,发绀。

3. 心率加快、血压升高。

（三）预防

1. 长期大量吸烟者入院戒烟;呼吸道炎症者积极控制感染或请专科会诊。

2. 全麻后严格掌握拔管指征,保证自主呼吸,控制麻醉药的用量。

3. 维持气道通畅,防止呼吸管路阻塞。

4. 及时清理呼吸道分泌物、呕吐物、咽部渗血等。

5. 根据血气分析结果调整麻醉机参数。

6. 插管困难或气道手术,预防性使用糖皮质激素减轻气道水肿。

7. 使用镇静药物的患者,及时保证供氧。

(四)护理

1. 吸氧。

2. 通畅气道,托下颌,扣面罩辅助呼吸,必要时气管插管,需要呼吸支持的患者,遵医嘱调整呼吸机参数。

3. 清理呼吸道分泌物。

4. 取舒适卧位,病情允许时可取半卧位,利于膈肌活动促进呼吸功能恢复。

5. 如果因麻醉药过量,立即停药,必要时使用拮抗剂。

6. 加强监护,防止因其他并发症引起的低氧血症。

7. 及时向主管麻醉医生汇报病情,必要时做动脉血气分析。

8. 术后适当镇痛。

五、高二氧化碳血症

各种原因导致二氧化碳蓄积,使 $PaCO_2 > 5.87kPa$(45mmHg)。

(一)原因

1. 呼吸系统疾病:肺通气、换气功能障碍,气道阻塞性肺疾病,肺不张等。

2. 心血管系统疾病:右向左分流的患者,静脉血未进行气体交换而直接进入动脉血。

3. 呼吸中枢疾病:中枢性低通气、中枢呼吸暂停综合征等。

4. 肥胖,胸廓畸形。

5. 通气不足:麻醉药物、疼痛、麻醉机参数设置不当等各种原因导致的低通气量。

6. 呼吸道阻塞:全麻过程中呼吸回路阻塞。

7. 钠石灰失效。

(二)临床表现

1. 深大呼吸,频率加快,通气量增加。

2. $PaCO_2$ 增高。

3. 心率加快,可出现心律失常,血压稍高,面色潮红。

4. 神经系统 颅内压增高,可引起昏迷,抽搐,躁动,$PaCO_2$ 达到 90~100mmHg 可引起 CO_2 麻醉。

5. 肾脏 少尿,高钾血症,钠潴留。

(三)预防

1. 术前戒烟,呼吸系统疾并及时进行专科会诊。

2. 术前更换钠石灰,保证 CO_2 排出顺畅。

3. 保持呼吸通畅,及时清理呼吸道分泌物,防止出现气道梗阻。

4. 合并气体交换障碍的患者,合理调整麻醉机参数,保证通气。

5. 适当减少麻醉药的用量,防止出现呼吸抑制。

6. 可能存在气道损伤的患者,预防性使用糖皮质激素减轻水肿。

7. 严格掌握拔管指征,保证自主呼吸。

8. 椎管内麻醉患者,控制阻滞平面。

(四)护理

1. 吸氧,清理呼吸道分泌物。

2. 保证呼吸道通畅,解除气道梗阻 托下颌,使用口/鼻咽通气道,必要时进行气管插管,辅助/控制呼吸。

3. 更换钠石灰,根据患者情况调整呼吸机参数。

4. 腹腔镜手术时,注意是否存在 CO_2 吸收。

5. 加强对 $PaCO_2$ 的监测,必要时行血气分析。

六、恶心呕吐

恶心呕吐是在 PACU 常见的并发症,发病率与手术操作及麻醉用药等因素有关,严重者可延迟患者离院时间。

(一)原因

1. 控制呼吸方法不当或小儿哭闹导致胃内积气。

2. 术前禁饮食时间不足、胃排空延迟、胃管刺激。

3. 药物 阿片类镇痛药,吸入麻醉药等。

4. 咽部刺激 吸痰、拔管等操作。

5. 手术 眼科手术、腹腔镜手术等。

6. 低血压、疼痛、缺氧。

7. 其他 年龄、性别、肥胖、晕动症等。

(二)预防

1. 严格控制术前禁饮食时间,向家属说明禁饮食的重要性,一般要求 8~12 小时,急诊手术固体或浊流质 4~8 小时,清流质禁食 3~6 小时。

2. 对于易发生恶心呕吐的患者,预防性使用止吐药。

3. 急诊饱胃、胃排空延迟的患者,术前进行胃肠减压。

4. 控制呼吸时,托起下颌,确保气道通畅,使氧气顺利进入气道内,必要时行环状软骨施压。

5. 尽早拔除气管导管或鼻胃管,减少浅麻醉下吸痰等咽部刺激。

(三)护理

1. 吸氧。

2. 停止咽部刺激。

3. 严密监测生命体征,及时纠正缺氧、低血压、疼痛等。

4. 恶心的患者,抬高头部,缓解不适,呕吐的患者平卧头偏一侧,或侧卧,及时清理呕吐物。

5. 遵医嘱使用止吐药,观察病情缓解的情况。

七、反流误吸

反流:由于贲门松弛或胃内压力过高等原因,胃内容物逆流到咽喉腔的现象。

误吸:由于患者咽喉反射迟钝或消失,胃内容物进入气道,造成气道阻塞或吸入性肺炎(Mendelson 综合征)。最常见于麻醉诱导和苏醒期。

（一）原因

1. 控制呼吸不当,气体进入胃内。

2. 胃内压力过高　胃胀气、饱胃、胃排空延迟患者。

3. 贲门肌肉松弛。

4. 吞咽反射消失或减弱或拔除气管导管过早。

（二）临床表现

1. 控制呼吸时,气道阻力增加。

2. 面部或面罩内有胃内容物溢出。

3. 气道梗阻,通气不足,出现缺氧症状,易诱发喉痉挛或支气管痉挛。

4. Mendelson 综合征:吸入性肺炎,气管黏膜损伤,肺内有哮鸣音,湿啰音,肺水肿,严重者出现急性呼吸窘迫综合征（ARDS）。

5. 早期心率加快,血压升高,后期血压下降,甚至呼吸心搏骤停。

（三）预防

1. 急诊饱胃患者,胃排空延迟、肠蠕动减慢患者术前常规胃肠减压,充分做好咽喉部表面麻醉,清醒插管。

2. 根据患者的年龄、胃肠功能,严格禁饮食。

3. 采取快诱导,尽量缩短气管插管的时间,或采取小潮气量、高频率、低气道压控制呼吸。

4. 控制通气时保持气道通畅,下压环状软骨,帮助暴露声门,快速并准确地置入气管导管,先行气囊充气,再行控制呼吸。

5. 减少麻醉诱导和苏醒期间的不良刺激。

（四）处理及护理

1. 立即停止操作刺激。

2. 调整体位,头低足高位,头偏向一侧或右侧卧位。

3. 及时清理口鼻腔、咽部、气管内的反流物,保持气道通畅。

4. 吸氧,呼吸支持。

5. 积极配合抢救,反复行支气管内冲洗。

6. 必要时加深麻醉,行气管插管。

7. 严密监测生命体征,遵医嘱使用糖皮质激素、氨茶碱、抗生素等。

8. 行循环支持,对症治疗。

9. 动脉血气分析,及时纠正水、电解质紊乱。

八、心律失常

（一）原因

1. 麻醉深度不足。

2. 药物　琥珀胆碱,局麻药毒性反应、洋地黄中毒等。

3. 电解质紊乱。

4. 麻醉、手术操作　气管插管刺激、中心静脉置管术、心脏大血管手术、嗜铬细胞瘤切除术等。

5. 患者情绪紧张、低热、严重烧伤等。

6. 术前存在并发症　心血管疾病、内分泌疾病、肺部疾病等。

（二）分类

1. 室上性心律失常

（1）窦性心动过速:常继发于疼痛、躁动不安、发热或低血容量。如不合并低血压或心肌缺血,只需针对病因处理;

（2）窦性心动过缓:可因麻醉性镇痛药、β受体阻滞药或迷走神经兴奋引起,一般对阿托品治疗有效,严重者可静滴异丙肾上腺素。因严重高血压、颅内压升高或严重低氧血症引起的心动过缓,应针对病因处理;

（3）快速室上性心律失常:包括阵发性心动过速、结性心动过速、心房纤颤及扑动,若不及时治疗,可导致心肌缺血。

2. 室性心律失常　如室性期前收缩为多源性、频发、或伴有 R-on-T 现象,表明有心肌灌注不足,应积极治疗。

（三）预防

1. 术前有并发症的患者积极完善术前专科检查,控制病情。

2. 做好心理安抚,消除紧张情绪。

3. 做好气管插管的表面麻醉,中心静脉置管,不可插入过深,尽量减少外部刺激。

4. 避免使用易诱发心律失常的药物。

5. 适当加深麻醉深度,充分吸氧,监测术中生命体征,行血气分析,观察电解质变化。

6. 体外循环再灌注时,严密监测心电图,及时发现并处理心律失常。

（四）护理

1. 连续心电图监测,观察心电波形,及时发现异常并汇报医师。

2. 暂停操作及手术。

3. 与麻醉医生共同分析原因,消除诱发因素。

4. 遵医嘱用药,三查七对,注意药物的剂量和浓度,积极配合抢救。

九、高血压

围术期血压超过基础值 30%,持续 30 分钟以上为高血压。

（一）原因

1. 麻醉深度较浅。

2. 麻醉手术操作刺激　气管插管、拔除气管导管、吸痰、手术等。

3. 药物使用不当。

4. 患者合并心血管疾病。

5. 高血压病患者术前停用降压药。

6. 术后疼痛、躁动、寒战、缺氧、气管导管及尿管刺激。

7. 儿茶酚胺分泌增多　嗜铬细胞瘤。

8. 其他　情绪紧张、颅脑手术、年龄、肾功能不全、糖尿病等。

（二）临床表现

1. 收缩压比术前升高 30% 以上。

2. 有高血压病史者,收缩压高于 24kPa(180mmHg)和(或)舒张压高于 14.7kPa(110mmHg)。

3. 心悸、胸闷、头晕等症状。

4. 高血压危象时可有恶心呕吐、烦躁、眩晕、气促、视力模糊等症状。

（三）预防

1. 合并高血压者,嗜铬细胞瘤患者,积极调整血压,完善术前准备。

2. 麻醉前对咽喉部做好充分的表面麻醉,插管时保证足够的麻醉深度。

3. 合理选择麻醉药物。

4. 告知患者术前遵医嘱服用降压药。

5. 适当使用镇痛、镇静药物,避免因疼痛、躁动引起的高血压。

6. 吸氧,通畅气道,清除呼吸道分泌物,解除上呼吸道梗阻。

（四）护理

1. 与麻醉医生共同分析原因,解除诱因,如镇痛、纠正低氧血症和高碳酸血症、降低颅内压等。

2. 遵医嘱使用降压药,常用药物有:乌拉地尔、硝普钠、硝酸甘油、酚妥拉明。

3. 严密观察血压变化,增加血压测量频率,防止渗血、出血增多和脑出血的发生。

十、低血压

围术期收缩压下降超过基础值的 30%,持续 30 分钟以上,称为低血压。

（一）原因

1. 患者合并基础疾病　心脏瓣膜疾病、休克、酸中毒等。

2. 体位　仰卧位低血压综合征,体位性低血压。

3. 麻醉药物　静脉麻醉药,吸入麻醉药、阿片类药等。

4. 麻醉方法　椎管内麻醉,局麻药物入血或全身麻醉后交感神经阻滞,血管扩张,循环系统受到抑制,产生低血压。

5. 手术　术中失血过多、牵拉兴奋迷走神经、嗜铬细胞瘤切除术后等。

6. 过敏反应、输血反应。

（二）临床表现

1. 收缩压比术前降低 30% 以上。

2. 出现器官灌注不足体征,如心肌缺血、中枢神经功能障碍等。

3. 恶心呕吐、胸闷出汗、脉搏细速、皮肤苍白湿冷等休克体征。

4. 术后出现少尿或代谢性酸中毒。

（三）预防

1. 术前完善检查,积极补充血容量。

2. 合理控制麻醉药的用量及麻醉平面。

3. 神经阻滞麻醉时,注意反复回抽注射器,防止药物入血。

4. 术中加强出入量的监测,适当补液。

5. 严密监测,及时发现手术原因导致的低血压。

6. 使用糖皮质激素,抗过敏治疗,预防过敏反应及输血反应。

7. 调整体位,防止体位性低血压。

（四）护理

1. 严密监测血压变化,保暖,遵医嘱用药并记录。

2. 吸氧,遵医嘱加快补液,遵医嘱使用血管活性药、升压药。

3. 病情允许时取休克体位,促进回心血量。

4. 不明原因低血压,首先排除过敏反应及输血反应。

5. 必要时行动脉血气分析,纠正酸中毒及电解质紊乱。

十一、术后疼痛

（一）原因

1. 麻醉　麻醉方法、麻醉药量、持续时间、镇痛药停用过早等。

2. 手术　手术部位、切口大小、手术应激等。

3. 患者　疼痛的耐受差、痛觉过敏、年龄、性别、经历、教育背景等因素。

4. 排除内出血、炎症等其他因素。

（二）临床表现

1. 面容痛苦、出汗,烦躁。

2. 呼吸急促,主诉疼痛。

3. 心率加快,血压升高,偶尔可见心电图异常。

（三）预防

1. 保证术中足够的镇痛,手术结束前给予预防性镇痛。

2. 操作中动作尽量轻柔,减轻损伤,减少刺激。

3. 术后避免大幅度活动,牵拉手术切口。

4. 咳嗽、深呼吸时注意保护伤口。

5. 术后镇痛泵的使用。

（四）护理

1. 吸氧。

2. VAS 评分法 3 分以下,分散患者注意力。

3. 局部冷、热敷,可有效缓解疼痛。

4. 汇报麻醉医生,考虑行局部神经阻滞。

5. 行术后持续镇痛治疗患者做好生命体征监测的护理。

6. 注意手术切口部位的情况,防止伤口出血、感染引起的疼痛。

7. 根据不同的疼痛程度,遵医嘱使用镇痛药。

8. 观察术后镇痛的效果,及时发现并遵医嘱处理并发症。

9. 患者恢复饮食后可改为口服止痛药。

十二、术后躁动

（一）原因

1. 患者脑功能障碍，意识不清。

2. 药物因素　长期应用精神治疗药物、镇静药物、饮酒等；术前使用东莨菪碱或阿托品等药物；肌松药的残留作用等。

3. 刺激因素　如疼痛、尿潴留、各种导管刺激、习惯改变、体位不适等造成。

4. 缺氧，高碳酸血症。

（二）预防

1. 完善术前访视内容，向患者介绍可能出现的不适，并取得患者的配合。

2. 操作轻柔，防止暴力加重损伤。

3. 术前留置尿管，尿管型号合适，充分润滑，避免因尿管带来的不适。

4. 在病情允许的情况下，尊重患者的生活习惯，取舒适卧位。

5. 保持气道通畅，保证供氧。

6. 手术结束之前给予适当镇静、镇痛。

7. 及时拔除气管导管，减轻导管刺激。

（三）护理

1. 吸氧，及时清除呼吸道分泌物，通畅气道。

2. 固定床位，拉起床挡，必要时使用约束带。

3. 分析可能引起躁动的原因，并予以解除，如尿潴留的患者及时排尿或留置尿管。

4. 遵医嘱使用镇痛、镇静药。

5. 进行术后持续镇痛的患者，遵医嘱调整镇痛设备的参数。

6. 积极排除术后其他并发症，如甲状腺术后因术口渗血，压迫气管，烦躁导致窒息。

7. 清醒的患者，加强沟通，进行心理安抚。

8. 躁动的患者，采取专人护理，功能位按压，避免暴力按压，以免造成外伤。

9. 遵医嘱用药维持循环系统的稳定。

10. 必要时血气分析，防止高碳酸血症的发生。

十三、谵妄

谵妄是一种急性脑病状态，特点是伴有意识和认知功能障碍，在作出这个诊断的时候首先要排除其他疾病，对其进行评估、治疗。

（一）原因

1. 常见原因　老年，脑功能损害、脑损害、创伤、营养不良、焦虑或抑郁。

2. 促发因素　抗胆碱药物、心血管疾病、脑供氧不足、代谢障碍、睡眠障碍等。

（二）表现

1. 知觉紊乱，可出现幻觉、妄想、失眠、过度警觉等。

2. 定向力障碍、注意力分散、记忆不清。

3. 有时可表现为兴奋、躁动，最后可发展为昏睡、昏迷。

（三）预防

1. 积极治疗原发疾病。

2. 谨慎使用抗胆碱药、氯胺酮等。

3. 吸氧,保证机体血氧供应。

4. 麻醉过程中注意监测血压,保证脑供血。

（四）护理

1. 测量生命体征,吸氧,通畅气道,清除呼吸道分泌物。

2. 固定床位,加床挡,做好安全措施,约束松紧适宜。

3. 减少不良刺激,积极排除可能引发患者不适的因素。

4. 根据医嘱治疗其他并发症。

5. 集中治疗及护理,避免打扰患者睡眠。

6. 术后积极补充营养。

7. 创造舒适的生活环境。

十四、苏醒延迟

全身麻醉结束,停止给药超过 90 分钟,患者意识仍未恢复,可认为麻醉后苏醒延迟。

（一）原因

1. 麻醉药物　全麻药残余作用,药物过量,药物相互作用。

2. 代谢障碍　如肝肾功能障碍、低温、高龄等原因造成的药物代谢时间延长。

3. 意识障碍　术中并发症引起的意识障碍,如电解质紊乱、血糖异常、脑血管意外等,糖代谢紊乱,水电解质紊乱。

4. 通气不足,低氧血症,高碳酸血症。

（二）表现

1. 多数患者生命体征无明显异常。

2. 意识不清,或处于昏睡状态。

3. 合并相关疾病者,可有相应的症状,如:瞳孔扩大,呼出气异味等。

（三）预防

1. 术前合并肝肾功能异常、或可能存在代谢、排泄时间延长的患者,根据代谢途径,慎重选择用药,并严格遵医嘱调整药物的用量。

2. 行动脉血气分析,注意酸碱平衡,电解质水平、血糖、血酮的变化。

3. 做好保温措施,防止术中持续低温造成的药物代谢异常。

4. 术中严密监测患者的生命体征,防止出现脑功能障碍。

5. 吸氧,通畅气道,加大通气量,加速吸入麻醉药的排出。

（四）护理

1. 快速排出呼吸回路内的吸入麻醉药。

2. 高流量(>5L/min)吸氧,保证通气。

3. 遵医嘱补液、用药,维持循环稳定。

4. 行动脉血气分析,监测血糖、血酮、酸碱、电解质变化。

5. 针对药物过量,遵医嘱使用呋塞米 20mg 静注,加速药物排出,或使用相应的拮抗药。

6. 严密监测呼吸、循环、SpO_2 及瞳孔、意识的监测,并注意患者呼气中是否存在烂苹果味,即酮症酸中毒。

7. 遵医嘱使用碳酸氢钠,纠正酸中毒。

8. 保护患者,防止突然坠床。

9. 做好保暖措施,提高机体代谢率。

10. 根据医嘱,及时请专科会诊并做出及时处理。

十五、寒战

麻醉苏醒期患者出现不能自主的肌肉收缩抽动,导致机体耗氧量和 CO_2 生成增加。

(一)原因

1. 产热减少　麻醉区域肌肉松弛,肝功能和基础代谢降低。

2. 外界低温　室内低温,术中输入大量低温液体,低温冲洗液。

3. 散热增加　麻醉后血管扩张、术中开腹／开胸后散热面积增加,手术时间长等原因造成散热增多。

4. 药物

5. 体温调节中枢功能异常

(二)表现

1. 全身立毛肌收缩、骨骼肌收缩。

2. 体温、皮温低。

3. 口唇、皮肤颜色青紫。

(三)预防

1. 适当提高室温,注意术中保暖,避免不必要的暴露。

2. 术中输入加温的液体、常温的血制品。

3. 手术前使用抗胆碱药、镇静药、镇痛药。

4. 手术中冲洗胸腔或腹腔时,使用温盐水。

(四)护理

1. 入室测耳温。

2. 吸氧,保证全身的血氧供应。

3. 提高室温,患者入室后,加盖被保暖,必要时使用保温毯、热水袋或热辐射灯,注意防止皮肤烫伤。

4. 集中护理,减少暴露的次数。

5. 手术中大量输液时可使用加温棒加温,血制品在室温下放置 30 分钟,再输入。

6. 严密监测病情变化,并做好安全防范措施。

7. 寒战严重时,遵医嘱给药,常用的药物有:曲马多、芬太尼、多沙普仑。

十六、体温升高

中心温度高于 37.5℃ 或体温每小时上升 2℃ 以上为体温升高。

(一)原因

1. 患者本身疾病　感染、甲状腺功能亢进、破伤风等疾病。

2. 输血、输液反应。

3. 麻醉用药抑制腺体分泌,减少排汗,钠石灰产热无法排出。

4. 室温过高、盖被过厚、散热减少、加温毯温度过高。

5. 手术因素。

6. 恶性高热 氯胺酮,遗传性,较凶险。

（二）表现

体温 >37.5℃,心率、呼吸加快,寒战或出汗。

（三）预防

1. 严格控制室温,最好不要超过 26℃。

2. 术中严密监测体温。

3. 盖被不可过厚。

4. 及时更换钠石灰。

5. 输血时严密观察有无输血反应。

（四）护理

1. 严密监测体温,根据体温测量结果,选择降温的方法。

2. 适当降低室温,减少患者的盖被。

3. 物理降温 冰袋降温、酒精擦拭降温、加快空气对流。

4. 加快输液,促进排尿。

5. 降温效果不佳时,遵医嘱使用药物降温。

6. 积极排查和治疗其他并发症引起的体温升高。

十七、尿潴留

（一）原因

1. 阿片类制剂可降低膀胱逼尿肌张力。

2. 支配膀胱、尿道的神经被阻滞,导致膀胱逼尿肌麻痹。

3. 膀胱、尿道周围手术引起膀胱括约肌反射性痉挛。

4. 患者不习惯床上排尿。

5. 中枢神经系统病变。

6. 术后精神心理因素、疼痛刺激等。

7. 其他 年龄、水电失衡等。

（二）表现

1. 耻骨联合上膀胱区膨隆,叩诊有鼓音。

2. 下腹部胀痛,烦躁不安。

3. 有时可见尿液溢出。

（三）预防

1. 术前训练床上排尿,降低不适感。

2. 手术时间长的患者,术前留置尿管。

3. 术后镇痛或麻醉时尽量降低镇痛药的浓度。

4. 未留置尿管的患者,根据医嘱控制输液的速度。

（四）护理

1. 膀胱区热敷、按摩、听流水声。

2. 心理安慰。

3. 中医针灸:针刺足三里、关元、中极、三阴交等穴。

4. 必要时导尿、留置尿管甚至膀胱穿刺,注意严格无菌操作原则。

5. 及时记录尿量。

第四节　麻醉恢复室常见风险评估

护理风险评估是在风险识别的基础上进行定量分析和描述,通过对这些资料和数据的处理,发现可能存在的风险因素,确认风险的性质、损失程度和发生几率,为选择处理方法和正确的风险管理决策提供依据。

麻醉恢复室是麻醉科相对重要的部门,恢复期患者的安全关系到其术后的恢复。在恢复期存在很多风险,需要培训护士,做到提前预测风险,提前做好防范措施,将可能存在的风险降至最低。

因素	类别	项目	风险
患者因素	老年人	内分泌系统	糖尿病酮症酸中毒、苏醒延迟
		循环系统	高血压、低血压、心律失常
		神经系统	偏瘫、肢体活动障碍、沟通障碍
		呼吸系统	通气不足、低氧血症、高碳酸血症
		骨骼系统	骨质疏松、骨折、关节脱位
	小儿	呼吸系统	气道痉挛、气道水肿、呼吸困难
		皮肤	皮肤红肿、破损
		胃肠系统	胃胀气、呕吐／反流误吸
		神经系统	反射不健全、反流误吸、气道痉挛
		循环系统	肺水肿
	个体差异	过敏体质	过敏反应
		哮喘史	气道痉挛、哮喘
		痛阈低	疼痛、恶心
		晕动症	恶心、呕吐
		失眠症	苏醒延迟、术中知晓
	心理因素	承受能力不足	焦虑、抑郁
	急诊手术	饱腹	烦躁、恶心呕吐、反流误吸

续表

因素	类别	项目	风险
麻醉因素	麻醉操作	吸痰	黏膜损伤、SpO_2 下降、气道痉挛
		拔管过早	呼吸抑制、呼吸遗忘
		拔管过迟	烦躁、气道痉挛、意外拔管
		困难插管	气道水肿、黏膜损伤、出血、气道痉挛
	药物残余作用	过度镇静	呼吸遗忘、呼吸抑制
		镇痛不足	疼痛、躁动、血压升高
		反射迟钝	误吸、尿潴留
	椎管内麻醉	平面过高	呼吸抑制、循环抑制、低血压、头晕、心慌，甚至呼吸心搏骤停
		平面过低	术后疼痛
手术因素	腹腔镜手术	人工气腹	皮下气肿、CO_2 蓄积、恶心呕吐，呼吸性酸中毒
	开腹手术	切口	疼痛、术后出血
	手术时间过长	空腹	恶心、低血糖
		大量输入冷液体	寒战
		间断监测无创压	皮下淤血、肢体麻木、肢体缺血瘫痪
	管道刺激	引流管	烦躁、导管脱落、意外拔管
设施因素	转运车	故障	外伤、坠床
		内外车对接过猛	恶心呕吐、疼痛、麻醉阻滞平面波动、头晕、血压波动
	急救设施	故障、短缺	延误抢救
环境因素	室温	PACU 室温高	烦躁
		PACU 室温低	寒战、紧张
	声音	噪声过大	烦躁
	陪伴	小儿无家长陪护	恐慌、烦躁、哭闹、呕吐、坠床、外伤
管理因素	规章制度	不完善	人为因素间接伤害患者
	药品	管理存在疏漏	用药错误、毒麻药品丢失、外流
	院感控制	不合格	院内感染
	排班	不合理，青年护士搭班	差错多、应急能力不足
护士因素	专业知识不足	盲目执行医嘱	用药错误
	工作经验不足	工作缺乏预见性和计划性	
	法律意识淡薄	文书记录不规范	
	心理承受不足	紧急情况无法应对	延误抢救

（王秋菊　马涛洪）

第九章 | 护理应急预案

应急预案指面对突发事件时,如自然灾害、重特大事故、环境公害及人为破坏的应急管理、指挥、救援计划。

护理应急预案是在卫生部、医院整体应对突发事件预案的基础上,针对护理工作的专业性、特殊性而制定,主体责任人、当事人是护士,当发生突发事件时,如何立即采取有效措施,直接涉及患者的生命安全,不容犹豫和延误。

第一节 公共应急预案

重大突发事件发生在手术室麻醉科,如地震、火灾;或停氧、停电等,需要根据医院具体情况制定公共应急预案,定期组织全体人员进行相关知识、技能的培训及演练;突发事件发生后立即启动应急预案,科室人员时刻坚守岗位,遵从领导安排,局部利益必须服从整体利益。严格执行各项诊疗常规,保证患者的安全。

一、停氧

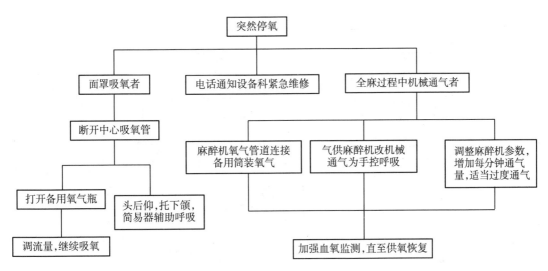

二、停电

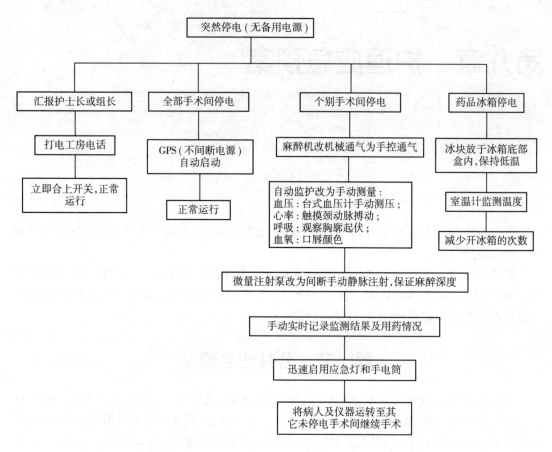

三、停水

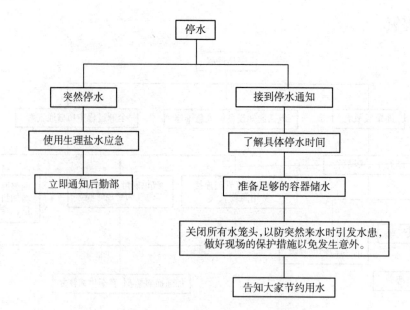

四、地震

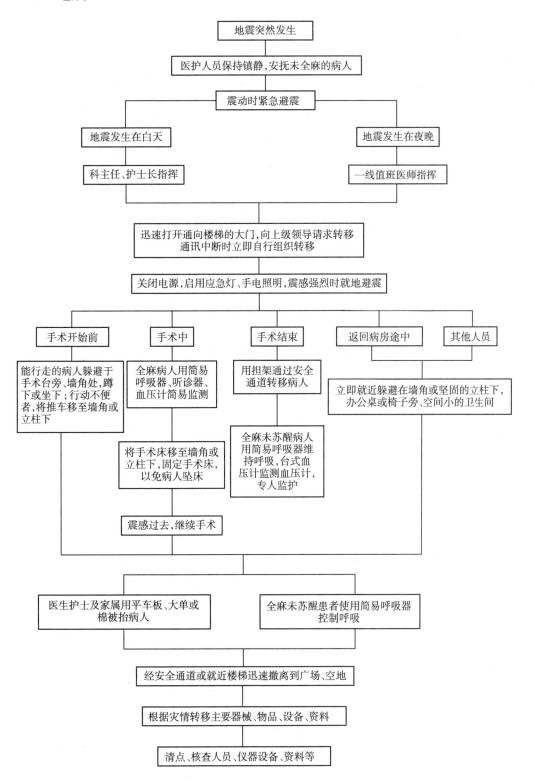

五、火灾

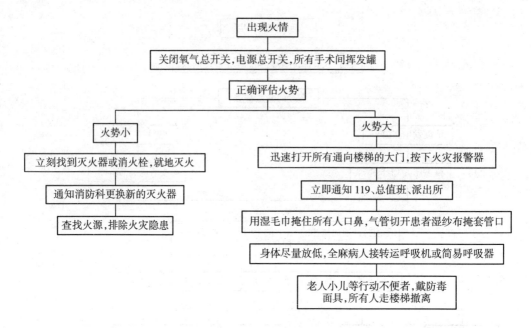

第二节　专科应急预案

专科应急预案涉及科室所用仪器,设备,乃至患者在治疗期间可能发生的并发症及意外情况而专门制定的应急措施。一旦发生,立即启动应急预案,第一时间保证患者的安全,对护士进行定期培训、演练及考核。

一、麻醉机故障

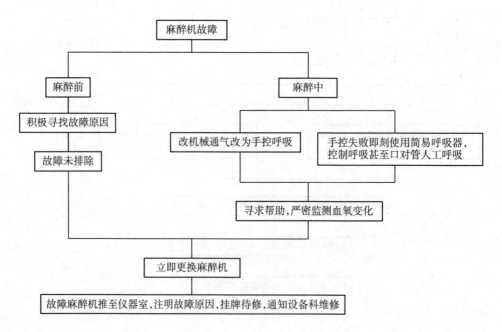

二、监护仪故障

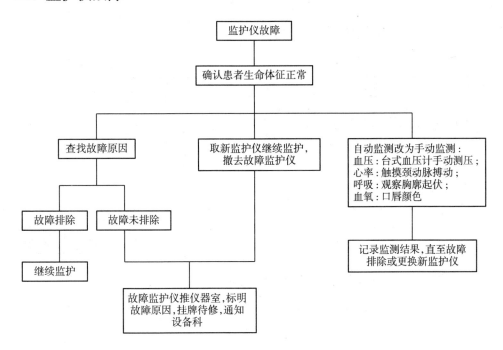

三、除颤仪故障

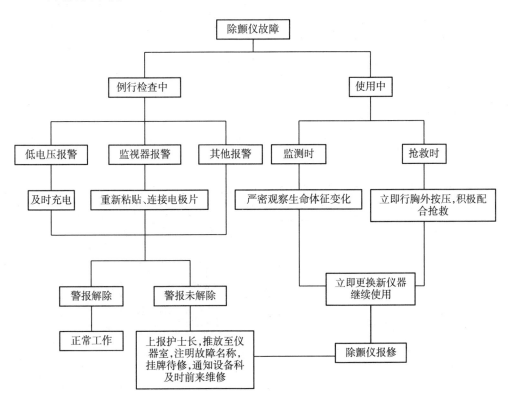

四、中心负压吸引故障

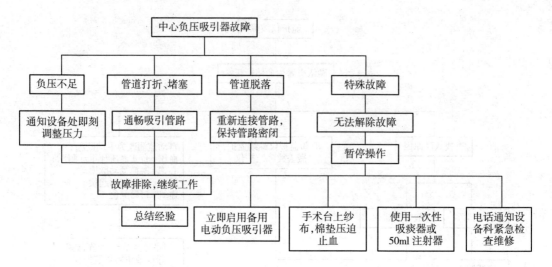

五、麻醉药品和精神药品丢失应急预案

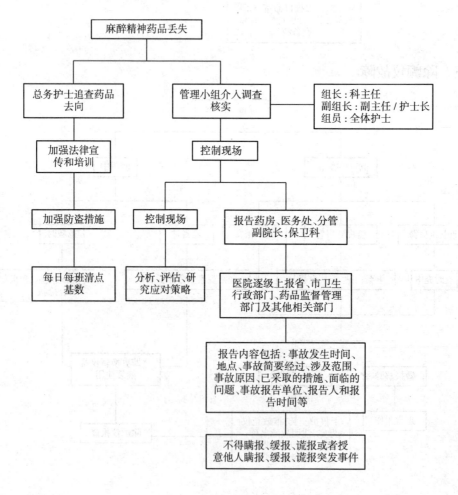

六、输血反应应急预案

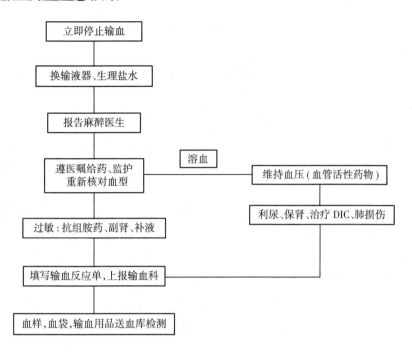

七、输液反应应急预案

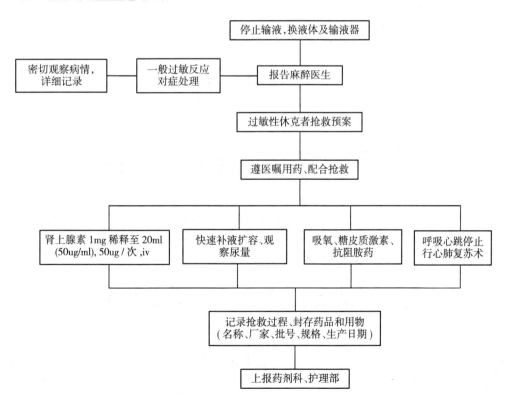

八、药物外渗应急预案

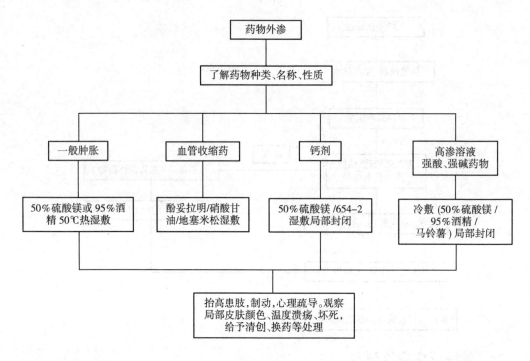

```
药物外渗
   │
了解药物种类、名称、性质
   │
┌──────────┬──────────┬──────────┬──────────┐
一般肿胀    血管收缩药    钙剂      高渗溶液
                                 强酸、强碱药物
   │          │          │          │
50%硫酸镁或95%酒  酚妥拉明/硝酸甘  50%硫酸镁/654-2  冷敷(50%硫酸镁/
精50℃热湿敷      油/地塞米松湿敷  湿敷局部封闭     95%酒精/
                                            马铃薯)局部封闭
   └──────────┴──────────┴──────────┘
                    │
        抬高患肢,制动,心理疏导。观察
        局部皮肤颜色、温度溃疡、坏死,
        给予清创、换药等处理
```

九、躁动应急预案

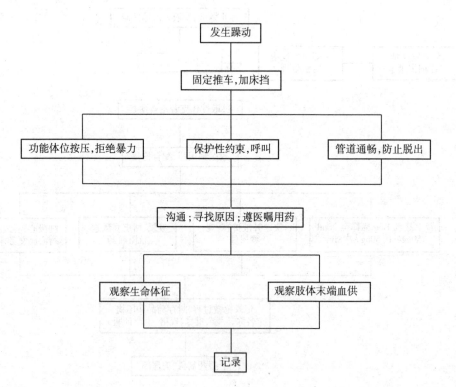

```
发生躁动
   │
固定推车,加床挡
   │
┌──────────────┬──────────────┐
功能体位按压,拒绝暴力  保护性约束,呼叫  管道通畅,防止脱出
   └──────────────┴──────────────┘
                │
        沟通;寻找原因;遵医嘱用药
                │
        ┌───────────┬───────────┐
      观察生命体征          观察肢体末端血供
        └───────────┴───────────┘
                │
              记录
```

十、坠床应急预案

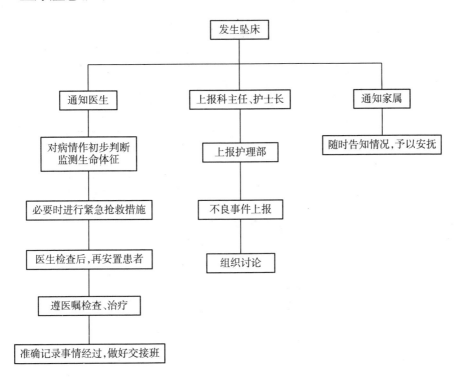

十一、误吸应急预案

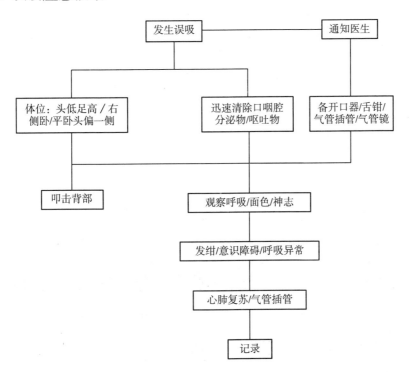

十二、气道痉挛应急预案

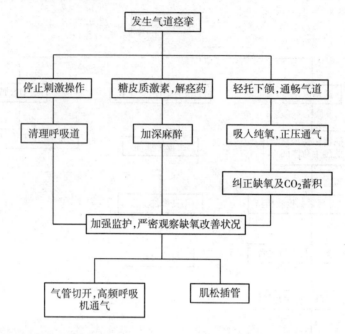

发生气道痉挛

停止刺激操作 · 糖皮质激素,解痉药 · 轻托下颌,通畅气道

清理呼吸道 · 加深麻醉 · 吸入纯氧,正压通气

纠正缺氧及CO_2蓄积

加强监护,严密观察缺氧改善状况

气管切开,高频呼吸机通气 · 肌松插管

十三、舌后坠应急预案

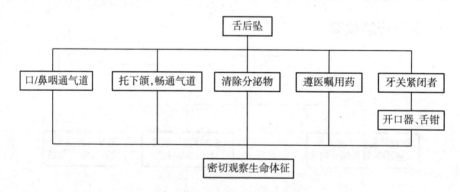

舌后坠

口/鼻咽通气道 · 托下颌,畅通气道 · 清除分泌物 · 遵医嘱用药 · 牙关紧闭者

开口器、舌钳

密切观察生命体征

十四、寒战应急预案

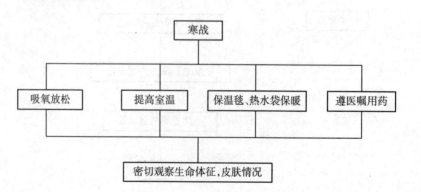

寒战

吸氧放松 · 提高室温 · 保温毯、热水袋保暖 · 遵医嘱用药

密切观察生命体征,皮肤情况

十五、恶心呕吐应急预案

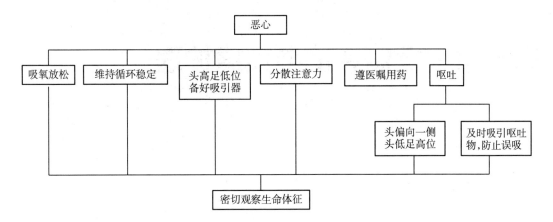

十六、导管脱落应急预案

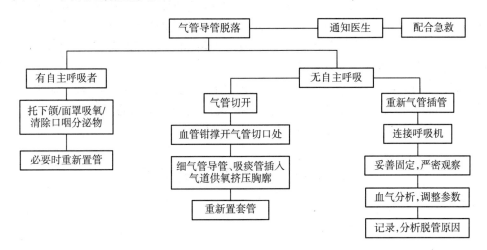

十七、患者转运应急预案

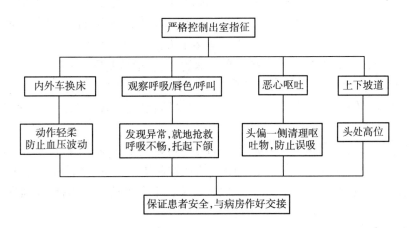

（马涛洪 王秋菊）

第十章 | 疼痛评估与镇痛护理

疼痛（Pain）是人类最为常见的生活和临床现象。任何人的一生，都不可避免地要经历疼痛的困扰。轻微而短暂的疼痛，能为机体提供特殊的警报信号，是生命不可缺少的保护功能之一，有利于机体趋利避害，我们可谓之为"好痛"。严重而持久的疼痛将给机体带来明显的伤害，这种伤害几乎是无法估量的。先天性缺失疼痛同样是有害无益的，此类患者终因不能感知和鉴别疼痛造成遍体鳞伤而危及生命。

疼痛（Pain）1994年国际疼痛研究会（IASP）给出的定义是：疼痛是一种不愉快的感觉和情感体验，起源于实际的或潜在组织损伤。疼痛的产生是与实际的或潜在的组织损伤相关的主诉，但应包括不愉快的感觉和情感体验两个方面。

第一节　疼痛评估与记录

一、疼痛评估

（一）疼痛评估的内容

临床医护人员在对患者的疼痛进行评估过程中，应注意详细了解患者的疾病发生、发展情况，在全面、系统问诊的基础上，有重点地采集疼痛病史，对疼痛注意综合评估，包括病因、疼痛的性质、程度、部位，对日常生活的影响等多个方面。

1. 性别和年龄　有许多疼痛病症存在明确的性别、年龄差异。如肋软骨炎多发生在20岁左右的青年女性；丛集性头痛初发多是20~30岁的青年男性。同是腰背痛，在老年人，多见于退行性疾病、转移癌；在中年人，多见于劳损、椎间盘突出症；在青少年，则多见于外伤、畸形。

2. 职业　在没有明显损伤时，颈、腰区的疼痛可以是不正确的用力，不合适的体位或一种姿势保持过久而引起，如长时间伏案工作，搬运物品等。因此，要注意仔细询问患者的职业、工种、劳动时的姿势、用力方式等。一般患者往往不会主动汇报，需经仔细询问才能获得相关信息。

3. 疼痛的诱发因素和起病情况　许多疼痛性疾病均有明显的诱发因素，如功能性疼痛在潮、湿、凉的环境中容易发病；神经血管性疼痛在精神紧张时易发病；偏头痛易在月经前发作。许多疼痛的出现或加重也有明显的诱因,如咳嗽、大便、憋气时出现向肢体放射性疼痛的病变多来自于椎管;韧带损伤或炎症在某种体位时疼痛明显加重,有时则有明显的压痛点。

在询问病史时,应注意发病开始的时间,最初疼痛的情况,如有无外伤,外伤时体位及部位等,对判断起病原因及部位有重要意义。如睡眠后开始的颈区疼痛常为颈区肌肉痉挛或落枕所致。

4. 疼痛的性质 疼痛是一种主观感觉,对疼痛性质的表达受多种因素的影响,包括患者的文化素质、疼痛经历等。因此,患者常常对疼痛表述不清或找不到恰当的词语来形容,但是疼痛的性质对诊断具有重要意义,如软组织内血肿、脓肿、外伤后水肿可表现为局部胀痛或跳痛;酸痛多为肌肉组织的功能性疼痛;神经根或神经干受压常引起放射痛;晚期肿瘤多呈部位固定、持续性且逐渐加重。医护人员应注意应用通俗的语言来指导患者表述自身所患疼痛的性质。

5. 疼痛的伴随症状 了解疼痛的伴随症状在疼痛疾病的诊断和鉴别诊断中有着非常重要的意义。各种疼痛性疾病通常有各自的伴随症状,掌握这些规律可使诊断局限到某类疾病或某个疾病。如关节疼痛伴有肿胀,晨僵者多为类风湿关节炎;疼痛伴有发热者考虑感染性疾病、风湿热等。

疼痛的伴随症状比较复杂,几乎每个剧烈疼痛病例均伴有烦躁不安、心率增快、呼吸加快、瞳孔缩小等交感神经兴奋的症状。常见的伴随症状还有:头痛时伴有头晕、恶心、呕吐、视物模糊、耳鸣等;颈区痛伴有手麻、腿软、眩晕、心慌等;腰痛伴有泌尿系、生殖系症状等。

6. 精神状态及有关心理社会因素 在了解患者的病史时,应注意观察患者的精神状态和心理反应,有助于甄别出那些需要特殊精神心理支持的患者,以给予相应的支持治疗。

绝大多数癌痛患者都存在有不同程度的恐惧、愤怒、抑郁、焦虑和孤独等心理障碍。如果不能发现这些心理障碍并努力地协助患者解除,即使给患者足量的镇痛药物,患者的痛苦一般仍得不到满意的解除。

7. 其他 过去史、家族史、婚姻史、感染史、肿瘤史及手术史、应用激素史、疼痛的诊断和治疗过程,疼痛治疗效果等都是医护人员必须重视的要素。

(二)疼痛评估的原则

1. 相信患者的主诉 疼痛是患者的主观感受,诊断患者是否有疼痛及疼痛严重程度主要依据是患者关于疼痛的主诉。因此,医护人员应鼓励患者充分表达疼痛的感受和疼痛相关的病史,鼓励患者积极参与疼痛评估,仔细倾听患者关于疼痛的表达,相信患者对疼痛感受的叙述。

2. 全面评估疼痛 了解疾病的诊治及发展过程,疼痛的性质、程度,疼痛对生活的影响,药物治疗史及伴随症状及体征等。

3. 动态评估疼痛 评估每次疼痛的发生、治疗效果及转归。评估的时机:①患者主诉出现新的疼痛;②进行新的操作时,如患者疼痛程度增加,之前的疼痛治疗措施效果不佳时;③在疼痛治疗措施达到峰值效果后;④对于一些长时间存在的疼痛,如术后疼痛、慢性疼痛需要根据疼痛情况规律地进行评估。

再评估的内容:①现在的疼痛程度、性质和部位;②过去24小时最严重的疼痛程度;③疼痛缓解的程度;④治疗方案实施中存在的障碍;⑤疼痛对日常生活、睡眠和情绪的影响;⑥疼痛治疗的不良反应。

（三）疼痛评估的意义

疼痛评估的意义可归纳为四个方面：

1. 更准确地判定疼痛特征，便于选用最恰当的治疗方法和药物；

2. 在治疗过程中，随时监测疼痛程度的变化，及时调整治疗方案，而不是在终止治疗后才由患者作出回顾性比较，避免治疗的偏差；

3. 用定量的方法判断治疗效果；

4. 有时治疗后疼痛缓解不完全，通过疼痛定量可以说明治疗后疼痛缓解减轻的程度和变化特点。

由于疼痛不仅与生理、病理有关，还受情绪、心理等因素的影响，因此客观的测定和评价是相当困难的。

（四）疼痛评估的方法

在疼痛治疗过程中，不仅要了解患者有无疼痛，还要了解患者疼痛强度的变化，从而对病情和治疗效果作出估计。但是，由于疼痛是主观的感觉，缺乏客观指标，迄今尚无一种行之有效的客观疼痛评定方法。本节仅介绍几种目前常用的定量评估方法。

1. 视觉模拟量表（visual analogue scale，VAS）　VAS 通常是在一张白纸上画一条长 10cm 的粗直线，两端分别写上“无痛”（0）和“剧烈疼痛”（10）字样（图 10-1）。被测者根据其感受程度，在直线上相应部位作记号，从“无痛”端至记号之间的距离即为疼痛评分分数，即表示疼痛的量，目前常使用一种改进的 VAS 尺，尺的正面有在 0 到 10 之间可移动的标尺，背面有 0 到 10 数字的视觉模拟评分尺，当被测者移动标尺定于自己疼痛强度的位置时，医生能立即在尺的背面看到 VAS 的具体数字。VAS 是最常用的疼痛强度评估方法。

无痛　　　　　　　　　　　　　　　　　　　　　最剧烈的痛

图 10-1　视觉模拟评分表（VAS）

2. 语言评价量表（verbal rating scale，VRS）　VRS 是将疼痛测量尺与口述描绘评分法相结合而成。其特点是将描绘疼痛强度的词汇等通过测量尺图形来表达，使患者更容易理解和使用。VRS 将疼痛用“无痛”、“轻微痛”、“中度痛”、“重度痛”和“极重度痛”。口述描绘评分法有 4 级评分、5 级评分、6 级评分、12 级评分和 15 级评分等。各种口述描绘评分法均是根据疼痛的程度，采用从无痛到最严重疼痛的词汇表述。其中以 4 级评分或 5 级语言评分较简便、实用（图 10-2）。

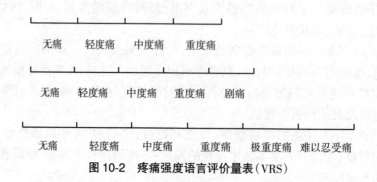

无痛　　轻度痛　　中度痛　　重度痛

无痛　　轻度痛　　中度痛　　重度痛　　剧痛

无痛　　轻度痛　　中度痛　　重度痛　　极重度痛　难以忍受痛

图 10-2　疼痛强度语言评价量表（VRS）

3. 数字评价量表(numerical rating scale,NRS)　是将 VAS 改用数字在表上表示,疼痛程度用 0 到 10 这 11 个数字表示。0 表示无痛,10 表示最痛。被测者根据个人疼痛感受在其中一个数作记号(图 10-3)。

0　1　2　3　4　5　6　7　8　9　10

无痛　　　　　　　　　　　　　　　最剧烈的痛

图 10-3　数字疼痛评价量表(NRS)

4. 长海痛尺　上海长海医院根据自己的临床经验及应用体会,归纳总结出长海痛尺。选用长海痛尺的依据:符合 Jensen 选择痛尺的标准;保留 0~10 和 0~5 两个常用痛尺的功能和优点。这样,制定出的长海痛尺解决了 0~10 痛尺评估时的困难的随意性这一突出的问题,亦解决了单用 0~5 痛尺评估时的精度不够的问题。(图 10-4)

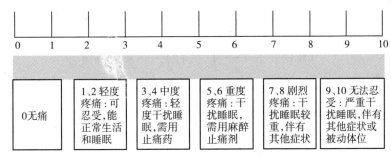

图 10-4　长海痛尺

5. 疼痛问卷表(pain questionnaires)　疼痛问卷表是一种多因素评分方法,是根据疼痛的生理感觉,患者的情感和认识成分等因素设计而成,因此能较准确的评价疼痛的强度与性质。

(1) 麦吉儿疼痛问卷表(McGill pain questionnaire,MPQ):McGill 疼痛问卷包括 4 类 20 组疼痛描述词,从感觉、情感、评价和其他相关类四个方面因素以及现时疼痛强度进行较全面的评价。每组词按疼痛程度递增的顺序排列,其中,1~10 组为感觉类(sensory),11~15 组为情感类(affective),16 组为评价类(evaluation),17~20 组为其他相关类(miacellaneous)。被测者在每一组词中选一个与自己痛觉程度相同的词。根据被测者所选的词在组中位置可得出一个相应数值(序号数),所有选出的词的数值之和为疼痛评定指数(pain rating index,PRI)。PRI 可以求出四类的总和,也可以分别计算。

(2) 简化的麦吉儿疼痛问卷表(short-form of McGill pain questionnaire,SF-MPQ):SF-MPQ 是在 MPQ 基础上简化而来。由 11 个感觉类和 4 个情感类的描述词以及现时疼痛强度(present pain intensity,PPI)和 VAS 组成。所有描述词均用 0~3 表示"无痛"、"轻度痛"、"中度痛"和"重度痛"(图 10-5)。由此分类求出 PRI 或总的 PRI。PPI 用 6 分法评定。

(3) 简明疼痛问卷表(brief pain questionnaire,BPQ):又称科明疼痛调查表(brief pain inventory,BPI),是将感觉、情感和评价这三因素分别量化。此表包括了有关疼痛原因、疼痛性质、对生活的影响、疼痛部位等描述词,以及采用 NRS(0~10 级)描述疼痛程度,从多方面进行评价。BPQ 是一种快速多维的测痛与评价方法。

疼痛描述词	无痛	轻微痛	中度痛	重度痛
跳痛	0	1	2	3
反射痛	0	1	2	3
刺痛	0	1	2	3
锐痛	0	1	2	3
夹痛	0	1	2	3
咬痛	0	1	2	3
烧灼痛	0	1	2	3
创伤痛	0	1	2	3
剧烈痛	0	1	2	3
触痛	0	1	2	3
割裂痛	0	1	2	3
疲劳	0	1	2	3
不适感	0	1	2	3
恐惧感	0	1	2	3
折磨感	0	1	2	3

VAS　　　无痛 ├─┼─┼─┼─┼─┼─┼─┼─┼─┤ 最剧烈的痛

PPI　　　0　无痛
　　　　　1　微痛（轻度痛）
　　　　　2　疼痛不适（中度痛）
　　　　　3　痛苦（重度痛）
　　　　　4　可怕（极重度痛）
　　　　　5　极度痛（难以忍受痛）

图 10-5　SF-McGill 疼痛问卷表

6. 面部量表（Face scales）　它是由一组表达不同痛苦程度的面部表情画面组成。每种表情按其次序设定一个数量值，反映疼痛的强度。其中 Bieri 等（1990）以面部不同表情的 7 张照片（图 10-6）反映小儿疼痛程度，主要用于 6~8 岁儿童的疼痛强度测量。

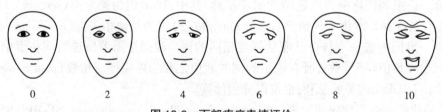

| 0 | 2 | 4 | 6 | 8 | 10 |

图 10-6　面部疼痛表情评价

7. 对于所有成年 ICU 患者，推荐常规进行疼痛监测，对于不能自行描述疼痛但运动能正常且行为可以观察的内科 ICU、术后或创伤的成年 ICU 患者（不包括颅脑外伤），疼痛行为量表（Behabioral Pain Scale，BPS）见表 10-1，和重症监护疼痛观察工具（Critical-Care Pain Observation Tool，CPOT）见表 10-2，是用于监测疼痛的最为准确、可靠的行为量表。在其他 ICU 人群中使用这两个量表，或将其翻译成法语或英语以外的其他语言，效度尚需要证实。

表 10-1 疼痛行为量表

	分值	描述
面部表情	1	放松
	2	面部部分紧绷
	3	面部完全紧绷
	4	做鬼脸,表情疼痛
上肢	1	无活动
	2	部分弯动(移动身体或很小心的移动身体)
	3	完全弯动(手指伸展)
	4	肢体处于一种紧张状态
呼吸机顺应性	1	耐受良好
	2	大多数时候耐受良好,偶尔有呛咳
	3	人机对抗
	4	无法继续使用呼吸机

表 10-2 重症监护疼痛观察工具

		分值		描述
面部表情	放松、平静		0	未见面部肌肉紧张
	紧张		1	存在皱眉耸鼻或任何面部表情
	表情痛苦		2	所有之前的面部变化加上双目紧闭
身体活动度	活动减少或保持正常体位		0	完全不动或正常体位
	防护状态		1	缓慢小心的移动,轻抚痛楚,通过移动身体引起别人注意
	焦躁不安		2	拉扯气管导管,试图坐起,在床上翻来覆去,不配合指示,突袭工作人员,试图翻越床栏
二者选一	人机协调(机械通气患者)	人机协调	0	通气顺畅,无呼吸机报警
		呛咳但尚可耐管	1	呛咳,呼吸机报警触发、疼痛时自主呼吸暂停
		人机对抗	2	人机不同步、呼吸机频繁报警
	发声(非机械通气患者)	语调平稳或不出声	0	说话时语调平稳或不出声
		叹息、呻吟	1	叹息、呻吟
		哭喊、抽泣	2	哭喊、抽泣
肌紧张	放松		0	对被动运动无抵抗
	紧张、僵直		1	抵抗被动运动
	非常紧张、僵直		2	对被动运动强烈抵抗,无法完成被动运动

（五）疼痛评估的频率

1. 入院时首次评估

①首次评估≤2分,不必再评,但每周要复评

②疼痛 3~4 分,每天 2 次,时间 6am、2pm

③疼痛≥5 分,每天 3 次,时间 6am、2pm、10pm

④连续 24 小时评估≤2分,不再评

2. 手术后患者麻醉苏醒后 24 小时内评估 3 次,与体温同测

3. 当发生疼痛时立即评估,使用镇痛措施后 40 分钟后复评

4. 使用 PCA 镇痛期间,与体温同时评估疼痛程度

（六）疼痛评估的流程

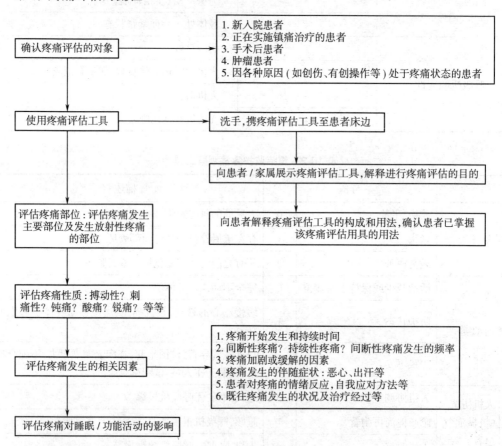

二、疼痛护理记录单

采用简单易行的疼痛评估工具和记录表格来准确评估记录疼痛的强度、疼痛缓解的程度及其与疼痛有关的指标。临床评估和记录疼痛的常规可概括为:①定时询问疼痛情况并给予系统地评估;②相信患者及其家属报告的疼痛和什么方法能使疼痛缓解;③推荐和选择适合患者及其家属的疼痛处理方案;④以及时、合理、协作的方式实施疼痛管理方案;⑤教会患者及其家属让其主动报告疼痛情况,最大限度地参与镇痛方法的选择。

第二节　PCA 镇痛与护理

一、PCA 的类型与实施流程

（一）概述

患者自控镇痛技术（patient controlled analgesia，PCA）是指借助一些（电子的或机械的）装置，由患者自己控制的小剂量复合镇痛药的方法，在遵循"按需止痛"（on demand analgesia）的原则下，减少医护人员操作，减轻患者的心理负担。PCA 是现代疼痛治疗的较好方法，满足社会个体化镇痛的需求，是术后疼痛治疗的重要手段。

与临床传统肌注给药方法相比，PCA 给药的优点有：①给药及时起效快，患者疼痛时不需要等待医护人员的处方和药物准备；②用较少量的镇痛药（最低有效浓度）而获得较好的止痛效果，血药浓度保持相对稳定，减少了副作用；③有效地减少药代动力学和药效动力学的个体间差异，防止药物过量，也可避免意识不清的患者用药过量；④使患者自主、积极参与到对自己的治疗之中，增强信心和增加依从性，有利于康复。

使用 PCA 镇痛成功的关键首先取决于选择适宜的患者。不适合使用 PCA 镇痛者包括：年龄过大或过小、精神异常、无法控制按钮以及不愿意接受 PCA 的患者，应在术前告知患者 PCA 的使用方法及注意事项。患者应该清楚自己在镇痛治疗中所起的积极作用（包括如实汇报疼痛情况及自主给药），并消除对使用阿片类药物的恐慌及错误概念。需要强调的是，PCA 成功而安全的应用有赖于医护人员和患者及其家属对 PCA 技术的认可和正确而充分的使用。

（二）PCA 的原理

PCA 通过一个反馈回路来实现，即在信号输入控制器—信号输出过程中，不断有反馈信息进入信号输入端，如果此信息达足够量，控制器将改变系统的输出。在 PCA 回路中，患者感受的疼痛与其所能忍受的程度比较；当患者认为疼痛时，便可给予镇痛指令，PCA 仪运转，输注镇痛药，产生镇痛。基于反馈原理的 PCA 系统主要由贮药盒（器），动力泵，输注控制器和连接管路构成。核心部分输注控制器的功能部件包括：自控按键或按钮，输注模式设定（包括输注速度或剂量调节，给药时间间隔锁定，限速控制）和安全报警装置（包括抗反流装置或单向活瓣，空气过滤及报警）。

（三）PCA 的技术参数

除按医嘱配置好的药物浓度和总体积外，PCA 的技术参数包括负荷剂量、单次给药剂量、锁定时间、最大给药剂量、持续输注速度或背景输注速度以及给药次数等。

①负荷剂量（loading dose）：旨在迅速达到镇痛所需要的血药浓度，即最低有效镇痛浓度（MEAC），使患者迅速达到无痛状态。

②单次给药剂量（bolus dose，demand dose）：指患者每次按压 PCA 泵所给的镇痛药剂量，单次给药剂量过大或过小均有可能导致并发症或镇痛效果欠佳。

③锁定时间（lockout time）：指该时间内 PCA 装置对患者再次给药的指令不作反应。锁定时间可以防止患者在前一次给药完全起效之前再次给药，是 PCA 安全用药的重要环节。

④最大给药剂量（maximum dose）：是 PCA 装置在单位时间内给药剂量限定参数，是 PCA

装置的另一保护性措施。一般设有 1 小时或 4 小时限制量。其目的在于对超过平均使用量的情况引起注意并加以限制。

⑤连续背景输注给药（basal/background infusion，continuous infusion）：理论上，连续输注给药将减少患者的 PCA 给药次数，降低镇痛药物的血药浓度。但当镇痛需求发生变化时难以及时调整给药量，易导致镇痛给药超过其实际需要，因此对是否设置连续背景输注应视具体情况而定。

（四）PCA 的种类

目前临床上使用的 PCA 泵主要分两大类，一类为电子泵（图 10-7），另一类为一次性使用机械泵（图 10-8）。

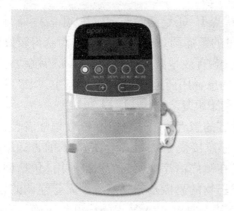

图 10-7　电子泵

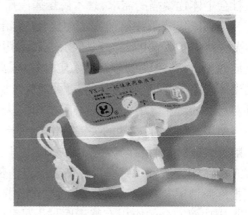

图 10-8　一次性机械泵

（五）PCA 的临床分类

临床上，根据给药途径常将 PCA 分为静脉 PCA（PCIA），硬膜外 PCA（PCEA）、外周神经阻滞 PCA（PCNA）和皮下 PCA（PCSA）。

1. 静脉 PCA（PCIA）　是指经静脉给药途径实施的 PCA 治疗。可供选择的药物较多，操作简便，起效快，适应范围广，效果可靠，维持时间长，但由于药物作用是全身性而非针对性的，同时用药量比较大，因此对全身影响较大，但可能出现和药物副作用相关的全身性不良反应，如镇静、呼吸抑制、恶心、呕吐等。

PCIA 采用的主要镇痛药有阿片类药物如吗啡、芬太尼、舒芬太尼、布托啡诺、地佐辛、喷他佐辛等）和曲马多，NSAIDs 等（表 10-3）。

表 10-3　常用 PCIA 药物的推荐方案

药物	负荷剂量/次	单次给药剂量	锁定时间	连续输注量
吗啡	1~3mg	1~2mg	10~15 分钟	0~1mg/h
芬太尼	10~30μg	10~30μg	5~10 分钟	0~10μg/h
舒芬太尼	1~3μg	2~4μg	5~10 分钟	1~2μg/h
布托啡诺	0.25~1mg	0.2~0.5ng	10~15 分钟	0.1~0.2mg/h
曲马多	1.5~3mg/kg，术毕前 30 分钟给予	20~30mg	6~10 分钟	10~15mg/h

2. 硬膜外 PCA（PCEA） 是指经硬膜外腔给药途径实施的 PCA 治疗。PCEA 用药以长效局麻药（罗哌卡因、左旋布比卡因及布比卡因）为主（表 10-4），辅以小剂量阿片类药物，发挥其作用于脊髓阿片受体的协同作用，以增强镇痛效果，减轻不良反应。由于伤害性刺激、交感神经等被阻滞，PCEA 对应激反应的抑制均优于 PCIA，有利于改善肺功能，促进胃肠道功能恢复，早期进行功能锻炼，缩短住院时间。PCEA 主要用于胸腹部躯干手术的镇痛。但硬膜外穿刺困难或禁忌的患者不能使用（图 10-9）。

表 10-4 硬膜外术后镇痛的局麻药和阿片类药物配方

局麻药	罗哌卡因 0.15%~0.2% 或布比卡因 0.1%~0.15% 或左旋布比卡因 0.1%~0.2% 或氯普鲁卡因 0.8%~1.4%
阿片药（可加）	舒芬太尼 0.4~0.8μg/ml 或芬太尼 2~4μg/ml 或吗啡 20~40μg/ml
PCEA 方案	首次剂量 6~10ml，维持剂量 4~6ml/h，冲击剂量 2~4ml，锁定时间 20~30 分钟，最大剂量 12ml/h

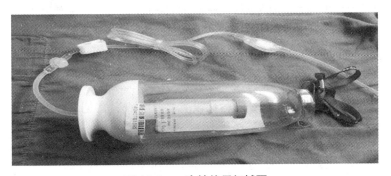

图 10-9 一次性使用机械泵

3. 外周神经阻滞 PCA（PCNA） 是指经外周神经干或神经丛留置导管采用 PCA 持续给药。例如肋间神经阻滞、上肢神经阻滞（臂丛）、下肢神经阻滞（腰丛、股神经、坐骨神经和腘窝）等。镇痛效果可靠，对呼吸、循环功能影响小，尤其适用于老年、接受抗凝治疗患者和心血管功能代偿不良者。神经电刺激器和超声引导下的神经阻滞术可提高导管留置的精确性（表 10-5）。

表 10-5 常用持续外周神经阻滞局麻药及用量

常用局麻药	导管留置部位	用量
0.2% 罗哌卡因或 0.1%~0.125% 布比卡因 或 0.1%~0.2% 左旋布比卡因	肌间沟（臂丛）	5~9ml/h
	锁骨下（臂丛）	5~9ml/h
	腋窝（臂丛）	5~10ml/h
	腰大肌间隙（腰丛）	15~20ml/h
	大腿（坐骨神经、股神经）	7~10ml/h
	腘窝（腓总神经、胫神经）	3~7ml/h

4. 皮下PCA（PCSA）　适用于静脉穿刺困难的患者（图10-10）。起效慢于静脉给药，镇痛效果与PCIA相似。常用药物有吗啡、曲马多等。哌替啶具有组织刺激性不宜用于PCSA。

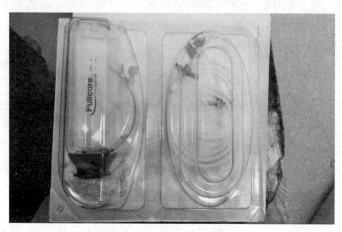

图10-10　皮下PCA

（六）PCA的护理

1. 一般护理

（1）掌握各种PCA泵的工作原理、参数设置、使用方法、常见故障处理以及镇痛药物特性，对不能处理的故障，及时通知麻醉医师。

（2）患者带PCA泵返回病房时，病房护士应与麻醉医师详细交接班，确定PCA的药量、给药途径、用药方案，检查PCA的连接情况及泵体、管道有无漏液情况。

（3）使用PCA泵时应保持导管通畅，防止导管扭曲、打折、受压、牵拉或脱出，确保PCA泵的正常运行。

（4）PCA泵应低于患者心脏水平放置，电子PCA泵勿接近磁共振仪，不可在高压氧舱内使用。

（5）做好宣教工作：向患者及家属详细介绍PCA泵的使用方法及可能出现的不良反应，以便及时报告。告知患者及其家属除非患者确实需要帮助，一般情况下应尽量由患者自己选定何时按压自控键以追加给药。

（6）评估患者疼痛程度及治疗效果，详细记录患者的镇痛方案、用药剂量、速度、浓度、镇痛效果及不良反应，出现镇痛不全或过度镇静时，应及时向医师汇报，并协助处理。

（7）严密观察并记录患者的生命体征变化，加强对患者血压、脉搏、呼吸、心率等监测，特别是危重患者及老年患者。

（8）防治并发症：如恶心呕吐、呼吸抑制、皮肤瘙痒、便秘等。

（9）防治感染。

（10）在为患者换补液或静脉推药后，始终保持三通接头的通畅，以免影响镇痛泵的进药。随着药物的减少，镇痛泵的扩张囊会渐渐缩小，直至完全瘪陷，才表明药物已经用完，硬膜外泵可等待麻醉医生来移除，静脉泵则可由病房护士卸除。

2. 各类 PCA 泵的护理要点

（1）静脉 PCA（PCIA）期间的监护：使用 PCIA 者尽可能使用单独的静脉通道，如果连接三通接头，必须将 PCIA 泵接在延长管近端，严禁将 PCIA 泵接在延长管远端；若确需通过 PCA 的静脉通路滴注其他液体，必须严格控制最初的给药速度，防止将管道内的镇痛药快速冲入人体内而发生危及生命的状况。

（2）硬膜外镇痛（PCEA）期间的监护：使用 PCEA 泵时，导管固定在后背，应让患者保持正确卧姿，防止导管受压、牵拉、折断导致管道不通或脱出。开始 12 小时内，每小时观察呼吸频率、血压、脉搏、镇静程度及疼痛 VAS 评分，12 小时后改为间隔 4 小时。同时观察硬膜外置管部位，有无肿胀、压痛或渗漏等，当导管有问题（导管脱出、阻塞或接口断开），或患者感觉或运动功能发生变化（双下肢）时及时报告麻醉科。

（3）神经阻滞（PCNA）镇痛期间的监护：使用 PCNA 泵时，导管深度一般固定较浅，应嘱咐患者变换体位时，防止导管受压、牵拉、脱出导致管道不通或脱出。最初 24 小时内每 4 小时一次观察疼痛评分、镇静程度评分、肢体的感觉和运动状态以及血流灌注情况等，之后每 8 小时观察记录一次。当出现任何局麻药中毒的征象、镇痛效果不好、24 小时后所阻滞的肢体运动阻滞过深，阻滞部位出现漏液、肿胀或皮肤颜色改变，导管问题（脱落，折断等）及时报告麻醉科。

（七）PCA 不良反应及处理

1. 恶心呕吐　女性、使用阿片类镇痛药物、无吸烟史、有 PONV 史或晕动病史是成人 PONV 的危险因素。但术后引起恶性呕吐的因素还和术前用药、麻醉操作、术中术后用药、手术种类和部位以及空腹与否有关。

（1）评估、观察要点及处理方案

A. 评估患者恶心与呕吐发生的时间、频率，呕吐的特点及呕吐物的色、质、量、气味及伴随的症状等；

B. 评估患者生命体征、神志、营养状况，有无脱水表现，腹部体征情况；

C. 评估患者既往有无胃部疾病、胃部手术；

D. 评估患者体位是否舒适或刚搬运；

E. 评估留置胃管患者，胃管是否通畅；

F. 评估患者使用的药物是否有恶心呕吐的不良反应；

G. 评估静脉 PCA 泵里药物是否可导致恶心呕吐。

（2）处理方案

A. 暂停饮食，无病情禁忌头偏向一侧或取坐位；

B. 纠正血压过低或过高，注意电解质及酸碱平衡的情况；

C. 协助患者取舒适卧位，平静后再次评估；

D. 无病情禁忌通胃管，保证有效胃肠减压；

E. 如使用的药物易致恶心呕吐，报告专科医生，并予暂停使用；

F. 汇报专科医生的同时，联系镇痛热线，反馈麻醉医生根据病情予相应处理，如恩丹西酮 4mg 静注，注意排除低血压可能。

2. 疼痛（镇痛不全）

（1）评估、观察要点：①评估患者疼痛的部位、性质、程度、发生及持续的时间，生命体征情况;②评估患者既往史、痛阈及心理反应;③应用疼痛评估量表评估疼痛的严重程度;④评估静脉 PCA 泵通路是否通畅。

(2)处理方案:①根据疼痛部位协助患者取舒适体位;②给予患者安静、舒适环境,协助家属予听音乐、分散注意力等放松技巧;③如疼痛≥4 分,予静脉 PCA 泵加压一次,并及时评估镇痛效果;④如疼痛仍无法缓解,则汇报专科医生的同时,联系镇痛热线,反馈麻醉医生根据病情予相应处理,如芬太尼 50μg 静注,根据效果每 10~15 分钟可重复给药直至患者疼痛缓解(≤3 分),但芬太尼静注给药后 15 分钟内宜加强呼吸、循环观察。

3. 头晕、眼花

(1)评估、观察要点:①评估患者头晕、眼花的性质、持续时间、伴随症状,与体位及进食有无相关;②评估生命体征,意识状况等;③评估患者治疗情况、心理反应;④评估患者有无既往史及个人史;⑤评估静脉 PCA 泵里药物是否可导致头晕、眼花。

(2)处理方案:①严密观察生命体征及意识的变化;指导患者改变体位时,尤其转动头部时,应缓慢;②患者活动时应有人陪伴,症状严重需卧床休息;③对于精神紧张、焦虑不安的患者,给予心理安慰和支持;④夹闭静脉 PCA 泵,并汇报专科医生,联系镇痛热线,反馈麻醉医生根据病情予相应处理。

4. 嗜睡

(1)评估、观察要点:①评估患者睡眠形态,是否长时间处于睡眠状态,呼之能应,后又进入睡眠状态;②评估静脉 PCA 泵里药物是否可导致嗜睡。

(2)处理方案:立即夹闭静脉 PCA 泵,停用阿片药物,唤醒患者,并汇报专科医生同时,即刻联系麻醉医生,期间加强病情观察,维持呼吸道通畅。

5. 呼吸抑制

(1)评估、观察要点:①评估患者病史、发生时间、起病急缓、伴随症状和用药情况等;②评估患者神志、面容与表情、口唇、指端皮肤颜色,呼吸频率、节律、深浅度、体位、胸部体征、心率等情况;③评估患者血氧饱和度、血气分析等情况。

(2)处理方案

A. 无病情禁忌,协助患者取半卧位或坐位,改善通气,以患者自觉舒适为原则;

B. 保持呼吸道通畅,痰液不易咳出者采用辅助排痰法,协助患者有效排痰;

C. 根据疾病不同、严重程度及患者实际情况,选择合理的氧疗或机械通气;

D. 如呼吸频率 <8 次 /min 或 SpO_2<90%,立即夹闭静脉 PCA 泵,停用阿片药物,给予强疼痛刺激,给氧,辅助通气,并立即汇报专科医生同时,即刻通知麻醉医生。

6. 尿潴留

(1)评估、观察要点

A. 评估患者下腹部有无移动性浊音;

B. 评估留置尿管患者尿管是否通畅,有无打折、堵塞。

(2)处理方案:首先鼓励患者按平常习惯姿势试行排尿,热敷下腹部,不成功的视其疼痛程度可考虑夹闭镇痛泵或插尿管。

7. 皮肤瘙痒

(1)评估、观察要点:评估患者皮肤瘙痒情况,患者用药、输血情况,既往有无过敏史等。

(2)处理方案:告知患者剪短指甲,避免抓挠。轻者可不处理,重者汇报专科医生予以抗过敏药物,必要时可静脉注射布托啡诺 1mg,效果不佳予以夹闭静脉 PCA 泵。

（八）常用 PCA 泵报警的原因

1. 电源报警　当电量过低时出现报警,提醒需要更换电池或接上电源。

2. 空气报警　当输注管道内有气泡时出现报警,提示要重新排气。

3. 堵塞报警　当输液管道或导管前端阻塞、打折时出现报警,提示检查并处理堵塞原因。

4. 设备未安装到位报警　若药盒与主机衔接不好时,机器会报警。

5. 液体输注完毕报警　当到达设定的输入量时,出现报警,提示药液用完。

二、PCA 镇痛随访制度

通过观察患者并与患者及家属交谈,进行术后镇痛的健康指导,评价镇痛效果,总结经验,促进术后镇痛的工作,提高镇痛的质量,从而使医、护、患三方的满意。

1. 建立专人专管配泵和访视制度

（1）建立术后镇痛访视表:表格内容包括患者的姓名、性别、年龄、身高、体重、住院号、麻醉方法,疾病诊断、镇痛途径,药液配方,镇痛效果以及并发症等观察项目。所有术后需要镇痛的患者都建立访视表,访视表的内容项目要认真填写完善以备随访记录使用。

（2）术后 24 小时内由专门的麻醉科护士对全院所有的术后镇痛患者进行访视,访视内容包括:①镇痛效果评估和镇静评分;②药物用量及 PCA 运行情况观察及调整;③不良反应观察和处理等。

2. 对患者访视之前应先做自我介绍,说明来意,然后了解镇痛泵的安置情况,观察和询问镇痛的情况,填写好访视表的各项内容,根据患者反馈的信息调整镇痛治疗方案,术后镇痛做到有始有终。

3. 发现有 PCA 相关的不良反应时,与病房的护士、主管医生及时沟通,及时处理。对于处理不了的情况,及时报告麻醉科上级医师,必要时执行医嘱,并观察治疗方案后的反应。

4. 进一步指导患者和家属合理使用 PCA 泵,教会患者根据自身疼痛情况自我管理疼痛。

5. 对参与疼痛治疗的相关医护人员进行定期培训,定期进行镇痛相关知识的小讲课,进行知识更新,并对之前的工作进行总结,做到及时反馈。

6. 加强镇痛治疗知识的普及　对临床科室的医生及护士加强镇痛知识的宣传工作,向他们宣教镇痛的意义,加强疼痛相关方面的培训,以便在临床工作中取得支持与理解。能及时反馈镇痛治疗过程出现的问题,全麻提高患者的镇痛质量和满意度。

三、PCA 镇痛随访流程

1. 根据术后镇痛访视表,按病区对患者进行分类。

2. 床边随访患者

（1）自我介绍,建立与患者的信任。询问患者有无不适,如疼痛、头晕、恶心、呕吐、大汗等;

（2）观察患者生命体征,意识;

（3）向患者解释疼痛评分的方法,使其能够更加准确表达自身疼痛;

（4）向患者解释镇痛泵的用法,使其能够更加有效的进行自控镇痛;

（5）若患者存在并发症，询问患者有无晕车、胃炎等既往史，安慰患者；若患者交流障碍，可与家属沟通；

（6）指导患者通过自身调节、分散注意力等方法来缓解疼痛；

（7）告知镇痛热线，为患者术后镇痛提供便捷服务。

3. 不良反应处理。如患者仍有不适症状，优先考虑手术病区处理，与患者床位护士、医生沟通后，确保进一步处理措施，若处理效果不佳，可采取麻醉科室处理，向上级麻醉医生汇报相关情况，在确保无重复用药情况下，执行上级麻醉医生的相关医嘱，并用药后床旁观察30分钟，确保用药效果无呼吸抑制等并发症。

4. 定期归纳与总结。

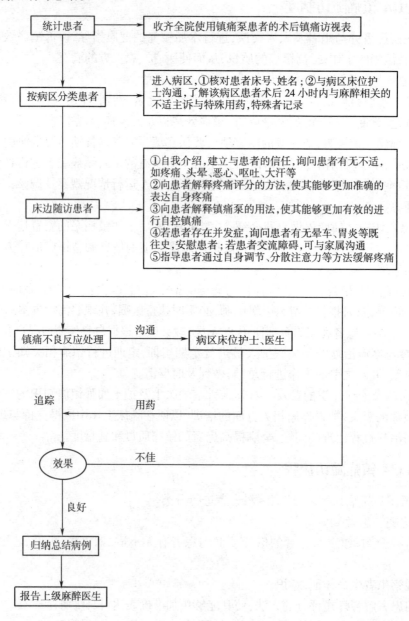

四、PCA 镇痛观察记录

床号_____ 姓名_____ 住院号_____ 术后回病房日期/时间_____

PCA使用时间	入睡	具体时间	镇痛评分							不良反应					处理		
			1 无痛	1-2 轻度	3-4 中度	5-6 重度	7-8 剧烈	9-10 无法忍受	恶心呕吐	头晕眼花	嗜睡	瘙痒	其他	无	关闭	有（请记录具体措施）
即刻																	
1h																	
2h																	
3h																	
4h																	
5h																	
6h																	
7h																	
8h																	
12h																	
24h																	
36h																	
48h																	
72h																	
撤除																	

原因：药液无；医生要求；患者要求；有不良反应;其他

评价：满意；较满意；一般；不满意；非常不满意

五、PCA 镇痛健康宣教

疼痛的主观性和多因素决定了疼痛管理中必须有患者自身参与,因此应加强疼痛的健康宣教,使患者了解疼痛相关知识,主动参与并配合治疗与护理。

1. 术前评估患者及其家属对疼痛相关知识的了解程度,了解既往疼痛史和预期疼痛处理应达到的目标。

2. 向患者讲明术后止痛的重要性以及缓解疼痛的重要性。疼痛是伤害性刺激作用于人体所产生的痛感,是一种主观感觉;每个人对疼痛的感受是不一样的,术后疼痛是手术引起伤害性刺激所产生的一种痛感。缓解疼痛有利于呼吸,有利于肠蠕动恢复,增加食欲,有利于改善睡眠,有利于避免并发症发生(深静脉血栓、肺不张等)等。

3. 向患者介绍 PCA 的安全性。简单介绍 PCA 的运行原理、技术参数的意义等。有些患者担心按压镇痛键会造成过多剂量的镇痛药进入体内导致不良的后果,医护人员应向患者介绍 PCA 泵设有保险装置:①术后由麻醉医师将 PCA 泵与留置的静脉输液管或硬膜外导管相连接,并设定 PCA 参数后即可实施镇痛;②在锁定时间内患者按压镇痛键不管多少次,只有第 1 次是有效的;③当单位时间内进入人体的镇痛药剂量达到设定值时,再按压镇痛键都是无效的;④当各种原因导致 PCA 泵不能正常工作时,机器自行停止并报警。

4. 应向患者讲明使用 PCA 泵可能会出现的问题①疼痛:由于个体用药量存在差异性,使用 PCA 泵一点不痛是不现实的,PCA 镇痛的目的就是当患者安静时感觉不痛,活动时会感觉有轻微的疼痛。当感觉疼痛时,可按压 PCA 泵镇痛键追加镇痛药用量,若疼痛仍未减轻,应调整 PCA 泵的参数,重新设定镇痛药的用量;②恶心呕吐:由于个体差异,部分患者使用镇痛泵后会发生恶心呕吐,一旦患者有恶心反应,应让头偏向一侧,防止呕吐误吸,呕吐严重者应及时报告护士和医生;③报警:主要原因是由于导管脱出、扭曲、堵塞或药液用完等情况下 PCA 泵会自动报警,应及时告诉医护人员进行处理。

5. 向患者说明何时表达疼痛反应及如何表达,疼痛反应包括疼痛强度、性质、持续时间和部位,并说明这些主诉将成为疼痛治疗的依据,护士将根据主诉所反映的疼痛特点采取必要的护理措施。

6. 向患者介绍自我解痛的方法,在镇痛治疗的同时辅助使用放松、想象、冷敷和热疗等方法缓解疼痛。

第三节　癌性疼痛护理常规

每年全世界约新生 1000 万癌症患者,据统计约有 65.3% 癌症的患者伴有疼痛,其中 13% 为重度疼痛,随着疼痛程度增强患者生活质量逐渐下降。

癌性疼痛(cancer pain)是指癌症、癌症相关性病变及抗癌治疗所致的疼痛,癌性疼痛常为慢性疼痛。癌性疼痛是疼痛部位需要修复或调节的信息传到神经中枢后引起的感觉,是造成癌晚期患者主要痛苦的原因之一。

一、癌性疼痛的原因

(一)由肿瘤引起的疼痛

癌症早期通常不会引起疼痛,当癌肿瘤压迫和侵入神经、血管、肠管、实质性脏器的被膜、骨骼时,除产生相应组织器官功能变化外,还产生疼痛。

（二）与肿瘤有关的疼痛综合征

由于肿瘤或肿瘤治疗造成的病理生理、生化及身体结构改变所引起的疼痛,如肌肉痉挛、肌力不平衡、肿瘤手术后机体残缺等。

（三）肿瘤诊断或治疗相关的疼痛

如骨髓穿刺、活体组织检查、手术、放疗、化疗、免疫治疗等所致的疼痛。

二、癌性疼痛的治疗

（一）病因治疗

病因治疗即抗肿瘤治疗,主要包括:放射治疗、化学疗法、姑息手术、放射性核素治疗、激素治疗等。

（二）药物治疗

以口服药物为主的癌症三阶梯止痛给药方法是癌痛药物治疗最基本的方案。

1. 三阶梯药物治疗概念　WHO 三阶梯镇痛方案是指镇痛药物的选用应根据疼痛程度由轻到重、按顺序选择不同强度的镇痛药物。轻度疼痛:非阿片类药物 ± 辅助药物;中度疼痛:弱阿片类药物 ± 非阿片类镇痛药 ± 辅助药物;重度疼痛:强阿片类药物 ± 非阿片类镇痛药 ± 辅助药物。在用阿片类药物的同时,合用非甾体抗炎药既可增加阿片类药物的止痛效果,而且还可以减少阿片类药物用量。三阶梯镇痛用药的同时,还可以根据病情选择合用三环类抗抑郁药或抗惊厥类药等辅助用药。

癌症三阶梯止痛原则

			疼痛消失
阶梯3:疼痛剧烈		强阿片类药物:如吗啡、芬太尼	
阶梯2:疼痛持续或增加	弱阿片类药物:如可待因		
阶梯1:轻度疼痛	非阿片类镇痛药物:如阿司匹林等非甾体类抗炎镇痛药		

2. 三阶梯药物治疗原则　①口服给药:口服最常见,不宜口服者,可采取皮下肌注、患者自控镇痛等无创给药方法。②按阶梯用药:根据疼痛程度由轻到重,按顺序选择不同强度的镇痛药,最大限度减少药物依赖的发生。③按时用药:是指按规定时间间隔规律性给药,而不是按需要给药。④个体化给药:按照患者病情和癌痛缓解剂量,制订个体化治疗方案。⑤注意具体细节:对使用止痛药的患者要加强监护,注意药物间不良反应。

3. 常用药物　①非甾体抗炎药:癌痛治疗的基本药物,该药常用于缓解轻度疼痛,或与阿片类药物联合用于缓解中、重度疼痛。常用于癌痛治疗的非甾体抗炎药包括布洛芬、双氯芬酸、吲哚美辛、氯诺昔康、塞来昔布、对酰氨基酚。②阿片类镇痛药:阿片类止痛药是中、重度疼痛治疗的首选药物。目前临床上常用于癌痛治疗的阿片类短效药物是吗啡即释片,常用的阿片类长效药物是吗啡缓释片、芬太尼透皮贴剂、羟考酮控缓释片、氢吗啡酮片等。③辅助用药:辅助镇痛药物包括:抗惊厥药、抗抑郁药、皮质激素、NMDA 受体拮抗剂局部麻醉药。辅助镇痛药常用于治疗神经病理性疼痛、骨痛、内脏痛。

（三）非药物治疗

1. 心理治疗　是非药物治疗癌痛的重要方法。癌性疼痛的严重程度对患者全身情况的影响程度,与患者的心理行为密切相关。伴随癌性疼痛的常见心理行为包括焦虑、抑郁、害怕、失眠、恐惧、绝望和孤独感等。不良心理反应可使患者感到疼痛难以忍受。癌痛心理治疗的方法包括:心理情感支持、认知治疗、行为治疗、暗示、催眠疗法等,必要时可以给予患者抗焦虑、抗抑郁药物治疗。为癌症患者提供情感及心理支持治疗,应该贯穿于癌症疼痛治疗的全过程。倾听患者对疼痛的感受,向患者解释疼痛治疗的基本知识,与患者及家属进行开放性语言交谈等是情感支持治疗的重要方法。

2. 物理治疗　包括按摩、热敷、冷敷、针灸、指压疗法、牵引锻炼、肌肉松弛训练、超声波等方法,有助于辅助缓解疼痛。

3. 神经阻滞疗法及神经外科治疗　对于止痛药难以奏效或无法耐受止痛药不良反应,癌痛部位相对局限的顽固性重度癌痛患者,可以考虑选择脊神经或外周神经阻滞麻醉、神经破坏疗法、神经松解术、神经阻断术等。如,臂丛神经松解术可以治疗肩背上肢顽固性疼痛、腹腔神经阻断术或胸腔内脏神经切除术治疗上腹部内脏顽固性疼痛等。

三、癌性疼痛的护理

(一)一般护理

1. 减轻患者焦虑和恐惧,给予患者相应的心理护理,使之认识癌痛可以缓解,以积极的心态接受除痛治疗。

2. 治疗前、后进行疼痛测量和评估,及时了解治疗效果并向医师提供信息。

3. 指导患者按"三阶梯治疗原则"正确服药。

4. 物理治疗的患者要加强治疗后监测,及时发现和处理不良反应及并发症。

5. 用PECA或PCIA的患者要观察镇痛效果和不良反应,如低血压、呼吸抑制等及时处理。

6. 患者饮食、营养、休息和活动状况,加强生活护理。对终末期癌症患者,要帮助其取得舒适的体位,定期翻身、擦背、按摩、预防压疮。

(二)专科护理

1. 骨痛综合征　常见于乳腺癌、肺癌、前列腺癌、肾癌、多发性骨髓瘤等。80%以上的骨转移患者发生骨疼痛,恶性肿瘤骨转移癌多数发生于躯干骨及四肢近心端骨骼。在躯干骨中以脊柱最为常见。常以局部疼痛和压痛为首发症状,疼痛有轻有重,夜间为甚,活动后加重。骨痛综合征的护理:①做好放射宣教、护理,做好护送工作;②嘱患者走路时谨慎,防止摔倒或被撞倒;不可用力提物或举高物品,有病变部位尽量少承受重量,改变动作时要缓慢;③病变累及脊柱时,多卧床休息,减少脊柱的负担,选择硬板床。起床、翻身时要有医护人员或家属的帮助,轴线翻身,动作要缓慢,防止损伤脊髓,造成瘫痪;④如发生骨折,按骨科上石膏或牵引护理;⑤骨溶解抑制剂口服剂应空腹或饭前1小时服用,注射剂不可直接静脉推注,必须缓慢静脉滴注。

2. 盆腔癌痛综合征　常见于结肠癌、妇科恶性肿瘤、膀胱癌。表现为腰痛、下腹或下肢疼痛,有继发感染、出血时疼痛加重,直肠癌手术切除后患者仍觉直肠胀满痛或烧灼痛,坐位或便秘时疼痛加剧。盆腔癌痛综合征的护理:①少进辛辣食物,注意营养;②保持大便通畅,养成良好的排便习惯;③保持会阴部清洁;④教会患者保持舒适的方法,如放松、变换体位、热敷等。

3. 癌性肝痛综合征　常见于原发性或转移性肝癌。常表现为右季肋下持续钝痛、呼吸时加重或急腹痛。癌性肝痛综合征的护理：①给患者心理安慰，提供情感支持；②吸氧1.4L/min；③进清淡饮食，忌油腻；有出血情况，需禁食；④观察强阿片类镇痛药的副作用。

4. 癌性肠绞痛综合征　常见于消化道、盆腔恶性肿瘤。通常为脐周或上腹痛。肠管绞窄或坏死时，相应部位有疼痛，间歇性，进食加重。肠梗阻时，伴腹胀、肠鸣音亢进、呕吐等。癌性肠绞痛综合征的护理：①禁食，做好口腔护理；②保持胃管通畅，有效减压；③ 5-FU 持续化疗患者要观察消化道反应。

5. 癌性胸痛综合征：常见于支气管癌、乳腺癌。通常下季肋部胸壁比较严重的疼痛多见。癌性胸痛综合征的护理：①吸氧；②有胸腔积液者可选用半卧位或坐位。

6. 癌性臂丛神经痛综合征：常见于支气管癌、乳腺癌。通常由肺尖部肿瘤牵拉臂丛以及颈部、锁骨上窝或腋窝淋巴结癌压迫臂丛神经引起。患者上肢和手有日晒样痛感和钳夹挤压样痛，臂丛支配区的感觉丧失和运动障碍。癌性臂丛神经痛综合征的护理：①观察有无放射性肺炎的发生，应停止放疗，给大剂量抗生素加激素联合应用，吸氧，保暖卧床休息；②放疗易引起上肢水肿，抬高患肢，理疗。

7. 癌性头痛综合征：常见于脑瘤、继发性脑瘤以乳腺癌、淋巴瘤、小细胞肺癌、黑色素瘤多见。头痛可能来源于颅内血管、硬膜受压、扭曲以及颅内压升高。大部分为全颅头痛。颅内压升高可伴恶心、呕吐、视乳头水肿。癌性头痛综合征的护理：①吸氧，以改善脑组织缺氧；②头颅放疗后急性反应期会出现脑水肿，致颅内压升高，密切观察突发性或进行性加重的头痛、呕吐、嗜睡等，做好患者及家属的宣教工作；③静滴甘露醇时 30 分钟内输入，勿外渗，协助小便；④防坠床和跌床，卧床休息时上床栏，单独外出，在家需有人陪伴。

四、癌性疼痛的健康教育

（一）准确认识癌痛可以有效缓解，树立抗病、抗痛信心。

（二）正确按"三阶梯治疗原则"用药。

（三）教会患者使用疼痛评分工具，能准确反映疼痛并自我评估疼痛和镇痛治疗效果。

（四）鼓励能行动的癌痛患者适当进行户外活动，以增强体质和分散注意力。

第十一章 | 手术室外麻醉护理

第一节 概　　述

一、概述

手术室外麻醉（Non-Operating Room Anesthesia，NORA）是指麻醉医师在住院手术室之外的场所对接受手术、诊断性检查或有创性治疗操作的患者所实施的麻醉。随着现代麻醉学的发展，麻醉医师的工作范畴也大大拓展，不仅在手术室负责各类手术的临床麻醉，手术室外诊疗和手术项目的种类也日益增加，如何为手术室外麻醉创造良好的条件，尽量减少手术室外麻醉的并发症，保障围麻醉期的安全，对诊疗过程的麻醉护理服务提出了更高的要求。

二、场地设备及人员要求

为了保证患者的安全，手术室外麻醉的场地和设备要求应该与住院手术室相同。美国麻醉学会代表会议于 1994 年 10 月 19 日通过《非手术室麻醉场所指南》（Guidelines for Nonoperating Room Anesthetizing Locations），并最后修订于 2003 年 10 月 15 日。该指南要求任何实施非手术室麻醉的场所必须至少具备以下条件：

（一）可靠的供氧源（推荐使用中心供氧系统），并应有备用氧供（包括备用氧气钢瓶）。

（二）可靠的吸引装置（建议应达到手术室吸引装置标准）。

（三）可靠的废气排放系统（如使用吸入麻醉药）。

（四）需备有以下设备：①在面罩正压通气的条件下能够提供至少 90% 的吸入氧浓度的简易手控呼吸气囊；②适当的麻醉药物、器材及设备；③适当的监护设备。如采用吸入麻醉，需备有麻醉机。

（五）充足的电源插座以便满足麻醉机和监护仪的需要，应备有备用电源。

（六）充分的照明设施，最好备有用电池供电的照明设施。

（七）应有足够的空间以便放置必要设备及利于人员操作，同时应使麻醉医师在必要时可以迅速靠近患者、麻醉机及监护设备。

（八）应备有装载除颤仪、急救药物及其他必要的心肺复苏设备的急救车。

（九）应有受过专业训练的人员以便辅助麻醉医师的工作，同时应备有可靠的通讯联络设备以便寻求协助。

（十）应有安全合理的麻醉后处理。除麻醉医师外，应有足够的受过专业训练的工作人员以及必要的设备以便确保患者安全的转送至麻醉后恢复室。

三、手术室外麻醉类型

手术室外麻醉主要包括以下几个类型：

1. 静脉麻醉，适用于无痛人流、无胃痛镜、无痛肠镜等时间较短的检查和治疗。

2. 全身麻醉，适用于时间较长的内镜下治疗、介入治疗等。

3. 监护下麻醉管理（Monitored anesthesia care，MAC），指麻醉医生参与局麻患者的监测和（或）对接受诊断性或治疗性操作的患者使用镇静 - 镇痛药物，以解除患者焦虑及恐惧情绪，减轻疼痛和其他伤害性刺激，提高围术期的安全性和舒适性。另外，还有少数的主要针对小儿的吸入麻醉。

四、手术室外麻醉科护士工作职责

（一）手术室外麻醉的范围　CT 室、介入治疗室（DSA）、门诊内镜中心、门诊人流室、支气管镜室等；

（二）麻醉科护士在科主任和护士长领导下，高年资麻醉主治医师以上职称人员指导下进行日常工作；配合麻醉医师完成手术和（或）检查患者的麻醉诱导和苏醒工作，完成麻醉苏醒后患者的转运护送工作；

（三）正确执行医嘱，准确执行查对制度，落实无菌操作原则。遇紧急情况及时通知医生并配合抢救。医生不在场时，采取力所能及的急救措施；

（四）按整体护理要求为麻醉患者提供安全、高质量的围麻醉期护理。承担手术室外患者围麻醉期的健康宣教；

（五）配合麻醉医师完成特殊、复杂以及疑难危重患者的手术麻醉并协助完成麻醉相关文书的书写；

（六）参与麻醉实习生、进修生、新入科护士的的临床带教工作；

（七）做好库房管理工作，如药品耗材的管理、仪器贵重设备的日常维护、患者的收费等。

五、手术室外麻醉科护士工作流程

陌生的环境，人数设备药品较少的麻醉团队，较硬的检查床，较低的室温，频繁的更换患者等都对手术室外麻醉安全构成隐患。因此想提供安全，高效，舒适的手术室外麻醉服务就必须对手术室外麻醉安全流程加以规范。

三方核对：即（麻醉开始前、手术开始前、手术结束患者离室前由麻醉医师、手术医师和护士对患者基本信息、手术名称、手术部位等信息进行确认）。

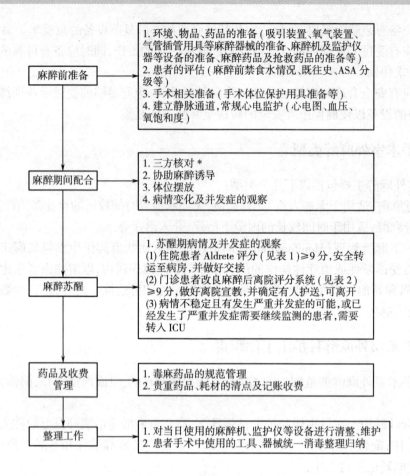

麻醉前准备

麻醉期间配合

麻醉苏醒

药品及收费管理

整理工作

1. 环境、物品、药品的准备（吸引装置、氧气装置、气管插管用具等麻醉器械的准备、麻醉机及监护仪器等设备的准备、麻醉药品及抢救药品的准备等）
2. 患者的评估（麻醉前禁食水情况、既往史、ASA 分级等）
3. 手术相关准备（手术体位保护用具准备等）
4. 建立静脉通道，常规心电监护（心电图、血压、氧饱和度）

1. 三方核对 *
2. 协助麻醉诱导
3. 体位摆放
4. 病情变化及并发症的观察

1. 苏醒期病情及并发症的观察
(1) 住院患者 Aldrete 评分（见表 1）≥9 分，安全转运至病房，并做好交接
(2) 门诊患者改良麻醉后离院评分系统（见表 2）≥9 分，做好离院宣教，并确定有人护送，可离开
(3) 病情不稳定且有发生严重并发症的可能，或已经发生了严重并发症需要继续监测的患者，需要转入 ICU

1. 毒麻药品的规范管理
2. 贵重药品、耗材的清点及记账收费

1. 对当日使用的麻醉机、监护仪等设备进行清整、维护
2. 患者手术中使用的工具、器械统一消毒整理归纳

表 11-1　Aldrete 评分

活动力	意识
2= 按指令移动四肢	2= 完全清醒
1= 按指令移动两个肢体	1= 可唤醒
0= 无法按指令移动肢体	0= 无反应
呼吸	经皮脉搏血氧饱和度
2= 能深呼吸和随意咳嗽	2= 呼吸室内空气下氧饱和度 >92%
1= 呼吸困难	1= 需辅助给氧下维持氧饱和度 >90%
0= 呼吸暂停	0= 即使辅助给氧下氧饱和度 <90%

循环

2= 全身血压波动幅度不超过麻醉前水平的 20%

1= 全身血压波动幅度为麻醉前水平的 20%~49%

0= 全身血压波动幅度超过麻醉前水平 50%

表 11-2　改良麻醉后离院评分系统

生命体征（血压和心率）	疼痛
2= 术前数值变化 20% 范围内	2= 轻微
1= 术前数值变化 21%~40%	1= 中等
0= 变化超过术前值的 41% 以上	0= 严重
运动功能	手术出血
2= 步态稳定 / 没有头晕	2= 轻微
1= 需要帮助	1= 中等
0= 不能行走 / 头晕	0= 严重
恶心呕吐	
2= 轻微	
1= 中等	
0= 严重	

第二节　无痛胃镜麻醉护理常规

一、麻醉前护理常规

（一）物品准备　①检查麻醉机,无漏气,可通过机器自检。②氧气装置和监护仪处于备用状态。③气管插管箱用品齐全,并准备各型号鼻咽通气道和喉罩,处于备用。④检查吸引装置,以备随时吸痰。

（二）药品准备　准备常用的麻醉药物:丙泊酚。急救药品:阿托品 0.1mg/ml;麻黄碱6mg/ml;异丙托溴铵气雾剂。

（三）患者准备　核对患者:姓名,性别,年龄等基本信息与无痛胃镜申请单是否一致,麻醉知情同意书有无签署,去泡剂有无饮用。

询问患者进食情况,有无达到禁食 >8 小时;禁饮 >4 小时,最近有无上感史,以及既往病史,有无服用阿司匹林等抗凝药,做好麻醉医生的最后一道防线,有特殊情况及时汇报麻醉医生,做好交接。在麻醉等候区给患者建立有效的静脉通路,由于丙泊酚有注射痛,尽量选择较粗的血管。

需要至少一名成人家属陪伴。

二、麻醉中护理常规

（一）给予患者吸氧,流量开到 4~6L/min,心电监护,监测血压、心率、呼吸、血氧饱和度。

（二）嘱患者松开衣领,有活动义齿的应先取下,取左侧卧位,双腿弯曲,咬好口圈。

（三）麻醉医生给予麻醉药物直至患者睫毛反射消失,全身肌肉松弛,帮助扶住口圈,防止患者打哈欠将口圈吐出,并保护好静脉通路,防止脱出。

（四）密切观察血压、心率、呼吸、血氧饱和度的变化和患者意识的变化,如发现异常及时汇报麻醉医生,并协助处理。

（五）术中不良反应的处理及预防　①呼吸抑制:丙泊酚可引起呼吸抑制,血氧饱和度下降。及时用单手托下颌法开放气道,加大氧气流量,刺激膈肌,恢复患者呼吸,必要时协助麻醉医生进行气管插管。②循环抑制:麻醉药物对于循环影响较大,加强血压监测。③反流误吸:静脉麻醉能使胃肠道蠕动减弱,加上胃镜检查过程中的注气注水,会使胃肠道张力下降。及时吸除口中分泌物,一旦发生误吸则应及时退镜,将患者处于头低足高位,必要时协助麻醉医生进行气管插管。④坠床:消化内镜镇静麻醉的严重并发症之一,应密切监护,并始终妥善固定与防护患者。

三、麻醉后护理常规

（一）胃镜检查结束后,将患者护送至苏醒室,在全麻未清醒前,须有专人守护,直到清醒。

（二）将患者置于头高足低位,头偏向一侧,取出口圈,如患者牙关紧闭,切勿强行取口圈。

（三）密切监测生命体征,测血压、脉搏、呼吸,做好苏醒记录。并观察其神志状态以及有无恶心呕吐等并发症。

（四）患者清醒后,神志恢复无头晕恶心,嘱其在有护栏的床上坐起,防止体位性低血压。

（五）坐起十分钟后,患者定向力恢复,可以自行穿衣行走,与家属一起将患者扶至患者等候区,休息至少半小时。

（六）再次评估患者　患者完全清醒、定位准确、思维清晰、对答清楚;生命体征平稳;无恶心、呕吐、眩晕、大量出血;运动功能恢复,步态稳定;有成人家属陪伴下;经麻醉医生认可方可离开医院。

（七）健康宣教　①进行无胃痛镜检查后24小时不得驾车骑车,从事高空作业以及操作机器。②检查后未做活检2小时后可进温和无刺激软食,禁食辛辣食物及含乙醇的饮料,且不可过饱;如若进行了活检术,4小时后方可进食温凉软食,不可饮用热水和过热食物,晚餐正常进食即可。③检查后避免用力咳嗽,防止损伤咽喉部黏膜,有异物感者可用淡盐水漱口,减轻不适感。

第三节　无痛结肠镜麻醉护理常规

一、麻醉前护理常规

（一）物品准备　同无痛胃镜

（二）药品准备　准备常用的麻醉药物:丙泊酚。

急救药品:阿托品 0.1mg/ml;麻黄碱 6mg/ml。

（三）患者准备

1. 核对患者　姓名,性别,年龄等基本信息与无痛肠镜申请单是否一致,麻醉知情同意

书有无签署。嘱患者于更衣室换好专门的肠镜裤

2. 询问患者进食情况，有无达到禁食 >8 小时；禁饮 >4 小时，最近有无上感史，以及既往病史，有无服用阿司匹林等抗凝药，做好麻醉医生的最后一道防线，有特殊情况及时汇报麻醉医生，做好交接。

3. 在麻醉等候区给患者建立有效的静脉通路，由于丙泊酚有注射痛，尽量选择较粗的血管。进行无痛结肠镜检查患者因为要行肠道准备，血容量明显不足，遵医嘱进行补液。

4. 需要至少一名成人家属陪伴。

二、麻醉中护理常规

（一）协助患者取左侧抱膝卧位。

（二）给予患者吸氧，流量开到 4~6L/min，心电监护，监测血压、心率、呼吸、血氧饱和度。

（三）麻醉医生给予麻醉药物直至患者睫毛反射消失，全身肌肉松弛，方可进镜，保护好静脉通路，防止脱出。

（四）密切观察血压、心率、呼吸、血氧饱和度的变化和患者意识的变化，如发现异常及时汇报麻醉医生，并协助处理。

（五）检查中不良反应的处理及预防　①呼吸抑制：丙泊酚可引起呼吸抑制，血氧饱和度下降。及时用单手托下颌法开放气道，加大氧气流量，刺激膈肌，恢复患者呼吸，必要时协助麻醉医生进行气管插管。②循环抑制：患者检查前就进行肠道准备，麻醉药物对于循环影响又较大，必须加强血压监测。③反流误吸：静脉麻醉能使胃肠道蠕动减弱，加上结肠镜镜检查过程中的注气注水，会使胃肠道张力下降。及时吸除口中分泌物，一旦发生误吸则应及时退镜，将患者处于头低足高位，必要时协助麻醉医生进行气管插管。④坠床：消化内镜镇静麻醉的严重并发症之一，应密切监护，并始终妥善固定与防护患者。⑤肠穿孔：无痛结肠镜检查中，因患者意识短暂消失，完全无痛觉反应，因此应做好密切监护，内镜医生不可盲目进镜，以免引起肠穿孔。

三、麻醉后护理常规

（一）结肠镜检查结束后，将患者护送至苏醒室，在全麻未清醒前，须有专人守护，直到清醒。

（一）将患者置于头高足低位，头偏向一侧。

（二）密切监测生命体征，测血压、脉搏、呼吸，做好苏醒记录。并观察其神志状态以及有无恶心呕吐等并发症。

（三）患者清醒后，神志恢复无头晕恶心，嘱其在有护栏的床上坐起，防止体位性低血压。

（四）坐十分钟后，患者定向力恢复，可以自行穿衣行走，与家属一起将患者扶至患者等候区，休息至少半小时。

（五）再次评估患者。患者完全清醒、定位准确、思维清晰、对答清楚；生命体征平稳；无恶心、呕吐、眩晕、大量出血；运动功能恢复，步态稳定；有成人家属陪伴下；经麻醉医生认可方可离开医院。

（六）健康宣教　①进行无痛结肠镜检查后 24 小时不得驾车骑车，从事高空作业以及

操作机器。②检查后未做活检 2 小时后可进温和无刺激软食,禁食辛辣食物及含乙醇的饮料,且不可过饱;进行了活检术,4 小时后方可进食温凉软食,不可饮用热水和过热食物,晚餐正常进食即可;进行息肉摘除术等治疗的患者应遵医嘱禁食,不可过早进食。

第四节　无痛人流麻醉护理常规

一、麻醉前护理常规

(一)物品准备　检查麻醉机、监护仪等仪器设备是否处于功能位。氧气和吸引装置是否处于备用状态,气管插管箱用品齐全,并准备口 / 鼻咽通气道和喉罩等以备用。

(二)药品准备　准备常用的麻醉药物如丙泊酚及其他急救药品:如阿托品、麻黄碱等。

(三)患者准备　①核对患者:姓名,性别,年龄等基本信息与无痛人流手术通知单是否一致,麻醉知情同意书有无签署。②术前 6 小时常规禁食水,排空膀胱。评估患者 ASA 分级、简要了解既往手术麻醉史、现病史等。③心理护理:向患者说明手术麻醉的方法、作用和必须配合的有关事项,消除其恐慌紧张心理。④建立有效静脉通道,常规监测心率、血压、呼吸及氧饱和度。

二、麻醉中护理常规

(一)协助患者取截石位,头偏向一侧或后仰,注意保暖。

(二)给予患者面罩吸氧,配合麻醉医师进行麻醉。

(三)密切监测生命体征变化,尤其是患者意识、血压、呼吸、心率、SpO_2 的变化,如有异常及时汇报麻醉医生,并协助处理。

(四)保证输液管道的通畅,防止扭曲、打折或脱出,注意液体输注速度、余量、局部不良反应等。

(五)常见并发症的观察与处理:①呼吸抑制:发生呼吸抑制后应暂停操作,面罩吸氧、人工辅助通气。发生气道梗阻时应手法开放气道,可置入口 / 鼻咽通气道,必要时行气管内插管或置入喉罩;②心血管并发症,如出现血压下降,可加快补液速度,保证充足氧供,必要时遵医嘱给予血管活性药物,并做好用药后效果观察。

三、麻醉后护理常规

(一)手术结束后,患者入苏醒室继续观察,内容包括患者神志、血压、心率、呼吸、脉搏血氧饱和度和有无恶心呕吐等并准确记录。

(二)苏醒室内严密监护,专人负责,防止发生坠床等意外事件。

(三)离室标准　无痛人流术后需观察 2 小时,注意阴道流血和腹痛情况,没有异常且患者改良麻醉后离院评分系统(表 11-2)≥9 分,可由家属陪同离院。

(四)健康宣教　①进行无痛人流术后 24 小时不得驾驶车辆,不能操作电动工具或是做出重要的决定。②至少 24 小时内还可能感到头痛、头昏、恶心呕吐等,如果症状持续,与医师取得联系。

第五节 介入治疗麻醉护理常规

一、麻醉前护理常规

（一）物品准备 检查麻醉机、监护仪等仪器设备、氧气和吸引装置是否处于备用状态。气管插管箱用品齐全，并准备口/鼻咽通气道和喉罩等以备用。

（二）药品准备 准备常用的麻醉药物如丙泊酚，其他急救药品如阿托品、麻黄碱等。

（三）患者准备 ①核对患者：姓名，性别，年龄等基本信息与手术申请单是否一致，麻醉知情同意书有无签署。②检查患者麻醉前禁食、禁饮情况。评估患者ASA分级、简要了解既往手术麻醉史、现病史等。③心理护理：向患者说明手术麻醉的方法、作用和必须配合的有关事项，消除其恐慌紧张心理。④介入治疗麻醉的特点是共同特点是因为诊疗场所存在放射源或电磁场麻醉医师难以近距离观察患者，以及检查时要求患者制动，所以需要控制患者的体位，在麻醉前安置患者一个相对固定的体位并适当约束。⑤建立有效静脉通道，常规监测心率、血压、呼吸及氧饱和度；监护仪和输液管道应延长。

二、麻醉中护理常规

（一）给予患者面罩吸氧，配合麻醉医师进行麻醉。

（二）密切监测生命体征变化，尤其是患者意识、血压、呼吸、心率、SpO_2的变化，如有异常及时汇报麻醉医生，并协助处理。

（三）保证输液管道的通畅，防止扭曲、打折或脱出，注意液体输注速度、余量、局部不良反应等。

（四）介入治疗常使用造影剂做增强扫描，既往有过敏史和心血管疾病史的患者对造影剂反应较大，麻醉期间要严密观察有无造影剂的不良反应的发生。

（五）介入神经放射学和血管造影检查的患者因其特殊的病理情况如颅内压升高、蛛网膜下腔出血、脑动脉瘤等，尤其注意血压的波动变化，必要时可行连续动脉压监测。

（六）心导管介入治疗麻醉时，注意维持通气和保持二氧化碳分压在正常生理范围内，避免肺血管阻力的改变对先天性心脏病小儿带来的不良后果。小儿心导管检查麻醉时，常可出现低体温，应采取积极保温措施。

三、麻醉后护理常规

（一）手术结束后，患者入苏醒室继续观察，内容包括患者神志、血压、心率、呼吸、脉搏血氧饱和度和有无恶心呕吐等并准确记录。

（二）苏醒室内严密监护，专人负责，防止发生坠床等意外事件。

（三）观察穿刺部位有无渗血渗液，有异常及时报告医师。

（四）离室标准：住院患者Aldrete评分（表11-1）≥9分，安全转运至病房，并做好交接；门诊患者改良麻醉后离院评分系统（表11-2）≥9分，可由家属陪同离院。

（五）健康宣教：①术后24小时不得驾驶车辆，不能操作电动工具或是做出重要的决定。②继续注意观察穿刺部位情况，有严重渗血时，及时与医师联系。

第六节　无痛气管镜麻醉护理常规

一、麻醉前护理常规

（一）物品准备　检查麻醉机、监护仪等仪器设备、氧气和吸引装置是否处于备用状态。气管插管箱用品齐全，并准备口/鼻咽通气道和喉罩等以备用。

（二）药品准备　准备常用的麻醉药物如丙泊酚等及其他急救药品：如阿托品、麻黄碱等。

（三）患者准备　①核对患者：姓名，性别，年龄等基本信息，麻醉知情同意书有无签署。②检查患者禁食、水情况，一般患者术前禁食至少 6h，禁水至少 2h。评估患者 ASA 分级、简要了解既往手术麻醉史、现病史等。③心理护理：向患者说明手术麻醉的方法、作用和必须配合的有关事项，消除其恐慌紧张心理。④每例患者应常规拍摄胸部 X 线片及胸部 CT 检查，以确定病变部位、范围、性质和严重程度，帮助麻醉医师评估气道和肺部情况。⑤建立有效静脉通道，常规监测心率、血压、呼吸及氧饱和度。⑥哮喘患者预防性使用支气管舒张剂。

二、麻醉中护理常规

（一）给予患者面罩吸氧，配合麻醉医师进行麻醉。

（二）密切监测生命体征变化，尤其是患者意识、血压、呼吸、心率、SpO_2 的变化，如有异常及时汇报麻醉医生，并协助处理。

（三）保证输液管道的通畅，防止扭曲、打折或脱出，注意液体输注速度、余量、局部不良反应等。

（四）常见并发症及处理　①呼吸抑制：当出现氧饱和度明显下降时应暂停操作，提高吸入氧浓度并采用面罩辅助呼吸或控制呼吸，必要时行气管插管或置入喉罩；②喉、（支）气管痉挛：口腔内分泌物、气管镜反复进出声门均可刺激咽喉部，诱发喉部肌群反射性收缩，发生喉痉挛；麻醉不充分、操作不规范和强行刺激声带、气管壁，可造成（支）气管痉挛。一旦发生，立即停止检查，拔出气管镜，清除气道分泌物，使用支气管扩张药、激素等，必要时行气管内插管及人工通气；③反流误吸：严格禁食禁饮，一旦发生呕吐，立即采取右侧卧位，及时清理口咽部呕吐物，观察生命体征，尤其是氧合情况，必要时在纤支镜引导下行气管内冲洗及吸引；④气道灼伤：多在高浓度氧气下应用手术电刀或激光引燃气管内导管所致；⑤心律失常：加强监测，及时发现和处理。

三、麻醉后护理常规

（一）手术结束后，患者入苏醒室继续观察，内容包括患者神志、血压、心率、呼吸、脉搏血氧饱和度和有无恶心呕吐等并准确记录。

（二）苏醒室内严密监护，专人负责，防止发生坠床等意外事件。

（三）离室标准　住院患者 Aldrete 评分（表 11-1）≥9 分，安全转运至病房，并做好交接；门诊患者改良麻醉后离院评分系统（表 11-2）≥9 分，可由家属陪同离院。

（四）健康宣教　①进行无痛气管镜检查当日不可从事驾驶和高空作业等；②术后两小

时禁食：支气管炎患者进行支气管镜检查后两个小时内应避免进食（包括喝水）以免造成误呛，两小时后局部麻醉药效退去可先饮水，不会呛到才可进食；③术后观察身体变化：接受切片检查的患者术后应密切观察身体变化，短暂少量的血痰或咯血属正常现象，如出现咯血量较大、持续不停，有剧烈胸痛，呼吸困难，应立即找医生进行处理。

第七节　MECT 治疗的麻醉护理常规

一、麻醉前护理常规

（一）物品准备　检查麻醉机、监护仪等仪器设备、氧气和吸引装置是否处于备用状态。气管插管箱用品齐全，并准备口/鼻咽通气道和喉罩等以备用。

（二）药品准备　准备常用的麻醉药物如丙泊酚等及其他急救药品：如阿托品、麻黄碱等。大多数接受 MECT 治疗的患者都在服用三环类抗抑郁药、单胺氧化酶抑制剂等药物，要注意与其他麻醉药物的相互作用。

（三）患者准备　①核对患者：患者姓名，性别，年龄等基本信息，麻醉知情同意书有无签署。②此类患者由于精神疾病可能无法提供可靠的病史，此时需要有医护人员来提供必要的病史，保证麻醉前的禁食，一般需禁食 6 小时。③心理护理：向患者耐心说明手术麻醉的方法、作用和必须配合的有关事项，争取合作。④建立有效静脉通道，常规监测心率、血压、呼吸及氧饱和度。⑤因患者对检查常不能合作，苏醒期可能发生躁动，需将患者四肢适当约束保护在治疗床上。⑥插入一个口腔保护装置，以保护牙齿、口唇和舌头。

二、麻醉中护理常规

（一）给予患者面罩吸氧，配合麻醉医师进行麻醉。

（二）密切监测生命体征变化，尤其是患者意识、血压、呼吸、心率、SpO_2 的变化，如有异常及时汇报麻醉医生，并协助处理。

（三）保证输液管道的通畅，防止扭曲、打折或脱出，注意液体输注速度、余量、局部不良反应等。

（四）精确记录使用的麻醉药和肌松药，因患者可能在几周甚至几个月内重复治疗，为了使患者在刺激后产生预计的效果，必须使每次治疗时的情况保持一致。

（五）并发症及处理　①呼吸抑制：处理同前；②牙齿脱落：MECT 直接对颌部肌肉的电刺激使牙关紧闭，易损伤松动的牙齿和咬伤舌头；③躁动：患者治疗结束，麻醉未清醒前，可发生躁动，坠床等意外事件，应专人看护，妥善约束，并观察约束部位循坏、血运情况等。

三、麻醉后护理常规

（一）治疗结束后，患者入苏醒室继续观察，内容包括患者神志变化、血压、心率、呼吸、脉搏血氧饱和度和有无恶心呕吐等，并准确记录。

（二）严密监护，专人负责，防止发生坠床等意外事件。

（三）离室标准　Aldrete 评分（表 11-1）≥9 分，将患者安全转运至病房，转运途中注意安全，并做好交接。

（四）健康宣教　①首次下床因注意防止无力跌倒；②观察术后有无头痛、恶心等不适，如有异常，及时与医生联系。③此类患者往往需要多次多疗程治疗，在治疗过程中需注意的事项，都可以在以后的治疗中继续应用。

（封莉莉　沈祎蕾　韩文军）

第二篇　ICU 护理篇

第十二章 | ICU 重症监护病房管理

第一节 ICU 工作制度

一、ICU 重症监护病房质量管理制度

（一）组建病区质量管理与安全团队，负责病区医护质量监控，结合病区医护工作情况开展活动并落实持续质量改进工作。

（二）组建病区护理质量控制小组，对病区内护理工作的各项内容进行质量督查，具体包括：优质护理与危重患者管理组、消毒隔离组、护理文书组、病区管理组、临床教学组和安全管理组。

（三）各质控组成员在组长的领导下履行管理职责，对病区质量进行随机督查，确保病区护理质量的全面达标和服务满意度。

（四）质量管理小组成员每周对所负责内容至少检查一次并记录，每月在组长带领下进行一次大检查并做好记录。每月各质控组对检查结果进行汇总、分析，针对不足进行讲评并提出整改意见，改进措施一经确定则组织全科护士认真落实。

（五）各质控组需对改进措施落实情况进行追踪监测，观察改进效果，将切实有效的改进方法上升为操作标准和工作规范，逐步达到改进工作流程的目的。

（六）各质量控制组工作职责如下：

1. 优质护理与危重患者管理组 负责病区优质护理服务项目的推进，督查病区基础护理质量，落实气道、管路及压疮等危重患者管理要点，定期督查病区特级护理质量，并负责所有出室及出院患者满意度调查等。

2. 消毒隔离组 负责病区消毒隔离质控与感染监控，包括重症医学科感染监测指标的记录和院内相关性感染前瞻性调查的落实。

3. 护理文书组 负责检查所有医疗文书记录的规范性与准确性，以及所有病历资料的归档保存。

4. 病区管理组 药品与急救物品管理员主要负责病区药品的清点、补充和有效期监控，负责抢救器材的清点与维修保养，负责耗材的清点、保管与补充。仪器管理员主要负责所有仪器（监护仪、呼吸机、血气分析仪等）的检测、清点、保管、维修以及使用登记，联系仪

器的外修,确保仪器处于完好备用状态。物品管理人员负责全科物品的检查、请领和归整。

5. 临床教学组 负责实习护生、进修护士以及新护士带教计划的制订与实施,负责病区业务学习的组织安排与护士考核;负责护士规范化培训与考核。

6. 安全管理组 负责督查病区护士对安全管理相关制度的掌握率和执行情况,负责科室药物不良反应的传报及科室不良事件的上报及整改等。

二、ICU重症监护病房医院感染管理制度

(一)成立医院感染管理小组 护士长(兼组长)、主治以上医师1~2名、护师以上护理骨干1~2名;感染管理小组按照职责落实日常感染管理控制,负责督查科室医院感染管理制度的落实,并针对科室感染管理存在的问题提出整改措施。

(二)按医院感染控制相关的SOP落实各项消毒隔离工作。

(三)感染与非感染患者应分开安置;对于MRSA、泛耐药鲍曼不动杆菌等感染或携带者,尽量隔离于单独房间,并有醒目标志。房间不足时注意将同类耐药菌感染或携带者集中安置。对于重症感染、多重耐药菌感染或携带者和其他特殊感染患者,尽量创造条件分组护理,固定人员。

(四)谢绝家属陪护,但允许适当探视;探视时按要求穿隔离衣、套鞋套;探视前和结束探视离开监护室时,督促家属洗手或用免洗洗手液消毒双手。

(五)诊疗、护理患者所使用的非一次性物品,如监护仪、输液泵、微量注射泵等,外壳每天用500mg/L含氯消毒剂擦拭消毒,面板用75%酒精擦拭消毒。对于感染或携带MRSA或泛耐药鲍曼不动杆菌的患者,医疗器械、设备应专用并每班擦拭消毒或一用一消毒。各床固定专用治疗盘、听诊器、手电筒和约束带等,患者转出时按规定实行终末消毒。呼吸机采用一次性管路,重复使用的湿化器必须由供应室统一高水平消毒后备用。

(六)护理站桌面、治疗车、药品柜、门把手及患者床头柜等,每天用500mg/L含氯消毒剂擦拭。有血迹或体液污染时,立即用5000mg/L含氯消毒剂的纱布覆盖30分钟后再擦拭消毒。

(七)便盆及尿壶应专人专用,每天消毒。对腹泻患者应一用一消毒,方法:2000mg/L含氯消毒剂浸泡60分钟。

(八)每日开窗通风至少3次,每次20~30分钟。所有地面,包括房间、走道、污物间、处置室等,每日至少两次用500mg/L消毒剂湿式拖擦。地面被呕吐物、分泌物或粪便所污染,用5000mg/L含氯消毒剂纱布或卫生纸覆盖30分钟后再擦拭消毒。

(九)医护人员按规定进行个人防护,严格遵循无菌操作原则;医疗废弃物按规定规范处置。

三、ICU患者转科交接制度

(一)患者转出

1. 在重症医学科监护的患者,由重症医学科医师与专科医师共同评估确认患者病情稳定,符合转出指征后开启转科医嘱;主班护士接到转科医嘱后,联系拟转科室并确认转出时间,同时通知床位护士并电话告知患者家属。

2. 床位护士接到转科通知后对患者进行转出宣教,书写转科小结,填写转科交接单,完

善文书记录,督促医师完成医疗病程记录,整理病历和患者自带的药品与物品等。评估患者病情,酌情准备转运途中所需急救物品及药品;有人工气道(气管插管/切开)患者准备氧气袋、吸痰用品等。

3. 转运患者前确认平车性能完好。

4. 患者由病床转运至平车后确认各管道通畅,由护士和(或)医生护送,转运途中医护人员应密切观察病情,确保各管路通畅,了解并解决患者需求。

5. 患者护送至转入病房后,护送护士应与病房护士做好床旁交接班(包括病历资料、转科交接单、自带/待用药物、医嘱本和执行单等),双方核对无误后在转科交接单上签名、签时间。

(二)患者转入

1. 床位护士接到转入患者信息后,与医师沟通了解拟转患者病情信息,根据患者病情和医师要求准备监护床单位和急救药品、物品(插管箱、呼吸机等)、监护仪和所有物品均处于功能完好的备用状态。

2. 当患者由病房/手术室转入后,护士应主动迎接,指挥在场人员将患者平稳搬运至监护床上,立即连接监护导联,测定生命体征,准确连接固定各种引流管,以两种识别方式核对患者信息(手腕带、病历资料),并与护送人员详细交接班(包括诊断、手术名称、术后天数、输液情况、各种引流管的放置以及伤口包扎情况、生活用品、病历、X线片、CT片,皮肤情况等),双方确认后在转科交接单上签名及时间。

3. 做好转入患者及家属宣教、告知与签字工作。

四、ICU患者隐私保护制度

(一)医护人员在执业活动中,应当关心、爱护、尊重患者,保护患者的隐私,患者在诊治过程中透露的所有资料,医护人员都应予以保密,未经患者同意不能向第三者泄露。在特殊情形下,若医生怀疑患者涉及非法活动,应立即报警。

(二)患者的隐私权是指患者享有不公开自己病情、家族史、接触史、身体隐蔽部位、异常生理特征等个人生活秘密和自由的权利,医院及其工作人员不得非法泄露。ICU患者病情危重,不管患者是否清醒,必须注意隐私保护,在进行生活护理、交接班等可能会暴露患者隐私部位的操作或医生给患者换药等情况时,护士必须将床之间的隔帘拉启。

(三)医务人员除关心患者的病痛外,还应关心患者作为公民在疾病以外的基本需要,如民俗习惯、宗教信仰等。

(四)患者有权获得有关自己病况的资料,患者需要复印或者复制本人病历资料的,医院应根据《医疗机构病历管理规定》执行。

(五)一般情况下,医务人员应实事求是地向患者解释病情和治疗情况,患者有知道自己病情的权利,但要根据具体的情况或直言相告,或委婉表达,因实施保护性医疗措施不宜向患者说明情况的,应当将有关情况通知患者家属。

五、ICU护士管理制度

(一)履行本院病区护士岗位职责、监护室护士岗位职责。

(二)了解分管患者病情,按优质护理和护理程序要求对患者实施全程化监护。

（三）实施整体护理，全面负责患者的基础护理、专科护理、心理护理和健康宣教等。

（四）实施预见性护理，结合患者病情掌握护理要点、并发症防治措施，配合医疗组完成大手术后、危重以及疑难患者的治疗监护，确保监护质量内涵和患者安全。

（五）学习和掌握新的监护理论、知识和操作技能，并应用于临床，形成护理规范。

（六）在护士长的支持下指导参加科室业务学习、教学查房、临床病例讨论和宣教。

（七）不断学习和提高自身教学能力，参与实习护生、进修生以及新入科护士的临床带教与培训工作。

（八）及时发现临床问题，参与科室组织的护理科研活动并撰写、发表护理论文，推广临床护理经验。

（九）积极参与病区管理，确保医疗护理工作正常、有序开展。

（十）协调相关科室工作，共同为患者提供优质护理服务。

六、ICU 护士培训制度

由于重症医学科收治的患者病种复杂且病情危重，因此护士必须进行 ICU 基础理论和临床护理技能的训练。

（一）基础培训

1. 对象　新入科护士。

2. 方法　由高年资、责任心强的护士，采用一帮一、结对子的方法，以自己的言行去影响教育新护士。

3. 内容　包括 ICU 工作环境的熟悉，监护设备用途、使用方法的了解及具体操作的初步掌握，了解监护设施的使用，掌握接收和转送患者的准备工作，熟悉 ICU 工作常规。素质教育，包括心理素质教育和职业素质教育，旨在提高心理适应能力和工作责任心，进行护士职业道德规范与法律法规的教育，提倡敬业精神、慎独精神，提高工作责任心。

（二）专业知识培训

1. 对象　完成基础培训后两年内的护士。

2. 方法　每人负责床位 1~4 张，同时进行 ICU 护理课程学习，并跟班实践。授课教员由 ICU 理论水平较好、实践经验丰富的护师担任，还可通过晨会提问、护理查房、业务讲课、读书交流和死亡病例讨论等方式，有针对性地强化监护知识。

3. 培训重点　以实践为特点的专业强化培训，使 ICU 护士不仅具有单一的专业知识，而且较全面地掌握 ICU 的技能和理论知识（表 12-1）。

表 12-1　ICU 培训授课内容

编号	授课内容	学时
1	ICU 的发展、建设与管理	2
2	ICU 病区的消毒隔离制度	2
3	ICU 监护单的书写要求	1
4	GLAS 评分与 APACHE Ⅱ 评分法	1
5	ICU 患者心理反应与护理	1

续表

编号	授课内容	学时
6	心肺脑复苏	2
7	多脏器功能衰竭的护理	2
8	气道管理与氧疗	2
9	麻醉后护理	2
10	营养支持	2
11	各种导管的护理	2
12	监护仪的观察和应用	3
13	呼吸机的观察和应用	3
14	除颤器的应用	1
15	输液泵、微量泵的应用	1
16	降温床、降温帽的应用	1
17	血气、生化、血糖仪的应用	1
18	ICU患者健康宣教	1
19	ICU常见并发症观察与处理	2
20	ICU常用药物使用与护理	1

对于输液泵、呼吸机等仪器的使用,经常利用交接班时间进行现场操作示范与交流。

(三)综合能力培训

1. 对象 专业知识培训考核达标的ICU护士。

2. 方法 参加业务学习听课,在护士长指导下备课、授课或主持查房,参加培训班,参加ICU护士学习班。

3. 培训内容 提高对危重患者病情变化的观察和判断能力,由原来单纯执行医嘱的辅助角色,变为抢救工作的组织者和救治者。要求护士通过学习,对患者的病情变化有预见性,对患者的预后有科学的估计,作超前的准备工作,有全面、精湛、熟练的多学科知识,同时,培训护士应注重与协作者的人际关系养成。

七、ICU护患沟通制度

(一)护士应具备良好的素质,即能真诚、亲切、公正地与患者交流,保护患者隐私,及具备敏锐的观察力等。

(二)护士与患者沟通的环境应舒适,沟通期间应注意保护患者隐私和权利。

(三)提高有效沟通的一般技巧

1. 全神贯注 关注患者的需求,不受外界环境干扰,避免做出分心的小动作。

2. 参与 适当参与,运用语言或非语言方式表示在倾听,且能理解对方的信息。倾听时应做到注意力集中、耐心,不因患者的语音、语速等而分心,不随便打断患者的谈话,不对患者做是非判断,注意领会患者谈话的隐含深意。注意患者的非语言性沟通,同时可鼓励患者将非语言性信息用语言表达出来。

3. 核对　交流中经常核对自己的理解,以确定获得信息的准确性。核对的方法有澄清问题、重复内容和总结归纳等。

4. 反应　答复或示范对方叙述的内容,使患者重新评估他的谈话。

5. 沉默　适当运用沉默的技巧,可使患者感到舒适。

6. 提问　提问可引导谈话进行,提问有开放式和闭合式两种方式。开放式提问允许患者做出广泛的、不受限制的回答;闭合式提问只要求患者做肯定或否定的回答。

通过沟通,了解患者需求后应尽量满足其需求,鼓励患者树立治疗信心。

八、ICU 健康宣教制度

(一)根据病区患者疾病特点,健康宣教以口头宣教为主,以图片与视频宣教等为辅助,对象包括患者及其家属。

(二)设计并应用"ICU 宣教卡"对家属进行宣教,并将宣教卡张贴在病室入口处以便家属更好地了解 ICU 工作性质、掌握家属配合要点、熟悉探视流程等。

(三)医护人员在接待转入患者、实施诊疗护理操作期间以及患者转出时均应根据患者的实际情况对其进行宣教(包括 ICU 制度、术后康复、用药与心理方面宣教等)。

(四)根据医院健康教育规范,医护人员应对患者或家属开展多种形式的健康教育(包括入室、监护期间和出室宣教三部分),根据每个阶段的不同侧重点进行相关知识的宣教。

(五)宣传"吸烟有害健康",病室内有禁烟标志和控烟措施,医院工作人员在诊疗疾病的过程中须向患者或家属宣传吸烟对人体的危害,对于吸烟家属要进行劝阻和健康宣教。

九、ICU 护士的履职要求

(一)经过严格的专业理论和技术培训并考核合格。

(二)爱岗敬业,能够正确认识护士职业的价值,有一定的奉献精神。

(三)诚实守信,护理人员应遵守职业纪律,工作中要实事求是,敢于正视错误,承担责任。

(四)工作中要做到认真负责,具有慎独精神。

(五)掌握重症监护的专业技术　包括输液泵的临床应用和护理,各类导管的护理,氧疗、气道管理和呼吸机监护技术,血流动力学监测,心电监测及除颤术,水、电解质及酸碱平衡监测技术,重症患者营养支持技术,抢救配合技术等。

(六)应具备的能力　包括能胜任各系统疾病重症患者的护理、医院感染预防与控制、重症患者的疼痛管理及心理护理等。

(七)坚持"以患者为中心"的服务理念,为患者提供优质护理服务,尊重并保护患者的隐私和权利。

十、ICU 工作人员之间的沟通规定

(一)思想上形成共识　医生和护士要转变观念,深刻认识开展整体护理的必要性和重要性,在思想上形成共识。坚持一切以患者为中心的服务理念,积极开展优质护理服务,为患者提供全方位的监护服务,将相互间的沟通、交流与配合变成一种自觉行为。

(二)时间上注意轻重缓急　医护人员应按照轻重缓急的原则进行沟通与交流。在监

护治疗过程中,注意抓主要矛盾,并且在医护配合时一定要按照患者利益最大化原则来分配时间。

(三)场合上注意内外有别,医护人员在交换意见或讨论有关问题时,应选择合适的时机和场合。另外,对涉及患者隐私或有异议的诊断、检查、用药、操作、护理、收费等问题时,也应注意谈话的场所,以免发生不必要的误会。

(四)方式上讲究技巧 临床工作中,医护人员有很多机会进行沟通,既可利用晨间交接班和查房的机会,又可随时直接交谈或集中问题后约定时间座谈。医护间服务对象的某些问题进行沟通、交流与研讨时,表达方式应予以注意。在特殊情况或场合下,如在抢救急危重患者时,医护双方要沉着冷静。

(五)人格上相互尊重 医生和护士都是医疗的主体,只有分工不同,没有高低贵贱之分。医生应多给护士以支持、指导,帮助护士提高业务水平,护士也应多理解、帮助、配合医生。以确保ICU的监护、治疗与护理工作全面高质量地完成。

十一、ICU患者家属探访制度

重症医学科是监护和治疗危重患者的特殊场所,医护人员24小时值班为患者提供密切的病情监测,为了保持病室安静,保证患者休息,减少交叉感染,谢绝家属陪护,实行限制性探视制度。具体规定如下:

(一)谢绝家属陪护,但允许适当探视。探视时间为:工作日15:00~15:45和17:00~19:00;节假日为12:00~15:00。每位家属每次入病房探视时间为5~10分钟,具体由门卫安排轮流进入,每张床位每次允许一位家属探视。

(二)探视人员须按要求穿隔离衣、套鞋套,必要时戴口罩,等待入室探视时应保持安静,探视前后要洗手(出入口及床边备有免洗洗手液)。

(三)探视时如遇到以下情况,家属应自觉回避,例如:工作人员交接班、医生换药、接收新患者、抢救患者、患者正在行特殊治疗(如血透)或主任、主治医师查房等。

(四)探视时家属应遵守ICU相应的规章制度,不翻看病历资料,不干涉医护操作,不随意走动,不使用手机,不送鲜花。一旦违反规定,工作人员应给予劝告,不服从管理者可终止探视。

(五)探视后家属应将隔离衣归回原处,鞋套丢在污染鞋套柜内。

(六)对于有精神、行为异常、智力低下的患者以及学龄前患儿,可根据需要,允许一位家属适当陪伴。

(七)谢绝学龄前儿童进入病区探视。

(八)患者病情趋于平稳,决定转普通病房继续治疗时,由医护人员通知家属。

(九)患者家属应将便于联系的手机号码、固定电话等登记在病区的"患者家属联系信息登记本",以便医护人员随时联系。

十二、ICU紧急突发事件应急制度

(一)总则

1. 病区组建突发事件应急小组,小组成员必须保持手机24h畅通,接到通知后必须在30分钟内到场参与急救。

2. 病区一旦发生紧急突发事件,值班医师/护士应①组织在场人员按照应急预案开展紧急救治;②根据突发事件严重程度分别上报病区主任、护士长与医院总值班;③通知当日值班应急小组成员。

3. ICU 内所有医护人员必须熟练掌握常用急救技术(除颤、CPCR 等),遇事应保持沉着冷静,妥善协调,正确果断采取急救措施。

4. ICU 的所有急救仪器与设备应随时处于完好功能状态,抢救药品应配备齐全。

5. ICU 的仪器设备与药品等一般不得外借,对因特殊原因准予外借的设备必须有明确的借用渠道并及时归还。

6. 定期组织学习突发事件应急方案(停电、呼吸机故障等),组织模拟演练以提高各级人员应急能力。

7. 在发生医疗纠纷或可能发生医疗纠纷时,做好病历记录以及医疗文书的保管工作,认真听取患者及其家属的意见和要求,积极沟通以防止事态扩大,并及时向上级部门汇报。

8. 一旦发生纠纷,应认真组织本科有关人员进行讨论,采取有效措施,防止事态进一步恶化。

(二)严重多发伤、复合伤、批量伤员的救治预案

本着"先救命后治伤、先救重后救轻"的原则开展工作。

1. 一般性抢救由当值医师和相关外科医师共同负责;涉及多科室和重大抢救由 ICU 医师汇报上级主管部门组织协调相关科室参加抢救。

2. 患者进入 ICU 后,首先对其生命体征进行评估和诊断处理,各专科诊疗由专科医师完成,ICU 医师有辅助专科医师的职责。

3. 对重大抢救和批量伤员的救治,及时向上级部门及上级医师汇报。

4. 对有活动性大出血或转运途中有生命危险的急危重症者,如因手术或检查需要转运,应先予抢救、治疗,做必要的处理后再进行监护下转运。在转运中,医护人员必须密切观察伤患者病情变化,并确保治疗持续进行,要科学搬运,避免造成二次损伤。

(三)停电处置预案

1. 采取双线供电。

2. ICU 的重要设备如呼吸机、CRRT、输液泵等均有电池供电功能,以备短时间停电时应急所需。定期检查备用电池工作情况,保持完好状态。

3. 科室常规备有应急灯、电筒等照明用物,定期检查,保持完好状态。

4. 突然停电后,立即寻找抢救患者机器运转的动力方法,维持抢救工作,并开启应急灯照明等;危重患者、手术中使用呼吸机的患者平时应在床旁备有简易呼吸器,以备备用电池故障引起呼吸机不能正常运转时使用;使用电动吸痰的患者,可用墙壁吸引或者用 50ml 注射器接吸痰管吸痰;生命体征监测立即改用人工测血压、脉搏。

5. 立即电话通知电工班、医疗和行政总值班,并采用应急灯提供照明。

6. 加强病房巡视,安抚患者。

(四)火警应急预案

1. 预防

1)加强消防知识的学习与培训。

2)保卫部门定期检查全院消防设施性能,保证消防设施随时处于功能完好状态。

3）保证消防通道畅通,加强用氧、用电安全及易燃易爆物品的管理。

2. 应急处理

1）发现小的火情第一时间使用病房的灭火器扑灭火焰,防止火情扩散,事后报告科室领导及医院保卫科,以查明起火原因,防止类似的事情再次发生。

2）发现较大的火情:

①如遇到电起火立即切断电源;②立即拨打火警119,报告医院行政和医疗总值班组织灭火;③立即组织患者及陪护有秩序地疏散撤离;④报告120帮助危重患者安全撤离;⑤安定患者及陪护人情绪,勿慌乱;⑥保护现场。

（五）患者意外拔除气管插管应急预案

1. 通知上级医师,保持患者呼吸道通畅,给氧。

2. 做好抢救准备。

3. 密切观察病情变化,积极处置,遵照医嘱实施抢救,必要时重新气管插管。

4. 做好医疗记录并填写意外拔管记录。

（六）呼吸机突然断电应急预案

1. 迅速判断确认,立即断开呼吸机管路与患者气管插管的连接,并使用简易呼吸器对患者进行人工呼吸。

2. 密切观察病情变化,医师与护士合作进行必要处理。

3. 重新检查呼吸机电源是否连接好,必要时通知相关科室及时维修。

4. 重新启动或更换呼吸机。

5. 确保呼吸机运作正常后,再予以使用。

十三、ICU患者收治标准

（一）ICU收治对象

ICU收治对象主要包括以下3类:①急性可逆性疾患患者,如严重创伤;②严重的中晚期器官功能衰竭患者,如脓毒性休克;③病情并非危重的高危患者,主要为了防止发生严重并发症,或一旦出现并发症,能够得到及时处理,如急/危重大手术后。

1. 突然出现呼吸困难,并短时间内氧合或通气功能障碍不能恢复的患者及需要气管插管和（或）机械通气以便进一步诊治的患者。

2. 持续血流动力学波动明显,需在有创血流动力学监测下进行液体和药物复苏的患者。

3. 高龄伴有冠心病、严重心律失常或慢性呼吸系统疾病及代谢性疾病的围术期患者。

4. 术中大量出血或大手术后需要有创监测和（或）机械通气支持的患者。

5. 严重水、电解质及酸碱紊乱的患者。

6. 脓毒症、各种类型休克、多脏器功能障碍,需要有创监测和脏器维护治疗的患者。

7. 心肺复苏术成功后需要进一步高级生命支持的患者。

8. 各种严重中毒的患者。

9. 淹溺、电击伤等有抢救希望的患者。

10. 围术期危重患者

1）术前高危患者:①术前有严重的心肺疾病,如急性心肌梗死、严重慢性阻塞性肺疾患;②多于三个器官或多于两个系统的创伤;两个体腔的开放创伤;多发性长骨和骨盆骨折;

③估计失血超过 1000ml；④有一个以上重要脏器生理功能损害的 70 岁以上老年患者；⑤各种类型休克；⑥血培养阳性的脓毒症患者；⑦需机械通气支持的呼吸功能衰竭患者；⑧急性胰腺炎、内脏穿孔、消化道出血、肠梗阻、肠坏死患者；⑨急性肾／肝衰竭患者；⑩昏迷患者。

2）术后高危患者：①出现病情重大变化，如发生急性心肌梗死、肺栓塞、术后大出血；②生命体征不稳定，如低血压、心律失常；③任何一个生命器官出现功能衰竭；④术中失血 4000ml 左右，输血或输红细胞在 1600ml 以上；⑤发生水、电解质与酸碱失衡，每日输液量在 5000ml 以上；⑥严重感染、内脏穿孔、肠坏死、胰腺炎、吸入性肺炎、血液培养阳性、体温升高 >38.3℃超过两天者。

（二）ICU 收治禁忌

1. 慢性疾病的终末期病，包括恶性肿瘤晚期及脑死亡、临终状态。

2. 明确没有救治希望的濒死患者或因各种原因放弃进一步治疗的危重病患者。

3. 各种传染病的传染期。

4. 精神病。

十四、ICU 患者转出标准

患者病情好转应当及时转出重症医学科，以充分提高重症医学科的使用效率，同时减少患者医疗费用。患者达到如下标准即可转出重症医学科：

（一）生命体征相对稳定，不需要进一步监护和支持治疗的患者。

1. 患者血压不再需要大剂量血管活性药物支持即能维持于 100~150mmHg/40~90mmHg，或血压经给予口服药物即能维持正常灌注压（MAP>60mmHg）。

2. 心率无药物作用即能维持于 50~120bpm，心律相对正常，不影响血压，患者无明显不适主诉。

3. 呼吸频率与节律相对正常，12~28 次／分，无明显呼吸急促与窘迫症状，患者无明显不适主诉。

4. 电解质与血糖等相对正常，无明显异常。

（二）系统、脏器功能稳定或恢复，不需要特殊治疗的患者。

1. 循环呼吸功能相对正常，不需要呼吸机或大剂量血管活性药物支持，低流量吸氧即能维持 SpO_2>90% 以上，患者无明显气促症状。

2. 肾功能正常，或即使存在肾功能障碍，但电解质相对正常，不需要行床边持续肾替代治疗。

3. 肝脏功能相对平稳，或即使肝功能障碍但不需要人工肝灌流等。

（三）没有希望恢复健康或提高生活质量的患者。

1. 恶性肿瘤终末期患者，无进一步治疗措施。

2. 危重疾患者者家属一致要求放弃积极治疗措施。

（四）不愿意接受进一步重症监护治疗的患者（由患者或委托人签字同意）。

十五、ICU 护士的准入标准

（一）具有完全民事行为能力，符合国务院卫生主管部门规定的健康标准，有全日制中等职业学校以上护理专业学历毕业证书。

（二）必须取得中华人民共和国护士执业证书，并按要求定期进行注册。

（三）必须通过岗前培训及3个月的ICU专科培训，考核达标者方可聘用。

（四）ICU护士长应由主管护师以上职称，经过ICU专业培训及具有丰富ICU工作经验的人员担任。

（五）具有一定的基础理论知识和临床护理经验，护理技术操作熟练，必须通过院三基培训考核及科内定期制定的理论和操作考核，成绩合格。

（六）工作五年以上的护士必须取得相应证书。

（七）具备ICU护士岗位技术能力要求。

（赵　越　韩文军）

第二节　ICU护士岗位设置与职责

一、ICU护士岗位设置与人员编配

按照优质护理服务规范要求，一般ICU岗位设置包括护士长岗位（日班）、责任护士岗位（8-4班、晚班、夜班）、准备班岗位（8-4班）、主班岗位（晚主班、夜主班）、办公班岗位（日班）、仪器班岗位（日班）与两头班岗位（6-3班、2-10班、8-12　4-8班）。

ICU床：护配置比应为1：2.5~3以上。

二、ICU各岗位护士职责

（一）护士长岗位职责

1. 在护理部、总护士长及科主任的直接领导下，负责病区护理方面行政和业务管理工作。

2. 根据总护士长工作计划，结合本病区情况，制订本科室的护理工作计划并实施。根据医院重症监护质量管理委员会下发的管理规范，结合本科室实际，制定本科室的护理管理制度。

3. 负责病区护士的排班和工作任务的分配，制订护理人员岗位职责、各班工作流程，制订病区常见疾病护理常规和质量标准。

4. 督促护理人员严格执行各项规章制度，检查各项护理措施的实施，严防差错事故的发生，确保病区护理工作安全。成立质控小组，按照护理质量标准进行质量自查，并及时讲评分析，提出整改措施，使护理质量持续稳定、不断提高。

5. 主持晨会交班及床旁交接班，根据患者病情，合理调配护理人力资源。

6. 随同科主任、主治医师查房，参加科内会诊、疑难危重及死亡病例讨论。

7. 组织并参与危重症患者的抢救，对复杂技术和新开展的护理业务，应亲自指导并参加实践。

8. 定期检查贵重药品、急救物品和仪器，保证药品齐全，仪器性能良好处于备用状态，定期检查各类消毒灭菌物品。

9. 审修护理病历，定期检查各项表格记录，保证其完整性与准确性。

10. 负责护士继续教育的管理，制定护理人员培训计划，组织病区业务学习、护理查房和护理会诊,定期安排技术培训和考核,组织开展科室临床科研工作,积极参加学术交流。

11. 积极听取医师及患者的意见,不断改进病房管理工作,提高服务满意度。

12. 负责科室临床教学工作的管理和实施,落实护理专业学生和进修人员的临床教学和临床实习工作。

(二)责任护士岗位职责

责任护士在临床工作中负责所管床位患者的全程护理,协助护士长作好护理质量监督和保障工作以及疑难护理问题的处理,同时承担低年资护士、实习或进修人员的带教任务。

1. 负责所管患者的所有治疗、护理、宣教工作,为患者提供优质护理。

2. 负责所管患者的出入院(室)评估,制定护理计划,做好出入院(室)宣教和监护期间的健康教育。

3. 负责与患者及家属沟通交流,承担患者与家属的宣教和各类告知事项,了解患者的心理变化并给予支持和帮助。

4. 参加医生查房,了解治疗方案、特殊检查、护理需求并及时落实,完成相关基础护理与专科护理工作。

5. 负责特殊药品的使用与管理,包括麻醉药、降压药、贵重药和抢救药等,做好用药后效果的观察及不良反应的观察与处理。

6. 配合医生完成特殊操作(如深静脉置管、气管切开等)以及各项检查治疗。

7. 密切观察并评估患者的病情变化,发现异常立即报告值班医师,必要时立即联系专科医生,及时做好抢救与护理。

8. 做好医疗仪器和抢救设备的使用与管理工作。

9. 书写各种护理记录和报告。

10. 组织护理查房,参加所管床位患者的医护会诊,组织疑难护理病例的讨论。

11. 承担病区的临床教学和继续教育工作。

12. 参与和开展护理用具、护理方法的革新和对新技术运用的研究。

13. 协助护士长做好病房的管理工作和患者安全管理,参与病区的成本效益管理,处理突发事件。

(三)准备班护士岗位职责

1. 护士长不在期间负责科室人员及工作安排。

2. 协助护士长检查晚间护理质量,负责联系转床、审核护理文书与出室登记等。

3. 负责当日医嘱的核对,治疗单的打印,带领仪器班护士完成所有液体配置。

4. 督促责任护士完成日间治疗,协助责任护士核对治疗。

5. 负责治疗室内外的清洁与整理。

6. 负责患者信息系统在电脑上的输入和发布。

7. 负责日间护理质量的督察与把控,负责日间护理文书的检查,确保准确与完整。

8. 做好医生、护士及各方面的协调工作。

(四)晚夜间主班护士岗位职责

1. 负责晚夜间病区管理与协调,带领护士交接班,严格执行查对与交接班制度。

2. 负责清点麻醉药、抢救车、切开包与剪刀。

3. 负责护理站等所有环境的清整,指导并检查责任护士治疗、护理执行情况。

4. 指导并检查责任护士治疗、护理执行情况,核对治疗,保证护理质量。

5. 参与危重患者抢救护理,遇特殊情况及时向护士长汇报。

6. 接待护理部护士长晚夜间查房,负责汇报病区工作。

7. 及时发布新入患者信息至家属休息区。

8. 审签低年资护士书写的各项记录。

9. 核对日间及晚夜间医嘱,书写大交班。

10. 负责督查责任护士房间仪器、物品擦拭以确保干净。

11. 夜班负责录入《ICU 院感前瞻性调查登记传报》,负责治疗室、换药室紫外线消毒并登记,浸泡毁形用剪刀。

(五)办公班护士岗位职责

1. 负责所有费用的收取(包括外来血气记账)。

2. 负责日间医嘱的处理、药品的请领、化血、液体的核对及次日液体的摆放。

3. 负责护理站所有电脑、办公台面及物体表面的清洁。

4. 协助护士长及治疗班负责联系转科,打印、处理及检查长期/临时医嘱录入准确性。

5. 与治疗班共同负责当日医嘱的核对,治疗单的打印。

6. 清点针剂,请领日间临时药品。

7. 书写日间病室日志。

(六)仪器班岗位职责

1. 负责仪器的清点、登记与报修。

2. 协助准备班加药,办公班摆药。

3. 仪器室、治疗室及护理站所有柜子及仪器的清洁。

4. 负责呼吸机安装。

(七)两头班岗位职责

1. 在健康助理协助下给患者擦身,帮助责任护士完成患者的口腔、会阴、皮肤护理。

2. 检查无菌包,更换过期物品,更换体温表消毒液,清洗浸泡各类消毒物品,测定确认消毒液浓度达标情况并登记。

3. 负责日间治疗室、换药室的紫外线消毒及登记。

4. 清点物品,负责换药室、盥洗室所有柜子及仪器清洁,负责在班期间取血、门诊领药等。

5. 核对次日液体及核对与粘贴次日化验单。

6. 负责转出患者护送及长期卧床患者洗头(每三日一次)。

7. 负责与供应室更换物品,补充各物品及表格柜(注意有效期)。

三、ICU 各能级护士岗位职责

(一)副主任护师岗位职责(N6 级护士)

1. 在护理部主任领导下,负责科室护理业务技术、科研和教学工作。

2. 指导本科室急、重、疑难患者的护理及抢救配合工作。

3. 主持本专科护理重点查房、教学查房、死亡病例讨论,指导主管护师提高业务查房水平。

4. 规范护理文书书写标准,负责指导本专科护理病历的书写、修改与质量保证。

5. 了解国内外护理发展动态,结合本专科护理重点、难点问题开展护理研究,提出科学的护理对策,提高专科护理水平。

6. 负责护理教学的组织管理、专科教材的编写工作,参与部分护理课程的讲授,指导主管护师开展护理人员的业务培训,组织教育训练以及临床实习和进修人员的带教等。

7. 协助护理部做好护理技术人员晋级的培养和业务考核工作;参加护理安全委员会,对护理缺陷、事故提出鉴定意见。

8. 参与全院护理队伍建设,协助护理部加强对全院护理工作的指导。

(二)主管护师职责(N4~N5级护士)

N4级(初级主管护师):任职5年以内的主管护师,具备独立分管急危重症患者的能力,能承担临床教学和专科指导等工作。

N5级(高级主管护师):任职5年以上的主管护师,能负责疑难、危重患者专科护理,成为本病区的质量控制或教学科研负责人。

1. 在护士长领导下和主任或副主任护师指导下完成护理临床、教学、科研和健康教育等工作。

2. 协助护士长做好行政管理、学科建设及病房仪器、设备、药品器材等管理工作。

3. 协助护士长进行护理业务管理,负责病区护理工作的质量控制、护理科研及护理教学工作的实施;带教护师完成新业务、新技术的临床实践。

4. 解决本专科护理业务上的疑难问题,承担难度较大的护理技术操作,组织并参与落实疑难、危重患者的护理计划。

5. 协助护士长组织护理查房,指导护师提高护理工作质量与业务水平;参与或主持本专科的护理重点查房、教学查房和疑难问题的讨论。

6. 指导护师落实护理病历书写规范,负责护理病历的指导与修改。

7. 结合临床护理中存在的问题,组织实施护理科研,撰写护理论文,提高护理科研水平。

8. 负责本病区护师、护士培养计划的制订与实施,负责护理专业学生临床实习计划的修订与实施;参与部分护理课程的讲授与护理教材编写。

(三)护师职责(N3级护士)

1. 在护士长的领导下及主管护师指导下完成临床护理、教学、科研、健康教育等工作。

2. 参加临床护理实践,指导护士正确执行医嘱及各项护理技术操作规程。

3. 参与危重、疑难患者的护理工作及难度较大的护理技术操作,密切观察病情变化,酌情制定护理计划并负责实施。

4. 落实护理三级查房,做好分管患者的入院、住院评估、健康教育,完成分管患者的病历书写,确保服务质量。

5. 参加本病区主任护师、主管护师组织的护理查房和病历讨论,并做好记录和落实整改措施。

6. 协助护士长负责本病区护士和进修护士的业务培训与考核;参与护理专业实习生的临床带教工作。

7. 协助护士长制订本专业的临床科研、技术革新计划,并组织实施。

8. 参与病区安全护理小组,对出现的护理缺陷、事故进行分析,提出防范措施。

（四）护士职责（N1~N2 级护士）

N1 级（新护士）：从事护理工作 1 年以内的护士，在上级护士的指导下从事临床护理工作。

N2 级（护士）：从事护理工作 1 年以上的护士，具备独立分管患者的能力，参与部分临床教学和管理工作。

1. 在护士长的领导和护师指导下严格执行各项规章制度和护理常规，正确执行医嘱。

2. 认真执行各项护理制度和技术操作规程，正确执行医嘱，准确及时地完成各项护理工作，严格执行查对制度和交接班制度，防止护理差错、事故的发生。

3. 做好患者的基础护理和心理护理工作，按照等级护理要求巡视病房，密切观察病情变化，发现异常及时报告。

4. 认真做好危重患者抢救护理工作，协助医师进行诊疗工作，负责采集检验标本。

5. 做好预检、分诊工作，维持诊疗秩序，积极参加业务学习、技术培训和专题讨论，不断提高基础护理和专科护理水平。

6. 经常与患者及家属沟通，征求护理工作改进意见，为患者及家属做好健康指导。

7. 参加护理教学和科研，指导护理专业临床实习生工作。

8. 参与完成住院患者的评估、健康教育及护理病历的书写，办理入院、出院、转科、转院手续及有关登记工作。

9. 在护士长领导下，作好病房管理、消毒隔离、物资、药品、材料的请领保管等工作。

10. 指导实习生、外勤人员工作。

（陈晶晶　韩文军）

第三节　ICU 护士岗位要求

一、护士长岗位

（一）基本要求

1. 取得国家护士执业证书及资格证书并在本院注册。

2. 具备护理专业本科或以上学历。

3. 取得主管护师或以上资格。

4. N4 级及以上护士。

（二）基本素质

1. 身体健康，恪尽职守，遵纪守法，具有良好的职业道德和奉献精神。

2. 具有良好的团队合作精神和组织管理协调能力，善于沟通、交流与督导。

3. 能正确应对压力，情绪稳定，具有良好的慎独精神。

（三）业务及能力素质

1. 熟练掌握与重症监护护理相关理论、院内感染知识及各种急救护理技术操作、医疗器械的管理。

2. 具有发现问题、分析问题和解决问题的评判性思维能力及预见性护理管理能力。

3. 能优化整合病区管理，与医疗组以及相关科室做好协调工作。

4. 熟练掌握临床护理英语知识,能够很好地运用英语对外交流。

二、责任护士岗位

(一) 基本要求

1. 取得国家护士执业证书及资格证书并在本院注册。

2. 具备护理专业大专或以上学历。

3. 接受过岗前培训、相关护理理论和技能的培训,并考核合格。

4. N1 级以上护士且在 ICU 工作 6 个月以上。

(二) 基本素质

1. 身体健康,遵纪守法,具有良好的职业道德。

2. 具有良好的团队合作精神和慎独精神。

(三) 业务及能力素质

1. 掌握重症监护护理相关的各个系统的理论知识及院内感染知识。

2. 掌握各种急救护理操作技术。

3. 掌握 ICU 各种仪器设备的使用与维护保养工作。

4. 根据年资逐步熟悉 ICU 各班次工作流程及管理要求。

5. 在日常工作中不断培养发现问题、分析问题和解决问题的评判性思维能力,并逐步具备预见性护理的能力。

6. 按照工作年资及岗位职责与考评标准能胜任各班次工作,并在工作中不断自我改进。

7. 具有良好的协调与沟通能力。

三、准备班护士岗位

(一) 基本要求

1. 取得国家护士执业证书及资格证书并在本院注册。

2. 具备护理专业大专或以上学历。

3. 获得护师或以上资格。

4. N3 级以上护士并具备 5 年以上 ICU 工作经历。

(二) 基本素质

1. 身体健康,恪尽职守,遵纪守法,具有良好的职业道德和奉献精神。

2. 具有良好的团队合作精神和组织管理协调能力,善于沟通、交流与督导。

3. 能正确应对压力,情绪稳定,具有良好的慎独精神。

(三) 业务及能力素质

1. 熟练掌握与重症监护护理相关理论、院内感染知识及各种急救护理技术操作、医疗器械的管理。

2. 熟练掌握医院 HIS 系统操作、电子医嘱的录入和审核。

3. 具有发现问题、分析问题和解决问题的评判性思维能力及预见性护理管理能力。

4. 熟悉专科护理及常规用药,会鉴别超常规用药。

5. 能优化整合病区管理,与医疗组以及相关科室做好协调工作。

四、晚夜间主班护士岗位

（一）基本要求

1. 取得国家护士执业证书及资格证书并在本院注册。

2. 具备护理专业大专或以上学历。

3. 获得护师或以上资格。

4. N3 级以上护士并有 5 年以上 ICU 工作经历。

（二）基本素质

1. 身体健康,恪尽职守,遵纪守法,具有良好的职业道德和奉献精神。

2. 具有良好的团队合作精神和组织管理协调能力,善于沟通、交流与督导。

3. 能正确应对压力,情绪稳定,具有良好的慎独精神。

（三）业务及能力素质

1. 熟练掌握与重症监护护理相关理论、院内感染知识及各种急救护理技术操作、医疗器械的管理。

2. 熟练掌握医院 HIS 系统操作、电子医嘱的录入和审核。

3. 具有发现问题、分析问题和解决问题的评判性思维能力及预见性护理管理能力。

4. 熟悉专科护理及常规用药,会鉴别超常规用药。

5. 能优化整合病区管理,与医疗组以及相关科室做好协调工作。

五、办公班护士岗位

（一）基本要求

1. 取得国家护士执业证书及资格证书并在本院注册。

2. 具备护理专业大专或以上学历。

3. N2 级以上护士并具备 3 年以上 ICU 工作经历。

（二）基本素质

1. 身体健康,遵纪守法,具有良好的职业道德。

2. 具有良好的团队合作精神和慎独精神。

（三）业务及能力素质

1. 熟练掌握重症监护护理相关的各个系统的理论知识及院内感染知识。

2. 熟练掌握各种急救护理操作技术。

3. 熟练掌握医院 HIS 系统操、电子医嘱的录入和审核。

4. 熟悉专科护理及常规用药,会鉴别超常规用药。

5. 具有良好的医护沟通能力。

六、仪器班岗位

（一）基本要求

1. 取得国家护士执业证书及资格证书并在本院注册。

2. 具备护理专业大专或以上学历。

3. N2 级以上护士并具备 1 年以上 ICU 工作经历。

（二）基本素质

1. 身体健康,遵纪守法,具有良好的职业道德。

2. 具有良好的团队合作精神和慎独精神。

（三）业务及能力素质

1. 掌握重症监护护理相关的各系统理论知识及院内感染知识。

2. 熟练掌握各种急救护理操作技术。

3. 熟练掌握ICU各种仪器设备的使用与维护保养工作。

4. 根据年资逐步熟悉ICU各班次工作流程及管理要求。

5. 具有良好的协调与沟通能力。

七、两头班岗位

（一）基本要求

1. 取得国家护士执业证书及资格证书并在本院注册。

2. 具备护理专业中专或以上学历。

3. 接受过岗前培训、相关护理理论知识和技能培训并考核合格。

4. N1级以上护士且在ICU工作3个月以上。

（二）基本素质

1. 身体健康,遵纪守法,具有良好的职业道德。

2. 愿意做基础护理尤其是生活护理的护士,热爱护理岗位。

3. 具有良好的团队合作精神和慎独精神。

（三）业务及能力素质

1. 掌握重症监护护理相关的各系统的理论知识及院内感染知识。

2. 基本掌握各种急救护理操作技术。

3. 掌握ICU各种仪器设备的使用与维护保养工作。

4. 按照工作年资及岗位职责与考评标准能胜任各班次工作,并在工作中不断自我改进。

5. 具有良好的协调与沟通能力。

（陈晶晶　陆小英）

第四节　ICU护士岗位培训

一、责任护士岗位

（一）责任护士工作流程、职责的培训,学习考评标准,提高对职责的了解。

（二）对围术期的常规护理、重症监护护理相关的各个系统的理论知识及院内感染知识进行培训,提高专科护理的能力。

（三）加强学习基础理论及操作的培训,看标准操作光盘,对各种急救护理操作技术进行培训,并带教进修生及实习生。

（四）对ICU各种仪器设备的使用与维护保养进行培训。

（五）学习医院护理管理制度，参加科室、外科及院方组织的学习。

（六）参加各类继续教育项目，尤其是对人文修养、交流沟通、新业务新技术加大培训力度，以适应责任护士岗位需求。

二、准备班及晚夜间主班护士岗位

（一）准备班（主班）护士岗位流程、职责的培训，学习考评标准，提高对职责的了解。

（二）对围术期的常规护理、重症监护护理相关的各个系统的理论知识及院内感染知识进行培训，提高专科护理的能力。

（三）加强学习基础理论及操作的培训，看标准操作光盘，对各种急救护理操作技术进行培训，并带教进修生及实习生。

（四）对ICU各种仪器设备的使用与维护保养进行培训。

（五）学习本院护理管理制度，参加科室方及院组织的学习。

（六）电脑信息处理，对HIS系统操作、电子录入与审核专项培训。

（七）对"人文修养、礼仪服务、交流沟通艺术"进行培训。

（八）培训本专科的常用药品剂量、时间、用法，对新药应用进行培训学习。

（九）出科、出院病历的整理。

（十）与其他科室的沟通协调。

三、办公班护士岗位

（一）办公班护士岗位流程、职责的培训，学习考评标准，提高对职责的了解。

（二）对围术期的常规护理、重症监护护理相关的各个系统的理论知识及院内感染知识进行培训，提高专科护理的能力。

（三）加强学习基础理论及操作的培训，看标准操作光盘，对各种急救护理操作技术进行培训，并带教进修生及实习生。

（四）学习本院护理管理制度，参加科室及院方组织的学习。

（五）电脑信息处理，对HIS系统操作、电子录入与审核专项培训。

（六）对"人文修养、礼仪服务、交流沟通艺术"进行培训。

（七）培训本专科的常用药品剂量、时间、用法，对新药应用进行培训学习。

四、仪器班岗位

（一）仪器班护士岗位流程、职责的培训，学习考评标准。

（二）仪器设备的清洁、保养。

（三）对围术期的常规护理、重症监护护理相关的各个系统的理论知识及院内感染知识进行培训，提高专科护理的能力。

（四）加强学习基础理论及操作的培训，看标准操作光盘，对各种急救护理操作技术进行培训，并带教进修生及实习生。

（五）学习本院护理管理制度，参加科室及院方组织的学习。

（六）常用药品的作用与使用注意事项。

五、两头班岗位

（一）专人负责一对一培训　带教工作流程及职责、物品（消毒方式、消毒液浓度的配制、请领与保管等）、检查空气、环境、地面的消毒、换药物品的准备与处置。

（二）理论知识的培训　学习消毒、院内感染的诊断、爆发与流行的概念、灭菌与消毒的概念。

（三）技术操作的培训　各种浓度消毒液的配制、手卫生。

（四）学习本院护理管理制度，参加科室及院组织的学习。

（五）加强学习基础理论及操作的培训，看标准操作光盘，并按标准进行考核。

（六）掌握护理质量标准。

（许　卫　陆小英）

第五节　ICU 护士岗位考核评分标准

一、护士长岗位

（一）岗位考核

1. 按护理部护士长岗位考核计划进行考核。

2. 按护理部护士长岗位考评标准进行考核。

（二）工作考核

按本院护理部护士长岗位工作考核评分标准进行考核。

（三）工作考核标准

考核结果与个人劳务分配、职称晋升、季度评优、年度评优挂钩。

护士长岗位评分标准

项目	内容	考核指标	评分范围	综合评分
政治表现15分	政治素质	积极参加或组织各种政治学习和集体活动，护理团队凝聚力强，本人或病区护理组获市、校、院先进个人或集体	0~5	
	职业道德	具有高尚的职业道德，优质服务措施有特色，本病区出院患者满意率≥95%，多次受到患者点名表扬	0~5	
	全局观念	顾全大局，尊上爱下，本病区医、护人员对护士长的满意率≥95%	0~5	
业务素质50分	业务能力	精通本专业理论知识，刻苦钻研专业护理技术，能熟练解决本专科重大护理疑难问题，在本专科领域有新的发明，并在全国推广	0~20	
	管理能力	严格执行主干护理制度，具有完整的专科护理质量考评标准，考评制度健全，措施落实，护理质量考评达95分以上	0~20	
	教学能力	有健全的本专科教学管理制度，严格实行专人带教，按计划实施，教学效果好，教学满意率≥95%，能胜任大班课	0~10	

续表

项目	内容	考核指标	评分范围	综合评分
工作实绩35分	专业培训	严格落实护士规范化培训和继续护理学教育,具有 II 类以上继续教育项目,学分达标率 100%,理论和技术操作考核合格率 ≥95%	0~10	
	指导下级	对下属人员积极培养指导,培养了一组精通专科护理技术能手,配合抢救能力强,有院级竞赛能手	0~15	
	论文专著	每年以第一作者在国家一级刊物发表学术论文或主编、出版专著或担任已出版的专著的编委(基本分 5 分,每增加 1 篇加 1 分)	0~10	
加分项目10分	获奖成果	任期内获科研成果一等奖、二等奖或申请科研课题与基金(第一完成人 5 分,依此类推);任期内获科研成果三等奖、四等奖或校级成果奖、课题与基金(第一完成人 4 分,依此类推);任期内获院级成果奖或课题与基金(第一完成人 3 分,依此类推)	0~10	

二、责任护士岗位

(一) 岗位考核

1. 按照护理部"三基"考核。

2. 科室基础理论及专科理论考核 1 次 / 季度。

3. 工作流程考核 1 次 / 季度。

(二) 岗位考评标准

1. 按照年资通过护理部"三基"考核。

2. 科室理论及技术考核成绩合格。

3. 能胜任责任护士班次工作流程,考核合格。

4. 日常工作无投诉。

(三) 工作考核标准

考核结果与个人劳务分配、职称晋升、季度评优、年度评优挂钩。

ICU 责任护士工作考核评分标准

姓名_____ 成绩_____ 考核者_____

项目	考评内容	标准分	得分	备注
病情掌握程度(30)	基本情况:床号、姓名、年龄、血型	4		
	基本病情:手术名称,术后天数(入室天数),入 ICU 原因	3		
	患者目前情况:意识(若存在意识障碍,应评估瞳孔及对光反射情况),生命体征,饮食,管道	5		
	昨日 24h 出入量,包括每根管道引流情况,异常检查结果	5		
	目前主要治疗要点,并发症的预防及监测护理要点(包括专科观察要点)	10		
	患者心理及睡眠情况	3		

续表

项目	考评内容		标准分	得分	备注
日常护理（60）	环境：干净、整洁，监护仪及正在使用的其他仪器设备运作正常，参数显示好		5		
	患者卧位：无特殊禁忌半卧位		2		
	给氧：氧气导管在位，氧流量合适，与记录相符		2		
	药物使用：给药方法，时间，速度准确合理		3		
	饮食：符合医嘱及病情，给食方法、时间正确		2		
	生活护理：患者皮肤，口鼻清洁，全身无胶布印记，头发整洁，洗头擦身次数符合要求，患者舒适		10		
	引流管道：引流管道清洁，固定妥善，床上有翻身余地；引流管道通畅，按照要求有效负压，准确记录引流液色、质、量能按照患者实际情况进行管道滑脱危险性评分，护理措施正确合适		10		
	巡视：及时，液体滴数正确，管道根数与实际相符，字迹清晰		3		
	记录：客观、真实、准确、及时、完整，字迹清晰，能按照要求进行管道滑脱、压疮以及坠床等危险因素评分，正确使用医学术语		5		
	宣教指导（针对清醒患者）	知晓管床护士	1		
		掌握目前饮食	1		
		知晓自身各管道及其作用	1		
		知晓镇痛泵的使用	1		
		掌握床上活动的方法及注意事项	1		
	心理护理：患者心理平静，配合治疗、护理		2		
	特殊病情变化：能及时汇报医生，并于第一时间给予正确应对、及时处置		3		
	安全防范：安全防范措施落实有效		3		
	并发症：并发症预防措施落实合理		5		
理论（10）	专科疾病相关理论		10		

≥80 分者合格。

三、准备班护士岗位

（一）岗位考核

1. 按照护理部"三基"考核。

2. 科室基础理论及专科理论考核 1 次 / 季度。

3. 工作流程考核 1 次 / 季度。

（二）岗位考评标准

1. 按照年资通过护理部"三基"考核。

2. 科室理论及技术考核成绩合格。

3. 能胜任责任护士班次工作流程,考核合格。

4. 日常工作无投诉。

(三) 工作考核标准

考核结果与个人劳务分配、职称晋升、季度评优、年度评优挂钩。

ICU 准备班护士工作考核评分标准

姓名_____成绩_____考核者_____

项目		要求	标准分	得分	备注
素质要求(8)		服装、鞋帽整洁(戴头花、穿白袜)	1		
		仪表大方、举止端庄、态度和蔼可亲	2		
		遵守规章制度,不迟到早退	5		
工作流程	检查夜间及晨间护理质量(10)	检查夜间护理质量(包括医疗文书)	2		
		检查晨间基础护理质量	2		
		了解患者反映(对责任护士、护工的满意度)	3		
		了解患者基本病情及特殊护理治疗要点	3		
	交班(5)	参加大交班	1		
		清点物品(抢救车、麻醉药、无菌物品、贵重物品及自带药)	2		
		保证护理站清洁整齐	2		
	协调转科(10)	与患者原科室确定转科时间	2		
		协调本科室转科患者的时间先后	2		
		体温单录入信息	2		
		向家属休息区发布患者转科信息	2		
		电话通知家属	2		
	处理医嘱(15)	核对所有当日的临时、长期医嘱	3		
		检查医生医嘱是否与患者病情相符	2		
		核对仪器班摆药	2		
		医嘱打勾,签名	3		
		打印当日执行单(两份),标注青霉素、先锋霉素阳性,并核对	5		
	加药(14)	完成所有患者的药物配制	3		
		严格三查七对	4		
		严格无菌操作	3		
		保持治疗室整洁	2		
		检查仪器班静脉营养液的配制	2		
	巡视(12)	至少1h去房间进行巡视	4		
		督促责任护士严把护理质量关	2		
		清醒患者做好沟通,了解责任护士工作满意度,了解患者需要并满足其需求,沟通障碍患者,与家属做好沟通	6		
	接收新患者(8)	核对并登记患者信息,向家属休息区发布信息	2		
		协助接收新患者并了解患者基本病情	3		
		核对医嘱及加药并送至病房	3		

续表

项目	要求	标准分	得分	备注
检查（8）	各个病房日间治疗执行情况 检查办公班护士液体等储备情况	4 4		
交班（10）	与晚班主班交接患者特殊护理要求 与护士长汇报当日工作情况	5 5		

≥80 分者合格。

四、晚夜间主班护士岗位

（一）岗位考核

1. 按照护理部"三基"考核。

2. 科室基础理论及专科理论考核 1 次 / 季度。

3. 工作流程考核 1 次 / 季度。

（二）岗位考评标准

1. 按照年资通过护理部"三基"考核。

2. 科室理论及技术考核成绩合格。

3. 能胜任责任护士班次工作流程，考核合格。

4. 日常工作无投诉。

（三）工作考核标准

考核结果与个人劳务分配、职称晋升、季度评优、年度评优挂钩。

晚夜间主班护士工作考核评分标准

姓名_____成绩_____考核者_____

项目		项目总分	要求	标准分	得分	备注
素质要求		8	服装、鞋帽整洁（戴头花、穿白袜） 仪表大方、举止端庄、态度和蔼可亲 遵守规章制度，不迟到早退	1 2 5		
工作流程	交班	12	清点物品（抢救车、麻醉药、无菌物品、贵重物品） 与治疗班做好所有患者的特殊病情交接	5 7		
	核对	10	核对日间 / 晚间所有医嘱及所剩治疗液体 核对所有病房治疗情况	5 5		
	治疗及观察	25	负责晚夜间病区环境的安静及整洁 保证各个病房开窗通风 30 分钟 指导并检查责任护士治疗执行及患者的健康指导情况 与家属做好沟通，健康宣教等工作 加强巡视，提高护理质量	5 2 8 5 5		

续表

项目		项目总分	要求	标准分	得分	备注
工作流程	接收新患者	10	主班协助责任护士做好新患者的接收工作	10		
	书写	5	书写大交班记录	5		
	检查	20	检查晚夜间护士护理治疗执行情况	7		
			检查晚夜间护理文书的书写	5		
			接待晚夜间护士长查房,汇报病区工作	8		
交接		10	与夜班或白班护士交接患者特殊护理要求	10		

≥80 分者合格。

五、办公班护士岗位

(一)岗位考核

1. 按照护理部"三基"考核。

2. 科室基础理论及专科理论考核 1 次 / 季度。

3. 工作流程考核 1 次 / 季度。

(二)岗位考评标准

1. 按照年资通过护理部"三基"考核。

2. 科室理论及技术考核成绩合格。

3. 能胜任办公班班次工作流程,考核合格。

4. 日常工作无投诉。

(三)工作考核标准

考核结果与个人劳务分配、职称晋升、季度评优、年度评优挂钩。

ICU 办公班护士工作考核评分标准

姓名_____ 成绩_____ 考核者_____

项目	总分	要求	标准分	得分	备注
素质要求	5	服装、鞋帽整洁(戴头花、穿白袜)	1		
		仪表大方、举止端庄、态度和蔼可亲	2		
		遵守规章制度,不迟到早退	2		
清点针剂	7	清点备用药物基数	3		
		清点并核对麻醉药使用情况	2		
		完善处方签字、盖章	2		
液体请领	5	根据具体情况填写液体、外用药请领单(基数适量)护士长签字	5		
发送临时药疗	3	核对全部医嘱,确认后通知药师发药(前一日针剂和口服)	3		
整理	2	擦拭护理站所有电脑、办公台面及物体表面,打印纸摆放整齐	2		

续表

项目	总分	要求	标准分	得分	备注
处理转出患者医嘱	18	确定时间：有序安排转出	5		
		计价录入收费	2		
		录转科医嘱，停所有的长期医嘱	3		
		打印并完擅长期、临时医嘱签名、划线	5		
		转出患者信息的完善	3		
提取处理医嘱	15	提取医嘱，与治疗班协调完成医嘱处理	5		
		告知责任护士留取备血标本并协助核对	4		
		填写血库取血单，并通知血库所需用血类别及血量	3		
		通知饮食更改并告知责任护士、更改相关信息	3		
发送药疗信息	2	所有患者长期、临时治疗（针剂和口服）	2		
领药	4	与药房人员准确核对药品基数	4		
清点药物	10	按照药物的名称、剂量，正确摆药	4		
		麻醉药放回后签字	2		
		长期口服药按执行时间摆放	2		
		再次清点针剂和口服药，填写清点本，签字	2		
信息录入	3	正确录入患者信息，登记，并告知医生	3		
处理医嘱	4	处理新患者医嘱，核对医嘱，正确签字，打勾	4		
摆液体	4	打印输液标签	2		
		摆放长期患者的次日药疗	2		
收费	6	按照标准收取耗材费用	3		
		外来血气分类放置，装订	3		
写交班本	4	正确书写交班本（顺序），注明青霉素阳性	4		
领药	6	领取新入患者药物，并准确核对基数	6		
摆药	5	正确摆药，再次清点针剂和口服药	5		
分化验单	2	转出患者分类放置订好，反面写上患者目前科室，督促卫勤人员及时转送	2		

≥80 分者合格。

六、仪器班护士岗位

（一）岗位考核

1. 按照护理部"三基"考核。

2. 科室基础理论及专科理论考核 1 次 / 季度。

3. 工作流程考核 1 次 / 季度。

（二）岗位考评标准

1. 按照年资通过护理部"三基"考核。

2. 科室理论及技术考核成绩合格。

3. 能胜任仪器班班次工作流程，考核合格。

4. 日常工作无投诉。

（三）工作考核标准

考核结果与个人劳务分配、职称晋升、季度评优、年度评优挂钩。

ICU 仪器班护士工作考核评分标准

姓名_____成绩_____考核者_____

项目		项目总分	要求	标准分	得分	备注
素质要求		8	服装、鞋帽整洁（戴头花、穿白袜） 仪表大方、举止端庄、态度和蔼可亲 遵守规章制度，不迟到早退	1 2 5		
工作流程	准备用物	10	清整并擦拭治疗室 配制肝素稀释液及动脉冲洗液 铺无菌治疗盘 准备胶布	3 3 2 2		
	交班	1	参加大交班	1		
	核对摆药	5	核对昨日摆药，检查患者自带药及消耗	5		
	清点仪器	22	清点仪器 检查各个仪器是否处于功能状态 擦拭所有仪器间仪器 清整所有仪器柜仪器，安装呼吸机，保证呼吸机螺纹管配套够用 故障仪器及时报修	4 4 4 3 4 3		
	摆药	15	按医嘱摆药 严格三查七对 严格无菌操作 保证治疗室整洁	4 4 4 3		
	加药	12	按要求配制静脉营养液 严格三查七对，严格无菌操作 配制完成按床号、姓名分发至各床位	5 4 3		
	辅助	17	辅助完成下午的生活护理 辅助接收新入室患者 摆新患者的药疗 协助办公班摆放次日长期药疗	5 4 4 4		
	检查	10	下班前检查仪器间是否清洁、整齐 仪器呈备用状态 保证呼吸机备用状态	4 3 3		

≥80 分者合格。

七、两头班护士岗位

（一）岗位考核

1. 按照护理部"三基"考核。

2. 科室基础理论及专科理论考核 1 次 / 季度。

3. 工作流程考核 1 次 / 季度。

（二）岗位考评标准

1. 按照年资通过护理部"三基"考核。

2. 科室理论及技术考核成绩合格。

3. 能胜任辅助班班次工作流程，考核合格。

4. 日常工作无投诉。

（三）工作考核标准

考核结果与个人劳务分配、职称晋升、季度评优、年度评优挂钩。

6-3 班护士工作考核评分标准

姓名_____成绩_____考核者_____

项目	项目总分	要求	标准分	得分	备注
素质要求	5	服装、鞋帽整洁（戴头花、穿白袜） 仪表大方、举止端庄、态度和蔼可亲 遵守规章制度，不迟到早退	1 2 2		
核对，整理医嘱	5	准确核对医嘱，完善各签名 麻醉单、执行单按规定放置到位	2 3		
晨间护理	43	按无菌操作原则准备口腔、会阴护理物品 在健康助理协助下给患者翻身，擦身 根据患者具体情况落实口腔、会阴护理 经口气管插管患者，床旁行口腔冲洗 有效清洁鼻腔，长期患者每周更换鼻导管 清洁患者全身皮肤 更换胃管等胶布，并做好鼻翼周围的清洁 与患者有效沟通，保护患者隐私	3 5 10 10 2 5 3 5		
更换消毒液，包消毒包，清点，请领用物	12	清点无菌物品（无菌剪刀，气切包等）基数并检查有效期按时间请领用物（敷料、棉签、空针等）；取回环氧乙烷消毒物品更换体温表消毒液；更换处置间的消毒液 2 次 / 周（测定确认消毒液浓度达标情况并登记）	3 4 5		
治疗室、换药室紫外线消毒并登记	5	擦拭治疗室、换药室柜子，擦拭紫外线灯管 1 次 / 周，做好清洁工作 清洁完毕，紫外线消毒，登记	3 2		
转出患者	10	与责任护士做好交接班，检查转科交接单时间，患者生活用品等勿遗漏 转运途中保证各管道在位通畅及患者安全 与病房护士做好详细交接	5 3 2		
取血	5	按照取血规范化流程，做好三查十对	5		
门诊领药	5	核对医嘱，做好三查七对，正确请领药物	5		

续表

项目	项目总分	要求	标准分	得分	备注
核对医嘱	3	准确核对日间医嘱,并签字	3		
洗头	5	长期卧床患者洗头每三日一次(出汗、异味等及时清洗)	5		
交班	2	书写特殊交班记录	2		

≥80 分者合格。

2-10 班及 8-12　4-8 班护士工作考核评分标准

姓名＿＿＿＿＿＿成绩＿＿＿＿＿＿考核者＿＿＿＿＿＿

项目	总分	要求	标准分	得分	备注
素质要求	5	服装、鞋帽整洁(戴头花、穿白袜) 仪表大方、举止端庄、态度和蔼可亲 遵守规章制度,不迟到早退	1 2 2		
辅助生活护理	6	协助责任护士整理床单位 询问患者主诉,满足患者需求 为患者操作时能正确进行宣教	2 2 2		
核对次日药疗	6	核对次日药疗 准确无误 摆放整齐	2 3 1		
下午转出患者	8	与责任护士做好交接班,检查转科交接单时间是否填写,患者生活用品、特殊药物等勿遗漏 转运途中保证各管道在位通畅及患者安全 与病房护士做好交接班	1 3 2 2		
取血	5	按照取血规范化流程,做好三查十对	5		
整理换药室	5	保持换药室干净整洁 无菌物品在有效期内,摆放整齐	2 3		
更换无菌物品	6	正确清点需更换物品种类,数量 与供应科工作人员进行正确交接,无误 领回的无菌物品按照失效的时间先后顺序摆放	2 2 2		
换责任护士晚餐	6	更换责任护士晚餐 更换晚餐期间能确保护理质量及患者生活需求	2 2 2		
粘贴次日晨化验单	12	粘贴次日化验单 准确核对床号、姓名 试管类型正确 方式正确	3 3 3 3		

续表

项目	总分	要求	标准分	得分	备注
晚间护理	23	按无菌操作原则准备口腔、会阴护理物品	3		
		在健康助理协助下给患者翻身,擦身	5		
		根据患者具体情况落实口腔、会阴护理	5		
		经口气管插管患者,正确床旁行口腔冲洗	5		
		与患者有效沟通,保护患者隐私	5		
杂务	8	协助主班录入新患者信息,并正确登记	2		
		协助责任护士接收新入室患者	2		
		协助主班根据医嘱摆药,核对药疗或核对医嘱	2		
		协助责任护士为患者翻身,满足患者生活需求	2		
素质要求	10	能及时准确协助其他班次完成各项治疗及护理	10		

≥80分者合格。

(顾月霞　陆小英)

第六节　ICU各班次护士工作流程

一、护士长工作流程

时间	岗位内容
07:30~07:45	检查晨间标本是否留取与送检,检查护士是否准时上班;查看晚夜间医嘱执行情况,体温记录单、护理记录是否及时正确,确保安全
07:45~08:00	查看所有患者的病情、晚夜间及晨间护理,指导护士护理好危重患者,提出护理措施及注意事项
08:00~08:20	组织大交班:评讲晨间及晚夜间护理质量情况,指导危重患者护理及注意事项,并简单提问
08:20~09:00	参与主任及专科医生的查房,了解病区内患者的病情及治疗目的,及时与医生沟通重点患者的护理及科室转运,根据患者收治需要,调整床位
09:00~10:40	1. 巡视病房的患者,了解责任护士对所管患者病情了解程度,患者生活需要是否得到满足,病区是否安静、整洁、有序 2. 参与部分护理工作,跟班作业,了解各班护士任务完成情况及操作是否规范 3. 检查患者术后健康教育、用药指导、ICU探视制度宣教及治疗落实情况 4. 按教学计划、目标检查带教效果 5. 检查转出患者及出院患者病历
10:40~11:00	查看医嘱执行:查对及督促上午医嘱的执行,查对当日变更医嘱,检查处理是否及时正确
11:00~11:50	巡视病房,了解患者进食情况并作饮食指导
11:50~12:00	检查护理站、治疗室、换药室是否整齐清洁有序
12:00~14:00	午休

时间	岗位内容
14:00~15:30	巡视病房,了解患者午休以及新入科患者情况。组织完成并检查患者生活护理及临床工作;检查新入科患者护理宣教、医嘱执行等情况并给予具体指导
15:30~16:00	完成每日重点工作
16:00~16:20	听取准备班护士日间工作情况;参加晚班交接班
16:20~17:00	查看医嘱。查看并督促临时医嘱执行,检查处理是否正确
17:00~17:20	参与主任及专科医生的查房,了解病区内患者的病情及治疗目的,及时与医生沟通重点患者的护理
17:20~17:30	巡视危重患者,指导晚班主班护士晚夜间工作重点

二、责任护士工作流程

（一）【8-4 班】（7:45~16:15）

时间	岗位内容
07:45~08:00	审查监护记录(护士长查房、格式等);了解患者病情与出入量、各管道引流量及各异常指标等。"四看五查一巡视":跟患者自我介绍后,开始检查患者的晨间护理是否达标;检查患者留置管道、评分与巡视单记录是否符合,各管道是否通畅在位。清点本班体温表,整理环境
08:00~08:20	参加大交班;各责任护士进行床旁交接班
08:20~09:00	更换贴膜、三通(根据记录 1 次 /3 日,如有污染及时更换、耗材),更换整理非转出患者床单位、平衡液、动脉冲洗液等;开窗通风(时间≥30 分钟),整理并消毒液擦拭病区物体表面,督查 6-3 班头发护理,洗头 1 次 /3 日
09:00~11:00	核对液体;负责床位的治疗、护理、宣教、转入、转出处理、备床;跟主任查房;核对治疗单
11:00~12:00	午餐(由 6~3 班调配各责任护士午餐)。接班护士协助观察病情,处理紧急医嘱,负责执行常规治疗
12:00~16:00	负责床位的治疗、护理、宣教、转入、转出并完善电子监护记录单;核对日间治疗执行情况,录入日间生命体征至电子病历中。对术后清醒患者进行健康宣教和心理护理鼓励并协助患者进行床上功能锻炼
16:00~16:15	与晚班护士床旁交接班

【晚班】（15:55~24:00）

时间	岗位内容
15:55~16:15	清点物品及体温表,"四看五查一巡视",责任护士进行床旁交接班
16:15~24:00	核对日间医嘱及所剩液体;整理床头柜、治疗盘、仪器并擦拭干净;开窗通风(时间≥30 分钟);负责床位的治疗、护理、宣教、转入、转出处理及交班记录书写;核对晚间治疗执行情况
24:00	录入晚间生命体征至电子病历中,与夜班交班

晚餐时间(17:30~19:00)由主班护士协调,轮换

（二）【夜班】(23:55~8:00)

时间	岗位内容
23:55~00:15	清点物品、体温表,"四看五查一巡视",责任护士进行床旁交接班
00:15~05:30	对所管理的房间进行开窗通风(时间≥30分钟),核对日间及晚间医嘱、未执行治疗;负责床位的治疗、护理、宣教,转入、转出处理及核对夜间治疗执行
05:30~08:00	交班记录书写;核对留取标本的联单及试管;留取标本,统计出入量;录入夜间生命体征及出入液量至电子病历中,在健康助理协助下为患者洗脸、洗手、洗脚、擦身,同时给患者做好心理护理、术后健康宣教并进行床上功能锻炼等
08:00~08:20	与8-4班床旁交接班
注意在7:30以前将护理站清整干净,准备交班	

三、准备班护士工作流程

时间	岗位内容
07:45~08:00	协助护士长检查夜班及晨间护理工作质量;了解患者反映
08:00~08:30	参加大交班,清点麻醉药、抢救车、无菌物品(包括剪刀、小切开包、气管切开和静脉切开包)
08:30~12:00	与医生沟通并联系转出、查看病历并作出室登记(非手术和特殊病例明显标志);与办公室护士合作处理医嘱;根据患者转入(出)动态及时输入并发布患者信息至家属休息区;加药并送至病房;打印并核对患者治疗单
备注:10:15~10:30 查房,检查责任护士工作质量	
12:00~12:30	午餐
12:30~16:00	协助责任护士接收新患者,核对治疗;与办公室护士协助信息录入及登记、处理医嘱并加药送至病房;与各监护室责任护士核对日间治疗;检查办公班护士液体等储备情况
15:15~15:45	查房,督查午后生活护理与治疗执行情况;核查贵重耗材消耗收费是否落实
16:00~16:15	与晚间主班护士交班,向护士长汇报当日工作

四、晚夜间主班护士工作流程

（一）【晚主班】(15:55~24:00)

时间	岗位内容
15:55~16:15	清点物品"四看五查一巡视",指导晚班责任护士与8-4班责任护士进行床旁交接班
16:15~22:00	核对日间医嘱及未执行治疗;检查病房内环境整洁;开窗通风(时间≥30分钟);负责病区医嘱的处理,检查晚间治疗、护理的落实情况,检查晚间转出患者病历
备注:17:30~19:00 协调各监护房间晚餐	
22:00~24:00	书写病室日志,核对晚间治疗执行情况,检查晚间电子病历录入情况,关闭信息发布系统
24:00~00:15	与夜主班交班

（二）【夜主班】（23：55~08：00）

时间	岗位内容
23：55~00：00	清点物品：抢救车、麻醉药、无菌物品、贵重物品
00：00~00：15	与晚班主班做好患者特殊病情交接，更新病室日志
00：15~05：00	核对日/晚间所有医嘱及所剩治疗液体；核对所有房间治疗情况；负责夜间病区环境的安静及整洁；加强巡视，提高护理质量；与患者有效沟通；助房间护士做好新患者的接收工作；指导检查房间护士护理治疗执行情况；接待夜间护士长查房，汇报病区工作
05：00~06：00	协助夜间责任护士根据医嘱抽血
06：00~07：00	书写病室日志，检查病房护士护理治疗执行情况，检查夜间护理文书的书写
07：00~08：00	保证各个房间开窗通风30分钟，开启患者信息发布系统，更新信息并发送至家属休息区，巡视病房，检查生活护理落实情况，以及夜间责任护士健康宣教落实情况
08：00~08：15	参加大交班，与白班护士交接患者特殊护理要求

五、办公班护士工作流程

时间	岗位内容
07：30~08：00	核对夜间医嘱，处理转出患者医嘱，联系药师发送前一日临时药疗
08：00~08：15	参加大交班
08：15~12：00	处理转出患者医嘱及收费（包括前日未收费患者费用）、处方药录入；与治疗班协助处理医嘱、核对医嘱、核对备血/浆化验单；通知血库人员；外送血气收费单记账领药；清点针剂
12：00~14：30	午餐，午休
14：30~18：00	处理新入患者医嘱、登记、摆药（包括次日液体）、书写大交班、记账；领新患者的药、分发化验单等

备注：下班前确保药品备用充足，数量正确，药柜整齐

六、仪器班护士工作流程

时间	岗位内容
07：45~08：00	清整治疗室；配置肝素稀释液、动脉冲洗液及气道湿化液，核对液体后准备加药物品
08：00~08：15	参加大交班
08：15~09：00	清点仪器，清整仪器间，安装呼吸机、报修等
09：00~09：15	督查各病室内仪器擦拭与物品柜整理情况
09：15~12：15	协助治疗班加药并送至病房
12：15~14：30	午餐，午休
14：30~15：00	与2-10班、责任护士一起落实生活护理；检查并打印满页的电子体温单并录入新一周体重、血压
15：00~18：00	协助责任护士接收新患者，协助摆放次日液体并加药送至病房；下班前保证仪器间清整、仪器呈备用状态

七、两头班护士工作流程

（一）【6-3班】（06:00~14:45）

时间	岗位内容
06:00~07:45	在健康助理协助下给患者擦身,完成晨间护理
07:45~08:00	早餐
08:00~08:15	参加大交班
08:15~14:45	按规定落实各项工作
14:45	与2-10交班

备注:6-3主班负责核对医嘱。自身工作完成后首选帮助(患者重、多)责任护士工作。擦紫外线灯1次/周并登记;及时请领敷料、棉签、空针、手套等,送环氧乙烷消毒物品,周末负责所有仪器的彻底清整)

（二）【2-10班】（14:00~22:00）

时间	岗位内容
14:00~14:45	提血;与仪器班、责任护士一起落实生活护理
14:45	与6-3班交接
14:45~22:00	辅助责任工作,落实晚间护理、液体核对、化验单条形码的扫描及粘贴

备注:自身工作完成后首选帮助(患者重、多)责任护士工作

（三）【8-12　4-8班】（07:45~12:00　16:00~20:00）

时间	岗位内容
07:45~08:00	清整治疗室;配置肝素稀释液、动脉冲洗液及气道湿化液,核对液体后准备加药物品
08:00~08:15	参加大交班
08:15~09:00	清点仪器,清整仪器间,安装呼吸机、报修等
09:00~09:15	督查各病室内仪器擦拭与物品柜整理情况
09:15~12:00	协助治疗班加药并送至病房
16:00~20:00	辅助责任工作,落实晚间护理、液体核对、化验单条形码的扫描及粘贴

（赵　越　韩文军）

第七节　ICU优质护理

一、实施方案

（一）指导思想

坚持"以患者为中心"的服务理念,进一步规范临床监护工作,切实加强基础护理,改善监护流程,提高监护品质,保障医疗安全,切实为患者提供安全、优质、专业、便捷的护理服

务,提高患者及其家属对护理工作的满意度。

（二）活动目标

1. 安全护理方面

1）无差错、事故发生;

2）全年非计划性拔管不超过 2 例;

3）全年非难免性压疮发生 0 例;难免性压疮发生不超过 5 例;

4）无坠床事件发生。

2. 优质护理方面

1）病区出室患者满意度自查,满意率在 98% 以上;

2）无投诉发生;

3）基础护理全部由护理人员完成,落实率 100%。

（三）实施方法

实行责任护士分组承包监护床位的 24 小时轮班包干的岗位责任制。每组床位责任护士包干一个监护房间,由 8 名护士按照不同班次(8-4、6-3、2-10、10-6、晚、夜)24 小时轮班负责落实监护床位患者的生活护理、病情变化、感知需求、心理反应、社会支持、健康宣教等,为患者提供连续、全面、全程、专业的优质护理服务。

（四）实施重点与内涵质量

1. 健全规章制度,明确岗位职责

1）健全病区临床护理工作规章制度,更新专科护理常规,建立突发事件应急预案;落实《SICU 护理人员应知应会》手册的相关内容;

2）明确监护护士准入制度,制定各能级护士岗位职责,各班护士职责、流程和工作标准,规范临床护理执业行为;

3）完善护士绩效考核制度,按照医院规定将每位护士护理患者质量与护士个人绩效、职称晋升、奖金分配、年终评优挂钩。

2. 落实基础护理,持续质量改进

1）明确并落实护士应当负责的基础护理项目及工作规范;

2）明确临床护理服务内涵、服务项目和工作标准。特级护理的服务内容包括为患者实施病情观察、治疗和护理措施、生活护理、康复和健康指导等内容,并向患者和家属公示;

3）实行监护护士分组包干的岗位责任制,责任护士对所负责的患者要提供连续、全程的护理服务。

3. 更新服务理念,丰富工作内涵

1）在提供基础护理服务和专业技术服务的同时,加强与患者的沟通交流,为患者提供人性化护理服务;

2）不断丰富和拓展护理服务内涵,在做好规定护理服务项目的基础上,根据患者需求,建立监护患者全程教育模式,覆盖患者转入 / 入院至转出 / 出院的整个过程,提供全程化、无缝隙护理服务,促进护理工作更加贴近患者。

4. 充实临床护士,优化人力配置　结合科室特点实施科学的弹性排班制度,采用以临床护理工作量和患者危重程度为基础的护士人力配置方法,依据岗位职责、工作量和专业技术要求等要素实施护士人员弹性调配。

5. 简化护理文书,保障措施到位 通过采用护理电子病历,来简化护理文书,缩短护士书写护理病历的时间,将更多时间服务于患者。

二、ICU 日常监护护理评价标准

（一）特级护理患者,原则上安置于重症监护室或专门病房,由专人护理。

（二）根据病情制定详细的护理计划,客观记录病情变化、24 小时出入量及护理记录单。

（三）严密观察病情变化,测 Bp、PR 1 次 / 小时、测 T、RR 4 次 / 日,必要时增加监测频次。

（四）随时做好应对病情变化的各项抢救工作。

（五）根据医嘱正确、及时、安全、规范实施治疗、给药措施,按照治疗与药物使用的要求,严密观察疗效与不良反应。

（六）根据病情,正确实施基础护理,频次按公示的护理服务项目要求进行,按需酌情增加:如口腔护理、会阴护理、压疮护理、气道护理、管路护理等,并实施安全措施。

（七）根据专科疾病特点正确实施专科护理及预防并发症护理:如脊柱损伤患者翻身、婴幼儿喂养、坠积性肺炎、泌尿系感染等。

（八）保持患者的舒适和功能体位,危重与外科手术患者无反指征者应给予半卧位。

（九）根据患者病情及时评估、预报:压疮、导管滑脱、跌倒 / 坠床等高危患者,及时落实相关护理措施。

（十）每班实施床旁交接班。

附录:

1. ICU 基础护理服务项目及工作标准

2. ICU 基础护理质量标准

3. ICU 专科护理质量标准

附录 1:ICU 基础护理服务项目及工作标准

项目	内容	频度 执行时间	工作标准
（一）晨间护理	1. 整理床单位	1 次 / 日 6:00-8:00	床单位清洁,感觉舒适
	2. 面部清洁和梳头		面部清洁、头发整洁,感觉舒适
	3. 口腔护理		口腔无异味和残留物质,感觉舒适,无感染或及时治疗感染
（二）晚间护理	1. 整理床单位	1 次 / 日 18:00-20:00	床单位清洁,感觉舒适
	2. 面部清洁		面部清洁,舒适
	3. 口腔护理		口腔无异味和残留物质,感觉舒适
	4. 会阴护理		会阴部清洁,感觉舒适,无感染或及时治疗感染
	5. 足部清洁		足部清洁,感觉舒适
（三）对非禁食患者协助进食 / 水			协助不能自理或部分自理的患者进食 / 水,保证进食 / 水及安全

续表

项目	内容	频度 执行时间	工作标准
（四）卧位护理	1. 协助患者翻身及有效咳嗽	1 次 /2h	协助不能自行移动的患者更换卧位，减轻局部组织的压力，预防并发症。对不能有效咳痰的患者进行拍背，促进痰液排出，保持呼吸道通畅
	2. 协助床上移动	必要时	协助不能自行移动的患者床上移动，感觉舒适
	3. 压疮预防及护理		无"非难免性压疮"发生；对压疮的患者实施恰当的护理措施，促进压疮愈合
（五）排泄护理	1. 失禁护理	需要时	失禁患者皮肤清洁干燥，无长期受潮，感觉舒适
	2. 床上使用便器	需要时	对卧床的患者提供便器，满足其基本需求
	3. 留置尿管护理	2 次 / 日 6:00-8:00 (18:00-20:00)	尿管、会阴部清洁，感觉舒适，为无禁忌证者进行膀胱功能锻炼
（六）床上温水擦浴		1 次 /2~3 日 14:00-15:00 (18:00-20:00)	患者身体清洁、感觉舒适，无异味
（七）其他护理	1. 协助更衣	需要时	患者衣裤清洁、感觉舒适
	2. 床上洗头	1 次 ~2 次 / 周 周一、周四	头发清洁、整齐，感觉舒适
	3. 指 / 趾甲护理	需要时	指 / 趾甲清洁、长度适宜
（八）患者安全管理			评估危险因素，能采取相应措施，预防不安全事件的发生

附录 2：ICU 基础护理质量标准

项目	分值	项目	基本要求	扣分细则	分值
评估	5	掌握分级护理指征	患者护理级别和病情、自理能力相符	病情危重程度与护理级别不符	2 分 / 人
				患者自理能力与护理级别不符	2 分 / 人
基础护理	30	整理床单位	床单位清洁、平整、无污迹；舒适卧位	床单、被套或枕套有污迹、破损	2 分 / 项
				床旁柜物品放置无序	1 分
				床底地面有便器或杂物，电线凌乱	1 分 / 项
				备用床床旁柜内或床垫下有物品	1 分
		面部和头发	面部清洁，头发整洁	面部皮肤有污迹（血迹、胶布迹等）	2 分
				眼睑部有分泌物	2 分
				男患者胡须不整洁	2 分 / 人
				头发油腻有异味，头发凌乱	2 分 / 人

续表

项目	分值	项目	基本要求	扣分细则	分值
基础护理	30	口腔护理	口腔清洁无残渣,无异味	口腔内有残渣、异味	2分/人
				口唇干裂无恰当的处理	2分/人
				口腔黏膜有破损未给予处理	2分/人
		会阴护理	会阴清洁无污迹	会阴有污迹、血迹	2分/人
				无适时的异常情况的处理措施	2分/人
				未保护隐私	2分/人
		手/足护理	手足部清洁、舒适,指(趾)甲平整无污垢	指(趾)甲长、不平整或有污垢	2分/人
				手足部皮肤干裂,无相应的护理措施	2分/人
协助进食/水	10	进食护理	协助进食掌握饮食种类饮食指导保证进食及安全	未协助	2分/人
				未掌握饮食类型	2分/人
				不了解患者进食情况	2分/人
				患者及家属不知晓饮食注意事项	2分/人
				未掌握紧急情况下的应急处理事项	5分
卧位护理	20	协助患者翻身及有效咳嗽	有与病情相符的翻身频次与体位	患者翻身的频次与病情不符	2分/次
			有效拍背	拍背的频次与方法不符合要求	2分/人
			清除痰液有效	排痰无效	2分/人
		协助床上移动	避免拖拉,保护皮肤	未协助	2分/人
			观察病情	未观察病情	2分/人
			妥善处理各种管路	皮肤破损;导管牵拉、受压、扭曲	3分/项
			正确使用床档	存在安全隐患(床档使用不妥)	3分/项
			卧位正确	卧位与病情不符	3分/项
		压疮预防及护理	有对皮肤的评估	未评估	3分/人
			有预报、措施	无预报	3分/人
			措施落实有效	措施落实无效	3分/人
			告知家属、患者	未告知	1分/人
排泄护理	10	失禁护理	保持患者局部皮肤清洁、床单位干燥舒适	床单位潮湿、有污迹	2分/条
		床上使用便器	提供适时便器服务,满足基本需求	由于便器使用不当引起皮肤破损	3分/人

续表

项目	分值	项目	基本要求	扣分细则	分值
排泄护理	10	留置尿管护理	适时有效的留置尿管护理,预防感染、增进舒适、促进功能锻炼	未行会阴护理或频次不符合要求	2分/项
				尿管扭曲、不畅通	3分/人
				未适时的尿液观察	2分/项
				未协助患者进行膀胱功能锻炼	2分/项
				未定期更换尿管及尿袋	2分/项
				未保护隐私	2分/项
床上擦浴	5	擦浴护理	皮肤清洁与舒适护理过程中注意安全和隐私	擦洗的方法和顺序不正确	2分/人
				全身皮肤有污迹(血迹、胶布迹等)	2分/人
				护理过程中未保护患者隐私	2分/人
				频次与要求不符	2分/人
其他护理	5	协助更衣	患者衣、裤整洁,无污迹	未协助患者更衣或未按规范的要求执行	2分/人
				留置导尿患者病裤穿着不符合要求	1分/人
		床上洗头	头发清洁、整齐,无异味	头发清洁护理频次与要求不符	2分/次
患者安全管理	15	住院患者风险评估	对住院患者进行评估	无评估及跟踪记录	3分/项
		指导安全防范措施	对特殊患者有安全防护措施 患者使用的抢救用具、器械运作良好	无警示牌	2分/项
				无安全防护措施	3分/项
				措施未落实或落实欠缺	2-3分/项
		跟踪不安全隐患	有运转交接记录	无转运交接记录	3分/人
				交接记录不完整	1-3分/项

附录3:ICU专科护理质量标准

项目	分值	质量标准	扣分细则	分值
一般资料	5	1. 责任护士跟医生查房	责任护士未跟医师查房	2分/次
		2. 床号、姓名、性别、年龄、主管医师	一般资料不知晓	1分/项
病情掌握	20	1. 主要诊断或第一诊断	诊断回答不正确	1分/项
		2. 个人史、既往史	病史不清、用药史、药物、食物过敏史不知晓	1分/人
		3. 现病史、住院原因、临床表现	主要原因、病情不知晓	1分/人
		4. 治疗措施:主要用药和目的、手术名称和日期、输血及血型、饮食治疗	主要治疗不知晓;手术名称或日期不知晓;血型、饮食不知晓	1分/项
		5. 目前身体状况或手术后恢复状况、睡眠、大小便、活动情况、精神心理	主要病情未掌握	1分/项
		6. 伤口及引流管	伤口部位、引流管在位与否不知晓	1分/项

续表

项目	分值	质量标准	扣分细则	分值
病情观察	30	1. 神志、意识、主诉、心理	异常情况不知晓	1分/项
		2. 五大生命体征	异常情况不知晓	2分/次
		3. 伤口情况	伤口情况不掌握	1分/次
		4. 输液观察：穿刺局部、导管通路	红肿、渗液、敷料下积液积血	1分/项
			敷料要求不符、标签不清不明、通路不畅	0.5分/项
			病情异常未及时发现和汇报	2分/次
			输液巡视、记录频次未按要求	0.5分/次
		5. 用药及用药后反应	不知效果、不良反应未观察	1分/人次
			未按制度执行观察、巡视、记录	0.5分/人
			无重点药物观察制度	0.5分/人
			不知晓重点药物观察要求	1分/人
		6. 置管及引流液	刻度、在位、引流量、色、性质	0.5分/次
		7. 主要辅助检查的阳性结果	阴性结果不知晓	0.5分/项
		8. 皮肤情况	皮疹、骨突出部位状况不知晓	0.5分/项
		9. 口腔、会阴部、下肢部位	异常不知晓	0.5分/项
		10. 生活自理程度	不准确	0.5分/项
		11. 主要护理问题	不符合实际或漏项	1分/项
护理措施	35	1. 心理护理	无有效方法，效果差	1分/人
		2. 生活护理	不符合基础护理项目频次与标准	0.5分/项
			未体现或不到位	0.5分/项
		3. 饮食护理	饮食不符合病情	0.5分/人
			评估与实际不符	0.5分/人
		4. 体位护理	体位与病情不符	1分/人
			体位不适，未置功能位	0.5分/人
		5. 伤口护理	有潮湿、包扎带松、脏	0.5分/人
			未予保护	0.5分/人
		6. 用药护理	未及时帮助解决患者需求	0.5分/人
			未按时给药	0.5分/人
			未服药到口	0.5分/人
			给药方法不准确	0.5分/人
			用药剂量有误	2分/人
			未注意药物特性	0.5分/人

续表

项目	分值	质量标准	扣分细则	分值
护理措施	35	7. 输液护理:输液导管固定牢靠,敷料更换频次符合规范,保持输液畅通,药物使用规范	未按要求巡视病房	0.5 分 / 人
			输液滴速与药物要求不符	1 分 / 人
			记录滴速与实际滴速不符(≥20%)	0.5 分 / 人
			输液患者无输液记录或不正确	0.5 分 / 人
			贴膜使用规范、更换频次不符合规范	0.5 分 / 人
			固定胶带标注缺项:穿刺日期、更换日期、时间和更换者签名	0.5 分 / 项
			敷料有潮湿、卷边、污染	0.5 分 / 人
			治疗前后未冲、封管	1 分 / 项
			未根据药物的性能使用	1 分 / 人
			用药后注意事项不知晓	0.5 分 / 人
			不良反应处置不到位	1 分 / 人
		8. 导管护理:导管妥善固定无扭曲,保持通畅,管壁清洁	导管未按要求固定 导管有牵拉、扭曲、受压现象或引流不畅	0.5 分 / 根
			引流袋或瓶未按时更换	0.5 分 / 项
			引流管管壁或引流瓶不洁 固定或放置不正确,无引流作用	0.5 分 / 项
		9. 并发症的预防与护理:肺部感染、泌尿系感染、导管植入感染、伤口及深部组织感染、吻合口漏、伤口裂开	无相应的预防措施	1 分 / 项
			未进行宣教	0.5 分 / 项
			不知注意事项	0.5 分 / 项
			措施未落实	1 分 / 项
			防范不力	0.5 分 / 项
		10. 安全护理与管理:风险告知、预防措施	未评估或评估有误	0.5 分 / 项
			无效告知	0.5 分 / 项
			记录不准或不及时	0.5 分 / 项
			措施不力,无改进措施	1 分 / 人
健康宣教	10	包括入院、出院、饮食、用药、检查、术前术后、导管保护、功能锻炼、安全等指导,建立健康行为	未进行相应的健康宣教或患者不知晓	0.5 分 / 项

(彭　琳　顾海莉)

第十三章 | ICU 一般护理常规

第一节　入室护理常规

一、根据医师通知的病情需求,准备所需物品(监护床单位、呼吸机、负压吸引系统、输液装置等)及药品。

二、通知患者原转出科室,电脑完善转入信息,填写诊断小牌并打印床头牌,完善病区信息一览表内相关信息。

患者入室后,根据病情安置舒适体位,适当约束并立即核对并重新打印患者手腕识别带信息。

三、新入院患者佩戴手腕识别带,给氧,连接心电监护仪持续监测 ECG、RR、SpO$_2$,测量体温、血压并记录。

四、与护送患者的医师、护士进行床边交接班(包括患者信息、诊断、病情、入 ICU 原因、置管及皮肤情况、治疗及护理要求,既往史、过敏史等)。

五、整理并妥善固定管道,观察记录引流液的颜色、性质和量,了解专科医师对护理工作的特殊要求。

六、遵医嘱留取急诊生化、血常规、动脉血气等检验标本。

七、入室宣教(包括患者及家属),介绍 ICU 医护人员,发放"ICU 家属宣教卡",解释患者入 ICU 的原因、目的并告知 ICU 管理制度。

八、遵医嘱落实治疗,对重症患者,立即配合医师急救(气管插管、抗休克等)并做好记录。

九、评估患者发生管道滑脱、压疮、坠床以及深静脉血栓形成等危险因素发生可能并记录。

十、评估患者的自理能力、营养、心理以及疼痛情况并做好记录,必要时汇报医师处理。

十一、所有医疗文书按转科处理,填写转科交接单/手术患者核查单,书写监护记录单(包括入室记录)。

第二节　日常护理常规

一、按要求配备监护设备与装置,班班床旁交接班,做好物品、药品与病情交接。

二、妥善安置患者,床栏保护,采取舒适体位(无病情禁忌时均给予半卧位,床头抬高30°~45°)。

三、持续心电监测(包括 ECG、BP、RR、SpO$_2$),根据病情设定报警上下限。

四、观察并记录患者的意识、面色、心率、心律、脉率、呼吸及血压,1 次 /h。

五、观察并记录体温,1 次 /4 小时,疼痛患者定时应用"长海痛尺"或者"危重症患者疼痛观察工具(critical-care pain observation tool,CPOT)"进行疼痛评分并记录。

六、吸氧,老年患者宜持续低流量吸氧 1L/min~2L/min。

七、建立、保留静脉输液通路,备齐急救物品和药品,按医嘱设定输液泵和微量泵注射参数,根据病情及时调整输注速度。

八、维持引流管通畅,妥善固定,观察记录引流液的颜色、性状、量和气味并做好记录。

九、保持呼吸道通畅,指导患者进行深呼吸、咳嗽、咳痰训练。

十、留置导尿,遵医嘱定时观察记录尿量。

十一、准确记录 24 小时出入量,每 8 小时总结,按医嘱及时补充差额。

十二、遵医嘱确定饮食种类、方式。

十三、熟悉病情,按特级护理要求落实基础、生活及心理护理。

十四、加强宣教,协助患者酌情床上活动,必要时被动活动。

十五、加强病情观察,做好监护记录。如有病情变化,立即报告医师,及时做必要处理。

十六、按要求进行管道滑脱、压疮、坠床以及深静脉血栓形成等危险因素评分,落实防范措施。

十七、遵医嘱及时留取检验标本。

十八、人工气道(气管插管 / 气管切开造口)患者,按人工气道常规护理。

十九、使用呼吸机患者,按机械通气常规护理。

二十、按各专病护理要点做好并发症观察和护理。

第三节 出室护理常规

一、根据医师通知联系转出的科室,确定转出时间。

二、完成所有治疗与护理,停止所有医嘱。

三、撤除监护导联和仪器设备。

四、倾倒各管道内引流液并夹闭,以免逆流,整理管道。

五、按转科要求完善医疗文书,完成监护记录(包括出室小结)。

六、告知患者转出消息并电话通知家属,进行出室宣教。

七、整理患者所属物品,填写转科交接单。

八、护送患者至病房并与病房护士交接班。

第四节 术前护理常规

一、根据《术前患者护理评估表》做好护理评估与记录,包括针对患者心理状况,进行针对性疏导,消除紧张情绪。

二、了解患者潜在健康问题和异常检验检查结果,及时与医师取得联系。

三、术前禁食 8~12 小时,禁饮(水)4~6 小时;必要时遵医嘱给予洗胃或灌肠等处理。

四、遵医嘱配血及血型鉴定,一般采 1ml 的血配 200ml 血;指导家属办理用血手续。

五、遵医嘱执行药物过敏试验。

六、术前 1 天指导患者用抗菌皂液洗澡或擦澡,腹部手术注意脐部清洁,剪短指甲,更换清洁内衣,注意防止受凉。

七、术前 2 小时根据手术区域执行备皮。

八、指导患者练习深呼吸及有效咳嗽;练习床上排尿(便),防止术后尿潴留。

九、核对确认患者信息,对于有左右之分的器官或部位按规范进行手术部位标志,并告知患者注意确保标志清晰。

十、做好术前指导,介绍手术大概经过,术中可能放置的引流管并说明其重要性,术后切勿自行拔除;教会患者自控镇痛(PCA)泵使用方法,指导患者如何保护腹部切口以减轻疼痛;指导患者在术后卧床期间如何进行翻身、抬臀等运动。

十一、保证术前晚足够的睡眠,必要时可给予适量安眠、镇静药物。

十二、手术晨的护理

1. 测量体温、脉搏、血压。

2. 嘱患者排尿排空膀胱。

3. 女患者询问月经是否来潮。

4. 取下义齿、眼镜、发夹、手表、饰品及钱物交给家属。

5. 根据医嘱执行术前用药,如阿托品、苯巴比妥等。

6. 完善文书记录,整理 X 线片等资料,填写《手术核查表》并与手术室人员做好交接。

第五节　术后护理常规

一、核对并重新打印患者手腕识别带信息。

二、麻醉未清醒者予平卧,麻醉清醒后如无病情禁忌给予半卧位,床头抬高 30°~45°。

三、连接监护导联,观察记录入室时心率、心律、呼吸、血压等指标,并根据病情设置合适的报警上、下限。

四、与麻醉医师、手术医师床旁交接班(术前诊断、已行麻醉及手术名称、术中生命体征情况、出血量、术中补液和特殊用药、入 ICU 原因、既往史、过敏史、置管情况、置管目的及护理要求、术后专科治疗要求及可能发生的并发症等),带回的血液制品经重新核对无误后执行并签名记录,填写完成"手术核查表"。

五、按手术医师要求连接固定引流管,确认在位通畅,观察记录引流液的色、质、量。

六、遵医嘱留取入室检验标本(血常规、血生化及血气等)。

七、保持输液管路通畅,有中心静脉置管者,测定中心静脉压,遵医嘱通过输液泵、微量泵给予治疗药物。

八、严密观察并记录 ECG、HR、P、BP、RR、T 及 SPO_2 等指标变化情况,发现异常及时汇报医生处理。

九、正确记录 24 小时出入量。

十、倾听患者主诉,利用长海痛尺评估患者疼痛程度,指导 PCA 泵使用方法。

十一、根据病情,指导患者进行床上活动(抬臀运动、深呼吸、深咳嗽训练等),必要时协助被动活动。

十二、观察伤口敷料包扎及渗出情况,督促专科医师及时换药。

十三、每日评估患者肠鸣音恢复情况,对于肠道功能恢复者(出现排气、排便),无饮食禁忌者遵医嘱给予高热量、高维生素、高蛋白饮食。

十四、观察处理手术后不适(恶心呕吐、腹胀、尿潴留、疼痛等)。

十五、观察处理手术后并发症(术后出血、切口感染、切口裂开等)。

十六、熟悉病情,实施各专病手术后常规护理。

（韩文军）

第十四章 | ICU 专科操作护理常规

第一节　人工气道护理常规

一、气管插管

（一）气管插管成功后立即听诊，确认两侧呼吸音是否对称，妥善固定并记录插管深度。

（二）随时检查并班班交接插管的深度，及时发现导管有无滑入一侧支气管或滑出。

（三）病情允许情况下，常规给予半卧位，床头抬高 30°~45°，头部稍微后仰。

（四）经口气管插管者选用合适的牙垫，以免导管被咬扁，固定插管的胶布每日更换。

（五）采用 0.05% 氯己定行口腔护理至少 1 次 /6 小时；经口插管者可用 3% 过氧化氢和清水做口腔冲洗（两人配合，先取出牙垫，然后冲洗，吸净后再放入牙垫重新固定）。

（六）床旁备吸痰盘，按需吸痰，注意气管、口腔吸痰要彻底，遵医嘱给予祛痰和气道湿化药物。

（七）清理气囊上方分泌物至少每天 1 次，气囊放气前应先彻底吸净口腔和导管内分泌物，然后两人配合，一人放气，一人同时经导管再次吸引以避免气囊上方的分泌物注入气管，有条件时使用带有侧孔的可吸引式气管导管。

（八）加强翻身、叩背，促使痰液排出。

（九）拔管后继续给予鼻导管或面罩吸氧，密切观察患者呼吸和 SpO_2 变化，注意有无喉痉挛、喉头水肿等并发症发生。

（十）加强基础、生活和心理护理，运用非语言技巧与患者沟通。

二、气管切开造口置管

（一）病情允许，患者取半卧位。

（二）妥善固定，固定带应打死结，松紧以固定带与皮肤间伸进 1 指为宜，每日更换。

（三）切口周围纱布每 4 小时更换一次，保持清洁干燥，如有污染及时更换，经常检查创口及周围皮肤有无出血、感染等。

（四）床旁备吸痰盘，按需吸痰，注意气管、口腔吸痰要彻底，遵医嘱给予祛痰和气道湿化药物。

（五）采用 0.05% 氯己定行口腔护理至少 1 次 /6 小时。

（六）气囊上方分泌物清理至少每天 1 次，气囊放气前应先彻底吸净口腔和导管内分泌物，然后两人配合，一人放气，一人同时经导管再次吸引以避免气囊上方的分泌物注入气管。有条件时使用带有侧孔的可吸引式气管套管。

（七）加强翻身、叩背，促使痰液排出。

（八）密切观察患者有无气管切口术后常见并发症（如出血、皮下气肿、气胸及感染等），一旦发现及时通知医师，必要时给予处理。

（九）根据病情，鼓励患者进食。

（十）加强基础、生活和心理护理，运用非语言技巧与患者沟通。

（十一）对于应用金属气管套管者，套管口处覆盖 1~2 层潮湿纱布，每隔 4 小时取出内套管清洗煮沸消毒 30 分钟。

（十二）对于应用一次性气管套管的自主呼吸患者，宜采用人工鼻湿化法。

（十三）气管切开套管拔管前应尝试堵管 24 小时，期间密切观察患者的呼吸和 SpO_2 变化。

（十四）气管切开套管拔除后应注意窦道分泌物的清除，经常更换纱布直至窦道愈合。

第二节　机械通气护理常规

一、呼吸机准备

（一）接到医师通知后根据患者年龄、病情选择相应呼吸机并安装呼吸回路与模拟肺。

（二）接通电源、气源后试机，进行气密性、稳定性及参数设置检查，确认呼吸机性能完好。

二、呼吸机连接

（一）呼吸回路与人工气道应紧密连接，确认无漏气，管道支撑妥当，冷凝水收集瓶注意处于低位。

（二）观察并记录医师设定的机械通气模式与参数。

（三）通过监护仪，持续监测呼吸频率、SpO_2 和呼吸末二氧化碳（$P_{ET}CO_2$）等指标。

（四）设定并开启呼吸机湿化器，湿化器内按要求装入蒸馏水，温度（35~37℃）。

三、呼吸机使用期间护理

（一）观察呼吸机运转情况，及时排除故障。

（二）严密观察模式及参数，根据病情和血气结果，遵医嘱及时调整参数，发现异常及时汇报医师与处理。

（三）严密观察并记录呼吸机参数，发现报警，及时处理。

（四）监测 SpO_2 和 $P_{ET}CO_2$，密切观察生命体征，处理异常情况，必要时行血气分析。

（五）及时添加呼吸机湿化器内湿化水，遵医嘱行呼吸机同步雾化吸入。

（六）按人工气道常规护理。

（七）遵医嘱使用镇静药物,按 ICU 镇静治疗常规护理。

（八）呼吸机表面每日用 95% 酒精纱布擦拭,过滤网每天清洗。

（九）长期使用呼吸机患者的呼吸回路每周更换 1 次,有分泌物污染时及时更换。

四、呼吸机使用后护理

（一）根据病情继续吸氧,观察自主呼吸情况,持续监测 SpO_2,必要时行血气分析。

（二）呼吸机行终末消毒,用含氯消毒液擦拭呼吸机外壳,用 75% 酒精擦拭显示屏。

（三）监测 $P_{ET}CO_2$ 的传感探头用 75% 酒精浸泡消毒后,晾干备用。

（四）重复使用的呼吸回路用 2000mg/L 的三氯消毒液浸泡消毒 30 分钟后用流动水冲洗,晾干,经环氧乙烷熏蒸灭菌后备用。

（五）特殊感染的患者呼吸回路按一次性医疗废弃物毁形处理。

第三节 镇静护理常规

一、对于烦躁、谵妄、使用呼吸机等患者,分析原因遵医嘱使用镇静药物。

二、适当约束四肢,观察并记录远端肢体血运状况,告知家属约束的目的及风险。

三、根据患者的反应及配合程度,遵医嘱调整镇静药物用量,确保“适度”镇静,对于因疼痛导致烦躁的患者先给予镇痛药物。

四、按 ICU 日常护理常规实施监护并记录。

五、评估镇静药物使用效果,遵医嘱做好镇静评分与记录。

六、观察镇静药物不良反应:低血压、呼吸抑制、舌后坠、CO_2 蓄积与恶心呕吐等。

七、维持镇静状态的患者,宜每日暂停镇静药物以行“唤醒试验”,以评估患者意识状态,唤醒期间注意加强安全护理。

八、丙泊酚为脂溶性药物,宜采用中心静脉给药,长期使用时要注意监测肝功能。

九、保持环境安静舒适,避免强光、噪声等不良刺激。

十、加强被动训练,按特护要求落实基础、生活护理。

附录:镇静评分

Riker 镇静—激动（SAS）评分（4 分为理想镇静状态）

分数	描述	临床特点
7	危险躁动	牵拉气管插管,企图拔掉导尿管、翻越床栏,攻击医护人员,在床上辗转挣扎。
6	非常躁动	需要保护性束缚并反复语言提示劝阻,咬气管插管。
5	躁动	焦虑或身体躁动,经医护人员言语提示劝阻可安静。
4	安静合作	安静,容易唤醒,服从指令。
3	镇静	嗜睡,语言刺激或轻轻摇动患者身体可唤醒并能听从简单指令,但又迅即入睡。
2	非常镇静	对躯体刺激有反应,不能交流及服从指令,有自主运动。
1	不能唤醒	对恶性刺激 * 只有轻微或几乎无反应,不能交流及服从指令。

* 恶性刺激:是指吸痰或用力按压眼眶、胸骨或甲床 5 秒钟

第四节　中心静脉置管(CVC)护理常规

一、基本要求　置管时、置管后(包括更换敷料、三通或注射药物时)均应严格遵循无菌操作,严格执行手卫生、戴口罩,采取最大限度无菌屏障。患有疖肿、湿疹、感冒等疾病以及携带多重耐药菌的医护人员,未治愈前不应当进行相关操作。

二、宣教　告知患者留置 CVC 导管的目的,配合要点及置管后注意事项。

三、护理要点

(一)用无菌纱布覆盖的穿刺点,纱布应每 2 天更换一次;采用无菌透明敷料覆盖的,应每周更换 1~2 次,如有松动、潮湿或卷边应及时更换。

(二)输液　注射药物前,应用 75% 的酒精消毒接头;保持导管口清洁;在输血、输血制品、输脂肪乳剂后的 24 小时内或者停止输液后,及时更换输液管路装置。

(三)冲洗　置管后,应用肝素稀释液或者生理盐水进行常规冲洗,预防堵管或血栓形成。

(四)培养　不能保证严格无菌情况下的紧急置管,48h 内应拔除导管,更换穿刺部位后重新置管;一旦怀疑发生导管相关性感染,应及时拔除并做导管尖端微生物培养。

(五)评估　每日评估导管留置的必要性和发生导管性感染风险,加强感染监控,对于非必须留置的导管应及时拔除。

(六)教育培训　定期对医护人员进行相关知识的教育培训。

(七)有导管相关血流感染发病率的监测、分析与反馈。

第五节　PICC 置管护理常规

一、置管成功后应加以透明贴膜,每周更换一次,如有出血、污染、潮湿应随时更换。

二、更换贴膜时,严格无菌操作。

三、严密观察穿刺点有无出血、水肿、疼痛、硬结等。

四、每日观察导管留置刻度并记录,如脱出,切不可将脱出导管再送入血管中,以防感染。

五、每次输液时观察输液速度,每日输液完毕后用 20ml 生理盐水脉冲正压封管。

六、每次输血、白蛋白或 TPN 等特殊药物前后均需冲管。

七、留置 PICC 患者在治疗间歇期应每周行冲管一次。

八、除耐高压的 PICC 导管外,禁止使用高压注射泵推注造影剂等。

九、置管后 24 小时内可以热敷,以预防机械性静脉炎。

十、做好出院宣教,教会患者自我管理方法

(一)置管上肢不要做剧烈运动,避免游泳、盆浴等会浸泡到无菌区的活动。

(二)淋浴前可用保鲜膜包住置管的肢体,避免与水直接接触,淋浴后检查敷料,若有浸湿,及时更换敷料。

(三)保持敷料清洁干燥,每周更换 1~2 次。

(四)注意观察针眼周围皮肤有无发红、肿胀、疼痛、渗出等。

第六节　动脉置管护理常规

一、动脉穿刺置管用于有创血压监测和动脉血气标本留取,部位以桡动脉、肱动脉常用。

二、配合医生完成置管,妥善固定,必要时应用约束带适当约束置管所在肢体,严防管道脱出。

三、穿刺处敷料每日更换,观察穿刺处有无感染及远端肢体的末梢血运情况。

四、有创血压监测患者,测压前校正零点,并注意保持导管在位通畅,以免影响测压结果。

五、准确记录并观察有创血压波型和数值,注意与无创血压对比,发现异常及时报告医生配合处理。

六、配置肝素稀释液(肝素 50mg+0.9%NS500ml)定时冲洗导管系统,以免血栓形成。

七、每次留取动脉血气分析标本后,应用肝素稀释液冲洗导管系统,以免堵塞。

八、禁止向动脉内注射去甲肾上腺素等血管收缩药物,以免引起动脉痉挛、肢体坏死等。

九、各连接管道必须连接牢固,严防出血和空气栓塞。

十、置管时间一般为 48~72 小时,不宜超过 1 周,一旦病情平稳即应及时拔管,拔管后应做好加压包扎。

第七节　肠内营养护理常规

一、肠内营养液的种类

(一)整蛋白制剂:非要素膳。

(二)短肽或氨基酸为主的制剂:要素膳。

(三)膳食纤维。

二、肠内营养途径　口服或管饲(鼻胃插管和空肠造瘘)。

三、肠内营养液使用护理

(一)速度　持续 12~24 小时输注,每分钟 20~40 滴;间断推注:每隔 2~4 小时一次,每次 200~250ml。

(二)温度　38~40℃。

(三)注意事项

1. 营养液浓度应从低到高、量由少到多、速度由慢到快进行补充。

2. 喂食时应给予半卧位或低半卧位,喂食后根据病情需要调整卧位。

3. 每次鼻饲前应由两人一起确定鼻饲管是否在胃内,其方法:抽出胃液、将管末端浸入水中观察有无气泡、注入 10ml 空气听有无气过水声三步法来检查,以保证管饲安全。

4. 鼻饲前后用 20ml 温水冲洗管腔,每持续滴注 4~6 小时冲洗一次防止堵管。

5. 昏迷患者注食后,1 小时内尽量少翻动患者,如搬动,动作宜轻、稳,以免引起误吸。

第八节　肠外营养护理常规

一、TNA 营养液的组成　葡萄糖、氨基酸、脂肪乳剂、维生素、微量元素、胰岛素。

二、TNA 营养液的配制

（一）电解质、胰岛素加入 25%GS 或糖盐水中,25% 硫酸镁加入另一瓶糖水中。

（二）安达美加入氨基酸中。

（三）水乐维他、脂溶性维生素加入脂肪乳剂中。

（四）混合顺序:按上述 1 → 2 → 3 顺序,边加边揉边混匀,经第二人核对后再弃去空安瓿。

三、TNA 营养液配制注意事项

（一）应在层流操作台中配置,无条件者相对独立、清洁并进行消毒,避免人员出入或来回走动。

（二）不可将电解质溶液直接加入脂肪乳剂中,钙剂与硫酸镁也分开加入。

（三）控制一价阳离子浓度,因浓度过高可中和脂肪颗粒上磷脂的负电荷,导致水油分层。

（四）加入三升大袋内的溶液最终浓度在 10%~20%,有利于溶液的稳定性。

（五）现配现用,不可放入冰箱冷冻,如暂缓使用应保存在冷藏室中,最多不可超过 24h。

（六）静脉营养液中不应加入其他药物,除非已实验证实或报道。

四、TNA 营养液的输入途径:CVC 或 PICC。

五、TNA 营养液的使用护理

（一）控制滴速,TNA 应小于 60 滴 / 分钟,脂肪乳剂单独使用应控制在 40 滴 / 分钟以下。

（二）轻揉大袋 1 次 / 小时以混匀营养液,减少水油分层及大袋对电解质与胰岛素的吸附。

（三）营养液与静脉导管衔接紧密,防止脱落。

（四）营养液使用过程中,应用 20ml 生理盐水每班冲洗导管一次,防止导管堵塞。

（五）密切观察体温、脉搏、呼吸的变化,有些患者可出现恶心、呕吐,应及时报告医生并进行处理。

（六）密切观察血糖与尿糖变化,为胰岛素的使用提供依据。

（七）密切观察肝肾功能、电解质及血气,为及时调整成分与含量提供依据,确保患者安全。

（八）做好营养状况评定,及时由肠外营养转为肠内营养。

第九节　引流管护理常规

一、管道滑脱危险因素评估

（一）"住院患者管道滑脱危险因素评估表"总评分为 60 分,每周复评,如总评分≥12 分,应在病床尾悬挂"防管道滑脱"的黄色警示标志,做好患者与家属的健康教育。每日的护理病历中应连续、动态体现管道的状况,及时修订预防措施。

（二）有两根或两根以上的同类管道时,按照数量累计得分。

（三）对于管道滑脱高危的患者,责任护士应及时报告护士长、总护士长,护士长在 24 小时内确认后签名,护士长不在班时由代护士长或主班护士负责;总护士长在 3 天内到现场查看患者,检查护理措施落实情况并在评估表中签名。

（四）管道滑脱高危的患者,应履行告知签名制度。在护理记录单上记录评估分值及采取的护理措施,告知患者及家属注意事项,并请家属签字。

（五）患者转科时评估表应随同患者转至下一个科室并由转入科室护士再次评估。患者出院时,评估表随同病历归档。

（六）发生管道滑脱时应按照护理不良事件管理规定,及时逐级汇报,同时填写"医院护理不良事件报告表"上交护理部。

（七）部分患者评分虽然未达到高危,但是确实存在导管滑脱的风险,如婴幼儿、意识模糊、躁动等,科室应结合实际情况给予管道滑脱的防范措施。

二、一般护理

（一）保持引流管在位通畅:①双固定,防止牵拉脱出。②防止导管扭曲、受压、脱落。③引流装置接头口径足够大。④保持足够负压,使其在功能状态。⑤由内向外挤压导管,防止血块或残留物堵塞。

（二）观察并记录引流液的颜色、性质及量。

（三）严格无菌操作,保持引流装置低于置管水平。

（四）做好特殊引流管的标志及刻度标志。

（五）开放式引流装置每周更换 2 次,密闭式引流装置由医师更换或在医师指导下更换。

三、管道滑脱的防范措施

（一）各种管道须妥善固定

1. 气管插管或气管切开患者应用固定带固定并打死结,固定带应以能伸进一指为宜。

2. 深静脉置管、桡动脉插管、漂浮导管等用高黏性透明贴膜固定,定期更换贴膜,并注明更换者姓名及更换日期,如缝针、贴膜、胶布及固定带等受潮、松脱时应及时更换处理。

3. 胸管、腹腔引流管、一般导管会与皮肤缝合,另用别针固定于胸 / 腹带或床单上,避免牵拉。

（二）在为患者实施各种操作时应先确认管道情况,确保管道安全。使用机械通气的患者,在病情允许的情况下,护理操作时尽量分离呼吸机管道,以防套管受呼吸机管道重力作用而脱管。操作后应全面确认管道固定情况。

（三）烦躁不安、躁动及意识障碍者,应酌情使用保护性约束工具,或根据医嘱给予镇静药物。护士应向陪护者实施告知宣教,严禁陪护者擅自解开约束工具。

（四）加强巡视,注意观察各管道的固定及通畅情况,并按专科护理要求做好护理记录。

（五）更换气管插管或套管胶布及固定带时,应两人操作,一人固定套管,一人更换。

（六）对神志清楚的患者,应宣教置管的目的、重要性及脱管的危害性,并安慰患者,特别是不能耐受气管插管或气管切开者,以取得患者的主动配合。

（七）严格执行交接班制度,交接双方应对患者的置管逐一查看是否在位、有无渗血及脱出,气管套管固定带的松紧度及气囊的充盈度等。

四、胃管护理

（一）按引流管常规护理。

（二）胃肠减压期间,给予雾化吸入每天 2 次,加强口腔护理,预防口腔感染。

（三）胃管堵塞的处理：用 20ml 生理盐水低压冲洗，直至通畅。若是胃手术后要慎重，必须在医师的指导下进行，防止冲破吻合口或出血。

（四）胃肠吻合术后近期内避免再次置胃管，必须留置时应在医师指导下进行，防止插破吻合口。

（五）注意观察有无异常情况：①正常胃液分泌 800~2500ml/d，无色透明，如呈黄色、绿色可能有胆汁及十二指肠液的反流；如呈棕色、咖啡色及血性，警惕有出血，应立即报告医师。②如胃液过多，提示有肠液反流、梗阻的发生；如胃液过少或没有，应立即检查胃管及引流装置，提示可能不在功能状态。

（六）拔管指征：胃肠功能恢复，肛门排气。

五、尿管护理

（一）按引流管常规护理。

（二）病情允许尽早行夹管训练，有尿意者每 2~4 小时开放尿管，以锻炼膀胱收缩功能。

（三）会阴护理每天 2 次。

（四）膀胱、输尿管、肾脏手术后患者严禁夹管，直肠手术者延期夹管或遵医嘱。

（五）如尿培养阳性者可遵医嘱行膀胱冲洗。

（六）留置尿管期间嘱患者多饮水，以达到内冲洗目的。

（七）尿管拔除后观察患者有无尿潴留、残余尿。

（八）泌尿系手术患者应根据医嘱行持续膀胱冲洗，防止血块堵管。

六、双套管护理

（一）按引流管常规护理。

（二）负压吸引力不宜太大，一般不超过 0.02MPa。

（三）严防渗血、渗液回吸，以免引起逆行感染。

（四）正确连接管道，常规内套管接负压吸引、外套管接冲洗管或空气过滤装置。

（五）遵医嘱实施腹腔冲洗，正确计算并记录冲入与冲出量。

（六）如发现引流管漏液、无引流液引出或空气过滤装置无气泡逸出，查看有无负压、有无扭曲、堵塞，并及时报告医生进行处理。

七、T 形管护理

（一）按引流管常规护理。

（二）严密观察引流液的颜色、性质及量。

（三）正常胆汁颜色为金黄色透明清亮的液体，似菜油状，无臭味。如胆汁呈绿色、有絮状物、有脓液表示胆道有感染。如是血性或带血丝表示胆道有出血，应立即报告医师。

（四）肝脏分泌胆汁 500~800ml/d，术后第一天由于麻醉及手术创伤，引流量可能较少。量过多可能因十二指肠液反流或肝功能衰竭所致，量过少可能因胆总管下端堵塞所致，应报告医生进行处理。

（五）观察患者全身情况，如患者体温下降，食欲增进，大便颜色变黄，说明胆道通畅。

（六）保护引流管口皮肤，如有渗漏，及时更换敷料，局部用凡士林纱布保护皮肤。

（七）拔管指征

1. 条件　①留置时间：10~14 天；②胆汁培养：阴性；③胆红素定量：正常；④无腹痛、发热；⑤大便颜色变黄。

2. 夹管试验：先抬高 10~15cm，间断夹管 1~2 天，再夹管 1 天。

3. T 管造影：通畅。

4. 排尽造影剂后拔管。

八、胸腔闭式引流管护理

（一）按引流管常规护理。

（二）保持胸腔引流装置的无菌和密闭，胸腔引流全套水封瓶装置要求无菌、密闭、各种衔接口衔接良好。不管是一次性胸腔引流器还是双瓶法装置，必须注意管道不能接错，接患者胸导管的长管始终保持在水封瓶液面下，防止空气进入胸腔，更换水封瓶时必须先使用两把血管钳夹住胸管。

（三）胸瓶内的负压是靠调压管浸入水面的长度维持，因此，须及时添加调节瓶内的水，保持调压管在水面下的长度，维持一定有效的负压吸引。

（四）引流管放置位置：①排除气体：患侧第二肋间锁骨中线处；②引流液体及脓液：在胸腔及脓腔最低位。

（五）取半卧位，以利于引流及呼吸；水封瓶液面低于胸腔至少 60cm 左右；定时挤压引流管，防止堵塞、折叠、受压。

（六）观察和记录胸腔引流液的量和色，护士应根据患者病情需要每天或每小时观察记录胸腔引流液量；通常水封瓶的水柱随呼吸会上下波动，没有波动时应及时检查管道通畅情况。

（七）搬动或下床活动时，须将引流管封闭，防止滑脱或气体反流；鼓励患者做深吸气和咳嗽自动排出胸腔内气体，靠水柱的重力维持胸腔较低的负压，以利于漏气的肺泡愈合。

（八）发生意外，引流管不慎滑出胸腔时，应嘱患者呼气，立即用凡士林纱布及胶布封闭引流口，并立即通知医生进行处理。

（九）拔管指征为术后 48~72 小时，胸片提示肺扩张满意，无积液积气，即可拔除。拔管时，嘱患者深呼吸后屏气，迅速拔除，立即用凡士林纱布和无菌纱布覆盖引流口，再用胶布固定。拔管后 24 小时内，注意观察患者的呼吸情况，局部有无渗液、出血、漏气皮下气肿，如有异常及时汇报医生。

九、鼻肠营养管护理

（一）按引流管常规护理。

（二）确认鼻饲营养管在位通畅。

（三）严格控制滴入速度　滴数由慢至快，浓度由稀至浓，剂量由小变大，如患者有不适应反应，汇报医生。

（四）肠内营养液滴入时应运用加热装置，保证营养液温度为 38~40℃，输注完毕后用注射器抽 20ml 温开水冲管。

（五）加强口腔护理。

第十节　人工肛门造口护理常规

一、术前造口定位

（一）需造口定位的手术　Miles 术、Hartmann 术、低位保肛手术并行预防性造口的患者或肠梗阻可能行肠造口者。

（二）术前一天预手术医嘱开出后，由床位护士完成，术前由护士长或指定一名高年资护士检查定位的准确性并予调整，并用油性记号笔做标记，保护膜固定。患者去手术室前护士再次检查标记是否清晰，必要时再次着色。

（三）造口定位的原则

1. 不同体位时患者都能看清楚造口。

2. 造口位于腹直肌处。

3. 位于平整皮肤中央，皮肤健康。

4. 造口不影响穿戴衣服，尤其要避开系腰带处。

5. 注意事项　肥胖者位置偏上，消瘦者避开髂前上棘。

二、术后早期造口护理

（一）选择原则　选择透明、开口、两件式造口袋，横结肠造口选择大底板造口袋。

（二）更换时间　首次更换时间为术后48小时，以后每隔72小时更换一次。

（三）操作步骤　①评估患者并准备用物：造口袋、剪刀、护肤粉、防漏膏、软纸、垃圾袋等；②除去旧底板并观察溶胶情况；③温水清洗；④观察造口及周围皮肤；⑤测量并修剪造口底板：比造口大 1~2mm；⑥再次清洁并擦干；⑦洒护肤粉并用软纸扫去多余护肤粉；⑧沿造口周围涂一圈防漏膏，并用湿棉球抹平；⑨去除底板保护纸由下往上粘贴并轻压内圈，再压外圈；⑩扣上造口袋并确保扣紧，夹上造口夹。

（四）注意事项　动作轻柔，勿按压腹部切口引起疼痛；贴好造口袋后，患者用手掌按压底板10分钟后协助绑腹带；造口袋中有气体或粪水超过 1/3 时要及时排放。让家属及患者参与造口护理，包括排放粪水，更换造口袋，出院前必须让一名家属操作一次，护士给予指导纠正。

三、术后早期常见并发症的观察与护理

（一）造口黏膜缺血坏死

1. 观察　多发生于术后24~48小时，造口黏膜颜色呈暗红或黑色。

2. 护理　汇报医生；去除造口底板及凡士林纱条；密切观察造口黏膜色泽并做好护理记录；造口黏膜完全坏死者密切观察有无腹膜刺激征。

（二）造口黏膜皮肤分离

1. 观察　多发生于术后3~5天，造口黏膜与皮肤出现分离。

2. 护理　汇报医生；测量分离的大小及深度，按时钟像在护理病历上记录；轻度分离使用护肤粉后防漏膏填充；较深的皮肤黏膜分离可用藻酸盐敷料填塞后外用防漏膏或溃疡贴保护；分离处有大量渗液时警惕有无与腹腔相通。

（三）粪水性皮炎

1. 观察 多见于回肠造口,造口周围皮肤出现糜烂、破损、渗液,局部烧灼样疼痛。

2. 护理 回肠造口患者常规使用护肤粉及防漏膏;必要时使用微凸或凸面造口底板加用造口专用腰带;出院前让造口患者或家属必须掌握造口袋的更换技巧。

（四）造口回缩

1. 观察 造口黏膜低于腹壁皮肤的高度。

2. 护理 汇报医生;必要时使用微凸或凸面造口底板;密切观察造口回缩情况,出现造口回缩至腹腔时必须立即手术处理。

（五）末端回肠造口或横结肠袢式造口患者应警惕水电紊乱的发生

1. 观察 造口术后早期造口处排出大量粪水,24h超过1000ml。

2. 护理 汇报医生;遵医嘱加快补液,注意电解质的补充;加强巡视,观察并记录造口排出量;必要时心电监护监测生命体征。

第十一节 牵引护理常规

一、作用

（一）骨折复位,尤其是矫正骨折缩短移位;通过调整牵引角度,也可矫正成角和旋转移位;稳定骨折断端,有止痛和便于骨折愈合的作用。

（二）使脱位的关节复位,并可防止再脱位;使关节置于功能位,便于关节活动,防止肌肉萎缩;矫正和预防关节屈曲挛缩畸形。

（三）使患肢相对固定,防止病理性骨折。

（四）肢体制动减少了局部刺激,减轻了局部炎症扩散;解除肌肉痉挛,改善静脉血液回流,消除肢体肿胀。

（五）便于患肢伤口的护理、冲洗和换药;便于患者的护理。

二、种类

根据牵引的时间可分为短时牵引和持续牵引。短时牵引:主要是手法牵引使新鲜骨折和关节复位。持续牵引:主要包括皮牵引、兜带牵引、骨牵引三种。

三、护理

（一）对牵引的患者,进行床边交接班,观察患肢有无皮肤青紫、肿胀、发冷、麻木、疼痛等感觉运动障碍等情况,有异常及时报告医师。

（二）保持牵引效能

1. 牵引重量根据病情决定,砝码应保持离地20cm,不可随意放松或减轻。

2. 牵引绳不可脱离滑轮,牵引绳要与患肢在一条轴线上。

3. 被服、用物不可压在牵引绳上。

4. 在牵引过程中,避免身体过分的向床头、床尾滑动,失去身体的反牵引作用。下肢皮肤牵引抬高床尾10~15cm,下肢骨牵引抬高床尾20~25cm。

5. 告诉患者及家属,不能擅自改变体位及砝码重量,从而影响治疗。

(三)保持患者卧位的舒适

1. 患肢置功能位,如下肢保持外展中立位,可用软枕或海绵垫于膝关节和踝关节下。

2. 患者生活不能自理,应主动协助生活照顾。冬季应注意肢体保暖。

3. 定期为患者做好清洁卫生护理,如洗头、擦浴等,使患者清洁、舒适。

(四)保持皮肤的完整性:每日检查皮肤的完整性;皮牵引时,观察患肢末梢循环,每2~4小时放松海绵带牵引套观察踝关节处皮肤受压情况。

(五)注意安全及防止牵引针孔感染

1. 牵引针两端套上抗生素空瓶(青霉素过敏者,忌用青霉素瓶),防止外露部分划伤健侧肢体皮肤或勾破被服和病衣裤。

2. 保证牵引针眼干燥清洁,用酒精棉签涂擦每天2次。

(六)观察有无血管神经损伤:应进行床边交接班,每班严密观察患肢血液循环及肢体活动情况。

(七)预防并发症:呼吸系统,泌尿系统及肌肉萎缩、关节僵硬。鼓励患者做力所能及的活动,辅以肌肉按摩及关节的被动活动促进血液循环。

第十二节 石膏护理常规

由于石膏具有吸水后硬固及可塑性的特点,因此石膏固定一直是临床治疗骨折及各种矫形疾病的基本方法之一,它具有维持、固定、保持患肢的特殊体位,减轻或消除患者负重等优点,其缺点为干固后缺乏弹性,不能随时调节松紧度。

一、一般护理

(一)新上石膏 做好床边交接班,倾听患者主诉,观察肢端皮肤颜色、温度、肿胀、感觉及活动情况,遇到血液循环障碍,立即报告医生,并协助处理。

(二)石膏未干前 烤灯烘烤促进石膏干固,灯距一般为30~50cm;搬运患者时,需要手掌平托,垫平整,以防石膏变形、压迫或折断。

(三)体位 患肢用软枕抬高约20cm,预防肿胀。

(四)出血观察

1. 石膏内出血,可渗到石膏表面或沿石膏内壁流到外面,污染床单,除了观察石膏表面外,还要检查石膏边缘及床单位有无血迹。

2. 石膏内出血情况:可在石膏表面沿着血迹边界用铅笔做记号,并注明时间,如发现血迹边界不断扩大,应及时报告医生。

二、并发症护理

(一)循环障碍和神经受损

症状:早期表现为患肢疼痛,苍白,动脉搏动减弱或消失,麻痹;晚期表现为弗克曼缺血性挛缩和筋膜间隙综合征。

护理措施:

1）石膏固定后要用温水将肢端石膏粉轻轻擦去，以便观察。

2）抬高患肢，上臂高于心脏，下肢高于臀部，可预防和减轻水肿。

3）早期被动活动、按摩帮助消肿，鼓励患者进行未固定的关节活动及石膏内肌肉收缩运动，以利于静脉及淋巴液的回流，消除肿胀。

4）每天评估肢体末端，观察是否有肿胀、麻木、刺痛、烧灼或冰冷等现象，发现异常及时报告医生，可在受压部位开窗减压或更换石膏。

（二）压疮、组织坏死和疼痛发炎

症状：局部持续性疼痛，石膏边缘有红肿、擦伤，石膏内有腐臭气味，肢体邻近淋巴结压痛等。

护理措施：

1. 教育患者石膏干固后不能在石膏和皮肤间放置任何物品，以免造成局部受压。石膏内部皮肤发痒时避免用手去抓或插进软纸、其他物品来缓解石膏引起的不适，可用手指蘸酒精深入石膏边缘里面进行按摩。

2. 石膏未干燥前避免指尖压凹石膏，注意患者翻身及活动时的安全，避免患肢受压迫，若需移动患肢，则用手掌或软枕扶持患肢。

3. 修整粗糙的石膏边缘或撑开皮肤压迫过紧处石膏上端边缘。

4. 定时指导帮助患者更换体位，日间1次/2小时；夜间每1次/4小时，下肢人字形石膏干固后即要帮助患者翻身，每天2次，床单位保持清洁干燥平整。

（三）石膏综合征

症状：石膏背心固定的患者，进食后，胃扩张易发生腹胀、腹痛、呕吐。呕吐物为胃内容物，一般无胆汁。

护理措施：

1. 石膏包扎时，胸腹不宜过紧，应在上腹部开一石膏窗或留出一定的空间。

2. 嘱患者不要进食过饱，食用易消化食物，少量多餐。

3. 若发生恶心呕吐、腹胀腹痛、面色苍白、出冷汗、血压下降等症状，应立即剖开石膏，给予胃肠减压和补液治疗。

第十三节 昏迷护理常规

（一）密切观察患者生命体征，有无脑膜刺激征及抽搐等。若有异常及时通知医生。

（二）确保呼吸道通畅，患者取平卧位，以免发生窒息。

（三）对尿失禁患者勤换尿布，会阴部及时擦洗干净。长期尿潴留或尿失禁患者应留置导尿管，记录尿量、尿色。意识清醒后及时撤掉导尿管并诱导患者自行排尿。

（四）昏迷患者保持大便通畅，以防患者排便用力时导致颅内压高。大便失禁时随时做好肛门及会阴部清洁，并保持床铺干净平整。

（五）预防呼吸道感染，清洁口腔每天2次～每天4次，口腔溃疡可涂溃疡膏或锡类散。

（六）按需吸痰，吸痰时严格执行无菌操作，每次气管吸痰不超过15秒。

（七）昏迷患者易坠积性肺炎，发现异常及时与医生联系或采取相应措施。

（八）保持皮肤清洁，预防压疮的发生。

（九）应注意防止营养不良,保证每天热量供应,作好鼻饲护理。

第十四节　癫痫护理常规

癫痫是一组反复发作的神经元异常放电所致的暂时性中枢神经系统功能障碍的临床综合征。根据大脑受累部位和异常放电扩散的范围,临床上表现为不同程度的运动、感觉、意识、行为、自主神经等方面异常发作。具有发作性、刻板性、短暂性特点。癫痫持续状态是指全面强直-阵挛性发作持续30分钟以上,或连续多次发作,而发作间期意识未恢复至清醒的一种状态。

一、一般护理

（一）病室保持安静,避免外界各种不良强烈刺激。

（二）间歇期可下床活动,出现先兆立即卧床休息。

（三）少进辛辣食物,禁烟酒。不能进食者予鼻饲,避免饥饿或过饱。

（四）加强宣教,树立战胜疾病的信心。讲解按时服药的重要性,提高服药依从性。

二、病情观察

（一）密切观察患者有无发作先兆（如感到胸闷、肢体麻木、情绪改变等先兆出现）。

（二）密切观察发作时意识状态、瞳孔变化、生命体征并注意观察抽搐发生的部位、幅度、先后顺序、持续和间隔时间及伴随症状。

（三）观察抽搐结束后,患者意识恢复情况及躯体恢复情况。

三、对症护理

（一）妥善安置,确保患者安全　抽搐时不可强行按压肢体,防止脱臼或骨折,将压舌板缠上纱布放于臼齿之间以防舌、口腔黏膜、口唇被咬伤。

（二）迅速控制抽搐,保持呼吸道通畅　将头偏向一侧,清除分泌物,保持呼吸道通畅。

（三）发作未清醒者,应设专护或加床栏、约束带等防坠床,同时禁食水。

（四）避免某些诱发因素,如声光刺激、疲劳、饮酒、突然停抗癫痫药或减药等。

四、癫痫持续状态的护理

（一）癫痫持续状态者要警惕脑水肿及脑疝的发生,并配备急救器材、药物以便抢救。

（二）镇静解痉类药物对呼吸、心脏均有抑制作用,应转入ICU监护,如有异常及时汇报。

（三）输液不宜过多过快,避免加重脑水肿。定期监测血气分析、肾功能等生化指标。

（四）保护脑组织,予冰帽等持续头部降温,降低脑耗氧量。遵医嘱给予神经营养药物。

（五）保持呼吸道通畅,纠正缺氧,防止呼吸衰竭,必要时行气管切开或气管插管。

第十五节　高热护理常规

（一）了解患者的年龄、性别、全身状况、文化程度,对高热知识的了解程度,评估发热的原因,排除影响体温的生理因素。

(二)高热患者体温一般在 39℃以上,应予物理降温或化学降温。

(三)保持患者清洁和舒适,应及时擦干汗液,更换衣被,但要防止着凉,避免对流风。

(四)加强口腔护理,有疱疹者可用抗生素或抗病毒软膏。

(五)密切观察病情变化,高热患者测体温 1 次 /4 小时,应注意有无虚脱现象。

第十六节　恒温床护理常规

(一)恒温床主要用于异常体温(高热或体温过低)的治疗。

(二)将恒温毯平铺于床单下,向主机水箱内注入纯净水至浮标浮起至标准刻度线。

(三)开机,根据患者体温设定恒温床温度。

(四)保持恒温毯与主机之间的连接管道无打折。

(五)使用恒温床降温时注意配合其他降温措施,如冰袋、温水擦浴、药物降温等。

(六)严密观察恒温床使用效果,定时复测体温。

(七)加强皮肤护理,保持床单位平整、干燥。

(八)对于长期使用的恒温床,注意及时加水补充至标准水位,及时处理报警。

(九)恒温床使用完毕,要注意排尽恒温毯和主机水箱内残留水,擦拭干净后备用。

第十七节　CRRT 护理常规

连续性肾脏替代治疗(continuous renal replacement therapy,CRRT)的技术特点是血流动力学稳定,溶质清除率高,补充液体和胃肠外营养不受限制,能有效的消除炎症介质和细胞因子。

一、CRRT 治疗的综合护理

(一)心理护理

接受连续性肾脏替代治疗的患者大多数是第一次透析,治疗时间长,可持续 72h,患者往往存在紧张、恐惧的心理。因此,在治疗前要做好耐心细致的解释工作,让患者了解治疗过程是在严密的监测系统下完成,以减轻患者的思想负担,积极配合治疗。

(二)严密观察病情变化

1. 采用连续心电监护,观察患者有无乏力、眩晕、出汗、呕吐等低血压症状。

2. 准确记录动、静脉压、滤器压、跨膜压、滤液测压等。

3. 治疗后 2~4 小时测肾功能、电解质、动脉血气值。

4. 防止连接管路的脱落、扭曲而造成不必要的大出血或凝血。

(三)血管通路的护理

CRRT 常用血管通路为临时性血管通路,常采用股静脉、颈内静脉或锁骨下静脉置管。

(四)抗凝的观察与护理　CRRT 是连续性体外循环,抗凝剂应用十分关键,肝素用量一般根据患者的出、凝血时间而定。

1. 密切观察滤器有无凝血,冲洗时严格无菌操作,严禁空气输入。

2. 观察患者有无出血倾向:包括消化道出血、皮肤淤血、穿刺点渗血等情况。

3. 每 2~6 小时用试管法测活化凝血时间（ACT），根据 ACT 随时调节抗凝剂的用量。

（五）及时处理报警系统

机器报警分两种：一种报警仅引起液体泵的停止而血泵继续运转；另一种报警会引起血泵及液体泵都停止。前者导致治疗的中断，而后者则导致体外循环的中断，因此报警须及时的处理和分辨真假（表 14-1 CRRT 常见报警及处理方法）。

表 14-1 CRRT 治疗中常见机器报警及原因

报警	可能原因	护理方法
空气报警	1. 管路安装不妥，连接处不紧密	1. 检查管路安装及各连接处
	2. 静脉壶液面过低、滤网漂浮	2. 调整液面或更换管路
	3. 静脉壶内有气泡或杂质	3. 用注射器抽去气泡或更换管路
	4. 血流量不足	4. 检查血管通路，监测血压
	5. 静脉壶表面不光洁	5. 用酒精擦拭静脉壶表面或更换管路
动脉压力报警	1. 血流量不足	1. 检查血管通路
	2. 动脉管受压、扭曲	2. 解除管路受压、扭曲状态
	3. 患者低血容量状态	3. 监测患者血压
滤器前压力报警	1. 提示滤器阻力过大，滤器凝血	1. 更换滤器
静脉压力高报警	1. 患者体位改变	1. 变换体位
	2. 静脉压监测点与回路管路之间的管道受压、扭曲	2. 解除管路受压、扭曲状态
	3. 管路内有凝血块	3. 清除凝血块或更换管路

二、CRRT 治疗的操作要点

1. 正确的置换液进出量，保证出入平衡。

2. 置换液配置注意点

（1）严格无菌操作，配置前洗手、戴帽子、口罩。

（2）配置前核对药物，配置时注意各种药物计量的准确性，配置过程应双人核查。

（3）碳酸氢钠置换液要现配现用，必要时可检测置换液的电解质浓度。

（4）CRRT 对药物的影响及注意点 CRRT 多选用高通透性的滤器，一般分子量 <30 000 的药物或毒物不与白蛋白结合，都能被滤过清除。除了滤过作用，高分子合成膜也能吸附部分药物，降低其血液浓度。所以在 CRRT 治疗过程中应暂时不给抗生素治疗或选用不能通过滤器的抗生素。以升压药或呼吸兴奋剂维持生命体征时，注意随着置换液的清除会引起药物浓度的下降。

第十八节 腹透护理常规

利用腹膜的半透膜特性，向腹腔内灌入一定量的生理性腹膜透析液，通过弥散、对流和渗透的原理,清除体内的代谢废物和过多水分,纠正电解质和酸碱失衡,以维持机体内环境稳定。

一、术前准备

(一)了解患者的病史、肾功能、水电解质及酸碱平衡程度,了解适应证与并发症。

(二)向患者和家属说明腹膜透析的目的、操作术中、术后并发症的情况,取得配合。

(三)术前给患者测量生命体征,做普鲁卡因皮试,腹部、阴部清洁备皮。

二、透析过程的护理

(一)透析液使用前应仔细检查有无混浊、絮状物,操作前按医嘱于透析液加入药物。

(二)掌握各种连接管道的分离和连接方法,妥善固定导管,防止牵拉、扭转导管。

(三)严格遵循无菌操作原则以预防细菌性腹膜炎和导管出口处感染等并发症。

(四)保持患者大便通畅及避免咳嗽,防止导管出口处外伤引起感染。

(五)加强透析管口处观察与评估:皮肤有无渗血、漏液、红肿等。

(六)透析时进液速度不宜太快,以防大网膜顺液流进透析管内。

(七)准确记录每次进出腹腔的时间、液量、颜色等,每3天做透析液细菌培养。

三、基础护理

(一)保持床单整洁,做好晨晚间护理及口腔、皮肤护理,对不能自理及活动不便的患者定时翻身、拍背,以防压疮等并发症;鼓励有自主能力的做床上功能锻炼。

(二)注意切口处有无渗液、渗血及水肿。

(三)术后半卧位或坐位,避免咳嗽、呕吐以防漂管。

(四)透析前房间以紫外线照射30分钟,每天2次,还应注意房间通风换气。

(五)透析期间密切观察透出液的颜色和澄轻度,定期送检做细菌培养及药物敏感试验。

(六)保持引流管通畅,如有阻塞可用10ml生理盐水快速推注。

(七)观察腹透液超滤情况,详细记录正超和负超量,及时调整透析浓度。

(八)做好透析管的护理,防止牵拉或扭曲。

(九)落实保护性隔离,住单间,遵守探视制度,以防交叉感染。

(十)做好监测工作:每日应测体重、脉搏、中心静脉压,准确记录24h出入量,定期送引流液做各种电解质及糖的检查,透析过程中观察有无脱水或水潴留、高钠、高糖、低钾、高钾等并发症状,及时通知医师及时调整。

(十一)透析管的护理:每日透析前,需将导管及其皮肤出口处用碘伏溶液消毒,盖以敷料,并保持其清洁、干燥、如有潮湿、立即更换。

四、饮食护理

给予易消化、高热量、高维生素饮食,对于食欲不佳者,适当增加补品类食物摄入,补充高生物效价的蛋白质如牛奶、鲜蛋、牛肉等高热量饮食,每日摄入热量应大于35kcal/kg体重。应避免高磷饮食,对于体重迅速增加、水肿或高血压者,需限制水和钠的摄入。适量增加运动,以促进食欲,对不喜好动物蛋白质及消化能力弱者提倡进食大豆类食物。

第十九节 主动脉球囊反搏护理常规

主动脉内球囊反搏（Intra-aortic balloon pump IABP）是机械辅助循环方法之一，是通过动脉系统植入一根带气囊的导管到降主动脉内左锁骨下动脉开口的远端，在心脏舒张期气囊充气，在收缩前气囊排气，起到辅助心脏的作用。

一、原理

心脏舒张期，气囊充气，主动脉舒张压升高，冠状动脉流量增加，心肌供血增加；心脏收缩前，气囊排气，主动脉压力下降，心脏后负荷下降，心脏射血阻力减少，心肌耗氧下降。

二、适应证

（一）高危患者手术中预防性应用，如瓣膜患者术前心功能Ⅳ级，冠状动脉血流重建术前 EF<0.3 的患者。

（二）心脏手术后脱离体外循环机困难者。

（三）心脏手术后心衰，低心排综合征。

（四）缺血性心脏病急性心肌梗死并发心源性休克、室间隔穿孔；二尖瓣反流；顽固性心绞痛；顽固性严重心律失常、冠状动脉造影、PTCA 冠脉溶栓时的辅助。

（五）心脏移植前后的辅助。

三、气囊导管的选择

气囊导管选择标准是气囊充气后阻塞主动脉管腔的 90%~95%，气囊容积大于心脏每搏量的 50%，按照标准，根据患者体重大小选择合适的气囊导管，成年男性多选 40ml，成年女性多选 35~40ml，儿童根据体重酌情选择。

四、反搏机的操作

（一）监测血压及波形，可通过桡动脉穿刺置管，观察动脉压力波形变化，根据波形，调整反搏时相。

（二）连接心电图导联，选择 R 波高尖、T 波低平的导联，触发反搏。

（三）调整反搏时相，使气囊在心脏舒张期相当于动脉重波切迹处充气，在心脏收缩前排气。充气过早，主动脉瓣尚未关闭，阻碍心室排空，加重心脏负担；充气过迟，减少舒张压升高时间；排气过早，减少舒张压升高时间；排气过迟，增加心脏射血阻力。

（四）根据气囊大小，安全囊内预充适量的气体，充气过多、过少都影响辅助效果。

（五）抗凝治疗：肝素：0.5~0.8mg/kg，4~6 小时 / 次。体循环期间和术中、术后渗血多而心包纵隔引流管未拔除患者，可不用其他抗凝药。

（六）辅助有效的指标：升压药用量逐渐减少；心排出量增加；血压逐渐回升；心率、心律恢复正常；尿量增加；末梢循环改善，手脚变暖。

（七）停用指征：多巴胺用量 <5ug/(kg·min)，且依赖性小，减药后对血流动力学影响小；心排指数 >2.0L/min/m^2；平均动脉压 >80mmHg；尿量 >1ml/(kg·h)；手足暖，末梢循环好，意识清楚,问答正确;已撤除呼吸机且血气分析正常;减少反搏频率或幅度时,上述指标稳定。

五、术后护理

(一)加强心理护理 经常与患者沟通,评估其心理状态与需求,给予安慰、鼓励,使患者增强战胜疾病的信心;按时完成各项技术操作和数据采集、记录工作;保持病室内安静、清洁,适宜的温湿度并避免强光照射,确保患者休息和睡眠。

(二)加强生命体征观察 ①测量血压和心率,1 次 /15 分钟,平稳后 1 次 /30 分钟 ~2 小时测;观察心电图变化,特别注意有无心律失常;准备好抗心律失常药物与临时起搏用物。②经常询问患者有何不适,尤其是胸痛主诉;测量体温 1 次 /2h;观察患者皮肤的颜色、温度和湿度变化,注意给患者保暖,避免血管痉挛;经常检查患者插管一侧肢体的动脉搏动情况,如足背动脉、股动脉等,以便随时了解患者组织血流灌注情况。③维护患者的水电解质平衡,记录 24h 出入量;严格掌握输液的速度和量,以避免增加心脏的前负荷,导致患者心力衰竭。

(三)观察反搏压的变化 反搏压的变化影响到应用 IABP 后对患者血流动力学改变的效果。引起反搏压低于收缩压的因素:当平均压低于 6.67kPa 时,反搏压下降;气囊在鞘管内未打开者;气囊导管位置过低;气囊打折,囊内充气不足;囊壁被坚硬的血管内钙化物刺破;气囊充气、放气时间长短。因此,当发现反搏压低于患者收缩压时,应及时报告并查找原因,调整至有效的范围内。

(四)避免气囊导管打折、移位、脱落 应将气囊导管置于患者活动方便,不影响监测不易脱落部位,用胶布、绷带或安全别针固定,防止患者在变换体位时,导管打折、移位和脱落,并嘱患者插管一侧肢体不能屈曲。在每次操作后例行检查气囊导管是否有移位现象,同时协助做好患者每日床旁 X 线胸片的拍片工作,以确认气囊导管是否处于正常位置。

(五)对气囊导管内容物的观察 在正常情况下,气囊导管内所使用的是惰性气体氦气充气,为无色透明,当气囊导管内出现有鲜血时表示气囊破裂。这是由于气囊在不断地反复充气、放气过程中,被血管内的钙化物刺破,从而导致气囊破裂,血液流入气囊导管内造成。如将静脉穿破,形成动静脉瘘,导管内出现的为暗红色血液,当出现这些情况时或者报警装置报警时,应及时与医生联系,以便迅速采取补救措施,更换气囊导管。

(六)出血观察 IABP 用于心外手术及急性心肌梗死心源性休克患者时,应密切观察患者有无出血情况。如穿刺部位渗血、牙周出血、鼻出血、皮下出现出血点或解柏油样便等,这是由于在置入气囊导管过程中与置入后,常采用肝素抗凝治疗,以防止血栓形成,如抗凝过度,就会导致出血。加之气囊反复的充气和放气,对血液中的血细胞、血小板有一定破坏作用,因此,在给予抗凝药物剂量与时间上应严格按照医嘱执行。同时观察患者尿液颜色,以区分是术中体外循环造成红细胞破坏,出现血红蛋白尿,还是由于抗凝原因导致的出血。病室内应备鱼精蛋白等药物,以治疗抗凝过度导致的出血,还应观察患者每日的血红蛋白、血细胞计数、血小板、出凝血时间及活动度检查。

(七)预防并发症 在病情允许情况下,协助患者翻身、拍背、咳痰,给予雾化吸入以稀释痰液,有利于痰液排出,预防肺部感染、压疮等并发症;落实各引流管护理常规,心包及纵隔引流管,要经常捏挤,以避免血块堵塞,引起心脏压塞。

(崔 静 刘伟伟)

第十五章 | 普外科疾病护理常规

第一节 腹部外科疾病护理

一、按手术前后常规护理

二、加强胃肠功能观察与护理

由于腹部手术对胃肠道的干扰,大部分腹部手术后患者的胃肠功能都会受到影响,肠蠕动会有所减慢,因此应加强术后胃肠功能评估,同时注意鼓励患者进行床上抬臀等促进肠蠕动恢复的功能锻炼;另外,在肠蠕动未完全恢复前,一般遵医嘱禁食,一旦肠蠕动恢复,肛门出现排气排便则宜尽快恢复进食。

第二节 甲状腺疾病外科护理

一、按手术前后常规护理

二、甲状腺功能亢进特殊护理

（一）术前准备

1. 口服复方碘溶液,从 3 滴开始,每天增加 1~16 滴,然后维持此剂量每天 3 次;服药2~3 周后甲亢症状得到基本控制。

2. 口服普萘洛尔 10~20mg,每天 3 次,脉搏 <60 次 / 分者停服一次。

3. 测定基础代谢率,控制在正常范围。

4. 保护突眼,白天用墨镜,睡眠时涂眼药膏。

5. 给予高热量、高维生素饮食。

6. 术前禁用阿托品。

7. 鼻喉科会诊,必要时喉镜检查,测定声带功能;教会术中体位及术后固定颈部。

8. 准备气管切开包、吸引器、吸痰管、无菌手套、氧气、小砂袋置床旁。

（二）术后护理

1. 颈旁两侧置砂袋制动，床旁备气管切开包，避免长时间讲话。

2. 手术当日禁食，术后第一天流质，第一口饮凉开水并取半坐位以防呛咳，而后可进半流与普食。

3. 甲亢患者术后继续服复方碘溶液 7 天，服 16 滴者每日减 1 滴直至停止。

（三）并发症观察及护理

1. 出血

（1）好发时间：术后 24 小时之内。

（2）观察：敷料红染或外流至颈后部、颈部迅速增大、呼吸进行性困难、烦躁、面色青紫严重者窒息。

（3）处理：立即呼叫报告医师、打开气管切开包、拆除缝线、敞开伤口、负压吸引渗血、必要时送手术室彻底止血。

2. 呼吸困难和窒息

（1）原因：血肿压迫气管、喉头水肿、气管塌陷、痰液阻塞、双侧喉返神经损伤。

（2）观察：颈部紧压感、呼吸费力、气急、心跳加速、烦躁、发绀等。

（3）处理：吸氧、半卧位、吸痰、鼓励坐位呼吸及深呼吸、雾化吸入，症状无缓解，行环甲膜穿刺及气管切开。

3. 音调降低、声音嘶哑或失声

（1）原因：损伤喉上神经外支与双侧喉返神经。

（2）观察：手术返室后询问患者，让患者讲话。

（3）处理：音调降低一般三个月后可逐渐恢复，配合理疗、针灸可促进恢复。

4. 呛咳

（1）原因：损伤喉上神经的内支。

（2）观察：术后 2 小时后第一次给患者坐起喝凉开水，观察有无呛咳。

（3）处理：暂时禁食，24 小时后可进半流或干性食物可减少呛咳。

5. 手足抽搐

（1）好发时间：术后 1~2 天。

（2）原因：术中损伤甲状旁腺出现功能低下。

（3）观察：面部、口唇周围和手足针刺感和麻木甚至抽搐。

（4）处理：静脉推注 10% 葡萄糖酸钙或氯化钙 10~20ml，轻者口服钙剂并在饮食上控制含磷较高的食物，如牛奶、蛋黄、鱼等，抽血查钙、磷以明确诊断。

6. 甲亢患者术后可能出现甲状腺危象

（1）好发时间：术后 12~36 小时之内。

（2）原因：术前准备不充分、术中挤压甲状腺使甲状腺素释放入血过多、手术应激。

（3）观察：高热（体温 >39℃）、脉搏细速（脉率 >120 次 / 分）、大汗、烦躁、谵妄甚至昏迷，还常伴有呕吐、水样泻，若不及时，可迅速发展至虚脱、休克、昏迷甚至死亡。

（4）处理：立即给予镇静、降温、吸氧、补液，同时使用复方碘溶液及普萘洛尔口服，紧急情况下使用静脉制剂滴注。

第三节　乳腺疾病外科护理

一、按手术前后常规护理

二、乳房手术特殊护理

（一）乳房肿块切除术　术后应加压包扎伤口，防止切口积血；同时减少患侧肢体活动。

（二）乳腺切除假体植入术

1. 术前备皮范围包括患侧腋毛准备；应注意测量乳房大小以与假体匹配。

2. 术后一般创口会放置引流管行负压引流，宜保持引流管通畅，选择适宜负压；应注意限制患肢活动；如局部感染者，及时应用抗生素治疗。

3. 适当托起假体，尤其是在行走、活动时，防止伤口愈合后乳房下垂；避免突然碰击胸部造成假体破裂。

（三）乳腺癌根治术

1. 术前准备　应注意加强心理护理，告知并使患者接受乳房切除准备，增强对愈后的信心，提高生活质量；对于妊娠及哺乳期乳癌患者，应终止妊娠和哺乳。备皮范围包括患侧腋窝、胸毛，如需植皮则取患侧乳房上的皮肤，应注意乳头及乳晕部的清洁；取患乳对侧大腿皮肤，应包括会阴部阴毛、腿毛至膝关节。

2. 术后护理

1）体位：全麻清醒后半卧位，患肢内收抬高。

2）胸带包扎注意患肢的血液情况，防止过紧引起肢体供血不良，过松不利皮瓣或皮片与胸壁紧贴愈合。

3）观察患者有无胸闷、呼吸窘迫，乳腺癌行扩大根治术者防止术中损伤胸膜而出现气胸。

4）加强胸壁负压引流管或 Y 型负压引流管护理：①保持持续负压吸引，负压为 0.026~0.04MPa，引流后期可适当减小。倾倒引流液时应用双道止血钳夹闭，防止打开瓶盖空气突然进入导管，冲击皮瓣导致皮瓣愈合不良。②保持引流管呈吸瘪状态：足够负压、定时挤捏引流管，防止血块堵塞。③如有血性液超过 100ml/h，应立即报告医生及时处理。④引流管一般放置 3~5 天，引流液颜色变淡，量 <10ml/h，局部无积血、积液可考虑拔管。

5）术后第 1 天即可进半流，第 2~3 天可进普食。

6）术后第 1~2 天床上活动，第 3 天即可床边活动，活动期间要注意保护引流管，防止脱出，患肢使用绷带悬吊胸前，以抬高患肢及限制患肢运动。

7）加强上肢功能锻炼：早期做握拳动作或使用健身圈，促进肢体血液回流，防止手指肿胀。3~5 天肘部做前后运动，6~10 天肩部做旋转活动，拆线后加大肩部活动范围，上臂可外展，指导患者爬墙上举运动，疏理头发等以恢复肢体功能。

8）化疗者按化疗常规护理。

第四节　血管外科疾病护理

一、一般护理

（一）按手术前、后常规护理

（二）加强饮食护理

无特殊情况，局麻患者术后即可进食；腰麻或硬膜外麻醉术后 6 小时内禁食，后改为半流或普食；全麻患者当日禁食，第 2 天可进流质，后视情况逐渐半流或普食。

二、胸/腹主动脉瘤手术特殊护理

（一）术前护理

1. 预防动脉瘤破裂

1）指导患者保持心情舒畅，避免紧张情绪。

2）高血压患者需控制好血压，给予降压药物，并观察用药效果。

3）告知患者避免做腰腹过屈、长时间深蹲等动作、剧烈运动和咳嗽。

4）加强巡视，防止摔倒、碰撞；各项检查专人护送，预防感冒。

5）多食蔬菜水果，保持大便通畅，避免用力屏气等。

2. 加强疼痛评估，必要时遵医嘱镇静止痛。

3. 遵医嘱给予心电监护，加强血压、脉搏等生命体征监测与病情观察，一旦患者感到疼痛加剧、面色苍白、出冷汗、血压下降等症状，疑为动脉瘤破裂，应立即报告医生，并迅速急救。

4. 术晨备皮包括会阴部及双侧腹股沟。

（二）术后护理

1. 腔内隔绝术患者应给予吸氧，心电监护，严格控制血压，必要时静脉使用降压药物；观察肢体末梢血运情况，包括：皮温、色泽、足背动脉搏动等。

2. 人造血管移植术后应指导患者正确翻身、床上活动，促进胃肠蠕动。

三、下肢动脉闭塞性疾病

（一）术前护理

1. 严格戒烟；观察患肢皮肤温度、颜色、足背动脉搏动情况。

2. 评估患肢疼痛情况，遵医嘱给予有效的镇痛药物，观察用药效果。

3. 预防足部外伤，自主活动受限者应双小腿垫枕，防止脚踝或脚后跟皮肤压疮；足部溃疡者行创面护理。

（二）术后护理

1. 腔内治疗患者

（1）体位：平卧位或侧卧位，保证置管下肢呈伸直状态。

（2）观察患者生命体征、穿刺点出血和患肢血运情况。

（3）如拔除导管，患者应卧床休息 24 小时，肢体制动 12 小时。动脉穿刺处伤口予无菌敷料加压包扎,并观察伤口有无渗血渗液。

（4）置管溶栓者,妥善固定导管,遵医嘱正确给予溶栓等药物动脉加压注射。

2. 动脉旁路术　重点观察伤口和引流管渗血情况;观察患肢血运情况。

3. 截肢术　床旁备止血带,指导患者及时进行残肢主动运动和被动运动,以增强残存肌力。

四、静脉曲张疾病

（一）术前护理

1. 尽量卧床休息,避免久站久坐,抬高患肢约 20cm,以促进下肢静脉回流;如果下肢有皮肤破损和溃疡等改变,应于术前尽量促进溃疡愈合。

2. 术晨备皮:上至脐平,下至足趾,包括整个患侧下肢。

3. 落实术中带药及带物:备好术中带药（抗生素）及物品（弹力绷带或弹力袜）。

4. 指导患者练习足高头低位。

（二）术后护理

1. 去枕 6 小时,双下肢保持抬高约 20cm;观察术侧肢体足背动脉搏动和足趾颜色与皮温。

2. 鼓励患者早期活动（床上踝关节及趾关节的活动）。

五、下肢深静脉血栓形成

（一）非手术治疗

1. 急性期绝对卧床两周,避免剧烈运动或患肢按摩,以免血栓脱落引起肺栓塞。

2. 用长海痛尺正确评估患者肿胀下肢的疼痛感。

3. 戒烟,多饮水,进食低脂低胆固醇饮食。

4. 遵医嘱正确使用抗凝溶栓药物,并注意观察有无出血倾向。

5. 警惕肺动脉栓塞可能:密切观察病情,如患者出现呼吸困难、胸痛、咯血、血压下降、脉搏快等症状时应考虑肺栓塞的可能,立即将患者平卧,避免翻动及深呼吸、咳嗽等剧烈活动,给予高浓度吸氧,立即通知医生,积极配合抢救。

6. 恢复期应鼓励下床活动,以促进下肢深静脉再通,避免久站久坐并坚持弹力袜使用。

7. 定期随访,定期查 PT 值。

（二）手术治疗

1. 按手术前常规护理,其他同非手术治疗常规护理。

2. 术后护理

（1）深静脉血栓形成取栓术后,观察患肢周径的变化以了解治疗效果。

（2）在使用溶栓抗凝剂治疗期间需观察药物的过敏反应及副作用,对胃黏膜有刺激性的药物饭后服。

六、颈动脉内膜剥脱术

（一）术前护理

1. 观察患者颈部包块有无疼痛等不适主诉。

2. 术前 2 小时内备皮,包括下颌以下,锁骨以上的颈部。

（二）术后护理

1. 按手术后常规护理,给予吸氧、心电监护。

2. 床旁备气管切开包一个,无菌手套 2 副。

3. 术后麻醉清醒后可取半卧位或坐位,以减少脑灌注损伤,有利于伤口引流。

4. 观察气管有无偏移,以免血肿压迫呼吸道造成窒息。若有异常及时报告医生,必要时配合医生行床旁气管切开造口置管。

5. 观察患者声音有无嘶哑、伸舌有无偏斜,以判断有无喉返神经和舌下神经的损伤。

6. 术后予抗凝溶栓治疗,用药期间观察患者有无消化道、皮肤及黏膜出血等不良反应。

7. 由于术后可能导致相对脑再灌注损伤,患者如有不同程度躁动,应加强安全护理。

七、腹膜后肿瘤切除术

（一）术前护理

1. 观察患者有无腹部疼痛等不适主诉。

2. 遵医嘱术前一天晚灌肠或口服通便药物;术晨做好腹部与会阴部备皮。

（二）术后护理

1. 按手术后常规护理,给予吸氧与心电监护。

2. 体位:麻醉清醒后可取半卧位,以减轻伤口张力,缓解疼痛,有利于引流。

3. 观察患者排气情况,未通气时不能进食,通气后遵医嘱予流质后再过渡到半流饮食。

4. 伤口护理:术后伤口无菌敷料覆盖,腹带包扎,注意观察伤口有无出血、渗血渗液。

5. 术后 24 小时,生命体征平稳,鼓励患者床上抬臀及自主翻身。术后 3 天鼓励患者早期下床活动,防止肠粘连,有利于疾病的恢复。

（陈晶晶　钱火红）

第十六章 骨科疾病护理常规

第一节 骨科手术一般护理常规

一、一般护理

（一）按手术前、后常规护理

（二）加强搬运护理

手术后应注意在骨科医生的指导协助下搬运和安置患者体位,并与手术室工作人员床边交接班以确保患者术后体位安置准确并处于功能位。

二、疼痛护理

1. 有镇痛泵患者按自控镇痛术后常规护理。

2. 无镇痛泵患者 ①按长海痛尺评估患者疼痛的程度,判断患者疼痛的性质;②创造良好的病室休息环境,减少外界的不良刺激,帮助患者分散注意力;③宣教手术后疼痛的规律:患者手术当天疼痛最明显,一般 3 天后明显改善;④疼痛评估≥5 分者遵医嘱给予止痛药;⑤给药后及时评估患者疼痛程度的变化。

三、专科护理

1. 四肢术后用支架、支具或枕头等抬高患肢,一般高于心脏 20cm,有利于患肢血液回流,减轻肿胀。

2. 术后 1~3 天应密切观察患肢肿胀及血液循环的情况。

肿胀分度法:Ⅰ度:较健侧轻微肿胀;Ⅱ度:皮肤肿胀,但皮纹尚存在;Ⅲ度:皮肤肿胀明显,皮纹消失;Ⅳ度:皮肤极度肿胀,皮肤上出现张力性水疱。

3. 观察伤口情况及引流液的色、质、量,保持引流管的通畅,并做好记录。若引流液的量 24 小时超过 300ml(考虑活动性出血)应及时报告医生,协助医生做好处理。引流管一般于 48~72 小时拔除。

四、并发症护理

（一）肺部感染

1. 症状　白细胞增高，体温增高，咳嗽咳痰，且痰液黏稠，听诊有湿啰音。

2. 护理措施

（1）指导患者深呼吸及有效咳嗽、咳痰。

（2）促进患者胸壁运动：秋千拉手牵拉上肢，增加胸壁运动幅度。

（3）保持呼吸道清洁：给予叩背排痰；对全麻、高龄、痰液不易排出者，必要时遵医嘱给予雾化吸入每天 2 次。

（4）鼓励患者多饮水，稀释痰液。

（二）泌尿系统感染

1. 症状：尿频，尿急，尿痛。

2. 护理措施：按导尿管一般护理常规护理；导尿管一般术后 1d~2d 拔除；长期留置导尿的患者每周一次做中段尿细菌培养及药敏试验。

（三）压疮护理

1. 要求做到勤翻身、勤擦洗、勤更换、勤整理、勤观察、严格执行交接班制度。

2. 避免局部长期受压：鼓励和协助长期卧床患者，经常更换卧位，一般每 2~3 小时翻身一次，将骨隆突受压部位衬垫气垫、棉圈、棉垫等。

3. 避免潮湿、摩擦及排泄物的刺激：保持床单位平整、清洁、干燥，抬高床头时，一般不高于 30°，半卧位时同时抬高床尾，防止身体下滑。

4. 加强营养，根据病情给予高蛋白、高热量、高维生素饮食。

（四）便秘

1. 合理饮食　①指导患者多食用促进排便的食物，如粗粮、新鲜蔬菜、水果等。②摄取充足水分。③避免食用刺激性食物。

2. 养成定时排便习惯，3 天以上未排便者应及时处理，加强宣教，嘱患者坚持功能锻炼，进行力所能及的活动。

3. 长期卧床患者顺时针方向按摩腹部数次，促进肠道蠕动。

4. 必要时遵医嘱使用开塞露纳肛或灌肠。

（五）筋膜间隙综合征

1. 症状：早期为患肢持续性剧烈疼痛、疼痛与损伤程度不成比例，进行性加重。病情进展到缺血性肌挛缩阶段临床表现为"5P"症，即①由疼痛转到无痛；②苍白或发绀、大理石花纹状；③感觉异常；④肌瘫痪；⑤无脉。

2. 护理措施

（1）筋膜间隙综合征的患者，应行彻底减压术，术后伤口内留置引流管，保持引流通畅，观察引流液的性状及量，并做好记录。

（2）术后对于伤口未缝合者，应密切观察伤口分泌物的性质和颜色，配合医师换药，清除坏死组织，同时注意保护患肢的伤口，严格无菌操作，保持敷料清洁、干燥。

（3）定期做伤口分泌物细菌培养及药物敏感试验，预防伤口感染。

（4）用药护理：筋膜间隙综合征早期，往往使用 20% 甘露醇和呋塞米减轻局部组织水肿。严禁在患肢穿刺注射并应减少连续使用同一局部静脉给药。用药后应观察药物疗效和有无不良反应。

（5）营养支持：根据患者具体情况，给予营养支持。禁食者加强静脉营养支持；可经口进食者应鼓励患者多食高蛋白、高热量、高维生素、易消化食物；对于伤口渗出过多而存在低蛋白血症患者，应给予适当的输血或人血白蛋白。

（六）下肢静脉血栓

1. 症状　患肢肢体肿胀、疼痛、血液循环障碍。

2. 护理措施

（1）术后麻醉消失后，即进行患肢股四头肌运动和踝泵运动。

（2）术后观察下肢血运、肿胀、疼痛情况。

（3）术侧肢体垫软枕抬高，鼓励多饮水，多运动，一旦发生应予患肢制动，禁止抬高患肢，禁止热敷和按摩。

（七）脂肪栓塞

1. 症状

（1）胸闷、胸痛、咳嗽、气促。

（2）谵妄、烦躁不安、蒙眬、嗜睡、昏迷等进行性意识障碍。

（3）发热和出血点：发热多在38℃以上，发生在创伤后48小时内，并与脑症状同时出现。出血点：重点观察眼睑、颈、前胸、腋等部位。

（4）体温、脉搏：如患者无其他感染迹象，而体温突然升至38℃以上，脉搏达120~200次/分，即提示脂肪栓塞的可能。

2. 护理措施

（1）严密观察病情变化，建立有效的静脉通道。

（2）保持呼吸道通畅：按病情分别给予吸痰、给氧、高压氧、气管切开、机械通气治疗护理。

（3）遵医嘱给予脑保护：减轻脑损伤，防止脑水肿。

（4）做好保护性措施：通过床栏或使用约束带。注意患肢安全有效地制动，正确固定、牵引伤肢。在搬运翻身、更换床单、皮肤护理时动作轻柔。经常观察伤肢血运情况，及时处理过紧的石膏夹板或包扎物，抬高患肢。

（5）合理使用药物：观察用药后反应，及时、准确有效地执行医嘱，切实做到抢救及时、用药准确、给药方法正确、给药时间无误、补液量无差。

（6）给予低脂饮食，禁食脂肪餐，昏迷患者应禁食。

五、出院指导

（一）一般患者于术后10~14天拆线。

（二）遵医嘱按时服用药，如有不适及时就诊。

（三）保持伤口敷料的干燥，如有红、肿、热、痛现象及时就诊，遵医嘱换药，如发生异常，及时就医。

（四）出院后，按医生指导，进行后期功能锻炼。

（五）定期门诊随访，一般为术后1个月，3个月，6个月等。

第二节 骨科创伤护理常规

一、骨折

（一）锁骨骨折

1. 术前两肩保持后伸、外展位；遵医嘱术前2小时内备皮，范围上至同侧乳突部，下至上臂下1/3，两侧过躯体正中线，包括腋下。

2. 术后6小时内平卧，可适当抬臀；两肩胛间垫一软枕，两肩后伸外展。

3. 并发症护理

1）预防肺部感染。

2）预防肩肘关节强直 骨折局部与附近软组织易发生粘连，影响肩关节的活动度，做好家属工作，取得配合，共同协助督促患者锻炼。正确指导患者进行肩关节功能锻炼，麻醉清醒后立即开始患肢主动握伸拳、屈伸腕练习及主动耸肩练习，每天3次，每次15~30分钟。

4. 功能锻炼 麻醉清醒后即可进行肘关节的锻炼。方法：在肩关节制动的情况下，开始做握拳，伸指屈指，屈伸手腕，屈伸肘部等活动，每天3次，每次15~30分钟。鼓励患者进行深呼吸、躯干和下肢主动运动。经医生同意后，进行前臂内外旋等主动练习，幅度尽量大，逐渐增加用力程度。第二周增加捏小球，抗阻腕屈伸运动。被动或主动的肩外展、旋转运动。第三周增加抗阻的肘屈伸与前臂内外旋，仰卧位，头与双肘支撑做挺胸练习。

（二）肱骨干骨折

1. 术前患肢宜行握拳运动，促进消肿；患肢用软枕抬高，高于心脏20cm，肘部屈曲90°；遵医嘱术前2小时备皮，范围上至同侧乳突部，下至上臂下1/3，两侧过躯体正中线，包括腋窝，修剪指甲。

2. 术后肘部屈曲90°，前臂稍旋前，肩臂固定带悬挂于胸前。

3. 加强局部观察

1）观察患肢末梢血液循环，温度，肿胀。

2）观察患肢的皮肤的感觉及手指的活动度，观察有无桡神经的损伤症状：垂腕、拇指不能外展、掌指关节不能自主伸直，第1、2掌骨间背侧皮肤感觉消失。

3）将患肢屈肘90°悬吊于胸前，观察切口出血情况，较多时应向医生汇报并协助处理。

4. 并发症护理

（1）筋膜间隙综合征。

1）周围血管功能障碍（肱骨干骨折易损伤肱动脉）表现为：①皮肤颜色和温度变化：血流减慢，皮肤呈现发绀；若静脉回流受阻，则发绀加深；若动脉受阻，供血断绝，则皮肤呈苍白色。②肢体末端疼痛：急性缺血后，肌肉很快丧失舒缩功能，被动牵拉时会产生剧痛。③患肢肿胀，并出现感觉及运动障碍，即皮肤感觉会很快减弱或消失，肌肉发生麻痹。④桡动脉搏动减弱或消失。护理措施包括：①评估患肢皮肤的颜色及温度，受伤最初24小时内，每小时评估血管状态，并与未受损肢体进行比较；②患肢固定后，仰卧位时头部稍垫高，患肢抬高，高于心脏20cm，促进淋巴液和静脉回流，并指导患者活动患肢手指，减轻肿胀；③外固定后，应密切观察患肢血液循环和足趾活动情况，及时调整，注意定期检查夹板、石膏松紧度,必要时松解夹板或石膏开窗减压,待肿胀消退后再给予有效外固定;④若大动脉搏动消失提示有大血管损伤,及时通知医生。

2）周围神经受损(肱骨干骨折术后易引起桡神经的麻痹)桡神经损伤可表现为垂腕,伸指及拇指外展功能丧失。应注意评估有无运动、感觉以及自主神经功能障碍表现;及时协助医生将骨折复位固定,解除骨折端对神经的压迫,同时避免反复手法复位。

（2）肩、肘关节强直。

（三）骨盆骨折

1. 术前护理

1）评估患者是否存在休克:密切观察生命体征的变化,给予心电监护、吸氧;观察尿量以及全身皮肤黏膜色泽等。

2）建立静脉通路:早、足、快的补充血容量,防止患者发生低血容量性休克。

3）观察患者神志、皮温、色泽:精神状态是脑组织血液灌流全身血管的反应,而皮肤温度色泽是体表灌流情况的标志。护士要密切观察,如患者表情淡漠、烦躁、谵妄或嗜睡、昏迷,反应脑部血液循环不良;皮肤苍白,干燥,四肢冰凉说明情况仍存在,协助医生进一步处理。

4）缓解患者疼痛:要多人协助搬动患者,避免推拉。

5）心理护理:稳定患者的情绪,向患者解释与手术相关的知识,减轻患者对手术的恐惧和焦虑。

6）按骨科手术前以及牵引常规护理。

7）遵医嘱术前2小时备皮:包括女患者会阴部。

2. 术后护理

加强病情观察,监测生命体征,观察患侧肢体端血液循环及伤口渗血情况。

3. 并发症

1）预防肺部感染、压疮、泌尿系感染、脂肪栓塞与下肢静脉血栓形成等并发症。

2）休克　患者感到口渴,表情淡漠,烦躁不安,谵妄或嗜睡;面色苍白,四肢湿冷,脉搏细速,血压下降,少尿或无尿;腹痛、腹胀及腹肌紧张。护理措施为立即建立2条或2条以上的静脉通道,补充血容量;吸氧;监测生命体征;监测尿量;观察精神状态,皮肤温度,色泽;尽量减少搬动患者。

3）神经损伤　表现为臀肌、腘绳肌和小腿腓肠肌群的肌力减弱,足下垂,小腿后方及足外侧部感觉丧失,有时踝反射消失。护理措施包括:观察有无神经损伤症状;及早鼓励并指导患者作抗阻力肌肉锻炼,定时按摩,促进局部血液循环,防止失用性萎缩;有足下垂时,使用蹬脚箱,保持踝关节功能位,防止跟腱挛缩畸形。

4）会阴部或直肠损伤　表现为下腹疼痛,腹胀及里急后重感;肛门出血、疼痛、触痛。护理上应密切观察腹部及肛门局部情况,发现异常,积极配合医生给予禁食、输液,预防性应用抗生素,并做好急诊手术准备。①对行结肠造口术患者,注意保持造口周围皮肤清洁干燥,每天温开水擦洗后外涂氧化锌膏,更换污染敷料;经常观察造口周围皮肤和组织有无感染的现象,并注意体温的变化;给予高营养饮食。②对肛管周围感染的患者,观察伤口引流情况,并及时更换敷料。③术后保证会阴部清洁,用高锰酸钾液冲洗。便后用温水擦洗,保持干燥,引流通畅。④会阴部及肛门创面每日用3%过氧化氢、1/2000呋喃西林、擦洗2次。观察伤口分泌物的色泽、气味、必要时送细菌培养或药敏。

4. 功能锻炼

（1）不影响骨盆环完整的骨折：①单纯一处骨折，无合并伤，又不需复位者：卧床休息，仰卧与侧卧交替（健侧在下）。早期在床上做上肢伸展运动，下肢肌肉收缩以及足踝运动。②伤后一周后半卧及坐位练习，并作髋关节、膝关节的伸屈运动。③伤后 2~3 周，如全身情况尚好，可下床站立并缓慢行走，逐渐加大运动量。④伤后 3~4 周，不限制活动，练习正常行走及下蹲。

（2）影响骨盆环完整的骨折：①伤后无并发症者，卧硬板床休息，并进行上肢活动。②伤后第 2 周或内固定后 5~7 天可由卧位改成半坐位，进行下肢肌肉收缩锻炼，如股四头肌收缩，踝关节背伸和足趾伸屈等活动。③伤后第 3 周在床上进行髋、膝关节的活动，先被动后主动。④伤后 6~8 周（骨折临床愈合），拆除牵引固定，可扶拐下地活动。⑤ 8~12 周可由部分负重到完全负重，并弃拐负重步行。

（四）髋臼骨折

1. 术前同骨盆骨折外，还需早期固定，避免骨折断端的移位导致疼痛。

2. 术后应加强病情观察，监测生命体征，观察患侧肢体端血液循环及伤口渗血情况。

3. 预防肺部感染、压疮、泌尿系感染、脂肪栓塞与下肢静脉血栓形成等并发症。

（五）股骨颈骨折

1. 按骨科手术前、后常规护理，按牵引常规护理。

2. 遵医嘱术前 2 小时皮肤准备，上至剑突以下，下至膝关节以上，前面超过腹中线 6~7cm，后面超过脊柱 6~7cm。

3. 手术后患肢可用软枕抬高，高于心脏 20cm，卧床时两腿之间放一枕头或三角枕，使患肢呈外展中立位，可穿丁字形防旋鞋。

4. 加强生命体征监测，同时观察患肢血液循环及伤口渗血情况。

5. 术后第一天床头可抬高 30°；术后 1 周内，髋关节屈曲不超过 60°；术后第二周，髋关节屈曲近 90°；以平卧位为主；侧卧位需在医生的指导下，健肢在下，患肢在上，两腿间垫软枕。

6. 预防肺部感染、压疮、泌尿系感染、脂肪栓塞与下肢静脉血栓形成等并发症。

7. 预防髋关节脱位

（1）症状：脱位时常伴有沉闷的声音；关节不能转动；运动时疼痛加剧；两侧肢体不等长、不对称。

（2）护理措施：从手术床移至病房时，应有专人保护髋关节，避免牵拉肢体；平卧位患肢外展 15°~30° 并保持中立，两腿间放置自制三角枕，患足穿防旋鞋；术后两天可以坐起，后路手术患者采用半坐位而不是正常坐位，不超过 30°，一周内髋关节屈曲不超过 60°，起身时避免向前弯曲。前路手术患者允许术后髋关节 90° 屈曲坐位；加强肌群力量锻炼；股四头肌训练，踝泵运动，抬臀练习，髋部屈曲练习。

8. 加强功能锻炼　术后第一天，进行股四头肌静力性收缩和踝关节背屈运动，每天 3 次，1 次 /10~15 分钟。术后 4~5 天，下肢肌力主动锻炼，每天 3 次，1 次 /10~15 分钟。下床前先将床头摇高 45°~60°，练习坐位。术后 2 周开始负重逐步加大，直至脱拐。

9. 加强出院指导　注意控制饮食，保持正常体重。术后 3 月内避免做内收内旋，过度外旋及屈髋大于 90° 的动作，避免侧卧，不在床上屈膝而坐，不做仰卧起坐，不盘腿及交叉双腿,不坐矮椅子,矮凳、小轿车、不弯腰拾东西,不做穿脱靴子动作,不做下蹲运动,术后半年内尽量减少侧卧和坐位。避免剧烈运动,防止跌倒,如发现髋关节局部疼痛,活动受限,患肢缩短,立即制动,及时就诊。

（六）股骨粗隆骨折

1. 按骨科手术前、后常规护理。

2. 遵医嘱手术前 2 小时皮肤准备:范围上至肋缘,下至患肢膝关节,前后均超过躯体中线,剃阴毛,清洁脐孔,修剪指甲等。

3. 术后 6 小时内平卧,患肢用软枕或下肢海绵垫抬高,一般高于心脏 20cm,呈外展中立位;麻醉清醒后可协助患者向健侧翻身,两腿间夹一软枕,防止髋内翻畸形。

4. 预防肺部感染、压疮、泌尿系感染并发症。

5. 预防髋内翻畸形 一旦发生表现为颈干角 <110°。早期满意的整复和有效固定是防止发生髋内翻畸形的关键,因此,对于采用非手术治疗如骨牵引后患者,应向其说明正确体位的重要性和必然性,以取得积极配合。保持牵引的有效性,保持患肢外展位,避免过早负重,应在 12 周后 X 线片骨折愈合后再完全负重。

6. 加强功能锻炼 麻醉清醒后即行患肢股四头肌静力性收缩和踝关节主动背屈运动每天 3 次,15~30 分钟 / 次;术后 2~3 天行屈膝、屈髋锻炼,幅度 20°~30°,15~30 分钟 / 次。

（七）股骨干骨折

1. 按骨科手术前、后和牵引常规护理。

2. 术前应密切观察患肢肿胀度,感觉运动,皮温;指导患者学会股四头肌等长收缩方法,可先从健肢开始,术后再练习患肢;指导患者学会踝泵运动。

3. 遵医嘱术前 2 小时备皮,范围同股骨颈骨折。

4. 术后注意预防肺部或泌尿系感染、压疮、脂肪栓塞与下肢静脉血栓形成等并发症。

5. 加强功能锻炼 麻醉清醒后即可进行患肢股四头肌静力性收缩和踝关节主动背屈运动,每天 3 次,15~30 分钟 / 次;术后 2~3 天患肢行屈膝、屈髋运动,幅度 20°~30°,15~30 分钟 / 次。并配合做髌骨被动活动,骨折愈合前禁止做主动直腿抬高运动。

（八）髌骨骨折

1. 按骨科手术前、后和石膏常规护理。

2. 指导患者学会股四头肌等长收缩,可先从健肢开始,术后再练习患肢。教导患者学习推髌方法(髌骨上下、左右活动),先在健侧开始练习。

3. 遵医嘱术前 2h 备皮,范围以患肢膝关节为中心,上、下各 20cm。

4. 加强功能锻炼

1）患者麻醉清醒后,即指导患者进行股四头肌等长收缩,每天 3 次,15~30 分钟 / 次,以防止股四头肌粘连、萎缩、伸膝无力,为下地行走做好准备。

2）遵医嘱如无禁忌,应随时进行推髌练习,以防止髌骨的关节面粘连。

3）膝部软组织修复后就可开始行直腿抬高练习。

4）伤口拆线后,如局部无积液,肿胀,可扶拐下地,但患肢不要负重。

5）石膏拆除后,因为膝关节经过长时间的固定,会有不同程度的功能障碍,可以先采取被动的膝关节屈曲运动,再到患者主动运动。被动运动可视患者情况而定,不可强求屈伸,以免引起新的损伤。

（九）胫骨平台骨折

1. 按骨科手术前、后常规护理。

2. 指导患者患肢进行踝泵运动，减轻患肢水肿，促进血液循环。

3. 指导患者学会股四头肌等长收缩方法，可先从健肢开始，术后再练习患肢。

4. 遵医嘱术前 2 小时备皮，范围患肢上至膝关节上方 10cm，下至膝关节下方 10cm。

5. 术后密切观察肢体远端血运、温度、颜色、肿胀程度、感觉及运动情况，发现血液循环障碍，报告医生处理。

6. 预防肺部感染、压疮、泌尿系感染、筋膜间隙综合征、周围血管功能障碍（足背动脉搏动减弱或消失）与下肢静脉血栓形成等并发症。

7. 预防周围神经（腓总神经）损伤 一旦腓总神经损伤后表现为小腿外侧和足背麻木或感觉消失；运动表现为小腿伸肌群的胫前肌、拇长短伸肌和腓骨长短肌瘫痪，出现足下垂内翻畸形；自主神经功能障碍表现为支配区皮肤温度低、无汗、光滑、萎缩等。在护理上应注意及时评估有无运动和感觉及自主神经功能障碍表现；及时协助医生将骨折复位固定，解除骨折端对神经的压迫，同时避免反复手法复位；对于石膏夹板固定后患者，注意观察患肢运动，固定前，在腓骨头后加用足够的衬垫保护，并经常检查衬垫有无卷曲。夹板及石膏固定后给予正确体位，告知患者患肢严禁外旋。

8. 加强功能锻炼 患者麻醉清醒后，就要指导患者进行股四头肌等长收缩，患肢踝关节背屈运动，每天 3 次，15~30 分钟 / 次，以防止股四头肌粘连、萎缩、伸膝无力，为下地行走做好准备；术后第三天即可进行膝关节的伸屈运动，每天 3 次，15~30 分钟 / 次。

（十）踝关节 / 跟骨骨折

1. 按骨科手术前、后护理常规。

2. 指导患者学会股四头肌等长收缩方法，可先从健肢开始，术后再练习患肢。

3. 遵医嘱术前 2 小时备皮，患肢上至膝关节下方 10cm，下至足趾。

4. 预防肺部感染、压疮、泌尿系感染、脂肪栓塞与下肢静脉血栓形成等并发症。

5. 加强功能锻炼 患者麻醉清醒后，就要指导患者进行膝关节、趾间关节的活动，股四头肌等长收缩，每天 3 次，10~15 分钟 / 次；限制踝关节拓屈，以免影响骨折处固定；术后 3 天就可开始行直腿抬高练习；术后 6~8 周后去除外固定，练习踝关节背伸和拓屈，在逐步练习下地走路。

二、截肢护理

（一）术前护理

1. 密切监测生命体征的变化，尿量以及全身皮肤黏膜色泽等，评估患者是否存在休克。

2. 了解患者的受伤史，评估伤肢损害程度，严密观察肢体远端是否存在脉搏，评估患肢温度及色泽。

3. 了解患者截肢平面 评估患者术后生活形态及肢体功能活动的改变程度。

4. 纠正休克和水电解质及酸碱平衡紊乱，预防重要脏器的病理损害和功能衰竭。

5. 预防和控制感染 遵医嘱针对性应用抗生素，严格执行无菌操作，仔细清创，彻底止血。对于特异性感染的患者应及时隔离。

6. 做好截肢部位皮肤准备：对于有开放性伤口、窦道、感染病灶者，密切观察伤口，及时报告医生,加强换药,并加厚包扎,以防对周围的感染。

7. 心理护理　有选择的向患者及家属通报病情,稳定患者情绪,向患者解释与手术相关的知识,介绍手术具体方案和日后假肢安装和功能重建。减轻患者对手术的恐惧和焦虑,必要时可应用镇静药物,控制患者情绪。

8. 按骨科手术前常规完善术前准备。

9. 术前2小时备皮,范围以切口为中心上、下各20cm。

（二）术后护理

1. 按骨科手术术后常规护理。

2. 病情观察　密切观察患者全身情况及生命体征的变化;严密观察全身状况和残端伤口情况,床旁交接班;床旁备止血带、沙袋;严密观察伤口渗血情况。

3. 心理护理　鼓励患者正视现实,运用心理疏导、精神安慰及适当使用止痛药预防或减轻患肢术后的幻觉痛。

4. 观察残端皮肤有无压痛发红及皮肤刺激等,包扎时骨突出处用棉垫衬护,绷带包扎不宜过紧,不能在残端近端加压,以免远端缺血,引起疼痛,水肿等。如在残端使用压力过大,应在数小时后放松一次,重新包扎。

5. 术后使患肢维持在伸展位或功能位。给予残端均匀沙袋压迫,使残端软组织收缩。

（三）并发症观察与护理

1. 出血及血肿

（1）症状:继发性出血多发生在术后5~14天,伤口肿胀、皮肤发紫、残端疼痛加剧、压迫残端,有较多积血流出。大出血时患者可突然感觉残端疼痛并有肿胀感,此时患者血压虽未下降,残肢敷料亦可无血迹,但检查可见残端肿胀,触之有波动感。在引流管拔出以前,可见有大量血液流出。

（2）护理措施

1）床旁备止血带和沙袋便于及时止血。

2）术后24~72小时内拔除引流管,拔引流管时可适当压迫周围组织如有大量积血应延缓取出引流管,加压包扎。

3）引流管取出后发现残端血肿,在无菌条件下穿刺抽吸,并加压包扎。

4）严重出血或血肿反复发生者,需手术探查止血。

2. 残端感染

（1）症状:残端感染常发生在术后2~4天,创面红、肿、热、痛,脓性分泌物及坏死组织,恶臭,分泌物细菌培养阳性。

（2）护理措施

1）做好术前准备,治疗纠正容易合并感染的疾病。

2）严格无菌操作,认真止血清创尽可能排除易感因素。

3）术后适当加压包扎,根据术中情况残端留置引流管。

4）及时做药敏试验和细菌培养,合理使用抗生素。

3. 幻肢痛和幻肢觉

（1）症状:患者在术后对已经切除部分的肢体依然存在一种虚幻的感觉,尤其是术前曾有长期严重疼痛病史的患者更易发生。幻肢疼痛多为持续性疼痛,并且以夜间为甚。

（2）护理措施：

1）手术前做好解释工作，使患者有充分的思想准备。

2）心理治疗是预防患肢痛的有效方法。

3）病史长者可轻轻叩击其神经残端，也可采用多种理疗，如热敷。

4）顽固性疼痛者除心理，职业治疗外，可行普鲁卡因封闭。

4. 关节挛缩

（1）症状：关节处于异常固定位置，屈伸功能障碍

（2）护理措施：

1）下肢截肢患者抬高患肢不可超过 2 天，及时使残肢维持在伸展位或固定于功能位。

2）术后及时应用镇痛药物，解除肌肉痉挛，并注意预防残端感染。

3）膝下截肢术后，患者躺，坐时不要让残肢垂下床缘，长时间处于屈卧位。膝上截肢术后不要将枕头放在两腿之间，更不要把残肢放在拐杖的手柄上。

4）病情稳定后及早开始残肢的功能锻炼。鼓励患者勤翻身，每日俯卧 2 次以上，30 分钟 / 次以上，俯卧时在腹部及大腿放下一枕；嘱患者用力下压软枕，以增强残肢伸肌张力。并可在两腿间放置一软枕，残肢向内挤压，以增强内收肌肌力，防止外展挛缩。

5）对关节轻、中度挛缩者可通过强化肌肉运动，增加关节的伸屈和平衡运动，以获得改善。

6）严重的关节屈曲挛缩需通过楔形石膏和手术治疗。

（四）功能锻炼

1. 麻醉过后即可进行肌肉的舒缩锻炼，每天 3 次，每天 15~30 分钟。

2. 鼓励患者早日床上坐起或离床进行残肢运动训练，上肢 1~2 天后可离床，加强肩背部及胸部肌肉锻炼。下肢 2~3 天后练习床上坐起，病情允许，5~6 天后扶拐下床活动，加强腰部，髋部及残肢肌肉锻炼。

3. 伤口拆线后行残肢肌肉的主动活动 截肢侧关节活动，方法：①上臂截肢：早期训练肩关节外展功能。②前臂截肢：加强肩、肘关节活动。③大腿截肢：容易发生髋关节外展畸形，短残肢畸形，早期强调髋关节的内收和后伸运动。④小腿截肢：膝关节需要进行屈伸运动，尤其是伸直运动训练，一旦发生膝关节屈曲畸形，将严重影响假肢的穿戴。

4. 肌力的训练 ①上臂残肢：训练双肩关节周围的肌力，做抗阻力的外展、前屈、后伸抬高肩胛的活动。②前臂残肢：做抗阻力的肘关节屈伸活动来增强肘关节的屈伸肌力，进行幻手（手已截除）用力握拳和伸直手指的活动。③大腿残肢：训练髋关节的展、伸、外展、内收肌肉。髂肌可以做抗阻力的外展、前后、屈伸活动。④小腿残肢：训练股四头肌，做抗阻力的伸膝和屈膝活动，同时训练小腿残留的肌肉。

5. 增加残肢皮肤强度训练 要做强化残肢端皮肤的训练，可以用按摩的方法对下肢截肢残肢端皮肤进行承重能力训练，可以在安装假肢之前进行站立负重训练，以强化残端皮肤。

6. 躯干肌训练 以腹背肌的训练为主，并辅以躯干的回旋、侧向移动及提举动作。

7. 使用助行器的训练 对截肢者进行使用指标的指导，由于使用拐杖身体易前屈，所以应纠正身体的姿势，另外纠正残肢的屈曲畸形。

8. 健侧腿的训练 ①健腿站立训练：需在镜前做站立训练，主要着眼于矫正姿势，并以

在无支撑的情况下能保持站立 10 分钟为目标。②连续单腿跳。③站立位的膝关节屈伸运动：至少能连续屈伸膝关节 10~15 次，经过 3 周左右，一般可达到 30~70 次，也可以大腿半弓，保持数秒。

9. 适当运动　逐渐增加活动量，要有充分的休息时间。

（五）出院指导

1. 若发现以下问题必须就诊：伤口红肿、热、痛、有分泌物流出或残肢肿胀；跌倒而使残肢再度受伤。

2. 对残端进行按摩、拍打或残端蹬踩，促进残端软组织角质化。做好安装假肢前准备。

3. 伤口愈合后，指导患者每日用中性肥皂清洗残肢，不能浸泡或在残肢上涂冷霜或油，以免软化残肢的皮肤，也不可擦酒精会使皮肤干裂。

三、腰椎压缩性骨折合并截瘫

（一）术前准备

1. 按骨科手术一般常规护理。

2. 指导患者进行轴线翻身：肩、腰、臀呈一直线翻身。

3. 留置尿管，防止泌尿系统感染。

4. 观察瘫痪肢体感觉、运动及反射功能的情况，瘫痪肢体保持功能位，指导四肢主动、被动运动。

5. 呼吸功能锻炼　指导患者进行深呼吸、咳嗽锻炼。

6. 心理护理　患者对疾病难以接受，情绪波动大，护士根据患者的心理反应程度，结合病情评估患者的心理状态，针对性地进行疏导，仔细向患者介绍病情的转归和预后，使患者正确认识疾病，理解手术的目的、必要性及术后康复的程序，调整心态，缓解心理压力。

7. 遵医嘱术前 2 小时进行皮肤准备：范围以手术切口上下 20cm，两侧过腋中线。

（二）术后护理

1. 按骨科手术术后常规护理。

2. 体位：给予气垫床，平卧位，术后 4~6 小时给予翻身，以后每 2 小时翻身一次。

3. 观察瘫痪肢体的感觉运动情况，与术前进行对比。

（三）并发症

1. 预防压疮、肺部感染、尿路感染等并发症。

2. 脊髓再损伤

（1）症状：保持正常脊髓功能的脊髓节段，感觉运动功能损害水平上升。

（2）护理措施

1）固定与制动。

2）遵医嘱运用脱水剂、激素。

3）正确翻身：保持肩、腰、臀呈一轴线翻身。

4）密切监测生命体征，定时评估感觉、运动的水平变化。

3. 排尿功能障碍

（1）症状：尿潴留或尿失禁。

（2）护理措施

1）遵医嘱留置导尿管,引流尿液。

2）预防泌尿系感染。

3）早期训练和维持膀胱功能:根据膀胱充盈情况放尿及关闭尿管。

4）掌握拔除尿管指征:凡腰骶段以上脊髓损伤,3周左右(脊髓休克期过后)都有条件形成反射性膀胱,此时可以拔除尿管。

4. 肠道功能障碍

（1）症状:便秘或大便失禁。

（2）护理措施

1）禁食3~5天,必要时胃肠减压,静脉补充营养。

2）症状缓解后鼓励患者进食少量多餐或鼻饲法给予高蛋白、高热量、高维生素食物。

3）便秘者口服缓泻剂或开塞露纳肛,或遵医嘱灌肠;大便失禁者控制油腻及粗纤维食物,并做好肛周皮肤护理。

4）训练反射性排便:挤压肛门法,指导患者自己做。方法为选择某一固定时间每日或隔日1次,用戴有手套的手指扩张肛门或挤压肛门周围,刺激括约肌,反射性引起肠蠕动,刺激粪便排出。

5. 关节僵硬和肌肉挛缩

（1）症状:关节活动受限,肌肉松弛。

（2）护理措施

1）重视功能锻炼:术后第2天就要进行双上肢的伸屈、内收、外展锻炼,5~6次/天;对完全瘫痪的肢体也要树立信心,给患者做双下肢按摩、做被动运动,每天3~4次,防止术后畸形,减轻肌肉萎缩。

2）按摩肢体,未固定的肢体如无禁忌应进行主动活动。

（四）功能锻炼

1. 麻醉清醒后即可进行上肢主动功能锻炼,教会患者做上肢握拳、腕关节、肘关节的主动活动。

2. 疼痛缓解后护士指导家属帮助患者下肢进行被动锻炼:如踝关节背屈、膝关节伸屈的被动活动,防止关节僵硬,肌肉萎缩。每天2~3次,5~10分钟/次,循序渐进。

3. 指导患者进行深呼吸、有效咳嗽咳痰,同时帮助患者对瘫痪肢体进行向心性按摩。

（五）出院指导

1. 嘱患者睡硬板床,减少椎间盘承受的压力,双下肢保持功能位,防止足下垂。

2. 继续康复训练,主动和被动结合,每天2~3次,5~10分钟/次,循序渐进,协助并教会患者肢体活动。

3. 嘱尿失禁患者家属护理的方法,保持局部皮肤清洁干燥。

4. 嘱患者选择高营养易消化饮食;指导家属预防并发症的护理方法,如压疮、肺部、泌尿系感染。

四、骨髓炎、化脓性关节炎

（一）术前护理

1. 按骨科手术前常规护理。

2. 遵医嘱术前 2h 进行皮肤准备:范围以患肢相应手术切口为中心,上下各 20cm。

（二）术后护理

1. 按骨科手术术后常规护理。

2. 体位 患肢垫软枕或海绵垫抬高约 20cm,有利于患肢消肿,促进患肢血液循环;保持固定效果,限制患肢活动以减轻疼痛,并防止病理性骨折和关节畸形。

3. 病情观察

（1）注意观察全身症状和局部表现;观察局部冲洗引流液的量、颜色、保持引流管通畅;防止引流液逆流:滴入管应高于床面 60~70cm,引流瓶应低于患肢 50cm。

（2）注意观察药物不良反应,警惕发生双重感染。

（3）注意保持冲洗通畅,冲洗速度 60~80 滴 / 分,同时每隔 2~3 小时加快 1 次,使其呈水流状速度冲洗 3~5 分钟,避免血块堵塞。

（4）注意观察皮肤情况,防止压疮发生。

（5）患肢固定于功能位,注意观察固定效果。

（三）并发症 预防坠积性肺炎、压疮与泌尿系感染等。

1. 预防肌肉萎缩、关节挛缩 一旦发生表现为患肢较健肢细,患肢关节活动受限。应重视功能锻炼:若肢体固定不能进行关节活动时,指导患者进行肌肉的等长收缩,每日进行 100~500 次,以感觉肌肉有轻微酸痛为度。

2. 按摩患肢,未固定的患肢如无禁忌应进行主动活动。

3. 全身做引体向上、抬臂和深呼吸,以促进血液循环、改善心肺功能。

（四）功能锻炼

1. 患肢固定保持患肢关节功能位。

2. 制动期间做肌肉的等长收缩。

3. 指导患者进行秋千拉手抬臀运动。

4. 鼓励患者逐渐进行关节屈伸功能练习。

第三节　骨科关节疾病护理常规

一、人工肩关节置换术

（一）按骨科手术前、后常规护理。

（二）术前指导功能锻炼,进行悬摆、爬墙运动。

（三）做好手术野皮肤准备,上至颈部,下至肘关节,前面至胸骨,后面至脊柱,包括腋窝的皮肤。

（四）术后患肢外展支架固定制动;肩肘关节带固定;监测生命体征并观察患侧肢端血液循环及伤口渗血情况。

（五）加强脱位、肌肉萎缩、关节僵直与感染等并发症的观察与预防。

（六）加强功能锻炼

1. 术后第 1 天,患肢肌肉舒缩锻炼及肘、腕、指间关节锻炼。

2. 术后第 3 天,开始肩关节被动运动。

3. 术后 2 周肩关节进行主动锻炼。

（七）加强出院指导

1. 遵医嘱按时服药,术后 6~8 周门诊随访,根据情况指导后期功能锻炼。

2. 患肢避免提重物,减少肩关节负重;注意安全,避免外力撞击肩关节。

二、人工肘关节置换术

（一）按骨科手术前、后常规护理。

（二）指导进行悬摆、爬墙运动等功能锻炼。

（三）手术野皮肤准备包括肘关节上、下各 20cm。

（四）术后患肢用软枕抬高,肘关节呈屈曲功能位。

（五）监测生命体征,观察患侧肢端血液循环及伤口渗血情况。

（六）保持各种导管通畅,注意引流液的性质和量。

（七）加强神经损伤、脱位、肌肉萎缩、关节僵直、感染等并发症的观察与预防。

（八）加强功能锻炼指导。

1. 手术当天,患肢肌肉舒缩锻炼及腕、指间关节主动锻炼。

2. 术后第 1~3 天,肘关节被动运动,伸屈活动小于 30°。

3. 术后 2 周内,肘关节活动度 90° 以内,轻度旋前 10° 至旋后 10°。

4. 伤口愈合后,肘关节活动度尽可能完成至最大范围。

（九）出院指导

1. 遵医嘱按时服药,门诊随访,根据情况指导后期功能锻炼。

2. 患肢术后 6 周内避免负重;注意安全,避免外力撞击肘关节。

三、全髋关节置换术

（一）按骨科手术前、后常规护理。

（二）术前指导功能锻炼,如秋千拉手抬臀、股四头肌收缩、踝关节的主动背伸和跖屈活动。

（三）做好手术野皮肤准备,即上至剑突以下,下至膝关节以上,前面超过腹中线 6~7cm,后面超过脊柱 6~7cm。

（四）监测生命体征,观察患侧肢端血液循环及伤口渗血情况。

（五）保持各种导管通畅,注意引流液的性质和量。

（六）正确选择卧位,术后患肢呈外展中立位。

1. 术后第 1 天,床头可抬高 30°。

2. 术后 1 周内,髋关节屈曲不超过 60°。

3. 术后第 2 周,髋关节屈曲近 90°。

4. 平卧位为主;侧卧位需在医生的指导下,健肢在下,患肢在上,两腿间垫软枕。

（七）加强关节脱位、深静脉血栓、压疮、肌肉萎缩、感染等并发症的观察与预防。

（八）加强功能锻炼指导

1. 术后第 1 天,进行股四头肌静力性收缩和踝关节主动活动。

2. 术后 4~5 天,下肢肌力主动锻炼。

3. 离床前准备,先将床头摇高 45°~60° 练习坐位。

4. 术后 1 周鼓励下床,使用助步器或拐杖,但患肢不负重。

5. 术后 2 周开始负重逐步加大,直至脱拐。

（九）出院指导

1. 遵医嘱按时服药;术后 6~8 周门诊随访,根据情况指导后期功能锻炼。

2. 控制饮食,保持正常体重。

3. 术后 3 个月内避免做内收内旋,过度外旋及屈髋大于 90° 的动作。

4. 避免剧烈运动,,如发现髋关节局部疼痛,活动受限,患肢缩短,立即制动,及时就诊。

四、全膝关节置换术

（一）按骨科手术前、后常规护理。

（二）指导术前功能锻炼,即行秋千拉手抬臀、股四头肌收缩、踝关节主动背伸和跖屈活动。

（三）做好手术野皮肤准备,患肢膝关节上下 20cm。

（四）术后患肢用软枕抬高。

（五）监测生命体征,观察患侧肢端血液循环及伤口渗血情况。

（六）保持各种导管通畅,注意引流液的性质和量。

（七）观察与预防深静脉血栓、压疮、肌肉萎缩、关节僵直、感染等并发症。

（八）指导功能锻炼

1. 术后第 1 天,膝关节保持过伸位,进行股四头肌静力性收缩和踝关节主动活动。

2. 术后 3~5 天,膝关节进行被动的弯曲运动,或遵医嘱行患肢运动。

3. 术后 1 周鼓励下床,使用助步器或拐杖,但患肢不负重。

4. 术后 2 周开始进行抗阻力屈膝及伸膝锻炼。

（九）出院指导

1. 遵医嘱按时服药;术后 6~8 周门诊随访,根据情况指导后期功能锻炼。

2. 控制饮食,保持正常体重。

3. 避免剧烈运动,防止跌倒。

第四节　骨科脊柱疾病护理常规

一、脊柱肿瘤

（一）按骨科疾病手术前、后常规护理。

（二）术前评估截瘫平面和程度,以便术后对照。

（三）协助患者选择合适的颈托或者腰围,并告知使用方法。

（四）腰椎前路手术患者,术前晚及术晨遵医嘱给予清洁灌肠。

（五）术前 2h 内备皮,范围以手术切口为中心上下各 20cm,两侧过腋中线。

（六）术后平卧,颈椎术后应保持颈椎中立位,颈部两侧置砂袋,胸腰椎术后应轴线翻身。

（七）严密观察生命体征变化,遵医嘱心电监护。

（八）颈椎术后注意呼吸情况,保持呼吸道通畅,给予雾化吸入2次／日,警惕呼吸麻痹。

（九）鼓励患者深呼吸,协助患者拍背,咳痰,防止肺不张及肺炎的发生。

（十）加强引流管护理 一般术后72小时内放置负压吸引,首先防止扭曲、受压、脱落,密切观察引流液的量、颜色,24小时内引流液不能超过500ml,且观察敷料有无渗血。

（十一）观察截瘫恢复情况和有无加重,包括肌力、感觉、反射和大小便等。

（十二）做好大小便的护理,对留置导尿的患者,进行个体化放尿训练,鼓励多饮水。

（十三）加强功能锻炼:指导患者进行主动或被动功能锻炼。

1. 颈椎肿瘤:术后在医生的指导下下床行走锻炼。加强四肢的锻炼,包括上肢的握拳伸屈活动和下肢的伸屈。

2. 腰椎肿瘤:指导患者进行直腿抬高、腰背肌功能锻炼及四肢锻炼。

（十四）加强出院指导

1. 指导患者选择营养丰富,高蛋白,适量脂肪,粗纤维,易消化饮食。

2. 颈椎术后患者,佩戴颈托三个月,加强四肢功能锻炼。

3. 腰椎术后患者,卧床三周,下床活动时佩戴腰围3个月,避免剧烈运动,以防外伤。

4. 指导患者正确提物的方法,尽量减少弯腰或低头的动作,避免扭转身体或伏在桌面上。

5. 指导患者行腰背肌和下肢的功能锻炼,不能自主锻炼者,定时按摩下肢肌肉和做关节的主动和被动活动,防止进行性肌萎缩和关节僵硬,告知患者功能锻炼是一个缓慢渐进的过程。

6. 三个月后门诊复查,病情有变化时随时就医。

二、脊柱脊髓损伤

（一）同脊柱肿瘤手术前、后常规护理。

（二）术后卧气垫床,全麻清醒后给予垫枕,术后4~6小时给予翻身,以后每2小时1次。

（三）妥善固定导管,保持引流通畅。观察切口情况及引流液的色、质、量,并做好记录。

（四）观察截瘫平面有无变化,瘫痪肢体的感觉、运动及反射等功能的情况。

（五）预防并发症

1. 预防呼吸道感染 ①给予翻身叩背、鼓励患者咳嗽、咳痰;②雾化吸入;③注意保暖,指导患者经常做深呼吸运动;④多饮水;⑤必要时给予吸痰;⑥床旁备电动吸引器。

2. 泌尿系感染或结石及排尿异常护理 ①严格按无菌操作;②选择适宜的导尿管及保持引流管通畅;③会阴护理每天2次;④饮水2000ml/d;⑤尿路监测;⑥必要时给予膀胱冲洗;⑦早期拔管,反射性膀胱形成即可拔管。

3. 便秘或排便失禁护理 ①给予粗纤维饮食,必要时给予药物;②必要时给予灌肠;③顺时针按摩腹部,促进肠蠕动。反射性排便训练,形成定期排便模式。

4. 预防压疮 ①轴线翻身每2小时1次,可以有二人翻身、三人翻身、平卧改侧卧、侧卧改平卧;②床单位平整干燥;③皮肤清洁及干燥;④多饮水2L/d,加强营养。

5. 高热护理 ①物理降温;②补充水分;③增加营养;④控制室内温度22~25℃;⑤皮肤护理。

（六）做好牵引护理　①体位，屈曲型、后伸位伸展型、中立位；②轴线翻身。

（七）加强功能锻炼　指导未瘫痪肢体的主动锻炼及瘫痪肢体的被动锻炼。

（八）加强出院指导

1. 注意保护脊髓，防止再损伤。搬运时需保持头部与躯干部成轴线。

2. 瘫痪肢体保持功能位，定时被动活动及按摩。

3. 定期门诊复查，出现切口疼痛、发热等异常情况，及时到医院复诊。

三、脊柱侧弯

（一）手术前、后护理同脊柱肿瘤，进行呼吸功能训练以改善肺功能，预防和减少术后呼吸衰竭发生率；术前训练包括爬楼梯、悬吊训练、唤醒试验以及呼吸训练，呼吸训练有：①缩唇呼吸；②腹式呼吸；③膈肌呼吸；④吹气球等。

（二）严密监测生命体征，测血压、脉搏、呼吸及脉搏血氧饱和度1小时，必要时监测ECG。

（三）严密观察伤口引流液的颜色、量和性状；若引流量多且呈血性，应立即报告医生暂停负压并及时补充血容量。

（四）手术后4~6小时宜小幅度翻身45°一次，以后每2小时1次给予轴线翻身1次。

（五）并发症观察与护理

1. 神经损伤　术后24小时内宜每小时观察、记录脚趾自主活动程度；注意密切观察有无活动及麻木等异常表现。

2. 呼吸系统并发症　给予吸氧与雾化吸入；鼓励患者深呼吸、咳痰，防止肺不张和坠积性肺炎。

3. 胃肠道并发症　术后患者可因肠麻痹出现恶心、呕吐等胃肠道反应，一般24~48小时肠蠕动恢复后即可消失。

（六）加强出院指导

1. 生活规律，注意休息，加强营养，告知患者药物作用、出院带药、剂量、时间、用法、注意事项。

2. 加强四肢功能锻炼；注意自我形象的重新建立，纠正长期畸形导致的不良姿态，特别是保持双肩水平。

3. 半年内避免剧烈运动，不要坐沙发，不要做上身前屈的动作，尽量减少脊柱活动。

4. 石膏背心或支具外固定3个月，嘱患者少量多餐。

5. 3个月后门诊复查，检查植骨融合情况。

四、脊髓纵裂及脊髓栓系综合征

（一）按骨科脊柱手术前、后常规护理。

（二）术前日应遵医嘱备血，术前晚清洁灌肠。

（三）术前应指导患者练习俯卧位，每天2~3次，每次1小时。

（四）术后加强生命体征监测，持续心电监护，监测体温、呼吸、心率、血压、SpO_2的动态变化；保持呼吸道通畅及有效供氧。

（五）术后去枕平卧4小时，在改变体位后应注意呼吸变化；也可取头低臀高位，下腹部垫一软枕,抬高臀部 10~30cm 可减少或防止脑脊液漏。

（六）加强伤口观察与护理

1. 观察局部皮肤是否隆起,切口引流液的颜色、量及切口敷料的干燥程度是早期发现脑脊液漏的关键,一旦发生立即头低足高位,以增高颅内压,改善症状。

2. 疼痛是椎间隙感染最早出现的症状。若手术 3 天后出现腰部剧痛,向下肢放射,警惕椎间隙感染的可能,给予腰部制动及有效抗生素可短期内治愈。

（七）加强膀胱功能训练 术后对尿潴留行留置导尿,开始夹闭尿管,间隔 3~4 小时放尿。对滴流性尿失禁者,定时嘱患者紧缩腹部和按摩排尿。

（八）加强出院指导

1. 对小便失禁改善不明显者,指导家长患儿坚持膀胱功能训练和治疗。

2. 指导婴儿家长随时注意观察大小便自控情况;嘱家长坚持对患儿进行肢体功能训练。

3. 合理安排饮食,应多给高蛋白、高热量、高维生素食物,如牛奶、瘦肉、动物肝脏、水果等。

4. 随访 术后 1 个月、半年、1 年复查 1 次。

五、腰椎管狭窄症、腰椎峡部裂与脊柱滑脱症

（一）按骨科脊柱手术前、后常规护理。

（二）术后协助正确搬运患者,按要求放置体位。

（三）妥善固定导管,保持引流通畅。观察切口情况及引流液的色、质、量,并做好记录。

（四）留置导尿管遵医嘱给予个性化放尿,训练膀胱功能,做好会阴护理。

（五）观察并预防并发症

1. 预防肺部感染、泌尿系感染与压疮等并发症。

2. 椎间隙感染、脑脊液漏护理同腰椎手术后并发症护理

3. 观察双下肢及会阴部感觉、运动和疼痛缓解情况,若双下肢进行性麻木,小腿肌力减退,大小便失禁,会阴部麻木,足背感觉异常,应高度警惕马尾神经损伤的发生,立即报告医生,根据医嘱予地塞米松、甲泼尼龙、甲钴胺等药物减轻神经根水肿、营养神经、促进功能恢复。有尿失禁或尿潴留者予留置导尿,定时开放。

（六）加强功能锻炼 指导患者进行腰背肌及四肢的功能锻炼。协助患者做双下肢主动或被动功能锻炼。

六、颈椎病、颈椎过伸性损伤

（一）按骨科脊柱手术前、后常规护理

（二）指导并做好食管推移训练:术前应嘱患者自己或护理人员用 2~4 指插入切口一侧的颈内脏鞘与血管鞘之间,持续地向非手术侧牵拉推移,或是用另一手大拇指推移,必须将气管推过中线。

（三）协助患者选择合适的颈托,并告知使用方法;颈椎过伸伤者要戴颈托固定,遵医嘱颈部制动。

（四）注意头颈部的制动;术后宜在患者头颈两旁各放置沙袋一只,另一沙袋放在取髂骨处,压迫止血。

（五）密切观察生命体征,每 0.5~1 小时测量血压、脉搏呼吸一次,连续 6 小时;观察脊髓神经功能,可嘱患者握拳,抬腿,每 2 小时检查 1 次,连续检查 2 天;观察伤口局部渗血渗液,保持引流管通畅,正确记录引流量;观察吞咽与进食情况:咽喉部水肿反应逐渐消退,疼痛减轻。

（六）颈前路手术术后当天禁食,术后第 1 天可嘱患者食温冷流质以减少咽喉的水肿与充血,术后第 2 天改半流质饮食,症状消失后改普通饮食,但不可吃过硬的固体食物,以防植骨块的滑脱。

（七）体位护理

1. 颈椎术后稳定者,手术后体位要求较少,床头摇起超过 60° 协助患者戴颈托。

2. 颈椎术后植骨或脊柱稳定性受到影响者,为避免植骨块脱出或内固定松动,要求术后必须卧床。

（八）术后常见并发症的观察和处理

1. 颈深部血肿　多见于手术后当日,尤以 12 小时内为多见。

2. 睡眠性窒息　睡眠时打鼾,呼吸深慢有呼吸暂停现象,氧饱和度 <90%。处理:叫醒患者,给予吸氧,并立即通知医生,按医嘱静脉推注地塞米松或阿托品。

3. 喉头痉挛水肿　多见颈前路手术,3~5 天后自行消失。

4. 脑脊液漏　以颈后路手术多见。多在术后 3~4 天时发生,表现:伤口敷料出现淡红色脑脊液。处理:加强抗感染治疗;局部加压包扎;保持切口敷料清洁,预防感染。

5. 植骨块脱落　术后翻身时注意颈部制动,术后勿过早进食固体食物,以免吞咽动作过大。

（九）加强出院指导

1. 告知患者药物作用、出院带药、剂量、时间、用法、注意事项。

2. 术后需继续戴颈托 3 个月,转动时头部与躯体一起转动,保持头颈肩一条直线;避免颈部剧烈运动,防止跌倒,避免乘坐比较颠簸的车子;纠正改变工作中的不良姿势。

3. 定期门诊复查,复查时间为术后 3 个月、6 个月和一年。

七、腰椎间盘突出症

（一）按骨科脊柱手术前、后常规护理。

（二）术后卧气垫床,并给予轴线翻身。

（三）留置导尿管遵医嘱给予个性化放尿,训练膀胱功能,加强会阴护理。

（四）观察并预防并发症

1. 椎间隙感染　最严重的并发症,除严格无菌操作外,术后应保持伤口敷料、床单的清洁干燥,妥善固定引流管、防止引流液倒流。

2. 脑脊液漏　术后若患者引流液量多而颜色较淡、呈粉红色时,应考虑脑脊液漏的可能,立即报告医生,帮助患者去枕平卧,水平位抬高床尾 15°~20° 呈头低足高位,并观察患者有无头晕、头痛,监测电解质,遵医嘱补液等。

3. 神经根牵拉刺激症状　除遵医嘱给予脱水剂、激素和神经营养药物之外,协助患者处于舒适卧位,轻拍、按摩患者下肢,经上述处理,一般 2~3 周后症状消失。

（五）加强功能锻炼

1. 直腿抬高训练　术后第一天由护士指导协助患者练习直腿抬高,防止神经根粘连。

2. 腰背肌锻炼　具体训练时间、强度在医生指导下进行训练。

（六）加强出院指导

1. 告知患者药物作用、出院带药、剂量、时间、用法、注意事项。

2. 指导患者选择营养丰富,高蛋白,适量脂肪,粗纤维,易消化饮食。

3. 伤口 10~14 天拆线;术后卧硬板床,减少椎间盘承受的压力;继续进行腰背肌的锻炼（五点式、三点式）。

4. 遵医嘱起床活动,离床活动 3 个月内腰围保护,避免提重物;半年后可恢复轻体力劳动,一年内不得做重体力劳动。

5. 3 个月、6 个月和一年门诊复查;如出现腰部疼痛加重,肢体发麻,及时就医。

八、骶骨肿瘤

（一）按骨科手术前、后常规护理

（二）遵医嘱实施肠道准备:术前 3 天给予无渣流质饮食,遵医嘱口服肠道抗感染药物;术前禁食 12 小时,禁水 6 小时;术前晚与术晨遵医嘱清洁灌肠。

（三）做好 DSA 栓塞术护理:术前常规行髂骨内动脉栓塞术,术后平卧 24 小时,腹股沟处加压包扎,并用沙袋压迫 6 小时,注意观察足背动脉搏动和穿刺处渗血情况。

（四）手术后遵医嘱监测生命体征,给予吸氧;术后禁食,直到肠蠕动恢复;卧气垫床并给予轴线翻身。

（五）观察并预防并发症

1. 伤口不愈　①密切观察伤口渗血、渗液量,保持引流管通畅,并注意伤口有无肿胀,有无波动感,防止大量积血或者积液包裹在伤口内,影响愈合。②常规留置尿管,用一次性尿布替代便盆接便。保持伤口清洁干燥,如有污染及时更换。③术后第 2 天起取左右侧卧位,少用平卧位,以免压迫影响伤口血供及脂肪液化。④术前预防性使用抗生素,术中加用抗生素,后路手术者,术后用表皮生长因子制剂换药。

2. 出血　术后严密监测生命体征,密切观察引流液的色、质、量。若引流量突然增加,应警惕活动性出血的可能。

3. 大小便功能障碍　术后出现排尿困难或者失禁的患者予以留置导尿,定期个性化放尿,训练膀胱功能。大便失禁的患者,术后早期应减少食物的摄入,并使用蒙脱石散等收敛剂,促使大便的成形,防止污染骶尾部伤口。

4. 脑脊液漏　同颈椎围术期护理。

（顾海莉　刘伟伟）

第十七章 | 泌尿外科疾病护理常规

第一节　泌尿外科手术一般护理常规

一、一般护理

（一）按手术前后常规护理。

（二）部分泌尿系统疾病患者术前晚和（或）术晨应遵医嘱进行清洁灌肠或口服缓泻剂。

（三）观察伤口及引流情况，泌尿外科手术后一般6~7天拆线。

（四）按导尿管常规护理（详见第二章第九节引流管护理）。

二、膀胱冲洗护理

（一）持续膀胱冲洗

1. 适用范围

主要用于前列腺电切、前列腺摘除、血尿等患者，需进行持续膀胱冲洗时，常用液体有生理盐水和无菌注射用水。

2. 操作要点

三腔导尿管的气囊腔注入无菌生理盐水10~15ml，以固定导尿管，主腔接冲洗液体持续冲洗，侧腔接无菌引流袋。

（二）间歇膀胱冲洗

1. 适用范围主要用于尿道手术前和尿道手术后感染的治疗等。

2. 操作要点

1）三腔导尿管气囊腔注入无菌生理盐水10~15ml，以固定导尿管，主腔按医嘱要求接冲洗用液体，侧腔接无菌引流袋。

2）双腔导尿管气囊腔注入无菌生理盐水10~15ml，以固定导尿管，主腔按医嘱要求接冲洗用液体，冲洗液在膀胱内保留20~30分钟后，撤除冲洗用液体，接无菌引流袋引流。如此交替，直至冲洗液澄清为止，冲洗液量一般以患者略感腹胀为宜。

（三）护理要点

按导尿管一般护理除外，还要观察有无出血，经常挤压引流管道，若血块等堵塞导致引流不畅,连续挤压引流袋与尿管的连接部或通知医生,予以处理。

三、出院指导

(一)休息与活动生活规律,保持心情愉快,适当活动,避免劳累,保持充足的睡眠。

(二)饮食与营养养成良好的饮食习惯,定时定量;加强营养摄入,进食清淡、易消化,富含蛋白质、维生素的食物,如鱼、豆制品等,少食易胀气、油脂类的食物;戒烟、酒,避免进食辛辣等对胃肠道有刺激性的食物。

(三)多饮水,多食高纤维素食物如芹菜、韭菜、香蕉等,以保持大便通畅;注意会阴部清洁卫生,防止泌尿系感染。

(四)加强留置导尿护理,尿袋放置位置低于插管口,妥善固定,防止管道扭曲、打折;多饮水,注意观察尿量(每天尿量2000ml左右),保持会阴部清洁。定期夹管,锻炼膀胱储尿功能。

(五)遵医嘱按时服药,定期门诊复查。

第二节 肾脏疾病护理常规

一、肾部分切除术

(一)按照泌尿外科手术前、后常规护理。

(二)术前应完善静脉肾盂造影、腹部B超、CT、ECT等检查。

(三)告知患者术后需制动,解释制动的目的、时间以及卧床期间自我调节方法。

(四)术后护理制动一周,卧气垫床,卧床休息2~4周。

(五)监测生命体征,观察局部伤口情况,注意有无继发性出血;观察尿量,评估肾功能。

(六)保持各管道在位通畅,注意引流液颜色、性质、量的变化。

(七)观察并预防并发症,包括继发性出血、压疮、感染、深静脉血栓、坠积性肺炎、腹腔镜并发症(皮下气肿、肩背部酸痛)等。

(八)加强出院指导

1. 注意保护伤口,避免突然转身、大幅度扭腰等动作。

2. 术后一个月内以卧床休息为主,防止继发性出血。

3. 注意保护肾脏功能避免使用肾毒性强的药物,减少对肾脏的损伤。定期复查肾功能,肿瘤者检查有无复发及远处转移。

二、肾全切除术

(一)按泌尿外科疾病手术前后常规护理,完善静脉肾盂造影、腹部B超、CT、ECT等检查,了解对侧肾脏功能。

(二)术后护理:麻醉清醒、生命体征平稳后协助取半卧位;卧床休息1~3天,鼓励患者尽早下床活动。

(三)监测生命体征;观察有无继发性出血;观察尿量变化,了解对侧肾功能。

（四）观察并预防急性肾衰竭、出血、皮下气肿、肩背部酸痛等并发症。

（五）加强出院指导

1. 注意保护伤口，避免突然转身、大幅度扭腰等动作，防止伤口裂开。

2. 饮食上注意选用优质蛋白，避免过量高蛋白饮食，加重对侧肾脏负担。

3. 禁用肾毒性强的药物，减少对健侧肾脏的损伤。

4. 观察尿量变化，注意有无水肿等症状，定期复查健侧肾脏功能，肿瘤者检查有无复发或远处转移。

第三节　膀胱疾病护理常规

一、术前准备

（一）完善各项检验检查，了解膀胱镜检查和组织活检、B超、静脉肾盂造影检查（KUB+IVP）、心脏彩超、肺功能、血常规、PT等结果。

（二）对于拟行全膀胱根治术患者，应协助医生选取合适的造口位置。

（三）术前2小时内备皮，包括腹部、脐部、会阴、腹股沟、肛门及肛周。

（四）做好肠道准备，术前3天进半流质，口服甲硝唑400mg每天3次；术前1天进流质，口服50%硫酸镁100ml和5%GNS1500ml导泻，术前晚及术日晨清洁灌肠。

二、术后护理

（一）肛门排气后拔除胃管进流质，逐渐过渡至半流、普食。

（二）监测生命体征，电解质与血糖变化，注意患者心肺功能变化，观察伤口渗血情况。

（三）保持各管道引流通畅，妥善固定，明确标志，观察记录各管道引流液量、颜色。

（四）加强造口护理，术后72小时内观察造口血运情况、观察造口乳头有无变紫、变白。每天清洗造口1次；保持造口底板与造口袋的密闭性，防止漏尿。

（五）预防深静脉血栓、肠漏、高氯性酸中毒、肠梗阻与感染等并发症。

三、出院指导

（一）预防复发　膀胱癌容易复发，应定期复查；多饮水，适量服用维生素C、维生素B$_6$及酸果汁以酸化尿液，可起到一定预防复发的作用；避免接触外源性致癌物质。

（二）指导患者掌握造口底板更换技术，造口乳头及周围皮肤自我护理方法。

（三）生活指导

1. 避免穿过紧衣服，防止造口受压。

2. 多饮水，多进食含维生素C的食物、饮料，以提高尿液酸度，减少感染机会。

3. 不更换底板沐浴时，造口护理器周围贴上防水胶布，避免水分渗入底板下，缩短使用时间。更换底板沐浴时，可将底板除去，同正常人沐浴。

4. 半年内避免重体力劳动及举重等体育锻炼，减少腹内压增加的活动，防切口疝气的形成。应尽量避免摔跤等运动，以免意外受损。

第四节　前列腺疾病护理常规

一、术前准备

（一）完善前列腺特异抗原（PSA）检验、前列腺穿刺检查。

（二）指导患者进行有效的肛提肌锻炼。

（三）做好肠道准备，术前 3 天进半流，减少肠道积粪，必要时口服甲硝唑片抑制肠道菌群。术前 1 天进流质，口服 50% 硫酸镁 100ml 和 5% 糖盐水 1500ml 导泻，术前晚及术日晨清洁灌肠，防止术中损伤直肠引起感染。

（四）术前 2 小时内备皮，包括腹部、会阴、腹股沟、肛门及肛周。

二、术后护理

（一）麻醉清醒、生命体征平稳后协助取半卧位。

（二）肛门排气后拔除胃管进流质，逐渐过渡至半流、普食。

（三）保持尿管有效牵引，保护牵引部位皮肤；保持膀胱冲洗通畅，观察尿液引流情况，了解患者有无腹胀等不适主诉，防止尿漏。

（四）监测生命体征，观察伤口渗血情况；注意观察患者心肺功能变化。

（五）妥善固定引流管，保持引流通畅，注意引流液的颜色、量和性质。

（六）根据患者恢复情况适时落实健康宣教内容

1. 导尿管夹管训练　术后 2 周左右，遵医嘱试行夹管 1~2 天，指导患者记录排尿时间和排尿量，膀胱容量达 200~250ml 时拔管。

2. 肛提肌训练　征得医生同意后指导患者继续进行有效的肛提肌训练，有利于术后尿失禁的发生。一般在术后 10 天左右，伤口愈合良好时开始。

3. 皮肤护理　导尿管拔除后常出现不同程度的尿失禁，指导患者保持会阴部皮肤干燥清洁，防止湿疹。

（七）预防深静脉血栓、尿漏、性功能障碍、尿失禁、尿道狭窄等并发症。

三、出院指导

1. 饮食指导，增加豆制品、蔬菜、水果的摄入，多食西红柿，积极控烟。

2. 坚持肛提肌锻炼，观察排尿改善情况。

3. 尿失禁期间合理安排饮水时间，减少晚间如厕，保证充足睡眠。

4. 定期门诊随访，术后定期复查 PSA 指标。

第五节　肾上腺疾病护理常规

一、术前准备

（一）完善肾素 - 血管紧张素、ACTH、醛固酮（立卧位）、皮质醇等检验，了解异常结果。

（二）了解术前降压药使用情况,监测血压、心率变化。

二、术后护理

（一）麻醉清醒、生命体征平稳后协助取半卧位,鼓励患者尽早下床活动。

（二）排气后遵医嘱给予相应饮食及指导。

（三）严密监测生命体征,注意患者神志、血压、心率变化。

（四）保持各管道在位通畅,注意观察引流液颜色、性质、量的变化。

（五）根据患者恢复情况适时落实健康宣教内容。

（六）预防急性肾上腺皮质功能不全、肾上腺危象、气血胸、出血、腹腔镜并发症(皮下气肿、肩背部酸痛)等。

三、出院指导

遵医嘱合理用药,定期测量血压的变化。

第六节　肾移植护理常规

一、术前准备

（一）观察生命体征,按泌尿外科一般常规护理。

（二）摄入高热量、高维生素、低钠、适量蛋白饮食。

（三）测量身高和体重。

（四）预防呼吸道感染。

二、术后护理

（一）准确记录每1小时出入量,根据尿量调整输入量,量出为入;监测电解质、尿常规、血常规变化,保持水电解质平衡。

（二）术后留置肾周引流管、尿管各一根,保持引流通畅;观察引流液的颜色、量、性质,并准确记录;肾周引流量如大于100ml/h或引流液颜色鲜红、有血块引出时应立即通知医生。

（三）观察伤口敷料有无渗出。

（四）做好保护性隔离,房间通风、空气消毒、控制探视、严格无菌操作、做好口腔护理及皮肤护理等。

（五）保持大便通畅,患者3天未排便遵医嘱给予缓泻剂。

（六）观察有无排斥反应发生,密切观察患者体温、血压、尿量的变化以及肾区有无肿胀,监测肾功能,有异常及时报告医生。

（七）按时准确服用免疫抑制剂,观察药物作用及副作用。

（八）观察血糖变化,遵医嘱及时处理。

三、出院指导

（一）自我监测体温、血压、体重变化,预防感染,及时发现排斥反应等并发症。

（二）饮食起居要有规律，避免过度疲劳，保证充足的睡眠和休息。禁止吸烟和酗酒。适当参加健身运动和社会活动，保持良好的心理状态。避免剧烈活动如跳跃、举重，可参加一些舒缓的锻炼如散步、游泳等。

（三）按照医嘱服用免疫抑制剂，不得擅自减药或停药。

（四）预防呼吸道感染，避免到人多拥挤的环境，保持个人卫生、注意饮食卫生。

（五）饮食以低糖、低脂肪、高维生素和适量的优质蛋白为原则，减少发生糖尿病及心脏病的危险性。

（六）移植肾常规放在髂窝，比较表浅，因此要避免移植肾受挤压或撞击。

（七）每日记录 24 小时出入量，保持每日尿量 2000~2500ml 左右，饮水量比尿量增加 1000ml，气温高时饮水需适量增多，保证移植肾的血液灌注。

（八）在服降压药的情况下，收缩压 <140mmHg，舒张压 <90mmHg。

（九）终身门诊随访。

（彭　琳　顾月霞）

第十八章 | 心胸外科疾病护理常规

第一节 胸外科手术一般护理常规

一、术前准备

（一）按外科手术前常规护理。

（二）指导呼吸功能训练,防止术后肺部并发症。

（三）术前2小时内根据手术部位备皮

1. 后外切口 术侧的前胸正中线至后脊柱线,包括腋下,上从锁骨水平线至剑突下。

2. 正中切口 前胸左腋后线至右腋后线,包括双侧腋下。

3. 食管三切口 左颈部、右胸部(同后外切口),腹部(包括脐孔、会阴部)。

4. 胸腹联合切口 左胸部(同后外切口),左上腹部。

二、术后护理

（一）按外科手术及麻醉后常规护理。

（二）加强呼吸道护理,氧疗并加强雾化,坐起拍背,刺激隆突,鼓励咳痰,必要时行鼻导管吸痰或气管镜吸痰,及时排出呼吸道分泌物,促进肺扩张。

（三）严密观察气管位置,如发生突然呼吸困难,应立即报告医生。

（四）妥善固定引流管并保持引流通畅;观察引流液的颜色、量、性质,并准确记录;胸腔引流管如≥200ml/h,连续3小时,则提示活动出血,应立即通知医生。

（五）指导患者合理饮食,早期宜清淡,易消化的半流质,逐渐增加高蛋白、高热量、维生素丰富的饮食,增加营养摄入。应注意多进粗纤维饮食,保持大便通畅。

（六）鼓励患者做术侧肩关节及手臂的抬举运动,拔除胸管后应早期下床活动。

（七）加强健康指导

1. 加强营养,少食多餐、多进高蛋白、高热量、高维生素、易消化饮食,禁烟酒。

2. 逐步增加活动量,注意室内空气调节,预防上呼吸道感染。

3. 保持大便通畅,多食粗纤维饮食,必要时给予缓泻药;食管术后患者,餐后应半卧30分钟,防止食物反流。

4. 门诊随访,及时了解病情变化。

第二节 自发性气胸胸腔镜治疗护理常规

一、术前准备

(一)按胸外科手术前常规护理

(二)控制肺部感染 遵照医嘱使用有效抗生素,予雾化吸入,控制支气管炎症,解除支气管痉挛,减少呼吸道分泌物。

(三)完善相关检查 胸部X线摄片以了解肺部病变如肺大疱的大小、部位、数目及肺萎陷情况;CT检查以显示肺大疱与周围组织的关系有助于大疱的分型。

(四)对有张力性气胸或持续漏气患者,或双侧肺大疱同期手术者,术前先行胸腔闭式引流减压,保证手术安全。安置胸腔闭式引流管后,需密切观察排气情况。

二、术后护理

(一)按胸外科手术后常规护理。

(二)持续心电监测,根据需要给予氧疗,确保各管道通畅并有效引流。

(三)加强呼吸功能锻炼,促进肺复张:胸腔镜术中,术侧肺萎缩,如果肺膨胀不良,易造成术后肺不张和低氧血症;在充分止痛的基础上尽早让患者坐起咳嗽、排痰,每天行4次超声雾化吸入,必要时协助医生行气管镜吸痰,确保呼吸道通畅。并指导患者做深呼吸运动,术后第2天即进行呼吸功能锻炼,以促进肺早日复张。

(四)并发症观察及护理:胸腔镜肺大疱结扎术后主要并发症为肺泡漏气。表现为胸腔闭式引流管内持续排出气体。需嘱患者有痰咯出,但不鼓励咳嗽,同时观察肺部呼吸音的变化及肺膨胀情况。轻微漏气可不必处理,较明显漏气则需汇报医生,给予封闭肺破口的处理。

第三节 体外循环心内直视术护理常规

一、术前准备

(一)按心外科术前常规护理。

(二)呼吸道准备 控制呼吸道感染,做好咽拭培养;禁烟至少1个月;术前1天用氯己定漱口;作有效咳嗽和深呼吸训练,以利术后排痰。

(三)评估患者全身情况及主要脏器功能,特别注意有无凝血机制及全身慢性炎症疾病表现,一旦发现及时治疗。

(四)术前2小时内备皮 双侧前胸至腋后线,上起颌下,下止会阴部。

(五)测量身高、体重、基础血压。

(六)发绀型心脏患者,术前3天予以氧气吸入,每天3次,1小时/次,以改善机体缺氧状态。

二、术后护理

（一）按心外科手术及麻醉后常规护理。

（二）正确使用血管活性药物,确保药物剂量准确、滴速均匀,从中心静脉置管输入,通常采用微量泵控制滴速。严密观察用药后反应。

（三）加强循环监测　①血压及中心静脉压监测,根据静脉压的变化,及时调整补液速度。②心电图监测:标准心电图Ⅱ导联,观察患者的心率、心律及氧饱和度的变化,若发现异常及时协助处理。③观察四肢末梢的颜色、温度、动脉搏动和毛细血管充盈度的变化。

（四）按机械通气与胸腔引流管常规护理。

（五）加强泌尿系统护理:每小时观察尿量及尿色,正常者应大于20ml/h 或 1ml/kg.h。当尿量减少至20ml/h 以下持续2小时以上,可用利尿剂;若尿量仍不增加,应警惕急性肾衰的发生;若尿色为血红蛋白尿者,应加强利尿,应用碱性药物,保持尿液呈碱性,防止酸性血红蛋白阻塞肾小管。

（六）观察有无神经系统和精神症状,如烦躁、躁动、嗜睡、淡漠、肢体功能障碍等。

（七）密切观察水、电解质及酸碱平衡,准确记录出入量。

（八）根据病情鼓励患者尽早离床活动,以增强心肺代偿功能。

第四节　食管手术护理常规

一、术前准备

（一）按胸外科手术前常规护理。

（二）补充营养,改善全身状况。根据患者的吞咽程度给予饮食指导,有贫血、脱水、营养不良者遵医嘱给予输血、补液、静脉高营养等治疗。

（三）加强口腔护理,对于有明显食管狭窄和炎症患者,术前口服肠道抗生素,减轻炎症和水肿。

（四）术前1天进少渣饮食,晚8时后禁食,并用开塞露通便。

二、术后护理

（一）按胸外科手术及麻醉后常规护理。

（二）应重点加强呼吸道护理,清除呼吸道分泌物,促进肺扩张。

（三）禁食期间加强口腔护理,保持口腔清洁。

（四）按胸腔引流管常规护理,特别注意胸液的质和量。若术后血清样胸液过多或粉红色中伴有脂肪滴,应警惕乳糜胸可能,一旦发生汇报医生配合处理。

（五）饮食护理

1. 禁食期间给予静脉营养支持,保持输液通畅,观察药物反应;遵医嘱进行肠内营养。

2. 食管及贲门术后5~7天,根据胃肠功能的恢复及术中吻合口张力、血供情况而决定进食时间。自少量饮水起,流质、半流质饮食,少量多餐。结肠代食管术后进食时间宜适当延迟。进食后注意观察患者有无吻合口漏的表现如发热、疼痛等不适主诉。

3. 胃代食管术后,加强饮食宣教:少量多餐,避免睡前、躺着进食,进食后务必慢走,或端坐半小时,防止反流,裤带不宜系得太紧,进食后避免有低头弯腰的动作。

4. 给予高蛋白、高维生素、低脂、少渣饮食,并观察进食后有无梗阻、疼痛、呕吐、腹泻等提示吻合口狭窄的情况。若发现症状应暂停饮食。

第五节　肺切除术后护理常规

一、按胸外科手术前后常规护理。

二、让患者保持平静,减少躁动,以最大限度减少氧耗。

三、术后应充分供氧,适当延长吸氧时间或间断吸氧。

四、加强补液护理　观察出血失液情况,注意纠正水、电解质紊乱;补液速度不宜过快,保持 30 滴 / 分左右,以葡萄糖维持体液平衡为主,限制盐份输入,以免肺水肿的发生。

第六节　胸腺瘤切除术后护理常规

一、术前准备

(一)按胸外科手术前常规护理。

(二)评估患者肌无力、眼睑下垂、吞咽困难的症状和程度。

(三)遵医嘱术前给予服用胆碱能药物并严密观察用药后反应。

(四)对于咳嗽无力的患者,术前需帮助训练有效咳嗽及深呼吸。

(五)有吞咽乏力者应给予静脉营养支持以改善营养不足。

(六)根据病情,必要时床边备好气管切开包和人工呼吸机。

二、术后护理

(一)按胸外科术后常规护理。

(二)密切观察肌无力危象,如手握力、吞咽情况,加强对患者呼吸的监护,若出现呼吸困难症状,应立即行气管插管或气管切开,并以呼吸机辅助呼吸。

(三)根据术前用药量及术后的一般情况,严密观察用药后反应,正确判断用药不足和用药过量的不同症状。

(四)加强呼吸道护理,鼓励患者咳嗽、咳痰,排除呼吸道分泌物,保持气道通畅,气管切开患者按气管切开常规护理。

(五)术后应尽量避免一切加重神经 - 肌肉传递障碍的药物,如:地西泮、吗啡、利多卡因及某些抗生素药物等。

(六)观察患者饮食情况,有食物反流可置鼻饲管。

第七节　心脏瓣膜置换术后护理常规

一、术前准备

按体外循环心脏手术前常规护理,并向患者及家属阐明抗凝知识及其重要意义。

二、术后护理

（一）同体外循环心脏手术术后常规护理。

（二）特别重视术后早期心律失常的预防。

（三）正确、合理地使用抗生素,防止感染性心内膜炎。

（四）抗凝护理:心包、纵隔引流管拔除后开始服用抗凝药,并监测凝血酶原时间,要求凝血酶原时间维持在正常值 1.5~2 倍。置换机械瓣膜患者必须终身服用抗凝药物,需注意以下几点:

1. 住院期间护士应将每次凝血酶原时间及口服华法林剂量记录下来,同时让患者自备记录小本子以利找出用药规律,并让患者试行自服,使其养成习惯并终身记录。

2. 口服华法林要掌握定时定量,药量准确原则。

3. 注意抗凝过量征象:如血尿、鼻出血、皮下淤血、牙龈出血、大便隐血等现象,若出现上述症状,一般要减量或停药 1d,调整抗凝药剂量。

4. 观察有无血栓形成,注意观察患者有无神志改变、口角歪斜、肢体麻木或偏瘫等,发现异常及时与医师联系,以便调整抗凝药物的剂量。

第八节　先天性心脏疾病护理常规

一、室间隔缺损患者围术期护理

（一）术前准备

1. 呼吸道准备　较大室间隔缺损易患上呼吸道感染,或是患了上感后不易治愈,此类患者术前控制呼吸道感染对术后顺利恢复非常重要。

（1）注意保暖:体质虚弱的患者极易受凉,加重上呼吸道感染。

（2）药物治疗:采用抗生素和激素治疗,另可用少量抗过敏及止咳利痰药辅助治疗。

2. 心功能准备　心脏储备功能差的重症患者很易出现胸闷、心慌、气促和心率增快,可于术前加强心功能支持。嘱患者充分休息,吸氧每天 2~3 次,1~2 小时 / 次。扩血管药物治疗,如硝苯地平、硝酸异山梨酯,以降低前后负荷,降低肺动脉压力,改善循环状况。可用小剂量的地高辛口服治疗增强心肌收缩力。

（二）术后护理

1. 呼吸道管理

（1）术后带气管导管回监护室,将患者安置后立即接上备用的呼吸机,调整好各参数,确保运转正常。

（2）按机械通气常规护理。

（3）对于有较重度肺动脉高压者、动脉血氧分压较低者、疑有肺不张、灌注肺者,需用呼气末正压通气（PEEP）治疗,以增加功能性残气量,减轻肺内分流,提高动脉血氧分压。患者无肺不张等肺部并发症,且循环稳定,无二次开胸之可能者,于术后 3~5 小时改为间隙指令呼吸,减少呼吸次数,逐步停机,也可逐渐脱机密切观察呼吸等情况。室缺伴有中重度肺动脉高压者,肺功能减退,体外循环后肺水含量增加,加上暂时性的缺氧、酸中毒,需要较长时间使用呼吸机,根据病情 6~24 小时。

(4) 遵医嘱用化痰、利痰药物,对于重症患者适量应用肾上腺素皮质激素,缓解支气管痉挛,减轻气道内炎症。

(5) 适当镇静,恢复体力,减轻呼吸困难。

2. 循环支持

(1) 补充容量,输血至血红蛋白 100g/L 左右。

(2) 术后使用硝普钠或前列腺素 E_1 扩张血管,以减轻前后负荷,减轻心脏负担,降低肺动脉压力。使用扩血管药物时应注意监护血压,根据血压值调整剂量。

(3) 给予强心利尿治疗。强心药可用多巴胺微量注射 2~6μg/kg·min,加用毛花苷丙静脉注射,其剂量依据体重而定,成人 0.1~0.2mg/次,每日 2 次;利尿药依据水肿情况适量使用,一般呋塞米的剂量为成人 5~10mg/次,儿童 3~5mg/次,必要时重复应用。

(4) 重度肺动脉高压,术毕压力下降不满意,血氧分压低者,吸入一氧化氮(NO),可降低肺动脉压,改善血氧饱和度,改善循环。

3. 抗感染治疗:严格无菌技术操作,按时行抗生素治疗。

4. 保持电解质平衡:体外循环术后水、电解质的变化较快,特别是血钾,随大量尿液排出后常常较低。应遵循见尿补钾的原则,用不同浓度的含钾液静脉点滴,或用微量泵静脉输入,及时复查血钾浓度。在大量输血后应及时补钙,以免发生低钙血症。

5. 并发症观察与监护

(1) Ⅲ度房室传导阻滞

原因:术中低温、缺氧、酸中毒,传导束走行局部创伤、水肿或心内膜下出血,或因术中直接缝合、结扎损伤了传导束所致。

临床表现:心率缓慢,心房与心室的跳动没有固定关系,心电图上 P 波与 QRS 波无固定关系,心室率常在 60 次/分以下。

治疗:异丙肾上腺素微泵输入;使用临时心脏起搏器;辅助进行激素、碳酸氢钠等辅助治疗。

(2) 呼吸功能衰竭

原因:大量左向右分流患者术前近期有呼吸道感染,术后呼吸道分泌物多易致呼吸道阻塞、肺不张或肺部感染;心功能不全;体外循环对肺功能产生损害;手术创伤。

临床表现:自主呼吸时呼吸费力,呼吸浅快,鼻翼扇动,吸气时出现三凹症。缺氧严重时出现神志改变、心率增快、发绀。血气分析提示动脉血氧分压低于 60mmHg,二氧化碳分压高于 50mmHg。

治疗:应用呼吸机治疗,提高氧浓度,加用 PEEP;予强心、利尿、激素和抗生素等药物治疗;静脉补充营养,保证热量供应。

(3) 低心排综合征及心力衰竭

原因:肺动脉高压;右室切口损伤心肌;手术阻断升主动脉时间过长;心肌保护差;术后出现Ⅲ度房室传导阻滞。

临床表现:血压下降,肢端湿冷,尿量减少,面色苍白,心率增快。

治疗:据失血量、每日出入量、生理需要量和生化检验等参数以及临床症状与体征等情况予以综合判断。为减轻心脏的负荷,应适当控制液体入量。一般应将 CVP 控制在

10~12cmH$_2$O。应用血管活性药物,临床常首选多巴胺,根据病情和用药效果还可合用其他血管活性药物,如多巴酚丁胺、肾上腺素或异丙肾上腺素。

（4）肺高压危象

发生于术前重度肺动脉高压患者,多因缺氧吸痰刺激所致,患者肺动脉压力急骤升高,来不及抢救,导致患者突然死亡。关键在于预防其发生,对于重度肺动脉高压的患者应充分镇静,维持正常的血氧浓度,尽量减轻吸痰时的刺激。

二、法洛四联症的围术期护理

（一）术前准备

1. 吸氧,每天 2~3 次,1~2 小时 / 次。

2. 发绀严重者鼓励患者多饮水,预防缺氧发作。

3. 术前积极治疗注意扁桃体炎、牙龈炎和气管炎等感染病灶。

（二）术后护理

1. 循环功能的维护

（1）术后输血或输血浆,使胶体渗透压达到正常值,血红蛋白达 120g/L 左右,出量应略多于入量。术后避免用强效收缩血管药及对肾脏有毒性的抗生素,以免导致肾衰竭。

（2）术后左房压与右房压大致相等,维持在 12~15cmH$_2$O。

（3）给予强心治疗。术后常规用多巴胺或多巴酚丁胺微量注射,以增强心肌收缩力,增加心脏兴奋性,一般 2~6μg/kg.min,剂量依据病情调整。

2. 呼吸功能的支持

（1）术后带气管导管回监护室,行呼吸机辅助呼吸,按机械通气常规护理。

（2）呼吸机辅助时间应依病情而定,病情较轻、术后全身情况好者,术后 6 小时内即可改为间隙指令呼吸,减少呼吸次数,逐步停机。若 PaO$_2$ 在 80mmHg 以下者,或需用大量升压药才能维持血压者,应延长辅助呼吸时间。

（3）术后认真检查肺部,查有无气胸、肺不张。肺不张左侧较易出现,往往因气管导管过深至右支气管所致,摄胸片可协助诊断。

（4）拔除气管导管后予雾化吸入,注意呼吸道护理,以防肺不张及肺炎发生。

3. 并发症的观察与监护

（1）低心排综合征

原因:病情重,远端肺血管发育不良,升主动脉右移骑跨过多,左室发育不良;心脏畸形矫正不满意;心肌保护不好;术后出现Ⅲ度房室传导阻滞;血容量补充不足或过量;心脏压塞。

临床表现:心脏排血指数（CI）<2.4L · min^{-1} · m^2,周围血管阻力（SVR）>1800dyn · s · cm^{-5},肺血管阻力（PVR）>320dyn · s · cm^{-5},平均动脉压（MAP）<50mmHg,尿量 <0.5ml · kg^{-1} · h^{-1},外周循环差,中枢与末梢温度差 >4℃,肢端湿冷,面色苍白,发绀。

治疗:①调整前负荷,术后及时输入全血、血浆,使 CVP 至少维持在 10cmH$_2$O 以上,有些患者需维持在 15cmH$_2$O 以上才满足。②减轻后负荷:术后早期,重视患者休息,保证睡眠,充分应用镇静剂,可减少全身用氧,减轻心脏负荷,并降低外周阻力,减轻后负荷。使用扩血管药物亦可减轻心脏后负荷,应用时注意血压的观察。③增强心肌收缩力:除了用足洋地黄类药物外,还可应用儿茶酚胺类药物,常用多巴胺,根据病情和用药效果还可使用其他血管活性药物,如多巴酚丁胺、肾上腺素或异丙肾上腺素。④延长呼吸机辅助时间:低心排时延长呼吸机辅助时间,提高氧分压减轻心脏及全身缺氧状况,有利于病情的好转。⑤合理应用利尿剂:根据 CVP 高低、尿量多少,分次给予呋塞米静脉注射。⑥其他:如维持电解质酸碱平衡,抗感染、营养、保暖,加强心理护理。

（2）灌注肺

原因:法洛四联症体肺侧支循环丰富,体外循环造成肺内血液灌注淤滞;患者发绀重,血液黏稠度高;左室发育差,心脏收缩无力;肺动脉及右室流出道狭窄疏通后,肺动脉内灌注比术前明显增加;体外循环时间过长,血液破坏重;血浆胶体渗透压低,液体易于进入肺间质;补血补液过多过快,造成肺水肿;有残余左向右分流。

临床表现:呼吸急促、发绀,未脱离呼吸机者表现为自主呼吸增强、增快和鼻翼扇动;血痰或血水痰;血气分析示 PaO_2 下降,$PaCO_2$ 上升;部分患者表现为烦躁不安,哭闹不停;早期呼吸音减低,中晚期出现湿啰音;气道压力升高 >20cmH_2O,有的甚至 >40cmH_2O,肺顺应性下降;胸部 X 线片肺纹理增多,呈毛玻璃状。

治疗:呼吸机辅助期间,加用 PEEP 5~10cmH_2O,法洛四联症患者对缺氧耐受性强,尽量不用纯氧长时间通气,以免加重肺损害。积极治疗肺水肿,严格控制液体入量,一般 $2ml \cdot kg^{-1} \cdot h^{-1}$。加强利尿剂,静脉滴注白蛋白或血浆,使血浆胶体渗透压保持在正常范围内。早期使用肾上腺皮质激素,抑制肺血管内血小板聚集,防止微血栓形成,减低毛细血管通透性,提高组织耐缺氧能力。预防和治疗肺部感染,应严格无菌操作,常规应用抗生素,根据痰培养和药敏试验结果选用敏感抗生素。其他:如维持电解质酸碱平衡,增进营养,加强心理护理和皮肤护理。

（3）Ⅲ度房室传导阻滞

原因:法洛四联症多为嵴下型室间隔缺损,心脏传导束通过缺损后下缘,修补缺损后下缘时容易造成损伤,导致Ⅲ度房室传导阻滞。

治疗:异丙肾上腺素经微量泵输入;使用心脏起搏器;使用激素、碳酸氢钠等辅助治疗。

（4）残余分流

原因:常见为撕脱;补片不合适;缝合针距不匀,针距过大者在复跳后张力大,易撕脱。

处理:小的残余分流,无血流动力学意义,且有自行闭合的可能,不需手术。中等量分流根据患者情况在一周以内再次手术。大量分流者,易致肝大、腹水,应积极再次手术。

第九节　冠状动脉搭桥术护理常规

一、术前准备

同体外循环心脏手术前常规护理,并做到:

（一）冠心病患者多伴有其他并发症,需常规检查血糖、肝肾功能等。

（二）大隐静脉将用做旁路,要避免损伤和炎性反应。选用上肢静脉作静脉注射,禁忌下肢静脉注射或滴注。

（三）备皮范围在体外循环备皮基础上,还应包括下肢自膝关节上三分之一至踝部。术前 1 天用 75% 乙醇擦拭 3 次,手术日晨 1 次。

二、术后护理

(一)冠心病患者的早期血细胞比容保持 30% 左右,不宜太高,由于搭桥血管早期水肿,血液黏稠度不宜过高。

(二)注意血压情况,血压过高会增加心脏的后负荷,适当应用扩血管药物。

(三)术后早期可适当用硝酸甘油,防止冠脉血管痉挛,改善血供。

(四)凡心脏泵患者,在应用主动脉内囊反搏机时,延长舒张期,使冠状动脉血管得到足够的血供和氧供,应密切观察术侧下肢血供。

(五)冠心病患者的血液黏滞度高,易发生深静脉栓塞,应鼓励患者早期活动。也可轮流抬高下肢,有利于静脉回流。用弹力绷带扎紧术侧肢体,减少下肢水肿。

(六)术后需抗凝治疗 3~6 个月。

第十节　胸主动脉瘤手术护理常规

一、发病早期护理

(一)加强疼痛护理

1. 加强对患者疼痛知识的健康教育和心理指导,全面评估患者的疼痛部位、持续时间、性质及疼痛伴随症状。

2. 及时遵医嘱给予疼痛药物治疗,达到充分镇静、有效镇痛,治疗后及时评估疼痛治疗效果,监测生命体征变化,观察镇痛的不良反应,并作好记录。

3. 限制患者活动量,入院后要求患者绝对卧床休息,以防止活动引起的血压升高。卧床期间加强巡视,满足患者生活需求。病室内尽可能保持安静,减少不良刺激,促进休息和睡眠。指导并帮助患者转移注意力,为患者提供舒适护理,降低患者对疼痛的感受性。

(二)预防动脉瘤破裂或进一步发展

1. 控制血压　遵医嘱使用药物降低血压、缓解夹层段的主动脉壁压力。对中度高血压患者,应积极使用 β- 受体阻滞剂如艾司洛尔等;对重度高血压患者,协同应用硝酸盐类药物,控制收缩压于 100~120mmHg。

2. 控制心率　心动过速时心脏收缩射血过频对主动脉产生冲击力是主动脉瘤或主动脉夹层破裂的另一主要原因,因此患者入院后应予心电监护,心率快者使用药物治疗,使心率在 60~80 次 / 分,减少每分钟心脏射血对病变主动脉壁的冲击次数。

3. 严格限制活动量　为防止血压突然升高,患者应卧床休息,急性胸主动脉夹层患者应严格卧床休息。入院后予持续吸氧,避免缺氧。检查尽量在床边进行,心脏超声明确诊断者不必再行 CT 或 MRI 检查,以免增加患者活动或延误手术时机,必要的检查需有专业医护人员随床护送。保持大便通畅,多进食新鲜的蔬菜和水果,必要时给予缓泻剂如酚酞等。

4. 实施个体化健康教育　通过健康教育,使患者了解疾病发展及转归,认识到维持稳定的血压对其疾病的重要性,配合治疗;向患者宣教疼痛评估的重要性,鼓励患者说出自己的感受;对患者进行饮食宣教,督促进食高蛋白、富含维生素及纤维素的食物,食物以清淡为主,以保持大便通畅。

5. 严密观察生命体征,正确判断病情 观察血压、心率、脉搏、呼吸、疼痛、神志、尿量及四肢末梢循环情况等,出现异常及时处理。

6. 确保血管活性药物药效 所有药物由微量注射泵控制由中心静脉通道输入,保证药物正确、匀速、持续输入;药物反应具有明显的个体差异性,使用时宜从小剂量开始,计算并记录每千克体重每分钟用药量,根据血压和心率调整剂量;用药时密切观察血压变化,防止药物使用不当引起低血压。

二、术后护理

（一）预防肺部并发症

1. 加强氧疗,术后早期呼吸机辅助呼吸,期间按机械通气常规护理。

2. 定期变换体位,行雾化吸入,协助进行有效咳嗽排痰,指导患者进行深呼吸。

3. 做好疼痛评估,根据疼痛程度进行治疗,落实 PCA 镇痛常规护理。

4. 每天拍床旁胸片,以了解有无肺不张、肺充血、肺部感染及胸腔积液等,及时处理。

5. 遵医嘱使用抗生素预防肺部感染。

（二）神经系统功能观察和维护

1. 术后观察患者双侧瞳孔大小和对光反射,麻醉清醒后观察四肢活动情况,及早发现神经系统并发症。

2. 术后出现短暂精神失常时,进行镇静、脑营养治疗和心理护理,并加强安全防护,避免意外损伤。

3. 术后发生昏迷,予脱水、使用激素类药物和改善脑微循环等治疗,同时执行昏迷患者常规护理。

（三）术后出血的预防和治疗

1. 控制血压于正常范围内,以防吻合口破裂出血。术后持续监测有创动脉压,根据血压调整血管活性药物的使用剂量,使动脉收缩压稳定于 100mmH~120mmHg。血压过高时使用硝酸甘油、硝普钠等扩血管药物。为确保药物疗效的正常发挥,应由微量注射泵控制滴速经专用深静脉通道输入。

2. 人工血管移植术后渗血多,注意观察中心静脉压值和胸管引流量。综合判断血压和中心静脉压,考虑是否存在血容量不足,并留置中心静脉置管供快速输血之需。

3. 术后保持心包、纵隔引流管通畅,同时观察引流液的量、性质和颜色,引流液量超过 2ml/(kg·h) 及时通知医生,遵医嘱使用止血药物,并做好再次开胸止血准备。

（四）肾功能的维护

1. 观察每小时尿量、尿色,测定尿比重、血生化、非蛋白氮、血 PH 值、肌酐、尿素值,判断有无肾功能不全。术后应根据血压补充容量,根据血细胞比容补给晶体液、血浆或全血,以防低血压。

2. 应用血管活性药预防低血压,维持血压在正常范围。

3. 每小时记录出入量,维持体液平衡。

4. 使用小剂量多巴胺微量注射泵持续输入,扩张肾血管。

5. 一旦出现肾功能不全症状,及时进行利尿治疗,或进行透析治疗。

（五）防治外科感染

1. 术后严格执行无菌操作规程,定时使用抗生素,并适当延长使用时间。

2. 病情许可时尽早拔除各类置管,防止感染。

3. 给予高蛋白和维生素丰富的饮食,以增加血管愈合的能力,促进吻合口愈合。

（郝建玲 陆小英）

第十九章 | 脑外科疾病手术护理常规

第一节 脑外科专科护理常规

一、颅内压增高护理

颅内压是指颅腔内容物对颅腔壁产生的压力,颅内压增高是指成人颅内压力持续高于2.0kPa时,是许多颅脑疾病所共有的综合征。

(一)体位:床头抬高15°~30°;

(二)充分给氧改善脑缺氧;

(三)遵医嘱使用脱水剂,并观察疗效;

(四)观察生命体征、意识、瞳孔、头痛程度及呕吐物的性质,发现异常及时通知医师。

1. 生命体征的观察 ①血压上升,脉搏缓慢而有力,呼吸深慢,提示颅内压增高。应警惕为颅内血肿或脑疝早期;②血压降低,脉搏增快,心跳减弱,呼吸减慢不规则,提示脑干功能衰竭;③颅后窝占位患者突然呼吸变慢或出现停止现象,提示可能枕骨大孔疝;④高热,深昏迷表示下丘脑受损;⑤中枢性高热或体温不升者,提示有严重颅脑损伤;⑥体温正常后又升高,提示继发感染。

2. 意识的观察 意识障碍是颅脑损伤患者最常见的症状之一,反映损伤的程度与大脑皮层和脑干网状结构的功能状态。护理人员要会观察患者的表情与姿势,并通过语言刺激、压迫眶上神经、针刺、或手捏胸大肌外侧缘等方法,仔细观察患者对疼痛的反应,同时注意有无吞咽反射、咳嗽反射、角膜反射,大小便失禁等。

格拉斯哥昏迷记分法(GCS):从睁眼反应、语言反应和运动反应三个方面分别定出评分标准,表示意识障碍程度。最高分为15分,表示意识清楚正常,患者表现为自发睁眼、回答正确和按吩咐动作;而8分以下为昏迷,最低分为3分。

3. 瞳孔的观察 瞳孔的变化可以提示脑损伤的情况。正常瞳孔等大等圆,在自然光线下直径2~5mm,对光反射灵敏。观察中如出现:①伤后一侧瞳孔扩大伴意识障碍大多为颅内血肿;②双侧瞳孔大小多变,不等圆,对光反射差,多为脑干受损;③伤后一侧瞳孔进行性散大,并伴有对侧肢体瘫痪、意识障碍,提示脑疝;④双侧瞳孔散大,光反应消失,眼球固定并伴有深昏迷,提示临终状态;⑤眼球震颤为小脑或脑干损伤。

二、脑疝处理流程

患者出现颅内压增高症状如:剧烈头痛、血压增高、鼾样呼吸、意识加深、患侧瞳孔散大、对光反射消失→打铃通知医生→迅速建立静脉通道,准备急救药物(20% 甘露醇、呋塞米)→遵医嘱用药,开放气道,吸氧,必要时面罩加压给氧→备吸引器,吸痰,必要时将抢救车推至患者床尾,打开备用→床边准备心电监护仪,留置导尿→电话通知麻醉科插管→如需紧急手术,备皮、备血等术前准备→配合医生抢救,做好记录。

三、兴奋、激动、狂躁护理

(一)兴奋、激动、狂躁患者应告知家属 24 小时陪护并以签字为证。

(二)针对不同的对象要正面耐心劝导,安定情绪。生硬和粗暴会使患者更加兴奋不满而发生意外。鼓励患者参加自护活动,稳定其兴奋激动情绪。

(三)对极度兴奋、躁动的患者应安置于重病室内予以约束带保护,遵医嘱用药。

(四)患者出现口干唇裂,喉音嘶哑,发热或轻、中度脱水等情况时应做好口腔护理,多饮水,给足量饮食,必要时按医嘱行静脉补液。

四、脑脊液漏护理

(一)禁止耳道填塞、外耳道和鼻腔冲洗、药液滴入。

(二)鼻漏患者卧床休息,不擤鼻涕、不打喷嚏、不剧烈咳嗽。

(三)给予患侧卧位,头下垫治疗巾。

(四)使用抗生素,观察药效,预防感染。

五、尿崩症护理

下丘脑损伤后,不论是 ADH 分泌减少,或输送 ADH 的通路受到影响,均可发生尿崩症。

(一)观察尿量、饮水量、体重、尿色、尿比重及电解质血渗透压并正确记录。

(二)观察有无头痛、恶心、呕吐、胸闷、虚脱、昏迷等脱水症状,一旦发现遵医嘱及早补液。

(三)如有食欲缺乏、发热、皮肤干燥、倦怠、睡眠不佳症状等,及时通知医师。

(四)对于多尿、多饮者,根据患者的需要供应水,并及时通知医师。

(五)保持皮肤、黏膜清洁,有便秘者,嘱患者多吃水果和粗纤维的蔬菜。

(六)药物治疗时注意观察疗效及副作用,嘱患者准确用药。

六、脑室外引流术的护理

(一)引流瓶的高度　术后将引流瓶悬挂于床头,高度应适当(高于脑室 15~20cm 为宜),以维持正常颅内压。

(二)注意引流液的速度　禁忌流速过快,骤然降压有发生出血和脑疝的危险。

(三)控制引流液的量　每日脑脊液正常分泌 400~500ml,每日引流量以不超过 500ml为宜。

（四）在引流过程中认真观察神志及瞳孔变化，有无头痛加剧，有无引流管受压，扭曲，造成引流受阻并记录 24 小时脑脊液的引流量。

（五）观察脑脊液的颜色和性质　正常脑脊液无色透明，无沉淀。脑脊液混浊呈毛玻璃状或有絮状物提示颅内感染。

（六）严格无菌操作　保持敷料清洁干燥，每周更换引流袋 2 次，整个装置应保证无菌。

（七）拔管　开颅手术后脑室引流管一般不超过 3~4 天，因此时脑水肿期已过，颅内压开始降低，拔管前一日可试行抬高或夹闭引流管 24 小时，以了解脑脊液循环是否通畅，拔管时先夹闭引流管，防止引流液逆流入脑室引起感染。

第二节　颅脑外伤手术护理常规

一、术前护理

（一）按外科手术前常规护理，一般患者为急诊，立即通知医生并实施术前准备。

（二）评估患者的情况（意识、瞳孔、生命体征及皮肤情况等）。

（三）根据医嘱完善皮试、查血常规、出凝血时间、备血、备皮、佩戴手腕识别带等。

二、术后护理

（一）按外科手术与麻醉后常规护理。

（二）卧位：全麻未醒患者平卧，头转向健侧，清醒后床头抬高 15°~30°，躁动患者给予约束。去骨瓣减压者，避免切口受压。

（三）加强气道管理　固定好气管导管，防止导管的脱落或者移位。定时、及时有效的翻身、叩背、吸痰，观察痰液的性质，做好气道湿化。予氧气吸入。

（四）严密观察意识、瞳孔、生命体征及肌力的变化，做好记录。如发现意识加深、患侧瞳孔散大、剧烈头痛、喷射性呕吐、肢体瘫痪、及"二慢一高"等颅内压增高的症状，汇报医生及时处理。

（五）落实脑室引流管等管道常规护理。

（六）手术当日禁食，第 2 天根据医嘱给予适当饮食。必要时留置胃管，予肠内营养，做好鼻饲护理。

（七）早期根据医嘱预防性应用抗癫痫药物，发生癫痫时按照癫痫常规护理。

（八）肢体瘫痪患者给予康复训练。

第三节　垂体瘤手术护理常规

一、术前护理（经蝶窦）

（一）按外科手术前常规护理。

（二）落实常规检查，内分泌功能的检验、MRI、视力、视野检查。

（三）评估患者有无视力减退和视野缺损，防止意外损伤。

（四）口服激素类药物（如泼尼松）进行激素替补，预防术后垂体功能低下。

（五）术前 3 天棉球塞鼻孔锻炼张口呼吸；0.25% 氯霉素眼药水滴鼻 2 滴 / 次，每天 4 次。

（六）术前 2 小时内备皮，不需剃头，剪清双侧鼻毛。

二、术后护理（经蝶窦）

（一）按外科手术与麻醉后常规护理。

（二）全麻未醒患者平卧，头转向健侧，清醒后床头抬高 30°。

（三）加强病情观察：观察意识、瞳孔、Bp、P、R，观察有无视力模糊、头痛等情况。

（四）观察鼻部纱布渗血渗液情况，保持伤口敷料清洁干燥，观察有无脑脊液鼻漏。

（五）注意保暖，防止感冒引起剧烈咳嗽，禁止用力擤鼻涕引起脑脊液鼻漏。

（六）监测尿量、尿比重并正确记录，定时抽血监测电解质以便早期发现尿崩症。

（七）落实管道护理，妥善固定，防扭曲、打折、脱出，观察记录引流液色、质、量。

（八）手术当日禁食，第 2 天根据医嘱给予流质，以后逐渐改为半流、普食。

第四节　椎管内肿瘤手术护理常规

一、术前护理

（一）按外科手术前常规护理。

（二）观察肢体运动、感觉、肌力、呼吸、排便排尿情况，防止意外损伤。

（三）术前 MRI 定位，告知患者不要擦拭标记。

（四）术前 2 小时内备皮范围以病变中心上下五个椎体的皮肤。

二、术后护理

（一）按外科手术与麻醉后常规护理。

（二）卧硬板床，全麻未清醒患者平卧，头偏向一侧，高颈位手术除外，高颈位手术应注意颈部不能过伸过屈，颈部两侧放沙袋固定。6 小时后按时轴线翻身。

（三）观察意识、瞳孔、Bp、P、R；肢体运动、感觉、肌力、呼吸等情况。高颈位手术重点观察呼吸情况，四肢肌力活动；胸椎手术后观察下肢肌力活动，常会出现腹胀，排泄困难；马尾部手术观察肌力活动度及肛周皮肤感觉及是否有便意，在观察过程中如发现感觉平面上升或四肢活动度有减退，应考虑脊髓内出血或水肿，应立即通知医生采取紧急措施。

（四）保持两便通畅，便秘者遵医嘱使用缓泻剂，术后禁止下床如厕。

（五）严密观察伤口有无渗血渗液，保持伤口敷料清洁。

（六）加强管道护理，妥善固定，防止扭曲、打折、脱出，观察记录引流液色、质、量。

（七）手术当日禁食，第 2 天根据医嘱给予适当饮食。

（八）康复护理：指导患者及时进行功能锻炼。瘫痪肢体保持功能位，预防关节畸形，足下垂等。

第五节 帕金森病手术护理常规

一、术前护理

（一）按外科手术前常规护理。

（二）评估患者跌倒/坠床危险因素，做好安全防护措施。

（三）长期卧床，翻身困难者，定期协助翻身，满足各种生活需要。

（四）术晨禁食、水，禁药，高血压患者降压药根据医嘱仍需口服，美多巴等改善症状药物根据医嘱口服。

（五）配合医生完成立体定向头架固定。

二、术后护理

（一）按外科手术及麻醉后常规护理。

（二）全麻未醒患者平卧，头转向健侧，清醒后床头抬高 30°。

（三）观察意识、瞳孔、生命体征变化并准确记录。

（四）观察头部、胸部伤口渗出情况，保持伤口敷料清洁干燥。

（五）加强管道护理，妥善固定，防止扭曲、打折、脱出，观察记录引流液色、质、量。

（六）手术当日禁食，第二天可进流质或半流、2~3 天后改普食。

（七）调试后观察比较震颤、肌强直症状改善情况及患者有无其他不适症状。

（八）加强功能康复护理：肢体僵硬者给予康复训练。

第六节 三叉神经痛手术护理常规

一、术前护理

（一）按外科手术前常规护理。

（二）全面评估疼痛情况，根据医嘱给予止痛药物。

二、术后护理

（一）按外科手术及麻醉后常规护理。

（二）全麻未醒患者平卧，头转向健侧，清醒后床头抬高 30°，躁动患者给予保护性约束，床栏防护。

（三）观察意识、瞳孔、Bp、P、R，评估面部疼痛有无改善，有无面瘫。

（四）严密观察伤口有无渗血渗液，保持伤口敷料清洁干燥。

（五）加强管道护理，妥善固定，防止扭曲、打折、脱出，观察记录引流液色、质、量。

（六）手术当日禁食，第 2 天根据医嘱给予流质，以后逐渐改为半流、普食。

第七节　颅内动脉瘤、动静脉畸形介入手术护理常规

一、术前护理

（一）按外科手术前常规护理。

（二）注意患者情绪，予以心理疏导、稳定情绪，保持大便通畅。如病情许可，可予适量镇静或安眠药让患者安静入睡，便秘者可口服缓泻剂或外用开塞露通便。

（三）有高血压病史的患者遵医嘱予以口服降压药，术晨服药不间断。

（四）术前2小时内备皮，包括会阴、腹股沟区域。

（五）遵医嘱进行碘过敏试验及抗生素皮试。

二、术后护理

（一）按外科手术与麻醉后常规护理。

（二）密切观察意识、瞳孔、生命体征的变化；根据医嘱控制血压在正常范围内。

（三）手术当日禁食水，术后1天改半流或普食。

（四）加强穿刺点护理

1. 平卧、清醒后垫枕；术侧下肢伸直不可弯曲，制动24小时。

2. 观察足背动脉搏动及远端血液循环；注意穿刺点有无渗血、皮下血肿等。

3. 制动期间协助患者翻身方法是：术侧下肢伸直，健侧屈曲，轴线翻身。

4. 拔除导管鞘后，局部沙袋压迫12小时，使用封堵器可以提高舒适度。

第八节　脑血管狭窄支架成形术护理常规

一、术前护理

（一）按外科手术前常规护理。

（二）注意测量体温、双上肢血压和脉搏；术前行必要的彩超、TCD及影像学检查等。

（三）控制基础疾病，稳定血压、血糖，术晨按常规服药不间断。

（四）术前2小时内备皮，包括会阴、腹股沟区域。

（五）遵医嘱进行碘过敏试验及抗生素皮试。

（六）评估双下肢足背动脉搏动情况；

特殊药品准备：拟行支架成形术者，术前3~6天服用阿司匹林300mg/d，氯吡格雷75mg/d（急诊手术除外）；另外，遵医嘱酌情给予钙离子拮抗剂24小时静脉持续微泵给药。

二、术后护理

（一）按外科手术与麻醉后常规护理。

（二）加强生命体征监测，根据医嘱控制血压；观察意识、瞳孔、有无失语和肢体活动情况，警惕过度灌注综合征。

（三）加强穿刺点护理

1. 平卧、清醒后垫枕；术侧下肢伸直不可弯曲,制动24小时。

2. 观察足背动脉搏动及远端血液循环；注意穿刺点有无渗血、皮下血肿等；拔除导管鞘后,局部沙袋压迫12小时,使用封堵器可以提高舒适度。

3. 制动期间协助患者翻身方法是：术侧下肢伸直,健侧屈曲,轴线翻身。

（四）加强用药护理

1. 支架植入术后予以低分子普通肝素0.4ml腹壁皮下注射,每12小时1次,连续3天；抗凝防栓口服用阿司匹林300mg/d,氯吡格雷75mg/d。

2. 用药期间观察有无皮肤黏膜出血；检测出凝血时间；注意安全、避免外伤；护理上集中注射次数,避免反复穿刺,拔针后适当延长按压时间。

（五）加强饮食护理

1. 全麻患者当天禁食水,术后1天改软食或米饭,局麻术后6小时后可进食；

2. 嘱咐多饮水,促进造影剂排出。

（孙 丽 许 卫）

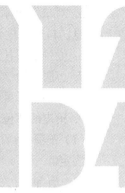

第二十章 烧伤科疾病护理常规

第一节 烧伤专科护理常规

一、植皮术

（一）手术种类

1. 自体皮片移植术 ①大张自体皮移植术；②邮票状自体皮移植术；③网状自体皮移植术。

2. 自体皮和异体皮混合移植术 ①大张异体（种）皮打洞小块自体皮嵌入术；②自体皮与异体皮间隔移植术；③微粒皮片移植术。

（二）术前护理

1. 按外科手术前常规护理。

2. 术前一日洗澡（尤其是手术部位及供皮区的部位要清洗干净）。

3. 术区准备：清洁皮肤，剃除受皮区及邻近毛发，清洁创面周围皮肤。用松节油擦去创面周围正常皮肤上污垢或胶布痕迹。面部不剃眉毛。四肢手术，须剪短指（趾）甲。

4. 供区准备：手术当日术区备皮，取头皮者剃头，取上臂内侧、胸侧皮肤者剃去腋毛，取腹部者剃去会阴部毛发。注意备皮时勿剃破皮肤，并用温水清洗。并观察皮肤表面有无皮炎、疖痈等，嘱患者保护好，避免刺伤、擦伤，禁止在此处做皮试及静脉穿刺等操作。

5. 全麻、腰麻术前 12 小时禁食禁水，婴幼儿术前 6~8 小时禁食禁水，必要时术前 4 小时可进少量糖水。会阴、肛门手术者于术前 1 天进无渣全流食。术前晚肥皂水清洁灌肠，术前再次用清水灌肠，必要时留置导尿。

（三）术后护理

1. 按外科手术及麻醉后常规护理。

2. 植皮肢体应抬高制动，抬高肢体时应高于心脏水平面，以减轻肿胀。

3. 四肢手术要观察指（趾）端颜色、温度、血液循环及毛细血管充盈反应；植皮肢体近心端严禁测血压、扎止血带、扎约束带。

4. 观察包扎外敷料完整性及渗血渗液情况，如外敷料有渗血、渗液时可用笔作上标记，渗血范围不断扩大，应报告医师，必要时予以止血。

5. 对口周手术及难插管的患者,严密观察呼吸及呕吐情况,防止喉头水肿或呕吐而导致窒息。口周植皮手术应避免患者吮吸,用针筒慢慢注入食物,必要时可予鼻饲。

6. 面颈部包扎者,应注意观察呼吸,做好口腔护理,并备好吸引器。

7. 遵医嘱给予抗生素预防感染。

8. 帮助患者翻身时,不可拖拉植皮肢体,防止皮片滑动移位。

9. 植皮的体位:

(1)颈项部:宜采取中立位和轻度过伸位。颈部必须制动,直到植皮存活,可用石膏或颈托固定。

(2)肩部:肩关节应外展90°,向前伸10°。上肢稍抬高,以防肩关节向前脱位。肩部植皮时宜用枕头或海绵垫让患者健侧卧位,患侧的上肢用支撑架托起。

(3)肘部:呈伸直、后旋位用石膏托或夹板固定在屈侧面;若在伸侧面上植皮,则宜采用轻度伸展和略微屈曲的体位,石膏托仍放置在屈侧。

(4)腕部:腕部位置要求兼顾到植皮和关节活动。植皮早期宜采用伸展体位;当皮片黏附后可采用中间位;若植皮部位需要轻度屈曲者,则3d后更换伸展位。

(5)手:手背植皮时,宜固定于掌屈位;手掌植皮时,宜置背伸位。

(6)髋:髋关节宜外展10°~15°,以防髋关节向外脱出或半脱位。

(7)膝:保持在微屈的伸直位。

(8)踝:踝关节必须固定于90°,平卧位时两足置于"撑脚板"上,俯卧位时应将小腿垫高,足悬高,或用石膏托固定,以防足下垂。

10. 下肢植皮术一般在术后2~3周创面愈合后方能下地行走,并穿弹力袜或打弹力绷带,以防创面出血、起水疱。

(四)供皮区护理

1. 供皮区如有渗血、渗液,可去掉部分外层纱布,再添加无菌敷料,用绷带重新加压包扎。

2. 躯干、四肢供皮区一般术后一周采用半暴露,头部供皮区术后3d采用半暴露,刚打开敷料后用烤灯照射促进创面干燥。

3. 供皮区有臭味、分泌物多、疼痛时,须及时换药控制,尽早采用半暴露。

4. 中厚皮供皮区,愈合后常有不同程度瘢痕增生,须用弹力绷带压迫包扎半年到一年。

5. 大腿供皮区早期禁止下床活动,以防创面出血,应卧床休息至创面愈合。

二、双腿皮瓣修复术护理

(一)术前护理

1. 按外科手术前常规护理。

2. 正确评估患者的心理状况,介绍此手术的优点和远期效果,帮助其树立治疗信心。

3. 皮肤护理

(1)皮肤缺损区:术前加强换药,注意有无感染迹象。

(2)供皮区:评估供皮区皮肤有无破损、感染、肢体循环障碍等,禁止穿刺、输液等有创操作,术晨备皮,避免损伤皮肤。

4. 体位训练:术后应向患者说明肢体固定的重要性,术前3d开始训练,每天3~4次,每次 30~60 分钟。如让患者模拟"跷二郎腿",并训练用此姿势在床上大小便等。

5. 术前指导:教会患者床上大小便与床上使用抬臀法预防压疮等。

（二）术后护理

1. 按外科手术及麻醉后常规护理。

2. 体位护理:如果手术部位需双下肢平行并列摆放者,局部用绷带或石膏固定,保持双小腿间距 10cm 左右,不能过大以防蒂部牵拉,同时在两腿之间夹棉垫防止间距太近使皮瓣折叠;用石膏固定者,按石膏常规护理。双下肢抬高制动,高于心脏 15~20cm,术后第二天开始协助平卧位和健侧卧位交替变换,双腿协调,防止吻合血管扭曲受压;仰卧位时,双小腿垫软枕,架空皮瓣受压处,足后跟部悬空;仰卧位时,臀部、背部垫软枕,保持双下肢与胸腹部在同一纵轴面,并保持肌肉松弛状态,侧卧位时相对体位不舒适,一般每 3h 平卧位,1h 侧卧位。翻身时,密切观察皮瓣的血液循环,如色泽苍白,应立即平卧位并调整支具,检查蒂部是否扭转、受压。卧气垫床,上床栏,指导床上抬臀预防压疮。

3. 血管痉挛的预防

（1）注意保暖,可使用烤灯照射,注意距离（30~50cm）,照射中要经常观察皮瓣的颜色,以免灼伤。

（2）缓解疼痛:使用镇痛尺评估患者的疼痛情况。

4. 预防感染　按医嘱使用抗生素,局部应保持清洁干燥,防止继发感染。

5. 饮食护理　予富含蛋白、维生素、钙质、高纤维素饮食,加强患者营养,防止便秘。

三、骶尾部皮瓣修复术护理

（一）术前护理

1. 按外科手术前常规护理。

2. 伤口护理　入院后要清创,清除坏死组织,必要时进行分泌物细菌培养。

3. 体位护理　予卧气垫床或翻身床,建立翻身卡。训练患者俯卧位与侧卧位交替。

4. 饮食护理　遵医嘱给予营养药物,改善患者局部和全身营养状况。

5. 术前准备　术前 3 天给予少渣饮食如面条、稀饭等,前 1 天晚给予硫酸镁口服以清洁肠道,术晨给予清洁灌肠,术中给予留置导尿。

（二）术后护理

1. 按外科手术及麻醉后常规护理。

2. 皮瓣的观察与护理　严密观察皮瓣的温度、颜色、毛细血管充盈度等血运情况,术后皮瓣红润、温暖、触压后皮瓣迅速恢复正常颜色,表明皮瓣血运良好;如出现青紫、苍白、肿胀、毛细血管充盈度反应大于 5 秒等,应及时查明原因,采取相应的措施。

3. 按引流管常规护理。

4. 体位的护理　防止皮瓣受压。在继续使用气垫床或翻身床的基础上,保持正确的体位,以俯卧位与侧卧位交替,翻身时避免拖、拉、推等动作。避免平卧位,严禁采用半卧位;建立翻身卡,严格交接班制度,做到每班交班。

5. 饮食护理　术后第 1 天进流质食物如蛋汤、米汤、稀饭等。切记不宜吃牛奶及含油脂较多的汤汁。第 2~3 天可进普食,但不能饱餐。术后 5~7 天,正值切口处线头脱落期,患者不宜多吃含纤维素多的食物。术后 3 天尚无便意者的患者应适当增加一些含植物油脂的食物,如芝麻等,也可晚上睡前用开水冲服少量麻油或蜂蜜。必要时可用开塞露。

6. 皮肤及大小便的护理 每日予全身擦浴 1~2 次,以保持皮肤的清洁,促进血液循环。对于大小便失禁患者使用一次性尿布,肛周使用鞣酸软膏或液体石蜡涂抹,防止肛周皮肤溃烂。

7. 康复指导 卧床期间协助及指导患者行四肢及关节功能训练,对于截瘫完全卧床的患者继续给予床上翻身护理。

四、皮肤软组织扩张器置入术护理

(一)术前护理

1. 按外科手术前常规护理。

2. 术前 1d 嘱患者抗菌皂液洗澡,术晨手术区备皮并用无菌毛巾包扎。

(二)术后护理

1. 扩张器 1 期术后(扩张器植入后):

(1)一般护理 面颈部手术后,患者应保持安静,平卧 3~5 天,严格限制头部活动,防止出血及血肿形成。术后高营养,必要时鼻饲,引流管按常规护理。

(2)扩张囊内注水的护理:①扩张器 1 期手术切口愈合拆线后,每隔 3~7 天向扩张囊内注水 1 次,操作时应严格执行无菌操作,再缓慢推注,边推边观察扩张区皮肤颜色,并注意观察患者反应,如有胀痛、皮肤苍白应停止注射,若反应严重,则少抽回部分液体并观察 30 分钟以防意外,注射后按压针眼 1 分钟,防止外渗。每次注水为 5~20ml。②颈部扩张器注水时,若有多个扩张器需注水应采用单侧交替注水,错开注水时间。

2. 扩张器 2 期术后(扩张器达到预期效果后取出后):

(1)严密观察皮瓣血运 术后 1~2 天最易发生血运障碍,临床上密切观察皮瓣的颜色、肿胀程度。术后面部有轻度肿胀,3 天后逐渐消退,若肿胀进行性加重应及时通知医生处理。

(2)创面渗出情况的观察 术后放置引流管,保持引流通畅并固定妥当,防止出血及血肿形成影响皮瓣的成活。术后限制患者活动,以防过度牵拉造成创口裂开、皮瓣坏死。

(3)加强营养 应给予含有高蛋白、高脂肪、高维生素等营养饮食。

3. 扩张术并发症的观察及护理

(1)血肿:表现为术区明显肿胀,皮肤青紫、颊黏膜发紫(面部为术区者)、肿胀,引流管不通畅,应考虑为血肿;若引流物多、渗出多或患者自感呼吸困难,也应立即报告医生。面部手术眼周有轻度淤血,一般 3 天后渐渐消退,若持续加重也应注意汇报医生。术后应保持引流通畅,一般放置 2~3 天,无血性液体流出或引流液很少再拔除;术区加压包扎。处理为进手术室探查清除血肿。

(2)扩张器外露:原因为扩张囊位于切口下或距切口太近,切口愈合不良而裂开;损伤血管,引起皮肤血运障碍,皮肤坏死;扩张囊未展平;注水过量,压迫表面皮肤,影响了皮肤血液循环;扩张囊位于瘢痕下且位置过浅。

(3)感染:扩张囊周围感染表现为红、肿、热、痛等症状;术后早期感染者,引流液可混浊,培养出细菌,有的患者伴有全身发热。处理为全身应用有效抗生素,将囊内液体更换为抗生素液,外敷抗菌药物,必要时切开引流。约半数以上最终不得不取出扩张囊。

(4)扩张器不扩张:原因为扩张囊术前已破溃;质量不好,扩张过程中某些接口处渗漏;

术中扎破或损伤扩张器;导管折叠,注水受阻;注射壶离囊太近或已移位,注水时扎破囊。

（5）皮瓣坏死。

（6）扩张面积不足;埋置部位不合适;注水过急过快,张力大,应用时回缩较多等,要指导患者经常做面部按摩,提拉周围皮肤等处理。

（三）健康教育

1. 注水后应注意观察　防注水过程中一次注水量过多。如发现扩张皮肤颜色苍白,可用指腹轻按皮肤后立即移开,5秒内不能恢复周围颜色的,即应回抽部分液体。颈部可能因颈动脉窦受压引起恶心、呕吐、面色苍白、血压下降等症状和体征。

2. 疼痛的处理　注水后疼痛多见于头皮、额部和四肢,可转移注意力以缓解,或药物止痛。

3. 正确的体位:宜采取俯卧位,侧卧时可在身前身后都放置厚枕;防止重力作用发生破溃;适当卧床,并注意变化体位,可自制布袋保护,使用弹力绷带等。

4. 扩张皮肤的日常保护:毛囊炎可涂碘酊;面颈部埋置者不宜做剧烈运动;衣着宽大,减少摩擦;夏季防叮咬,冬季防干燥;戒烟。

五、创面负压封闭引流术（VSD）护理

（一）按外科手术前常规护理。

（二）加强卧位护理　患肢用软枕抬高,保持功能位。经常更换患者体位,同时防止VSD装置的引流管被压迫、扭曲、脱出或折叠,如有堵管应及时处理。引流管加强低位引流,避免感染。

（三）VSD有效引流的护理:观察负压源的负压力是否在0.02MPa~0.06MPa、VSD敷料是否塌陷、引流管管型是否存在。

（四）饮食护理　告知和协助患者进高热量、高蛋白、高维生素和高钙食物。

六、环状焦痂切开减压护理

（一）密切观察患肢末梢血运、颜色、温度等,如发现环状焦痂压迫症状,应通知医生作紧急处理,并立即作好切开减压的器械及物品准备,配合医生手术。颈部切痂可与气管切开术同时进行。

（二）大面积环状焦痂切开减压术前,做好输血准备。术后,由于渗血、渗液多,可能会加重休克,应密切观察病情,并根据渗出情况增加输血、输液量。

（三）焦痂切开的创面,容易发生感染。充分止血后,可用异体皮等覆盖创面,再用多层干纱布包扎,以便压迫止血、减少渗出。注意保持外层纱布的清洁、干燥。

（四）环状焦痂切开减压后,即可改善血运和呼吸,术后如仍有压迫症状,可能是切开不够彻底或未按全长切开所致,所以术后仍应观察血运和呼吸,直至肿胀症状完全缓解为止。

七、早期切削痂植皮术护理

（一）术前护理

1. 按外科手术常规护理。

2. 供皮区保持清洁,术晨备皮。

3. 术前 1 天备血,面、颈部、躯干切痂,应建立两路以上静脉通道。

4. 如术中须翻身,可将翻身所需用物及另一张床片一同带入手术室。

(二)术后护理

1. 按外科手术及麻醉后常规护理。

2. 全麻患者、小儿头面颈手术,床旁备吸引器、氧气、拉舌钳、开口器、压舌板。

3. 注意切削痂部位渗血情况,将渗血范围在外层敷料上做好标记,如渗血不断扩大,应立即报告医生,以便及时检查,给予止血。

4. 术后应注意询问是否排尿。尤其是下腹部切削痂患者,会因疼痛而影响排尿、排便,易导致尿潴留和便秘。

5. 躯干切削痂患者,应注意观察有无因敷料包扎过紧,而影响呼吸。

第二节　烧伤创面处理护理常规

一、包扎疗法

利用无菌敷料,使烧伤创面不受外源性细菌侵入,并得到充分引流和保护创面。保持创面温度既有利于细胞生长也能促进 II 期及 III 期创面的愈合。

(一)敷料覆盖范围应超过创缘 5cm。肢体烧伤,尤其是上臂、大腿部烧伤,小儿烧伤,敷料常易筒状脱落,可用少量敷料向邻近关节延伸包扎,绷带包扎应由远端向近端,适当加压包扎。腹股沟和肩部创面可行"8"字形包扎。

(二)保持外层敷料清洁、干燥,防止感染。有高热、疼痛、血象高时,外层敷料虽未见渗透,仍应及时打开敷料,检查创面情况,排除感染。

(三)注意抬高患肢,观察远端末梢血液循环情况,一旦出现指(趾)端青紫、发凉、麻木感时,应拆开包扎绷带,如仍不能缓解,立即汇报医师,及时处理。

(四)双手及关节部位包扎,应注意固定于功能位。各指(趾)间应以敷料分隔包扎,防止粘连形成及指(趾)畸形。

(五)大腿根部、腋下等处的包扎,应将肢体尽量分开,可用支被架,不直接盖被子。

(六)女性患者会阴周围烧伤,可在双大腿上方内侧、肛门周围用油纱保护敷料,做好大小便的护理。小儿可卧"大"字架。同时注意变换体位,避免某些部位创面长期受压而加重感染或引起压疮。

(七)炎热季节应注意防止中暑。

二、半暴露疗法

(一)采用半暴露疗法,纱布必须紧贴创面,期间不留间隙,以免积脓。

(二)经常检查纱布下方有无积脓。有积脓时需及时引流,并更换纱布或调整治疗方案。

(三)供皮区创面采用半暴露疗法时,须去除外层敷料,仅留一层油纱;争取痂下愈合,待创面愈合后可自行脱落。

(四)已溶痂的深度创面,应配合换药清创。

三、暴露疗法

（一）室温应维持在 28~32℃。相对湿度在 50% 上，可使用去湿机。注意通风换气，每日通风 1~2 次，每次 30 分钟。

（二）严格执行消毒隔离制度，严防交叉感染。适当限制探视人员。

（三）创面应做到充分暴露，以便定时改变体位，防止创面持续受压，保持会阴部清洁、干燥和充分暴露，以利于大小便护理。颈部应取颈过伸位。

（四）加强创面护理，及时清除创面渗液，IV 期创面可用 2.5% 碘伏涂擦，保持焦痂的干燥、完整，防止细菌及真菌感染。注意保持五官清洁，以免分泌物污染创面；保持创面干燥，及时用无菌敷料或棉签将渗液吸干，必要时用红外线烤灯照射创面。

（五）对暴露的创面肢体适当约束，以防抓伤或擦伤。

（六）对环形烧伤的肢体要观察末梢循环，胸部 IV 期烧伤时，还应注意呼吸情况。

（七）面颈部、口周，关节部位等保痂创面，需适当限制局部活动和运动，防止早期溶痂。

四、湿敷

用吸水性好的纱布，浸入外用生理盐水或有抗菌药物的溶液中，取出挤干，先用一层湿纱布平铺于创面上，然后再覆盖数层松散的湿纱布，外层用干纱布覆盖，绷带稍加包扎。不宜用过于潮湿的纱布。

（一）注意湿敷时机，在焦痂或痂皮未分离时，切忌大面积使用。

（二）根据创面感染程度，决定湿敷次数。感染较重，应每天湿敷 2~4 次。感染控制后如为 III 期创面，可改用半暴露疗法。

（三）肉芽创面，应争取尽早植皮（自、异体或异种皮），不宜太长时间使用湿敷，以免肉芽创面水肿苍老，一般术前 1~2 天使用即可。面积大的湿敷，全身反应严重，常引起寒战、高热等全身感染症状。更换湿敷敷料次数也不宜太少，不得少于每天 2 次。

（四）湿敷溶液的选择

1. 水肿肉芽创面，可用 3% 高渗盐水。

2. 感染创面，需根据创面脓性渗出液性质、细菌及药敏试验结果选用抗生素溶液。

3. 采用抗生素溶液湿敷时，在创面上覆盖 1~2 层浸有药液的纱布即可。

五、水疗

（一）初次水疗时，应做好解释工作。

（二）水疗时间视创面及患者耐受情况而定，一般 20~30 分钟。后期残余创面，时间可延长至 1 小时。大面积烧伤，首次时间宜短，一般 15~30 分钟。水温 38~40℃（患者在治疗前先测量体温，针对患者的病情需要、对冷热及个体差异可设定不同的水温，一般全身治疗时比患者当时的体温高 1℃ 左右，局部治疗时比当时体温高 2℃）。

（三）水疗前，需测量患者 Bp、P、R。揭除外层敷料，嘱其排空大小便，避免空腹。

（四）水疗中，如患者出现面色苍白、心慌、出冷汗、脉搏细弱等虚脱表现，应立即停止水疗，并给予相应处理。

（五）颜面、头部烧伤患者，应先清洗颜面，然后清洗躯干、肢体、会阴、肛周，以免污水污染颜面。有气管切开患者，应防止污水流入气管引起肺部感染。

（六）洗净无痂创面，再剪除部分分离的焦痂。

（七）供皮区内层敷料或油纱与创面粘贴紧密时，在水中不要强行揭除。水疗后可行半暴露，用烤灯烤干。

（八）注意保暖，水疗时注意室温。

（九）有静脉输液时，应妥善保护局部，防止污水浸湿。

第三节 烧伤常见并发症护理常规

一、消化道应激性溃疡

（一）急性溃疡出血患者，应绝对卧床休息，同时做好心理护理。

（二）严密观察并正确记录生命体征与尿量。

（三）给予流质或禁食。

（四）正确记录呕血、便血的量、色泽、性质和出血时间，并保留标本做检验。

（五）遵医嘱给予胃黏膜保护剂。

二、高热

（一）小儿高热

小儿体温调节中枢发育不成熟，体表面积与体重之比较成人大，皮下脂肪少，发汗功能不健全，故环境温度的高低对于小儿影响较大，过热容易使小儿体温过高，夏季高温或暴露疗法时保温过热都可引起小儿高热、惊厥。

1. 原因 创面感染、全身性感染、创面包扎过厚、环境温度过高、换药后毒素吸收、合并有肺部感染、合并颅脑损伤、输液、输血反应、脱水热、药物热等。

2. 护理

（1）去除病因。

（2）物理降温，高热伴寒战时用温热毛巾擦洗，可采用冷敷、冰袋降温（置于颈下、额头、腋下、腹股沟或后背）或用20%~30%酒精擦浴至皮肤发红。

（3）遵医嘱给予药物降温，可给予美林、泰诺林、小儿退热栓等退烧药，使用药物时应谨防出汗过多引起虚脱，出汗时及时给予温水擦拭，更换衣物，注意保暖。

（4）小儿高热易发生惊厥，必要时可给予镇静剂。

（5）增加营养，给予高蛋白、高维生素饮食，如温热的牛奶、果汁、蒸蛋等，以清淡、易消化、易吸收为准。

（6）采取措施后及时监测体温，准确记录动态变化。

（二）成人高热

1. 安排患者卧床休息，密切观察体温、脉搏、呼吸变化，体温在38.6℃以上，应每4小时测1次体温，体温小于37.6℃时，每天4次，直至恢复正常体温。

2. 注意观察发热特点及伴随症状，给予物理降温或遵医嘱给药。出现抽搐及时处置。

在患者大量出汗、退热时,应密切观察有无虚脱现象。

3. 根据医嘱给予高热量半流质饮食,鼓励多进食、多吃水果、多饮水,保持大便通畅,保证液体入量达 3000ml/d。

4. 加强口腔护理,酌情每天 2~3 次,饮食前后漱口,注意保持皮肤清洁、干燥。

三、感染

包括创面感染、医源性(包括导管)感染、呼吸道感染、肠源性感染与泌尿系感染等。

(一)预防

1. 早期行清创术,注意无菌操作,落实消毒隔离措施,加强病区环境控制管理。

2. 营养:在营养不良的情况下易感染,根据患者检验指标给予静脉和胃肠道的高营养。

3. 预防性合理应用抗生素,严格按照抗生素的半衰期给药。

4. 积极治疗创面,预防感染。

(二)护理

1. 严格落实手卫生,做好消毒隔离监督工作。

2. 对于气管切开患者,按气管切开常规护理。

3. 加强基础护理,做好长期卧床并发症的防范护理。

第四节　翻身床使用护理常规

一、护理

(一)仔细检查翻身床是否部件齐全、安全好用,尤其是床片撑脚、转盘轴心及其弹簧保险,确保各部件性能良好,并备护身带或专用绳等。

(二)准备好翻身时用的大孔海绵垫及消毒治疗巾或无菌敷料等。

(三)向患者及家属预先说明翻身的意义和方法及安全性,取得合作。

(四)骶尾部、足跟、枕部、髋关节等骨突部位保护好,用棉垫等悬空,防压疮发生。

(五)创面上铺以消毒治疗巾或无菌敷料,俯卧改仰卧时,在腰上及臀部两侧垫无菌敷料各一块,腰上为长条形,臀部两侧为长方形,特别消瘦者可于脊柱两侧垫长条形无菌敷料各一块。而仰卧改俯卧时,于肩锁部、腹股沟部及腹部、额头各垫一块制式敷料,其上再放置大孔海绵垫。

(六)放置床片,床片的便孔对好患者的会阴部;无论仰卧或俯卧均要按上下两节分铺,留出会阴部分,便于大小便。

(七)旋紧床片固定螺丝,使上下床片合拢。床片之间的压力适中,不宜过紧或过松。

(八)用护身带或翻身床专用绳将床片及患者固定,压力适宜,以防患者滑动或坠床等。

(九)移除翻身床的附件及杂物、便盆、便壶等,以免妨碍翻身。

(十)放开撑脚,拔去转盘上安全弹簧,由两人于翻身床两头均匀转动床轴 180° 即可。

(十一)翻身后立即按紧安全弹簧,固定撑脚后方可拧松床片螺丝。

(十二)妥善固定四肢,放于功能位并适当约束,充分暴露创面,防止坠床。

二、注意事项

（一）休克期最初 48 小时内，呼吸道烧伤、心力衰竭、全身极度水肿以及使用冬眠药物者，禁忌翻身。

（二）初次俯卧时间不宜过长，严重烧伤患者、面颈部有烧伤伴严重水肿、怀疑有吸入性损伤而未做气管切开的患者，第一次翻身俯卧一般以 30 分钟为限，经观察 2~3 次，逐渐适应才可酌情增加俯卧时间。医护人员需守在旁边，严密观察呼吸、脉搏及有无异常情况发生，严防喉头水肿致窒息或是已行气管切开患者的套管脱落等意外发生。

（三）病情危重、神志昏迷者，尽量不予翻身，以便观察病情，及时抢救。腹胀及有严重胃扩张者，翻身俯卧时间不宜过长。

（四）俯卧时头部靠额部的一条布带承受，头带位置必须适当，太靠前头部易滑脱致气道受阻，太靠后容易损伤眼睛。

（五）翻身床较窄，患者有精神症状或不合作时应注意固定、约束四肢，防止坠床。

（六）翻身时注意勿使静脉输液管拉脱或阻塞。

（七）翻身床压力的重新分配并不充分，体表突出部分仍然持续受压过大，骨突处注意用棉垫或海绵垫减压，以防发生压疮。

（八）海绵床垫容易窝藏细菌，必须定时更换。

第五节　悬浮床使用护理常规

（一）严密观察呼吸　观察患者呼吸时胸廓起伏的幅度，有无焦痂限制呼吸，认真观察患者呼吸的深浅度、频率、节律及方式，警惕呼吸衰竭的发生。

（二）加强翻身、拍背　由于悬浮状态难以产生足够的反作用力，患者可能不能做有效的咳嗽运动，这就必须做好防止呼吸管道被堵塞的物理治疗，如定期的翻身、拍背。

（三）加强气道管理，防止肺部感染　指导患者进行有效的咳嗽，协助患者侧身拍背，行体位引流排痰，持续 30 分钟，每天 2 次；气管切开造口置管者按常规护理。

（四）预防误吸　头偏一侧，气管切开或插管的危重患者，应采用带气囊的气管套管，并经常检查气囊有无漏气，防止呕吐物等误吸。

（五）准确记录出入量：卧悬浮床的患者休克期的水分补充应该增加，休克期后的水分补充同样需要增加。

（六）严密观察创面渗液情况，防止大出血：密切观察有无新鲜渗血，防止大出血的发生。

（七）做好心理支持：尽量减少对患者的不良刺激，做好心理安慰，必要时使用镇静剂。

（八）适当增加翻身次数，减少肌肉疲劳。

（九）卧悬浮床的患者测腋温易受床温、创面渗液等环境因素的影响，而测肛温影响较小，准确性较高。

（十）滤单上禁止使用尖锐物品，经常检查滤单是否破损。

（十一）对于烧伤患者不能直接将患者置于滤单上，要垫以清洁床单、无菌敷料，并且做好勤换床单、滤单，保持干燥、清洁。

（十二）每周要清洁舱底，每年要加入新的微颗粒，每半年要把颗粒全部清理一次，舱底用加入甲醇的酒精清洗一次。

（十三）在转移患者时悬浮床不能处于悬浮状态。

（十四）更换患者时微颗粒要流体化 24 小时，避免交叉感染。

第六节　特殊原因和特殊部位烧伤护理常规

一、化学烧伤

（一）迅速脱去被化学物质浸渍和污染的衣物，如是生石灰，要先擦去表面的生石灰粉。

（二）立即用大量流动水持续冲洗，一般持续 30 分钟以上，以减轻化学物质对皮肤的损伤和毒素的吸收，如患者有头面部烧伤，要首先冲洗眼部。

（三）明确致伤原因，判断化学物质种类，正确使用中和剂。

（四）如误服化学物质，解救时不可立即催吐或洗胃。

（五）吸入性损伤要保持呼吸道通畅，遵医嘱给予雾化吸入，必要时行气管切开。

（六）酸烧伤创面干燥，不可分期的创面，一般采用暴露疗法；碱烧伤创面潮湿，要及早清创。

（七）氢氟酸烧伤具有强烈的腐蚀性。伤后除用大量流动水冲洗外，用 3%~5% 碳酸氢钠溶液湿敷或冲洗 20~30 分钟。就医后静脉注射 10% 葡萄糖酸钙，每天 1~2 次。

（八）酚类化学物质同样具有强烈腐蚀性，经皮肤吸收后可引起全身性中毒，造成严重溶血，故应及时处理，除用大量流动水冲洗外，可用 50% 酒精湿敷。

二、电击伤

电击伤是指人体与电源直接接触后电流进入人体，电在人体内转变为热能而造成大量的深部组织如肌肉、神经、血管、骨骼等坏死。在人体体表上有进口创面和出口创面。

（一）休克期护理　观察同一般烧伤。对严重电击伤患者，休克期尿量要求大于 30~50ml/h，并严密观察肌红蛋白、血红蛋白尿，发现尿量、尿色异常应及时通知医师处理，避免引起急性肾衰竭。

（二）严密观察电击伤后继发性出血

1. 床边备止血带、立灯、大纱布包、手术止血包及消毒手套。

2. 加强巡视，特别是患者用力、哭叫、屏气时容易出血，更应严密观察。

3. 电击伤肢体必须制动，搬动患者时要平行移动，防止因外力引起的出血。及时有效的预防便秘，并告知患者避免较大的情绪波动。

4. 大出血急救

（1）立即局部加压包扎、填塞、沙袋压迫止血。迅速通知医生查看。

（2）四肢出血时，如为动脉出血，可使用粗止血带捆扎近心端，每小时放松 1~2 分钟。

（3）暂时性止血措施未能奏效时，应打开包扎创面，清除血块，采用电凝，血管结扎等方法彻底止血。

（4）根据临床表现和血红蛋白水平，遵医嘱补充血制品。

（5）积极查找出血原因，进行相应处理。

（6）留专人陪护并加强巡视，及时观察病情变化，准确、及时记录与交班。

（三）严密观察受伤肢体远端的血液循环，并抬高患肢。应通知医师早期行焦痂和筋膜切开术，恢复肢体的血液供应。

（四）严密观察神经系统并发症

1. 对电击伤伴有短暂昏迷史的患者，临床应严密观察生命体征，观察有无脑水肿、脑出血及脑膨出的征象。

2. 观察有无周围神经（正中神经、桡神经、尺神经）的损伤，以便通知医师及早诊断处理。

（五）防止厌氧菌感染，受伤后应常规注射破伤风抗毒素和类毒素，及长期的大剂量青霉素应用，应用前应进行药物过敏试验。

（六）按围术期常规护理。

三、手部热压伤

（一）做好心理护理，并向患者解释疾病的治疗康复过程，以得到患者的配合。

（二）烧伤创面应予暴露在干热的环境中，利于观察局部肿胀、渗出和肢端循环充盈情况。如肢端冷、充盈差、肿胀严重者，应汇报医师予切开减压。

（三）抬高患肢，及时吸干暴露创面渗液，保持干燥，防止感染。

（四）遵医嘱按时正确使用药物。

（五）对于行高压氧治疗的患者，做好高压氧治疗的常规护理。

（六）手术护理

1. 按烧伤术前一般常规护理。

2. 根据损伤范围及手术方案做好手术野及供皮区皮肤准备。

3. 术后肢体固定制动、抬高，术区敷料如有渗出时，应通知医师及时寻找原因及更换敷料；如做带蒂皮瓣，术后应严密观察肢端及皮瓣温度、色泽、肿胀程度、毛细血管充盈时间等血液循环情况，如有血运障碍应及时报告医师处理。

（七）创面愈合后应注意局部清洁，及时清除脱屑、痂皮，避免继发感染，并在医师、护士指导下进行手各关节的功能锻炼。

四、吸入性损伤

（一）严密观察，防止窒息　轻度的呼吸道烧伤，保持鼻腔、口腔清洁；中、重度呼吸道烧伤的患者，需作气管切开术。对未行气管切开术的患者要严密观察其有无呼吸困难，争取早发现，早处理。

（二）按气管切开常规护理。

（三）加强心理护理，指导并鼓励咳嗽，深呼吸及帮助翻身。

（四）正确掌握补液量、防止肺水肿　应根据医嘱合理安排液体的输入量，并力求输液速度均匀，尿量 20~30ml/h 即可。如有肺水肿表现应进一步控制晶体输液量，适当增加胶体量。

（五）减少氧耗量　患者烦躁、躁动，会增加缺氧，在容量补足的前提下可采用人工冬眠，结合物理降温，予以镇静，以减少氧耗。

（六）给氧　鼻导管给氧 3~5L/min。在整个呼吸道烧伤护理工作中，要注意增加通气量，排除蓄积的二氧化碳。要注意观察缺氧及二氧化碳过多的临床表现，及时处理。

（七）呼吸机使用　按机械通气常规护理。

五、特殊部位烧伤

（一）头面部烧伤

1. 头皮烧伤

（1）剃净烧伤部位及其周围的头发，使之不与渗出物黏着。保持创面清洁、干燥。

（2）烧伤部位应避免长期受压，特别是枕后，要定时改变头部位置或置放软枕，避免产生压疮。休克期过后可抬高床头 10°~15°。

（3）头皮焦痂自溶或受压部位潮湿尚未成痂者，每日可用 1∶2000 氯己定（氯己定）溶液清洗，以清除脓液。

（4）电击伤导致颅骨坏死、缺损的患者，除要求保持创面周围清洁、局部制动外，还需观察患者的神经、精神症状。

2. 面部烧伤

（1）严密观察生命体征，严重头面部烧伤的患者注意高热、呕吐、脑水肿、急性胃扩张等并发症的观察，必要时在伤后 48 小时内禁食。

（2）头面部烧伤合并吸入性损伤的患者，应注意呼吸道通畅，床边应备气管切开包。48小时后在生命体征稳定的情况下可抬高床头或半坐卧位，以利于水肿消退。

（3）面部烧伤早期可暴露疗法，同时有颈部烧伤时，颈部应予以过伸位，充分暴露颈部创面。

（4）保持面部创面清洁干燥。烧伤部位波及头发或接近发际者，头发应剃净。

（5）眼部护理：①眼睑烧伤水肿严重使睑结膜水肿，轻度外翻不能回纳时，可用抗生素眼膏或生理盐水湿纱布覆盖保护，严重时应通知医师作早期眼睑焦痂切开减压。俯卧位时眼部可暂时稍微加压包扎。②及时清除眼周围创面的渗出物及眼分泌物，按医嘱正确使用各种眼药水、眼药膏。③眼睑烧伤角膜暴露者，除经常涂抗生素眼膏防止干燥外，还应用小块双层油纱布遮盖，防止异物落入。④结膜深度烧伤时，应注意防止睑球粘连，用消毒玻璃棒分离结膜囊每天 2~3 次。⑤为防止角膜烧伤后虹膜粘连，用 1% 阿托品眼液扩瞳，每天3 次。

（6）外耳的护理：①避免外耳受压：仰卧时脑后用软枕，使耳廓悬空。侧卧时睡有孔软枕。②保持外耳创面清洁干燥，及时用无菌干棉签清除耳廓内的分泌物。③外耳道烧伤时要保持外耳道引流通畅，每日可先用 3% 过氧化氢溶液冲洗，轻轻拭干，必要时置纱条引流。

（7）口鼻腔护理：①保持鼻腔清洁，去除鼻腔尘埃及痂皮，有分泌液流出时，应及时用棉签吸干，过多时可用吸引器轻轻吸出。②伴有口唇及口腔黏膜烧伤时，要保持唇周局部创面干燥及口唇湿润（用冷开水棉球湿润），进餐宜用小汤匙防止损伤唇周创面，同时防止食物残渣污染创面。每次进食后需行口腔护理。③经常观察口腔黏膜的情况，有溃疡、真菌生长时可局部涂药或作口腔喷雾。④饮食以软食为主，面部植皮早期的患者应给予鼻饲流质。

（二）手烧伤

1. 修剪指甲，清洗创面周围正常皮肤，清创时注意清除皮肤皱褶中的污物。

2. 早期应把手的姿势维持腕关节功能位置,掌指关节屈曲,指间关节伸直以及对掌的位置。

3. 抬高患肢,一般手要高过肘,肘要高过肩。

4. 前臂特别是腕部有环形缩窄性深度烧伤时,严密观察肢端血液循环,血运受影响时应及时通知医师行焦痴切开减压。

5. 行手部手术时做好术前常规护理。

6. 术后手包扎时,需观察植皮区及供皮区包扎敷料渗血情况,观察指端循环充盈情况。

7. 告知患者早期活动的重要性及可能性,鼓励术后2周拆线后做早期活动。

8. 手部植皮后,严禁在患侧近心端测血压、扎止血带。以防皮片下出血,影响皮片成活。

(三)会阴部烧伤

1. 会阴烧伤后应去除阴毛,注意清除皱褶处、凹陷处的污物。

2. 会阴烧伤应行暴露疗法,两大腿外展,充分暴露会阴部创面。

3. 每次便后用氯己定棉球清洁肛周,并保持清洁干燥。

4. 大面积烧伤合并会阴烧伤的患者最好采用翻身床(小儿可卧"大"字架),使会阴暴露并便于大小便护理。

5. 会阴部烧伤伴有外生殖器烧伤时,男性患者早期阴茎及阴囊水肿严重,俯卧时应托起,必要时可用50%硫酸镁湿敷。女性患者注意分开阴唇,保持清洁防止粘连。

6. 会阴烧伤术前除一般烧伤常规护理外,术前应灌肠,留置导尿,从而减少术后大小便污染的机会。

(金小芳　钱火红)

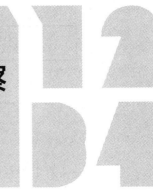

第二十一章 | ICU 重点药物观察处理流程

第一节 血管活性药物

一、常用升压药物观察处理流程

（一）多巴胺注射液

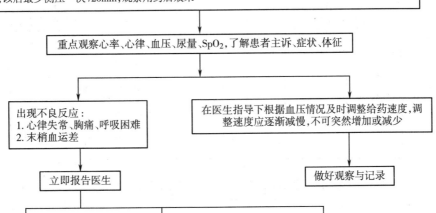

升压药：多巴胺注射液

配伍禁忌：一般不与其他药物配伍，稀释后微量注射泵泵注

药理作用：
1. 小剂量 (0.5 ~2μg/kg · min)：主要作用于多巴胺受体，使肾及肠系膜血管扩张，具有利尿作用
2. 小到中等剂量 (2 ~10μg/kg · min)：激动 β 受体，使心肌收缩力及心输出量增加，收缩压升高
3. 大剂量 (>10μg/kg · min)：激动 α 受体，使周围血管外周阻力增加，血压 (收缩压和舒张压) 升高

用药注意事项：
1. 使用前必须纠正低血容量
2. 遵医嘱配制，异于常规的使用剂量 (60mg/20ml) 及方法应向医生求证后再使用
3. 密切监测血压，尽量给予有创动脉血压监测，无有创血压监测者，使用药物后 5min 测量血压一次，以后最少测压一次 /20min，观察用药后效果

重点观察心率、心律、血压、尿量、SpO₂，了解患者主诉、症状、体征

出现不良反应：
1. 心律失常、胸痛、呼吸困难
2. 末梢血运差

在医生指导下根据血压情况及时调整给药速度，调整速度应逐渐减慢，不可突然增加或减少

立即报告医生

做好观察与记录

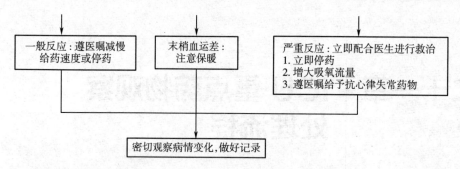

```
┌──────────────────┐  ┌──────────────┐  ┌────────────────────────────┐
│一般反应:遵医嘱减慢 │  │末梢血运差:   │  │严重反应:立即配合医生进行救治  │
│给药速度或停药     │  │注意保暖      │  │1.立即停药                   │
└──────────────────┘  └──────────────┘  │2.增大吸氧流量                │
                                        │3.遵医嘱给予抗心律失常药物     │
                                        └────────────────────────────┘
                  ┌────────────────────────┐
                  │密切观察病情变化,做好记录  │
                  └────────────────────────┘
```

(二)肾上腺素注射液

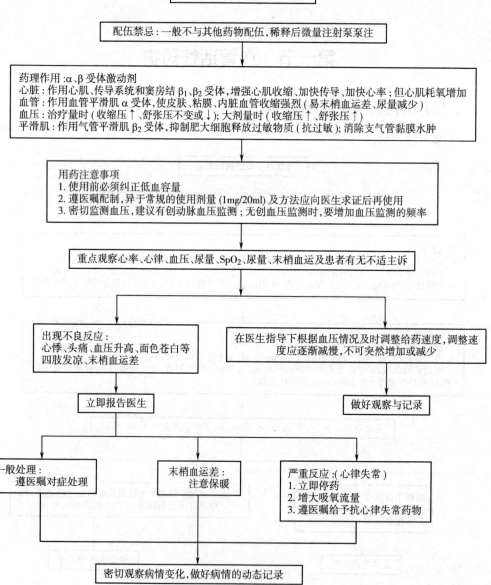

```
┌────────────────────────────┐
│升压药:肾上腺素注射液         │
└────────────────────────────┘

┌──────────────────────────────────────────┐
│配伍禁忌:一般不与其他药物配伍,稀释后微量注射泵泵注 │
└──────────────────────────────────────────┘

┌────────────────────────────────────────────────────────────────────────┐
│药理作用:α、β受体激动剂                                                     │
│心脏:作用心肌、传导系统和窦房结β₁、β₂受体,增强心肌收缩、加快传导、加快心率;但心肌耗氧增加│
│血管:作用血管平滑肌α受体,使皮肤、粘膜、内脏血管收缩强烈(易末梢血运差、尿量减少)         │
│血压:治疗量时(收缩压↑、舒张压不变或↓);大剂量时(收缩压↑、舒张压↑)                   │
│平滑肌:作用气管平滑肌β₂受体,抑制肥大细胞释放过敏物质(抗过敏);消除支气管黏膜水肿          │
└────────────────────────────────────────────────────────────────────────┘

┌────────────────────────────────────────────────────────────────────────┐
│用药注意事项                                                               │
│1.使用前必须纠正低血容量                                                     │
│2.遵医嘱配制,异于常规的使用剂量(1mg/20ml)及方法应向医生求证后再使用              │
│3.密切监测血压,建议有创动脉血压监测;无创血压监测时,要增加血压监测的频率            │
└────────────────────────────────────────────────────────────────────────┘

┌────────────────────────────────────────────────────────────────┐
│重点观察心率、心律、血压、尿量、SpO₂、尿量、末梢血运及患者有无不适主诉  │
└────────────────────────────────────────────────────────────────┘

┌──────────────────────────┐  ┌──────────────────────────────────────┐
│出现不良反应:              │  │在医生指导下根据血压情况及时调整给药速度,调整速│
│心悸、头痛、血压升高、面色苍白等│  │度应逐渐减慢,不可突然增加或减少           │
│四肢发凉、末梢血运差        │  └──────────────────────────────────────┘
└──────────────────────────┘

┌──────────────┐                  ┌──────────────┐
│立即报告医生    │                  │做好观察与记录  │
└──────────────┘                  └──────────────┘

┌──────────────┐  ┌──────────────┐  ┌────────────────────────┐
│一般处理:      │  │末梢血运差:   │  │严重反应:(心律失常)     │
│遵医嘱对症处理  │  │注意保暖      │  │1.立即停药               │
└──────────────┘  └──────────────┘  │2.增大吸氧流量            │
                                    │3.遵医嘱给予抗心律失常药物 │
                                    └────────────────────────┘
          ┌──────────────────────────────┐
          │密切观察病情变化,做好病情的动态记录  │
          └──────────────────────────────┘
```

（三）去甲肾上腺素注射液

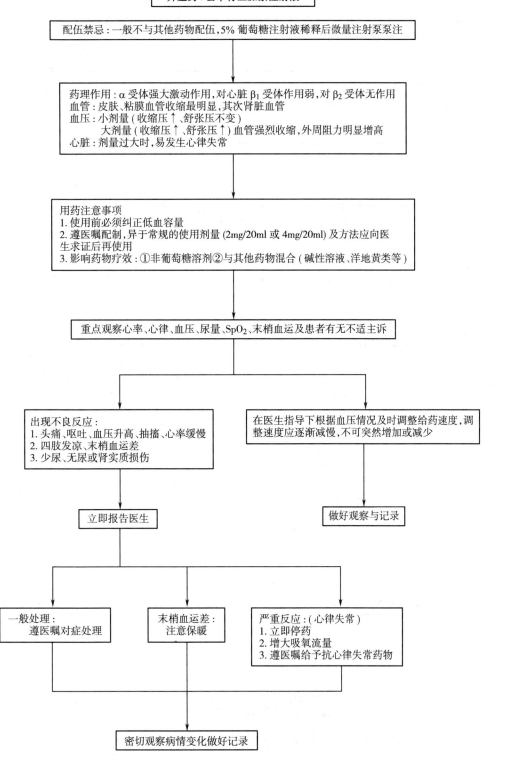

升压药：去甲肾上腺素注射液

配伍禁忌：一般不与其他药物配伍，5%葡萄糖注射液稀释后微量注射泵泵注

药理作用：α受体强大激动作用，对心脏 β_1 受体作用弱，对 β_2 受体无作用
血管：皮肤、粘膜血管收缩最明显，其次肾脏血管
血压：小剂量（收缩压↑、舒张压不变）
　　　大剂量（收缩压↑、舒张压↑）血管强烈收缩，外周阻力明显增高
心脏：剂量过大时，易发生心律失常

用药注意事项
1. 使用前必须纠正低血容量
2. 遵医嘱配制，异于常规的使用剂量（2mg/20ml 或 4mg/20ml）及方法应向医生求证后再使用
3. 影响药物疗效：①非葡萄糖溶剂②与其他药物混合（碱性溶液、洋地黄类等）

重点观察心率、心律、血压、尿量、SpO_2、末梢血运及患者有无不适主诉

出现不良反应：
1. 头痛、呕吐、血压升高、抽搐、心率缓慢
2. 四肢发凉、末梢血运差
3. 少尿、无尿或肾实质损伤

在医生指导下根据血压情况及时调整给药速度，调整速度应逐渐减慢，不可突然增加或减少

立即报告医生

做好观察与记录

一般处理：
遵医嘱对症处理

末梢血运差：
注意保暖

严重反应：（心律失常）
1. 立即停药
2. 增大吸氧流量
3. 遵医嘱给予抗心律失常药物

密切观察病情变化做好记录

（四）垂体后叶素

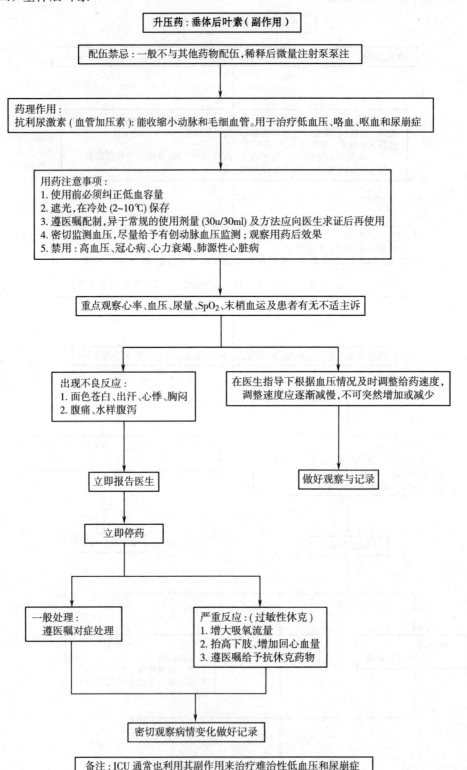

升压药：垂体后叶素（副作用）

配伍禁忌：一般不与其他药物配伍，稀释后微量注射泵泵注

药理作用：
抗利尿激素（血管加压素）：能收缩小动脉和毛细血管。用于治疗低血压、咯血、呕血和尿崩症

用药注意事项：
1. 使用前必须纠正低血容量
2. 遮光，在冷处（2~10℃）保存
3. 遵医嘱配制，异于常规的使用剂量（30u/30ml）及方法应向医生求证后再使用
4. 密切监测血压，尽量给予有创动脉血压监测；观察用药后效果
5. 禁用：高血压、冠心病、心力衰竭、肺源性心脏病

重点观察心率、血压、尿量、SpO_2、末梢血运及患者有无不适主诉

出现不良反应：
1. 面色苍白、出汗、心悸、胸闷
2. 腹痛、水样腹泻

在医生指导下根据血压情况及时调整给药速度，调整速度应逐渐减慢，不可突然增加或减少

立即报告医生

做好观察与记录

立即停药

一般处理：
遵医嘱对症处理

严重反应：（过敏性休克）
1. 增大吸氧流量
2. 抬高下肢、增加回心血量
3. 遵医嘱给予抗休克药物

密切观察病情变化做好记录

备注：ICU通常也利用其副作用来治疗难治性低血压和尿崩症

二、常用降压药物观察处理流程

（一）硝酸甘油注射液

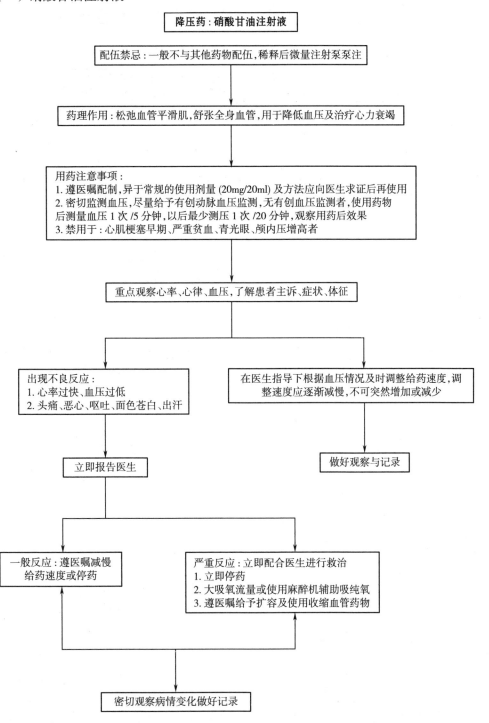

降压药：硝酸甘油注射液

配伍禁忌：一般不与其他药物配伍，稀释后微量注射泵泵注

药理作用：松弛血管平滑肌，舒张全身血管，用于降低血压及治疗心力衰竭

用药注意事项：
1. 遵医嘱配制，异于常规的使用剂量 (20mg/20ml) 及方法应向医生求证后再使用
2. 密切监测血压，尽量给予有创脉血压监测，无有创血压监测者，使用药物后测量血压 1 次 /5 分钟，以后最少测压 1 次 /20 分钟，观察用药后效果
3. 禁用于：心肌梗塞早期、严重贫血、青光眼、颅内压增高者

重点观察心率、心律、血压，了解患者主诉、症状、体征

出现不良反应：
1. 心率过快、血压过低
2. 头痛、恶心、呕吐、面色苍白、出汗

在医生指导下根据血压情况及时调整给药速度，调整速度应逐渐减慢，不可突然增加或减少

立即报告医生

做好观察与记录

一般反应：遵医嘱减慢给药速度或停药

严重反应：立即配合医生进行救治
1. 立即停药
2. 大吸氧流量或使用麻醉机辅助吸纯氧
3. 遵医嘱给予扩容及使用收缩血管药物

密切观察病情变化做好记录

警惕药物过量：过量可引起严重低血压、心动过速、心动过缓、传导阻滞、心悸、循环衰竭导致死亡

（二）盐酸乌拉地尔

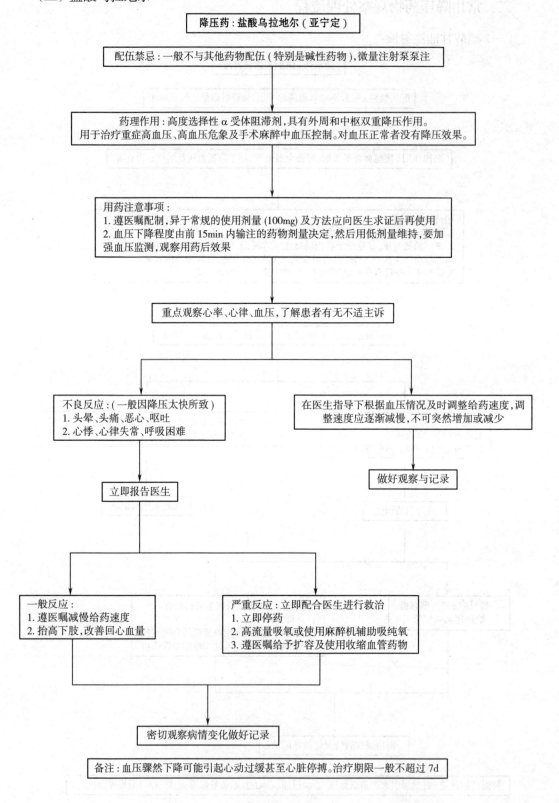

降压药：盐酸乌拉地尔（亚宁定）

配伍禁忌：一般不与其他药物配伍（特别是碱性药物），微量注射泵泵注

药理作用：高度选择性 α 受体阻滞剂，具有外周和中枢双重降压作用。
用于治疗重症高血压、高血压危象及手术麻醉中血压控制。对血压正常者没有降压效果。

用药注意事项：
1. 遵医嘱配制，异于常规的使用剂量（100mg）及方法应向医生求证后再使用
2. 血压下降程度由前 15min 内输注的药物剂量决定，然后用低剂量维持，要加强血压监测，观察用药后效果

重点观察心率、心律、血压，了解患者有无不适主诉

不良反应：（一般因降压太快所致）
1. 头晕、头痛、恶心、呕吐
2. 心悸、心律失常、呼吸困难

在医生指导下根据血压情况及时调整给药速度，调整速度应逐渐减慢，不可突然增加或减少

做好观察与记录

立即报告医生

一般反应：
1. 遵医嘱减慢给药速度
2. 抬高下肢，改善回心血量

严重反应：立即配合医生进行救治
1. 立即停药
2. 高流量吸氧或使用麻醉机辅助吸纯氧
3. 遵医嘱给予扩容及使用收缩血管药物

密切观察病情变化做好记录

备注：血压骤然下降可能引起心动过缓甚至心脏停搏。治疗期限一般不超过 7d

（三）硝普钠

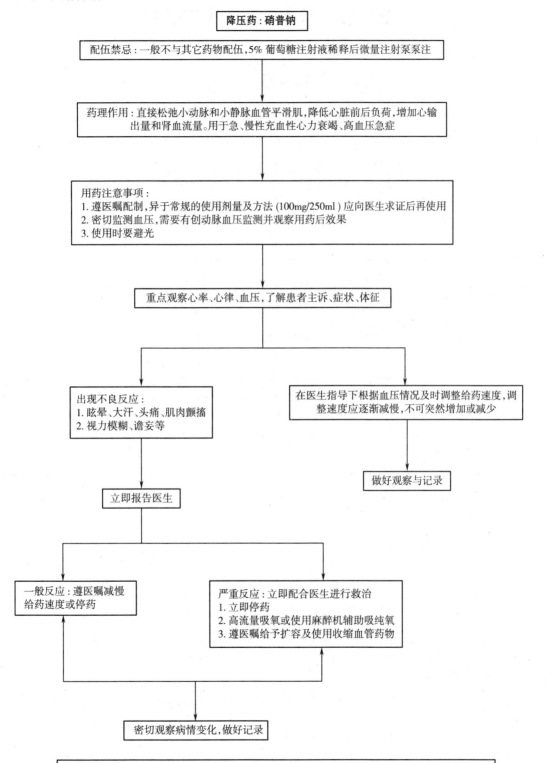

降压药：硝普钠

配伍禁忌：一般不与其它药物配伍，5%葡萄糖注射液稀释后微量注射泵泵注

药理作用：直接松弛小动脉和小静脉血管平滑肌，降低心脏前后负荷，增加心输出量和肾血流量。用于急、慢性充血性心力衰竭、高血压急症

用药注意事项：
1. 遵医嘱配制，异于常规的使用剂量及方法（100mg/250ml）应向医生求证后再使用
2. 密切监测血压，需要有创动脉血压监测并观察用药后效果
3. 使用时要避光

重点观察心率、心律、血压，了解患者主诉、症状、体征

出现不良反应：
1. 眩晕、大汗、头痛、肌肉颤搐
2. 视力模糊、谵妄等

在医生指导下根据血压情况及时调整给药速度，调整速度应逐渐减慢，不可突然增加或减少

做好观察与记录

立即报告医生

一般反应：遵医嘱减慢给药速度或停药

严重反应：立即配合医生进行救治
1. 立即停药
2. 高流量吸氧或使用麻醉机辅助吸纯氧
3. 遵医嘱给予扩容及使用收缩血管药物

密切观察病情变化，做好记录

警惕药物过量：可出现血压过低、神志昏迷、心音遥远、脉搏消失、反射消失、呼吸浅弱、瞳孔散大

第二节　常用抗心律失常药物

（一）胺碘酮注射液

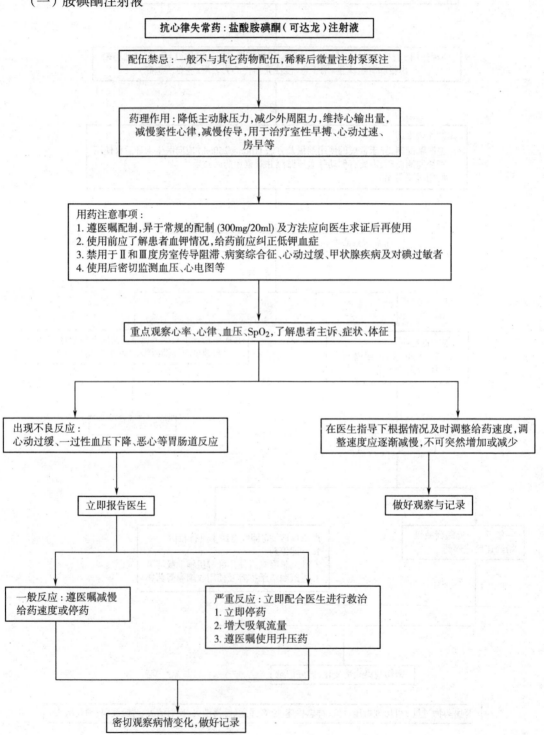

抗心律失常药：盐酸胺碘酮（可达龙）注射液

配伍禁忌：一般不与其它药物配伍，稀释后微量注射泵泵注

药理作用：降低主动脉压力，减少外周阻力，维持心输出量，减慢窦性心律，减慢传导，用于治疗室性早搏、心动过速、房早等

用药注意事项：
1. 遵医嘱配制，异于常规的配制（300mg/20ml）及方法应向医生求证后再使用
2. 使用前应了解患者血钾情况，给药前应纠正低钾血症
3. 禁用于Ⅱ和Ⅲ度房室传导阻滞、病窦综合征、心动过缓、甲状腺疾病及对碘过敏者
4. 使用后密切监测血压、心电图等

重点观察心率、心律、血压、SpO₂，了解患者主诉、症状、体征

出现不良反应：
心动过缓、一过性血压下降、恶心等胃肠道反应

在医生指导下根据情况及时调整给药速度，调整速度应逐渐减慢，不可突然增加或减少

立即报告医生

做好观察与记录

一般反应：遵医嘱减慢给药速度或停药

严重反应：立即配合医生进行救治
1. 立即停药
2. 增大吸氧流量
3. 遵医嘱使用升压药

密切观察病情变化，做好记录

（二）合贝爽注射液

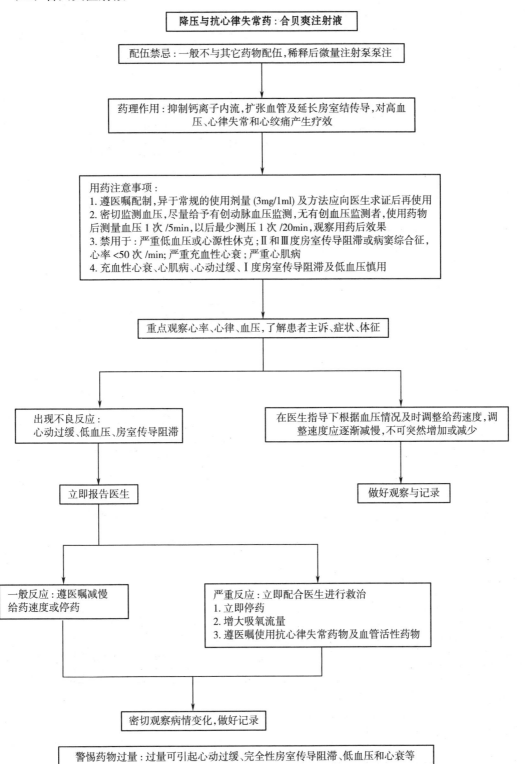

降压与抗心律失常药：合贝爽注射液

配伍禁忌：一般不与其它药物配伍，稀释后微量注射泵泵注

药理作用：抑制钙离子内流，扩张血管及延长房室结传导，对高血压、心律失常和心绞痛产生疗效

用药注意事项：
1. 遵医嘱配制，异于常规的使用剂量(3mg/1ml)及方法应向医生求证后再使用
2. 密切监测血压，尽量给予有创动脉血压监测，无有创血压监测者，使用药物后测量血压1次/5min，以后最少测压1次/20min，观察用药后效果
3. 禁用于：严重低血压或心源性休克；Ⅱ和Ⅲ度房室传导阻滞或病窦综合征，心率<50次/min；严重充血性心衰；严重心肌病
4. 充血性心衰、心肌病、心动过缓、Ⅰ度房室传导阻滞及低血压慎用

重点观察心率、心律、血压，了解患者主诉、症状、体征

出现不良反应：
心动过缓、低血压、房室传导阻滞

在医生指导下根据血压情况及时调整给药速度，调整速度应逐渐减慢，不可突然增加或减少

立即报告医生

做好观察与记录

一般反应：遵医嘱减慢给药速度或停药

严重反应：立即配合医生进行救治
1. 立即停药
2. 增大吸氧流量
3. 遵医嘱使用抗心律失常药物及血管活性药物

密切观察病情变化，做好记录

警惕药物过量：过量可引起心动过缓、完全性房室传导阻滞、低血压和心衰等

（三）盐酸利多卡因

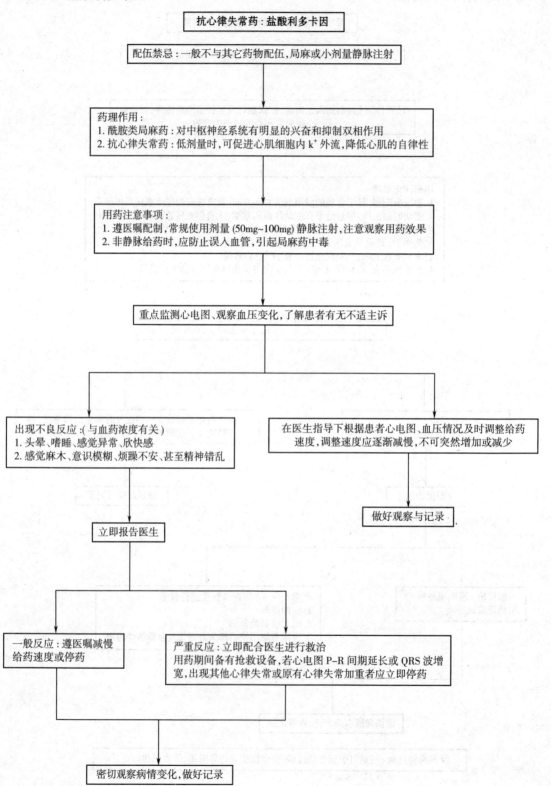

抗心律失常药：盐酸利多卡因

配伍禁忌：一般不与其它药物配伍，局麻或小剂量静脉注射

药理作用：
1. 酰胺类局麻药：对中枢神经系统有明显的兴奋和抑制双相作用
2. 抗心律失常药：低剂量时，可促进心肌细胞内 k⁺ 外流，降低心肌的自律性

用药注意事项：
1. 遵医嘱配制，常规使用剂量 (50mg~100mg) 静脉注射，注意观察用药效果
2. 非静脉给药时，应防止误入血管，引起局麻药中毒

重点监测心电图、观察血压变化，了解患者有无不适主诉

出现不良反应：(与血药浓度有关)
1. 头晕、嗜睡、感觉异常、欣快感
2. 感觉麻木、意识模糊、烦躁不安、甚至精神错乱

在医生指导下根据患者心电图、血压情况及时调整给药速度，调整速度应逐渐减慢，不可突然增加或减少

做好观察与记录

立即报告医生

一般反应：遵医嘱减慢给药速度或停药

严重反应：立即配合医生进行救治
用药期间备有抢救设备，若心电图 P-R 间期延长或 QRS 波增宽，出现其他心律失常或原有心律失常加重者应立即停药

密切观察病情变化，做好记录

（四）普罗帕酮

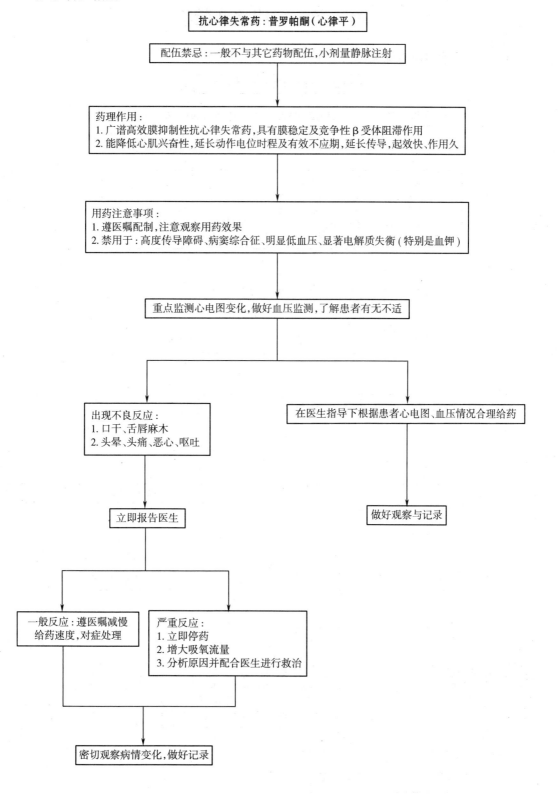

第三节 常用强心药物

（一）毛花苷丙使用观察处理流程图

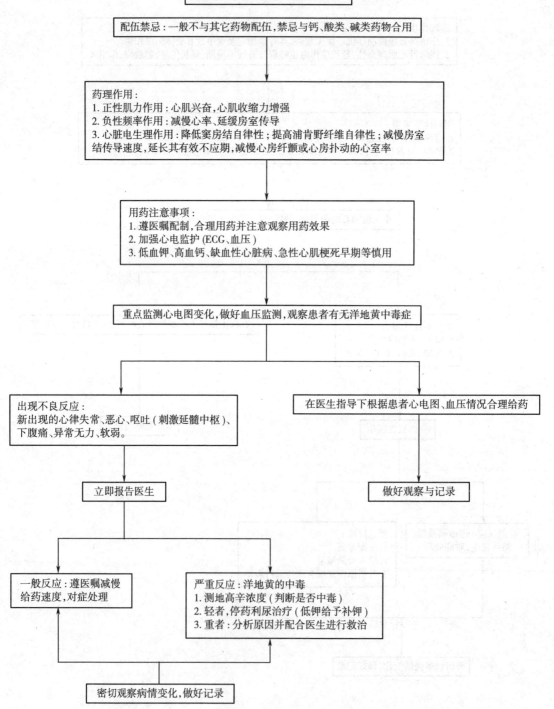

强心药：去乙酰毛花苷（西地兰）

配伍禁忌：一般不与其它药物配伍，禁忌与钙、酸类、碱类药物合用

药理作用：
1. 正性肌力作用：心肌兴奋，心肌收缩力增强
2. 负性频率作用：减慢心率、延缓房室传导
3. 心脏电生理作用：降低窦房结自律性；提高浦肯野纤维自律性；减慢房室结传导速度，延长其有效不应期，减慢心房纤颤或心房扑动的心室率

用药注意事项：
1. 遵医嘱配制，合理用药并注意观察用药效果
2. 加强心电监护（ECG、血压）
3. 低血钾、高血钙、缺血性心脏病、急性心肌梗死早期等慎用

重点监测心电图变化，做好血压监测，观察患者有无洋地黄中毒症

出现不良反应：
新出现的心律失常、恶心、呕吐（刺激延髓中枢）、下腹痛、异常无力、软弱。

在医生指导下根据患者心电图、血压情况合理给药

立即报告医生

做好观察与记录

一般反应：遵医嘱减慢给药速度，对症处理

严重反应：洋地黄的中毒
1. 测地高辛浓度（判断是否中毒）
2. 轻者，停药利尿治疗（低钾给予补钾）
3. 重者：分析原因并配合医生进行救治

密切观察病情变化，做好记录

（二）米力农使用观察处理流程图

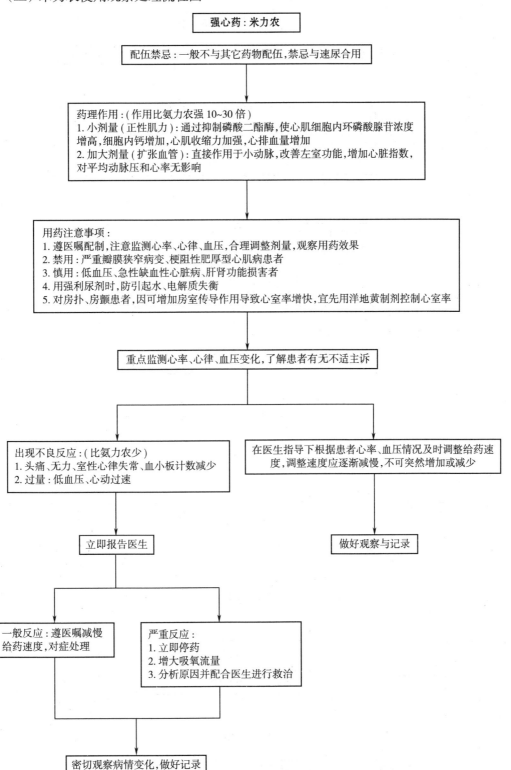

强心药：米力农

配伍禁忌：一般不与其它药物配伍，禁忌与速尿合用

药理作用：（作用比氨力农强10~30倍）
1. 小剂量（正性肌力）：通过抑制磷酸二酯酶，使心肌细胞内环磷酸腺苷浓度增高，细胞内钙增加，心肌收缩力加强，心排血量增加
2. 加大剂量（扩张血管）：直接作用于小动脉，改善左室功能，增加心脏指数，对平均动脉压和心率无影响

用药注意事项：
1. 遵医嘱配制，注意监测心率、心律、血压，合理调整剂量，观察用药效果
2. 禁用：严重瓣膜狭窄病变、梗阻性肥厚型心肌病患者
3. 慎用：低血压、急性缺血性心脏病、肝肾功能损害者
4. 用强利尿剂时，防引起水、电解质失衡
5. 对房扑、房颤患者，因可增加房室传导作用导致心室率增快，宜先用洋地黄制剂控制心室率

重点监测心率、心律、血压变化，了解患者有无不适主诉

出现不良反应：（比氨力农少）
1. 头痛、无力、室性心律失常、血小板计数减少
2. 过量：低血压、心动过速

在医生指导下根据患者心率、血压情况及时调整给药速度，调整速度应逐渐减慢，不可突然增加或减少

立即报告医生

做好观察与记录

一般反应：遵医嘱减慢给药速度，对症处理

严重反应：
1. 立即停药
2. 增大吸氧流量
3. 分析原因并配合医生进行救治

密切观察病情变化，做好记录

（三）氨力农使用观察处理流程图

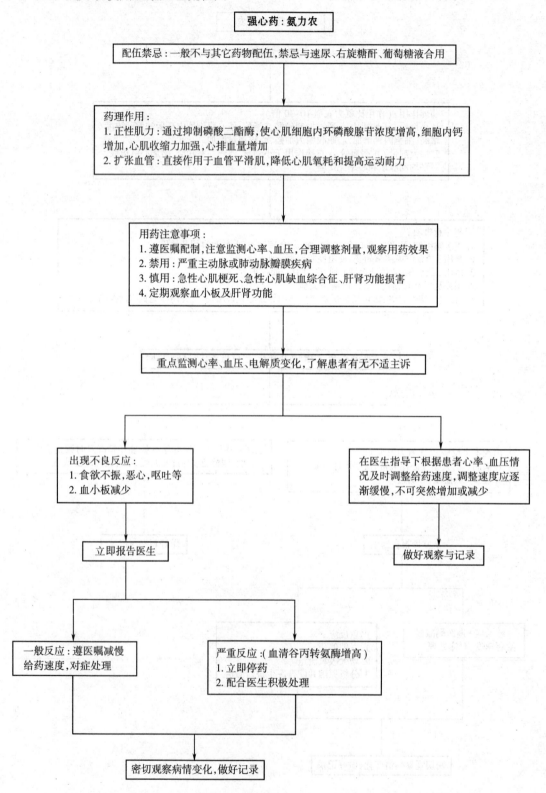

强心药：氨力农

配伍禁忌：一般不与其它药物配伍，禁忌与速尿、右旋糖酐、葡萄糖液合用

药理作用：
1. 正性肌力：通过抑制磷酸二酯酶，使心肌细胞内环磷酸腺苷浓度增高，细胞内钙增加，心肌收缩力加强，心排血量增加
2. 扩张血管：直接作用于血管平滑肌，降低心肌氧耗和提高运动耐力

用药注意事项：
1. 遵医嘱配制，注意监测心率、血压，合理调整剂量，观察用药效果
2. 禁用：严重主动脉或肺动脉瓣膜疾病
3. 慎用：急性心肌梗死、急性心肌缺血综合征、肝肾功能损害
4. 定期观察血小板及肝肾功能

重点监测心率、血压、电解质变化，了解患者有无不适主诉

出现不良反应：
1. 食欲不振，恶心，呕吐等
2. 血小板减少

在医生指导下根据患者心率、血压情况及时调整给药速度，调整速度应逐渐缓慢，不可突然增加或减少

立即报告医生

做好观察与记录

一般反应：遵医嘱减慢给药速度，对症处理

严重反应：（血清谷丙转氨酶增高）
1. 立即停药
2. 配合医生积极处理

密切观察病情变化，做好记录

第四节　常用抗凝药物

（一）肝素使用观察处理流程图
（二）低分子普通肝素／钙注射液使用观察流程图

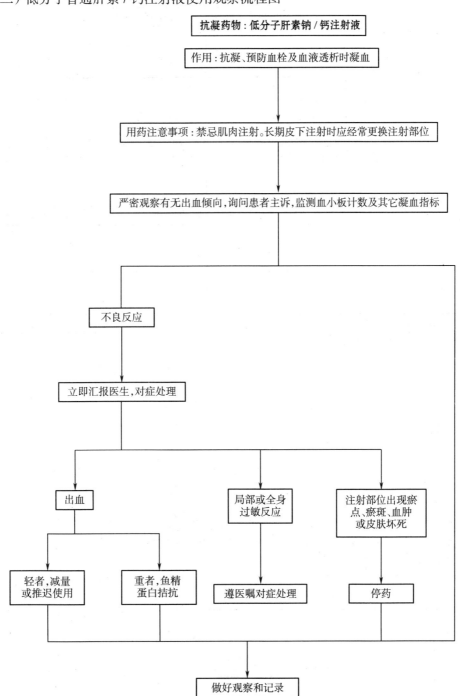

第五节　常用降血糖药物

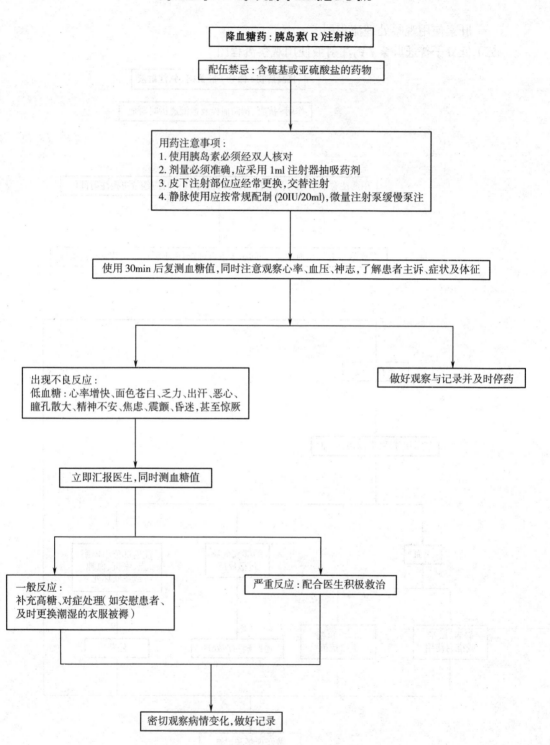

降血糖药：胰岛素(R)注射液

配伍禁忌：含硫基或亚硫酸盐的药物

用药注意事项：
1. 使用胰岛素必须经双人核对
2. 剂量必须准确，应采用 1ml 注射器抽吸药剂
3. 皮下注射部位应经常更换，交替注射
4. 静脉使用应按常规配制 (20IU/20ml)，微量注射泵缓慢泵注

使用 30min 后复测血糖值，同时注意观察心率、血压、神志，了解患者主诉、症状及体征

出现不良反应：
低血糖：心率增快、面色苍白、乏力、出汗、恶心、瞳孔散大、精神不安、焦虑、震颤、昏迷，甚至惊厥

做好观察与记录并及时停药

立即汇报医生，同时测血糖值

一般反应：
补充高糖、对症处理（如安慰患者、及时更换潮湿的衣服被褥）

严重反应：配合医生积极救治

密切观察病情变化，做好记录

第六节　常用生物制剂

（一）人血白蛋白使用观察处理流程图

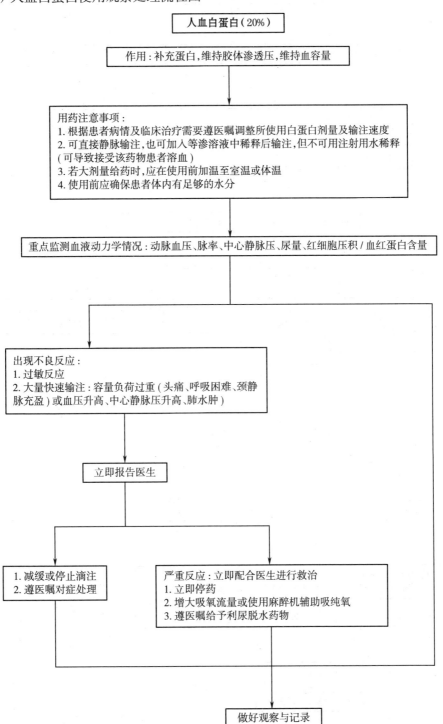

人血白蛋白（20%）

作用：补充蛋白，维持胶体渗透压，维持血容量

用药注意事项：
1. 根据患者病情及临床治疗需要遵医嘱调整所使用白蛋白剂量及输注速度
2. 可直接静脉输注，也可加入等渗溶液中稀释后输注，但不可用注射用水稀释（可导致接受该药物患者溶血）
3. 若大剂量给药时，应在使用前加温至室温或体温
4. 使用前应确保患者体内有足够的水分

重点监测血液动力学情况：动脉血压、脉率、中心静脉压、尿量、红细胞压积/血红蛋白含量

出现不良反应：
1. 过敏反应
2. 大量快速输注：容量负荷过重（头痛、呼吸困难、颈静脉充盈）或血压升高、中心静脉压升高、肺水肿）

立即报告医生

1. 减缓或停止滴注
2. 遵医嘱对症处理

严重反应：立即配合医生进行救治
1. 立即停药
2. 增大吸氧流量或使用麻醉机辅助吸纯氧
3. 遵医嘱给予利尿脱水药物

做好观察与记录

（二）人凝血酶原复合物使用观察处理流程图

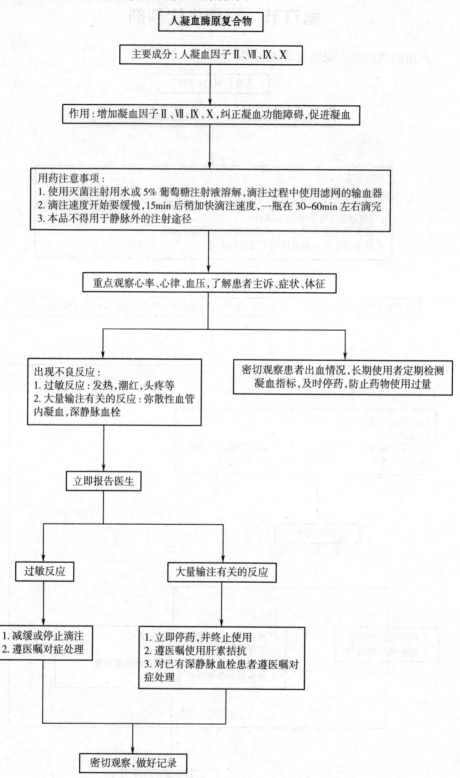

人凝血酶原复合物

主要成分：人凝血因子Ⅱ、Ⅶ、Ⅸ、Ⅹ

作用：增加凝血因子Ⅱ、Ⅶ、Ⅸ、Ⅹ，纠正凝血功能障碍，促进凝血

用药注意事项：
1. 使用灭菌注射用水或5%葡萄糖注射液溶解，滴注过程中使用滤网的输血器
2. 滴注速度开始要缓慢，15min后稍加快滴注速度，一瓶在30~60min左右滴完
3. 本品不得用于静脉外的注射途径

重点观察心率、心律、血压，了解患者主诉、症状、体征

出现不良反应：
1. 过敏反应：发热，潮红，头疼等
2. 大量输注有关的反应：弥散性血管内凝血，深静脉血栓

密切观察患者出血情况，长期使用者定期检测凝血指标，及时停药，防止药物使用过量

立即报告医生

过敏反应

大量输注有关的反应

1. 减缓或停止滴注
2. 遵医嘱对症处理

1. 立即停药，并终止使用
2. 遵医嘱使用肝素拮抗
3. 对已有深静脉血栓患者遵医嘱对症处理

密切观察，做好记录

第七节 常用脱水剂

20%甘露醇注射液

作用：渗透性利尿、降低组织水肿

用药注意事项：
1. 使用前应仔细检查，如有结晶，可置热水中或用力振荡待结晶完全溶解后再使用
2. 因其渗透压高，使用时尽量选择中心静脉。无中心静脉导管，而需要长期使用者应经常更换血管
3. 在患者心脏能够耐受的情况下，快速滴注
4. 密切观察尿量，准确计算出入量，防止脱水过度
5. 肾功能不全或肾功能衰竭患者谨慎用药
6. 连续两次使用甘露醇间隔时间应不小于6h

观察要点：尿量，并准确记录；监测水电解质情况；外周静脉留置针穿刺点及穿刺侧手臂情况；患者症状及体征

不良反应

做好观察和记录

立即汇报医生，对症处理

| 急性肾功能衰竭时导致循环负荷过重、水电解质紊乱 | 过度利尿可导致血容量减少，最终导致少尿 | 寒战、发热或皮疹、荨麻疹、呼吸困难等过敏表现 | 甘露醇外渗，组织水肿或皮肤坏死 |

甘露醇外渗，组织水肿或皮肤坏死 → 硫酸镁或金黄散茶叶水湿敷，皮肤坏死者应做好消毒，后期植皮

遵医嘱处理

做好观察和记录

（赵 越 彭 琳）

第二十二章 | ICU 常用护理急救流程图

第一节 入 ICU 常规急救

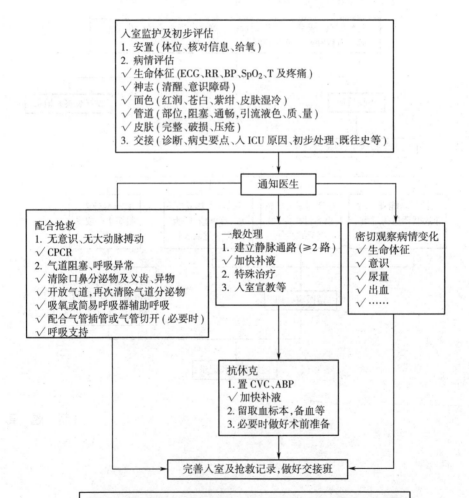

入室监护及初步评估
1. 安置 (体位、核对信息、给氧)
2. 病情评估
√ 生命体征 (ECG、RR、BP、SpO₂、T 及疼痛)
√ 神志 (清醒、意识障碍)
√ 面色 (红润、苍白、紫绀、皮肤湿冷)
√ 管道 (部位、阻塞、通畅,引流液色、质、量)
√ 皮肤 (完整、破损、压疮)
3. 交接 (诊断、病史要点、入 ICU 原因、初步处理、既往史等)

通知医生

配合抢救
1. 无意识、无大动脉搏动
√ CPCR
2. 气道阻塞、呼吸异常
√ 清除口鼻分泌物及义齿、异物
√ 开放气道,再次清除气道分泌物
√ 吸氧或简易呼吸器辅助呼吸
√ 配合气管插管或气管切开 (必要时)
√ 呼吸支持

一般处理
1. 建立静脉通路 (≥2 路)
√ 加快补液
2. 特殊治疗
3. 入室宣教等

密切观察病情变化
√ 生命体征
√ 意识
√ 尿量
√ 出血
√ ……

抗休克
1. 置 CVC、ABP
√ 加快补液
2. 留取血标本,备血等
3. 必要时做好术前准备

完善入室及抢救记录,做好交接班

备注:一般患者入 ICU 前,已在急诊或原科室进行了相应紧急急救处理
(如:可见的大出血、骨折的固定、人工气道的建立、呼吸支持等)

第二节　快速心律失常

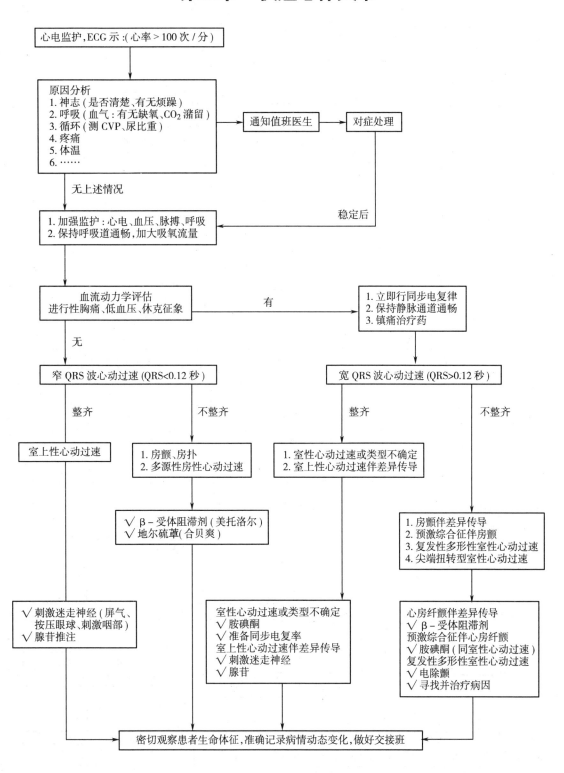

1. 心电监护,ECG 示:(心率 > 100 次 / 分)

原因分析
1. 神志(是否清楚、有无烦躁)
2. 呼吸(血气:有无缺氧、CO_2 潴留)
3. 循环(测 CVP、尿比重)
4. 疼痛
5. 体温
6. ……

通知值班医生 → 对症处理

无上述情况

1. 加强监护:心电、血压、脉搏、呼吸
2. 保持呼吸道通畅,加大吸氧流量

稳定后

血流动力学评估
进行性胸痛、低血压、休克征象

有

1. 立即行同步电复律
2. 保持静脉通道通畅
3. 镇痛治疗药

无

窄 QRS 波心动过速 (QRS<0.12 秒)

宽 QRS 波心动过速 (QRS>0.12 秒)

整齐 / 不整齐 / 整齐 / 不整齐

室上性心动过速

1. 房颤、房扑
2. 多源性房性心动过速

1. 室性心动过速或类型不确定
2. 室上性心动过速伴差异传导

1. 房颤伴差异传导
2. 预激综合征伴房颤
3. 复发性多形性室性心动过速
4. 尖端扭转型室性心动过速

√ β – 受体阻滞剂(美托洛尔)
√ 地尔硫䓬(合贝爽)

室性心动过速或类型不确定
√ 胺碘酮
准备同步电复率
室上性心动过速伴差异传导
√ 刺激迷走神经
√ 腺苷

心房纤颤伴差异传导
√ β – 受体阻滞剂
预激综合征伴心房纤颤
√ 胺碘酮(同室性心动过速)
复发性多形性室性心动过速
√ 电除颤
√ 寻找并治疗病因

√ 刺激迷走神经(屏气、按压眼球、刺激咽部)
√ 腺苷推注

密切观察患者生命体征,准确记录病情动态变化,做好交接班

第三节 急性心肌梗死

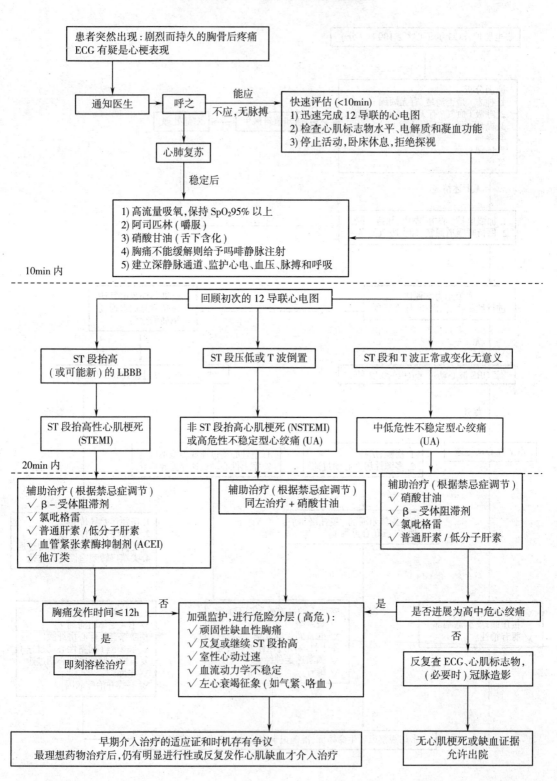

患者突然出现：剧烈而持久的胸骨后疼痛
ECG 有疑是心梗表现

通知医生 → 呼之 能应 → 快速评估 (<10min)
1) 迅速完成 12 导联的心电图
2) 检查心肌标志物水平、电解质和凝血功能
3) 停止活动，卧床休息，拒绝探视

呼之 不应，无脉搏 → 心肺复苏

稳定后

1) 高流量吸氧，保持 SpO₂95% 以上
2) 阿司匹林（嚼服）
3) 硝酸甘油（舌下含化）
4) 胸痛不能缓解则给予吗啡静脉注射
5) 建立深静脉通道、监护心电、血压、脉搏和呼吸

10min 内

回顾初次的 12 导联心电图

| ST 段抬高（或可能新）的 LBBB | ST 段压低或 T 波倒置 | ST 段和 T 波正常或变化无意义 |

| ST 段抬高性心肌梗死 (STEMI) | 非 ST 段抬高心肌梗死 (NSTEMI) 或高危性不稳定型心绞痛 (UA) | 中低危性不稳定型心绞痛 (UA) |

20min 内

辅助治疗（根据禁忌症调节）
√ β-受体阻滞剂
√ 氯吡格雷
√ 普通肝素/低分子肝素
√ 血管紧张素酶抑制剂 (ACEI)
√ 他汀类

辅助治疗（根据禁忌症调节）
同左治疗 + 硝酸甘油

辅助治疗（根据禁忌症调节）
√ 硝酸甘油
√ β-受体阻滞剂
√ 氯吡格雷
√ 普通肝素/低分子肝素

胸痛发作时间 ≤12h 否 → 加强监护，进行危险分层（高危）：
√ 顽固性缺血性胸痛
√ 反复或继续 ST 段抬高
√ 室性心动过速
√ 血流动力学不稳定
√ 左心衰竭征象（如气紧、咯血）
← 是 是否进展为高中危心绞痛

是 → 即刻溶栓治疗

否 → 反复查 ECG、心肌标志物，（必要时）冠脉造影

早期介入治疗的适应证和时机存有争议
最理想药物治疗后，仍有明显进行性或反复发作心肌缺血才介入治疗

无心肌梗死或缺血证据
允许出院

第四节　高血压危象

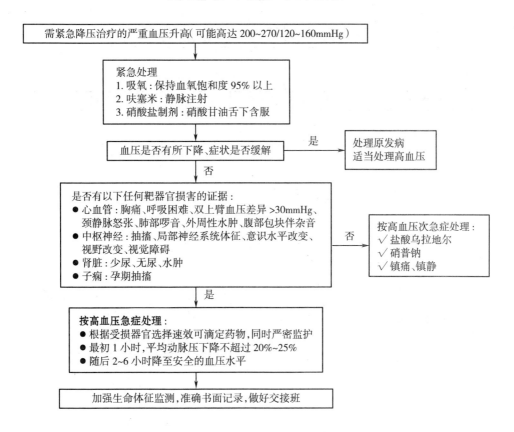

需紧急降压治疗的严重血压升高（可能高达200~270/120~160mmHg）

紧急处理
1. 吸氧：保持血氧饱和度95%以上
2. 呋塞米：静脉注射
3. 硝酸盐制剂：硝酸甘油舌下含服

血压是否有所下降、症状是否缓解 —是→ 处理原发病
适当处理高血压

否

是否有以下任何靶器官损害的证据：
● 心血管：胸痛、呼吸困难、双上臂血压差异>30mmHg、颈静脉怒张、肺部啰音、外周性水肿、腹部包块伴杂音
● 中枢神经：抽搐、局部神经系统体征、意识水平改变、视野改变、视觉障碍
● 肾脏：少尿、无尿、水肿
● 子痫：孕期抽搐

否→ 按高血压次急症处理：
√ 盐酸乌拉地尔
√ 硝普钠
√ 镇痛、镇静

是

按高血压急症处理：
● 根据受损器官选择速效可滴定药物，同时严密监护
● 最初1小时，平均动脉压下降不超过20%~25%
● 随后2~6小时降至安全的血压水平

加强生命体征监测，准确书面记录，做好交接班

第五节　急性心脏压塞

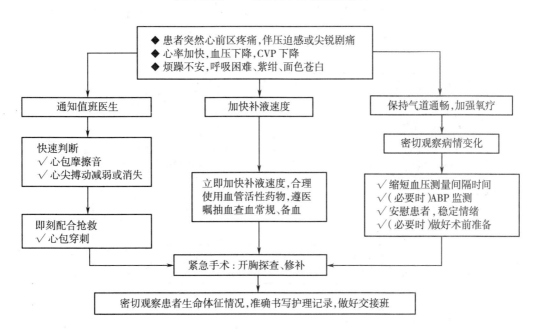

◆ 患者突然心前区疼痛，伴压迫感或尖锐剧痛
◆ 心率加快，血压下降，CVP下降
◆ 烦躁不安，呼吸困难、紫绀、面色苍白

通知值班医生 | 加快补液速度 | 保持气道通畅，加强氧疗

快速判断
√ 心包摩擦音
√ 心尖搏动减弱或消失

密切观察病情变化

立即加快补液速度，合理使用血管活性药物，遵医嘱抽血查血常规、备血

√ 缩短血压测量间隔时间
√（必要时）ABP监测
√ 安慰患者，稳定情绪
√（必要时）做好术前准备

即刻配合抢救
√ 心包穿刺

紧急手术：开胸探查、修补

密切观察患者生命体征情况，准确书写护理记录，做好交接班

第六节 上消化道出血

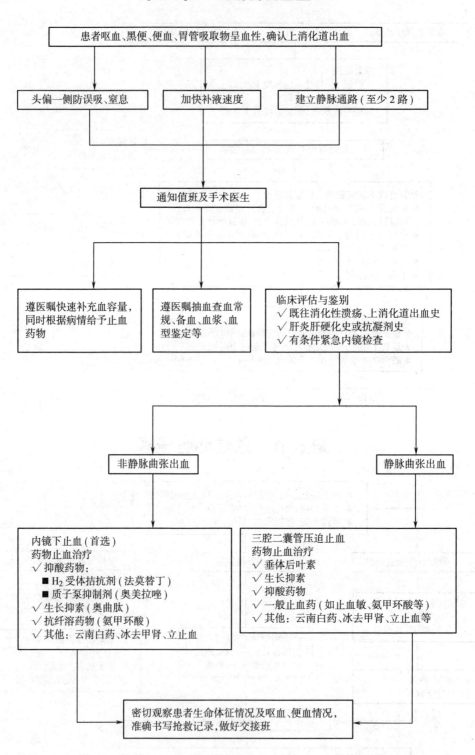

患者呕血、黑便、便血、胃管吸取物呈血性,确认上消化道出血

- 头偏一侧防误吸、窒息
- 加快补液速度
- 建立静脉通路(至少2路)

通知值班及手术医生

- 遵医嘱快速补充血容量,同时根据病情给予止血药物
- 遵医嘱抽血查血常规、备血、血浆、血型鉴定等
- 临床评估与鉴别
  √ 既往消化性溃疡、上消化道出血史
  √ 肝炎肝硬化史或抗凝剂史
  √ 有条件紧急内镜检查

非静脉曲张出血

静脉曲张出血

内镜下止血(首选)
药物止血治疗
√ 抑酸药物:
  ■ H₂受体拮抗剂(法莫替丁)
  ■ 质子泵抑制剂(奥美拉唑)
√ 生长抑素(奥曲肽)
√ 抗纤溶药物(氨甲环酸)
√ 其他:云南白药、冰去甲肾、立止血

三腔二囊管压迫止血
药物止血治疗
√ 垂体后叶素
√ 生长抑素
√ 抑酸药物
√ 一般止血药(如止血敏、氨甲环酸等)
√ 其他:云南白药、冰去甲肾、立止血等

密切观察患者生命体征情况及呕血、便血情况,准确书写抢救记录,做好交接班

第七节 术后大出血

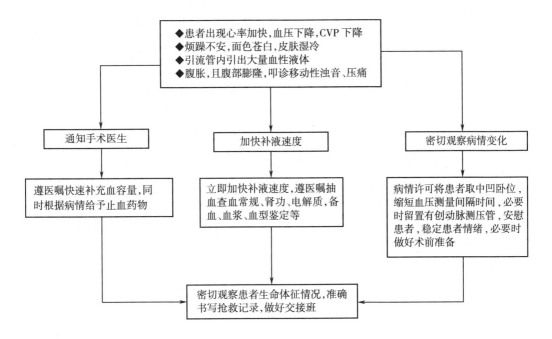

◆患者出现心率加快,血压下降,CVP 下降
◆烦躁不安,面色苍白,皮肤湿冷
◆引流管内引出大量血性液体
◆腹胀,且腹部膨隆,叩诊移动性浊音、压痛

通知手术医生	加快补液速度	密切观察病情变化
遵医嘱快速补充血容量,同时根据病情给予止血药物	立即加快补液速度,遵医嘱抽血查血常规、肾功、电解质,备血、血浆、血型鉴定等	病情许可将患者取中凹卧位,缩短血压测量间隔时间,必要时留置有创动脉测压管,安慰患者,稳定患者情绪,必要时做好术前准备

密切观察患者生命体征情况,准确书写抢救记录,做好交接班

第八节 失血性休克

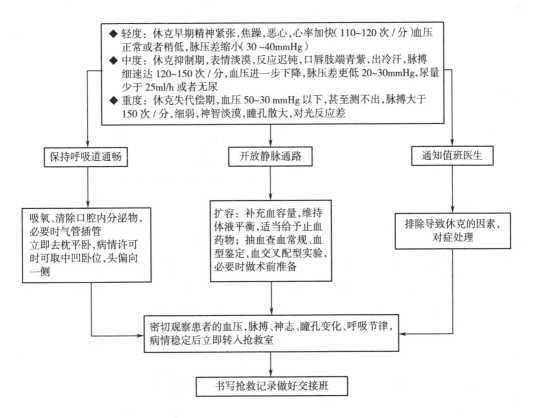

◆ 轻度:休克早期精神紧张,焦躁,恶心,心率加快(110~120 次 / 分)血压正常或者稍低,脉压差缩小(30 ~40mmHg)
◆ 中度:休克抑制期,表情淡漠,反应迟钝,口唇肢端青紫,出冷汗,脉搏细速达 120~150 次 / 分,血压进一步下降,脉压差更低 20~30mmHg,尿量少于 25ml/h 或者无尿
◆ 重度:休克失代偿期,血压 50~30 mmHg 以下,甚至测不出,脉搏大于 150 次 / 分,细弱,神智淡漠,瞳孔散大,对光反应差

保持呼吸道通畅	开放静脉通路	通知值班医生
吸氧、清除口腔内分泌物,必要时气管插管立即去枕平卧,病情许可时可取中凹卧位,头偏向一侧	扩容:补充血容量,维持体液平衡,适当给予止血药物;抽血查血常规、血型鉴定,血交叉配型实验,必要时做术前准备	排除导致休克的因素,对症处理

密切观察患者的血压、脉搏、神志、瞳孔变化、呼吸节律,病情稳定后立即转入抢救室

书写抢救记录做好交接班

第九节 感染性休克

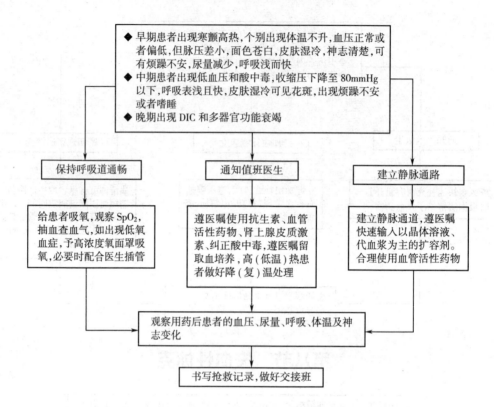

◆ 早期患者出现寒颤高热,个别出现体温不升,血压正常或者偏低,但脉压差小,面色苍白,皮肤湿冷,神志清楚,可有烦躁不安,尿量减少,呼吸浅而快
◆ 中期患者出现低血压和酸中毒,收缩压下降至 80mmHg 以下,呼吸表浅且快,皮肤湿冷可见花斑,出现烦躁不安或者嗜睡
◆ 晚期出现 DIC 和多器官功能衰竭

| 保持呼吸道通畅 | 通知值班医生 | 建立静脉通路 |

给患者吸氧,观察 SpO_2,抽血查血气,如出现低氧血症,予高浓度氧面罩吸氧,必要时配合医生插管

遵医嘱使用抗生素、血管活性药物、肾上腺皮质激素、纠正酸中毒,遵医嘱留取血培养,高(低温)热患者做好降(复)温处理

建立静脉通道,遵医嘱快速输入以晶体溶液、代血浆为主的扩容剂。合理使用血管活性药物

观察用药后患者的血压、尿量、呼吸、体温及神志变化

书写抢救记录,做好交接班

第十节 心源性休克

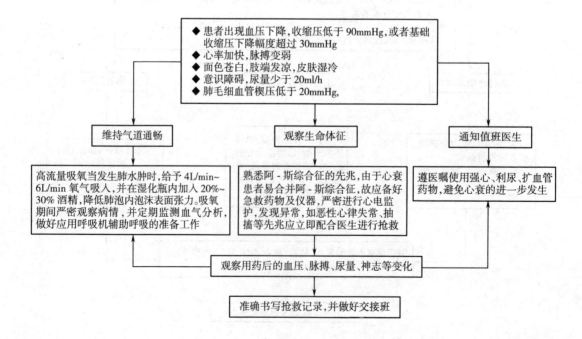

◆ 患者出现血压下降,收缩压低于 90mmHg,或者基础收缩压下降幅度超过 30mmHg
◆ 心率加快,脉搏变弱
◆ 面色苍白,肢端发凉,皮肤湿冷
◆ 意识障碍,尿量少于 20ml/h
◆ 肺毛细血管楔压低于 20mmHg,

| 维持气道通畅 | 观察生命体征 | 通知值班医生 |

高流量吸氧当发生肺水肿时,给予 4L/min~6L/min 氧气吸入,并在湿化瓶内加入 20%~30% 酒精,降低肺泡内泡沫表面张力。吸氧期间严密观察病情,并定期监测血气分析,做好应用呼吸机辅助呼吸的准备工作

熟悉阿-斯综合征的先兆,由于心衰患者易合并阿-斯综合征,故应备好急救药物及仪器,严密进行心电监护,发现异常,如恶性心律失常、抽搐等先兆应立即配合医生进行抢救

遵医嘱使用强心、利尿、扩血管药物,避免心衰的进一步发生

观察用药后的血压、脉搏、尿量、神志等变化

准确书写抢救记录,并做好交接班

第十一节 过敏性休克

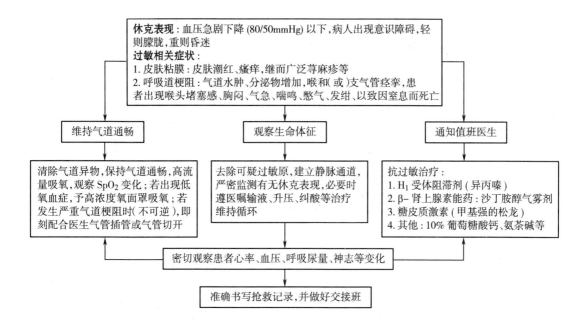

休克表现：血压急剧下降 (80/50mmHg) 以下,病人出现意识障碍,轻则朦胧,重则昏迷
过敏相关症状：
1. 皮肤粘膜：皮肤潮红、瘙痒,继而广泛荨麻疹等
2. 呼吸道梗阻：气道水肿、分泌物增加,喉和(或)支气管痉挛,患者出现喉头堵塞感、胸闷、气急、喘鸣、憋气、发绀、以致因窒息而死亡

维持气道通畅 　　 观察生命体征 　　 通知值班医生

清除气道异物,保持气道通畅,高流量吸氧,观察 SpO$_2$ 变化;若出现低氧血症,予高浓度氧面罩吸氧;若发生严重气道梗阻时(不可逆),即刻配合医生气管插管或气管切开

去除可疑过敏原,建立静脉通道,严密监测有无休克表现,必要时遵医嘱输液、升压、纠酸等治疗维持循环

抗过敏治疗:
1. H$_1$ 受体阻滞剂 (异丙嗪)
2. β- 肾上腺素能药:沙丁胺醇气雾剂
3. 糖皮质激素(甲基强的松龙)
4. 其他:10% 葡萄糖酸钙、氨茶碱等

密切观察患者心率、血压、呼吸尿量、神志等变化

准确书写抢救记录,并做好交接班

第十二节 心 搏 骤 停

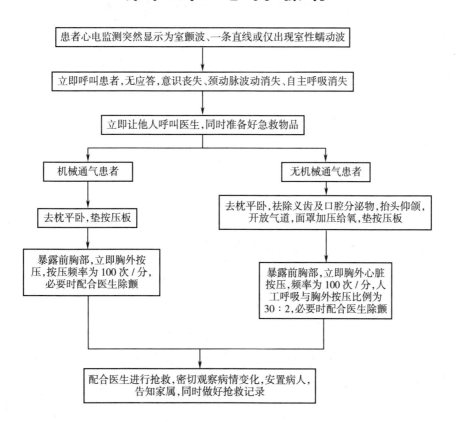

患者心电监测突然显示为室颤波、一条直线或仅出现室性蠕动波

立即呼叫患者,无应答,意识丧失、颈动脉波动消失、自主呼吸消失

立即让他人呼叫医生,同时准备好急救物品

机械通气患者 　　 无机械通气患者

去枕平卧,垫按压板

去枕平卧,祛除义齿及口腔分泌物,抬头仰颌,开放气道,面罩加压给氧,垫按压板

暴露前胸部,立即胸外按压,按压频率为 100 次 / 分,必要时配合医生除颤

暴露前胸部,立即胸外心脏按压,频率为 100 次 / 分,人工呼吸与胸外按压比例为 30∶2,必要时配合医生除颤

配合医生进行抢救,密切观察病情变化,安置病人,告知家属,同时做好抢救记录

第十三节 颈部手术后出血

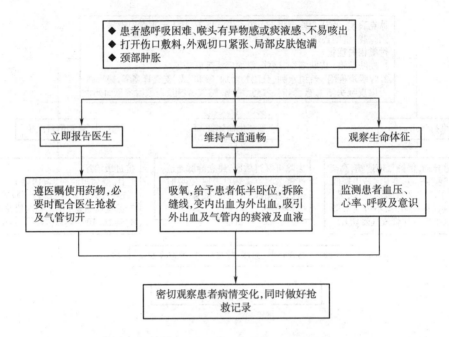

◆ 患者感呼吸困难、喉头有异物感或痰液感、不易咳出
◆ 打开伤口敷料,外观切口紧张、局部皮肤饱满
◆ 颈部肿胀

立即报告医生 | 维持气道通畅 | 观察生命体征

遵医嘱使用药物,必要时配合医生抢救及气管切开 | 吸氧,给予患者低半卧位,拆除缝线,变内出血为外出血,吸引外出血及气管内的痰液及血液 | 监测患者血压、心率、呼吸及意识

密切观察患者病情变化,同时做好抢救记录

第十四节 急性呼吸功能不全

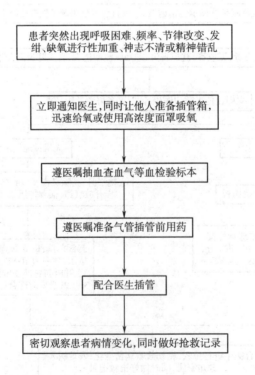

患者突然出现呼吸困难、频率、节律改变、发绀、缺氧进行性加重、神志不清或精神错乱

立即通知医生,同时让他人准备插管箱,迅速给氧或使用高浓度面罩吸氧

遵医嘱抽血查血气等血检验标本

遵医嘱准备气管插管前用药

配合医生插管

密切观察患者病情变化,同时做好抢救记录

第十五节 肺 栓 塞

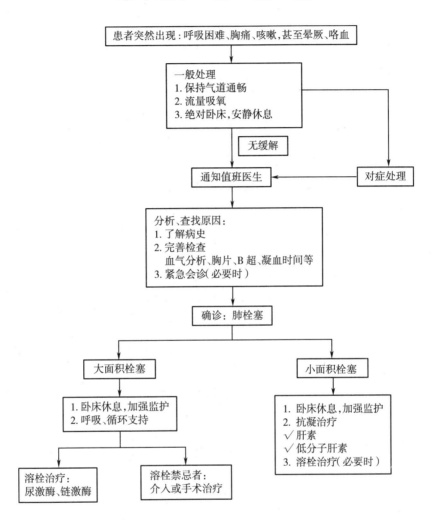

患者突然出现：呼吸困难、胸痛、咳嗽，甚至晕厥、咯血

一般处理
1. 保持气道通畅
2. 流量吸氧
3. 绝对卧床，安静休息

无缓解

通知值班医生 ← 对症处理

分析、查找原因：
1. 了解病史
2. 完善检查
   血气分析、胸片、B超、凝血时间等
3. 紧急会诊（必要时）

确诊：肺栓塞

大面积栓塞

1. 卧床休息，加强监护
2. 呼吸、循环支持

溶栓治疗：
尿激酶、链激酶

溶栓禁忌者：
介入或手术治疗

小面积栓塞

1. 卧床休息，加强监护
2. 抗凝治疗
   √ 肝素
   √ 低分子肝素
3. 溶栓治疗（必要时）

第十六节 心 力 衰 竭

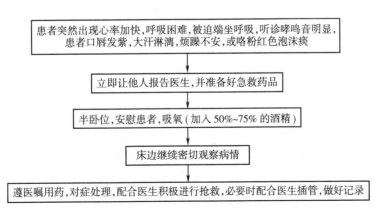

患者突然出现心率加快，呼吸困难，被迫端坐呼吸，听诊哮鸣音明显，患者口唇发紫，大汗淋漓，烦躁不安，或咯粉红色泡沫痰

立即让他人报告医生，并准备好急救药品

半卧位，安慰患者，吸氧（加入50%~75%的酒精）

床边继续密切观察病情

遵医嘱用药，对症处理，配合医生积极进行抢救，必要时配合医生插管，做好记录

第十七节　输血、输液反应

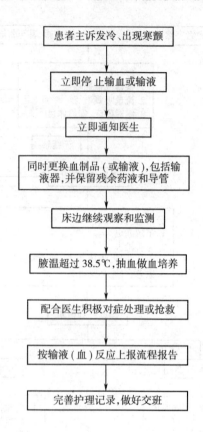

患者主诉发冷、出现寒颤

↓

立即停止输血或输液

↓

立即通知医生

↓

同时更换血制品（或输液），包括输液器，并保留残余药液和导管

↓

床边继续观察和监测

↓

腋温超过 38.5℃，抽血做血培养

↓

配合医生积极对症处理或抢救

↓

按输液（血）反应上报流程报告

↓

完善护理记录，做好交班

第十八节　误　　吸

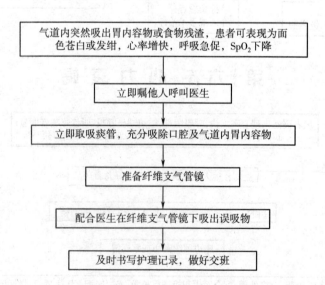

气道内突然吸出胃内容物或食物残渣，患者可表现为面色苍白或发绀，心率增快，呼吸急促，SpO_2下降

↓

立即嘱他人呼叫医生

↓

立即取吸痰管，充分吸除口腔及气道内胃内容物

↓

准备纤维支气管镜

↓

配合医生在纤维支气管镜下吸出误吸物

↓

及时书写护理记录，做好交班

第十九节　严重多发伤

凡是具备以下两项者称为多发伤

◆ 头部伤 (意识障碍、颅骨骨折、脑挫伤、颅内血肿)

◆ 腹部伤 (腹内出血、脏器伤、腹膜后大血肿)

◆ 胸部伤 (多发肋骨骨折、血气胸、肺挫裂伤、纵膈伤、心脏、心包、大血管伤)

◆ 长骨骨折 (股骨或者多发性长骨干骨折)

◆ 复杂骨盆骨折 (或者伴有休克)

抢救原则：保全生命,保留肢体,减少残废,防止感染

通知值班医生,全面评估患者,组织专科会诊

保持呼吸道通畅

维持循环

◆ 初步检查：神志、呼吸、血压、脉搏、伤肢姿态、有无大小便失禁、血运、呕吐物污染情况,有无误吸发生

◆ 紧急处理：窒息、大出血、心包填塞、开放性气胸、张力性气胸、颅内压过高

◆ 优先处理 : 腹部脏器伤合并大血管伤、严重挤压伤、开放性骨折、关节伤、严重软组织开放伤、休克

◆ 给氧

◆ 保持呼吸道通畅,排除呼吸道梗阻

◆ 纠正舌后坠,必要时气管插管,气管切开,做好使用呼吸机的准备工作

◆ 立即开放 2 条以上静脉通路,快速补充容量,疑有骨盆骨折,腹部内脏出血损伤时不能从下肢静脉补液,必要时遵医嘱使用血管活性药物

◆ 心跳呼吸骤停患者按心肺脑复苏处理

观察患者的神志、瞳孔、躯体活动情况及尿量,尿色变化,及时发现隐蔽深部损伤、继发性损伤、并发症大出血休克等致命性病情变化,留取血标本 (血常规、肾功能、淀粉酶),陪同做好特殊检查 (B 超、CT、MRI、诊断性穿刺),同时快速做好青霉素、TAT 皮试,备血、血型、血交叉配型试验等术前准备工作书写抢救记录,做好交接班

第二十节 非计划性拔管

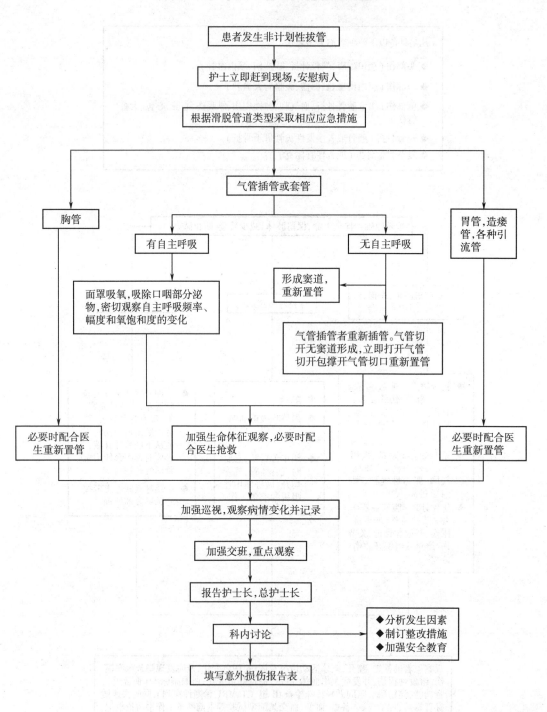

患者发生非计划性拔管

护士立即赶到现场,安慰病人

根据滑脱管道类型采取相应应急措施

气管插管或套管

胸管

有自主呼吸

无自主呼吸

胃管,造瘘管,各种引流管

形成窦道,重新置管

面罩吸氧,吸除口咽部分泌物,密切观察自主呼吸频率、幅度和氧饱和度的变化

气管插管者重新插管。气管切开无窦道形成,立即打开气管切开包撑开气管切口重新置管

必要时配合医生重新置管

加强生命体征观察,必要时配合医生抢救

必要时配合医生重新置管

加强巡视,观察病情变化并记录

加强交班,重点观察

报告护士长,总护士长

科内讨论

◆ 分析发生因素
◆ 制订整改措施
◆ 加强安全教育

填写意外损伤报告表

（顾海莉 金小芳）

第二十三章 | 基础技能操作流程图

第一节 铺 备 用 床

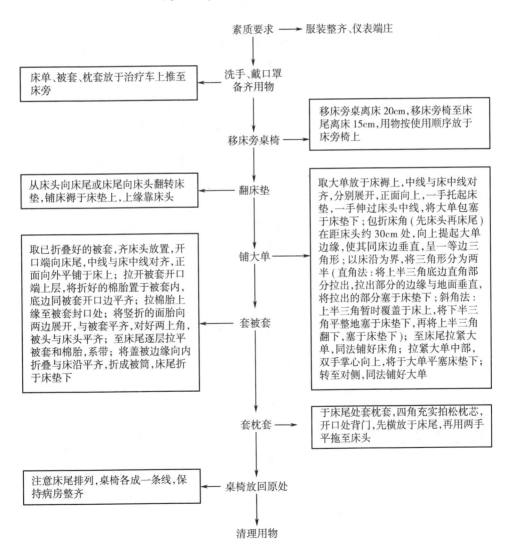

素质要求 ——→ 服装整齐、仪表端庄

床单、被套、枕套放于治疗车上推至床旁 ←—— 洗手、戴口罩备齐用物

移床旁桌椅 ——→ 移床旁桌离床20cm,移床旁椅至床尾离床15cm,用物按使用顺序放于床旁椅上

从床头向床尾或床尾向床头翻转床垫,铺床褥于床垫上,上缘靠床头 ←—— 翻床垫

铺大单 ——→ 取大单放于床褥上,中线与床中线对齐,分别展开,正面向上,一手托起床垫,一手伸过床头中线,将大单包塞于床垫下;包折床角(先床头再床尾)在距床头约30cm处,向上提起大单边缘,使其同床边垂直,呈一等边三角形;以床沿为界,将三角形分为两半(直角法:将上半三角底边直角部分拉出,拉出部分的边缘与地面垂直,将拉出的部分塞于床垫下;斜角法:上半三角暂时覆盖于床上,将下半三角平整地塞于床垫下,再将上半三角翻下,塞于床垫下);至床尾拉紧大单,同法铺好床角;拉紧大单中部,双手掌心向上,将于大单平塞床垫下;转至对侧,同法铺好大单

取已折叠好的被套,齐床头放置,开口端向床尾,中线与床中线对齐,正面向外平铺于床上;拉开被套开口端上层,将折好的棉胎置于被套内,底边同被套开口边平齐;拉棉胎上缘至被套封口处;将竖折的面胎向两边展开,与被套平齐,对好两上角,被头与床头平齐;至床尾逐层拉平被套和棉胎,系带,将盖被边缘向内折叠与床沿平齐,折成被筒,床尾折于床垫下 ←—— 套被套

套枕套 ——→ 于床尾处套枕套,四角充实拍松枕芯,开口处背门,先横放于床尾,再用两手平拖至床头

注意床尾排列,桌椅各成一条线,保持病房整齐 ←—— 桌椅放回原处

清理用物

第二节 铺麻醉床

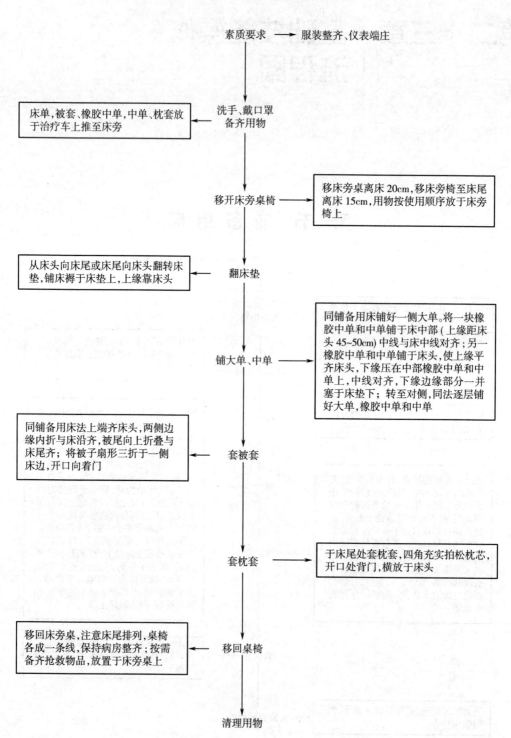

素质要求 ⟶ 服装整齐、仪表端庄

床单,被套,橡胶中单,中单、枕套放 ⟵ 洗手、戴口罩
于治疗车上推至床旁 备齐用物

移开床旁桌椅 ⟶ 移床旁桌离床20cm,移床旁椅至床尾
离床15cm,用物按使用顺序放于床旁
椅上

从床头向床尾或床尾向床头翻转床 ⟵ 翻床垫
垫,铺床褥于床垫上,上缘靠床头

铺大单、中单 ⟶ 同铺备用床铺好一侧大单。将一块橡
胶中单和中单铺于床中部(上缘距床
头45~50cm)中线与床中线对齐;另一
橡胶中单和中单铺于床头,使上缘平
齐床头,下缘压在中部橡胶中单和中
单上,中线对齐,下缘边缘部分一并
塞于床垫下;转至对侧,同法逐层铺
好大单,橡胶中单和中单

同铺备用床法上端齐床头,两侧边 ⟵ 套被套
缘内折与床沿齐,被尾向上折叠与
床尾齐;将被子扇形三折于一侧
床边,开口向着门

套枕套 ⟶ 于床尾处套枕套,四角充实拍松枕芯,
开口处背门,横放于床头

移回床旁桌,注意床尾排列,桌椅 ⟵ 移回桌椅
各成一条线,保持病房整齐;按需
备齐抢救物品,放置于床旁桌上

清理用物

第三节 无 菌 技 术

无菌技术操作流程（输液瓶）

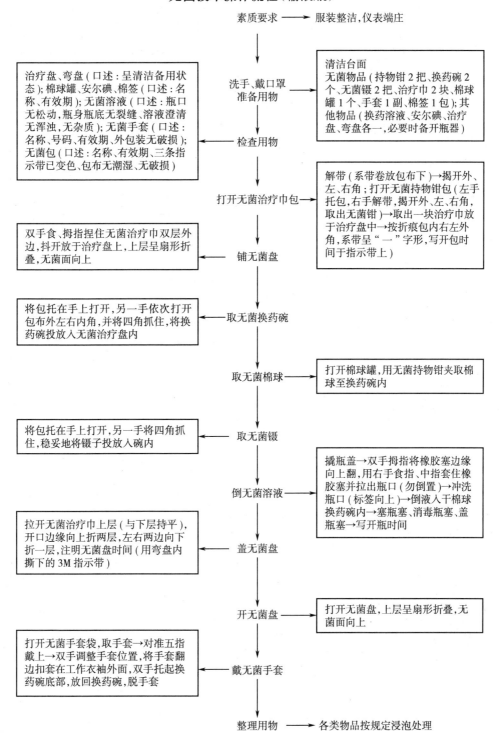

素质要求 ——→ 服装整洁,仪表端庄

洗手、戴口罩
准备用物 ——→
清洁台面
无菌物品（持物钳2把、换药碗2个、无菌镊2把、治疗巾2块、棉球罐1个、手套1副、棉签1包）;其他物品（换药溶液、安尔碘、治疗盘、弯盘各一,必要时备开瓶器）

治疗盘、弯盘（口述:呈清洁备用状态）;棉球罐、安尔碘、棉签（口述:名称、有效期）;无菌溶液（口述:瓶口无松动,瓶身瓶底无裂缝、溶液澄清无浑浊,无杂质）;无菌手套（口述:名称、号码、有效期、外包装无破损）;无菌包（口述:名称、有效期、三条指示带已变色、包布无潮湿、无破损） ←—— 检查用物

打开无菌治疗巾包 ——→
解带（系带卷放包布下）→揭开外、左、右角;打开无菌持物钳包（左手托包,右手解带,揭开外、左、右角,取出无菌钳）→取出一块治疗巾放于治疗盘中→按折痕包内右左外角,系带呈"一"字形,写开包时间于指示带上）

双手食、拇指捏住无菌治疗巾双层外边,抖开放于治疗盘上,上层呈扇形折叠,无菌面向上 ←—— 铺无菌盘

将包托在手上打开,另一手依次打开包布外左右内角,并将四角抓住,将换药碗投放入无菌治疗盘内 ←—— 取无菌换药碗

取无菌棉球 ——→ 打开棉球罐,用无菌持物钳夹取棉球至换药碗内

将包托在手上打开,另一手将四角抓住,稳妥地将镊子投放入碗内 ←—— 取无菌镊

倒无菌溶液 ——→
撬瓶盖→双手拇指将橡胶塞边缘向上翻,用右手食指、中指套住橡胶塞并拉出瓶口（勿倒置）→冲洗瓶口（标签向上）→倒液入干棉球换药碗内→塞瓶塞、消毒瓶塞、盖瓶塞→写开瓶时间

拉开无菌治疗巾上层（与下层持平）,开口边缘向上折两层,左右两边向下折一层,注明无菌盘时间（用弯盘内撕下的3M指示带） ←—— 盖无菌盘

开无菌盘 ——→ 打开无菌盘,上层呈扇形折叠,无菌面向上

打开无菌手套袋,取手套→对准五指戴上→双手调整手套位置,将手套翻边扣套在工作衣袖外面,双手托起换药碗底部,放回换药碗,脱手套 ←—— 戴无菌手套

整理用物 ——→ 各类物品按规定浸泡处理

341

无菌技术操作流程(输液袋)

素质要求 ——→ 服装整洁,仪表端庄

治疗盘、弯盘(口述:呈清洁备用状态);棉球罐、安尔碘、棉签(口述:名称、有效期);无菌溶液(口述:溶液浓度、名称、剂量、有效期,撕开第一层包装,检查包装完好无破损、渗漏,溶液澄清无浑浊、杂质、变色);无菌手套(口述:名称、号码、有效期、外包装无破损);无菌包(口述:名称、有效期、三条指示带已变色、包布无潮湿、无破损)

洗手、戴口罩 准备用物 ——→ 清洁台面 无菌物品(持物钳 2 把、换药碗 2 个、无菌镊 2 把、治疗巾 2 块、棉球罐 1 个、手套 1 副、无菌剪刀 1 把);其他物品(换药溶液、治疗盘、弯盘各一)

检查用物

打开无菌治疗巾包 ——→ 解带(系带卷放包布下)→揭开外、左、右角;打开无菌持物钳包(左手托包,右手解带,揭开外、左、右角,取出无菌钳)→取出一块治疗巾放于治疗盘中→按折痕包内右左外角,系带呈"一"字形,写开包时间于指示带上)

双手食、拇指捏住无菌治疗巾双层外边,抖开放于治疗盘上,上层呈扇形折叠,无菌面向上

铺无菌盘

将包托在手上打开,另一手依次打开包布外左右内角,并将四角抓住,将换药碗投放入无菌治疗盘内

取无菌换药碗

取无菌棉球 ——→ 打开棉球罐,用无菌持物钳夹取棉球至换药碗内

将包托在手上打开,另一手将四角抓住,稳妥地将镊子投放入碗内

取无菌镊

倒无菌溶液 ——→ 打开剪刀外包装,取换药溶液,撕开加药口蓝套,用无菌剪刀剪开,倒少许溶液冲洗开口,再倒适量溶液于干棉球换药碗内

拉开无菌治疗巾上层(与下层持平),开口边缘向上折两层,左右两边向下折一层,注明无菌盘时间(用弯盘内撕下的 3M 指示带)

盖无菌盘

开无菌盘 ——→ 打开无菌盘,上层呈扇形折叠,无菌面向上

打开无菌手套袋,取手套→对准五指戴上→双手调整手套位置,将手套翻边扣套在工作衣袖外面,双手托起换药碗底部,放回换药碗,脱手套

戴无菌手套

整理用物,各类物品按规定浸泡处理

第四节　氧 气 吸 入

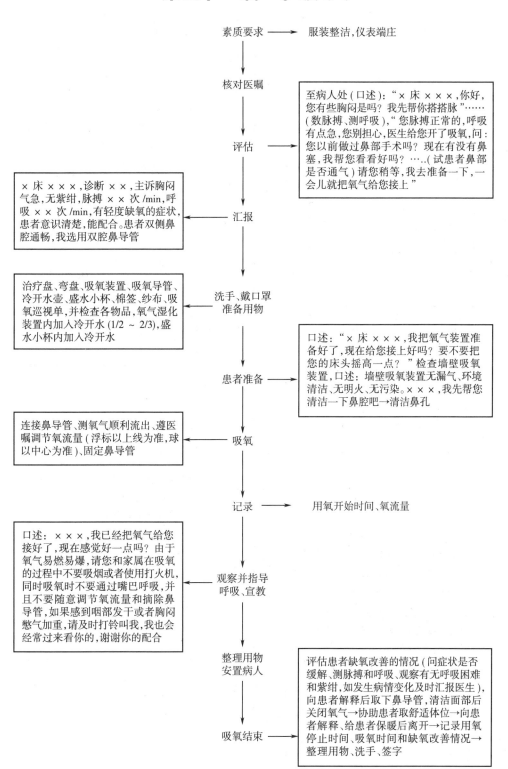

素质要求 ——→ 服装整洁,仪表端庄

核对医嘱

评估 ——→ 至病人处(口述):"×床×××,你好,您有些胸闷是吗? 我先帮你搭搭脉"……(数脉搏、测呼吸),"您脉搏正常的,呼吸有点急,您别担心,医生给您开了吸氧,问:您以前做过鼻部手术吗? 现在有没有鼻塞,我帮您看看好吗? …..(试患者鼻部是否通气)请您稍等,我去准备一下,一会儿就把氧气给您接上"

×床×××,诊断××,主诉胸闷气急,无紫绀,脉搏××次/min,呼吸××次/min,有轻度缺氧的症状,患者意识清楚,能配合。患者双侧鼻腔通畅,我选用双腔鼻导管 ←—— 汇报

治疗盘、弯盘、吸氧装置、吸氧导管、冷开水壶、盛水小杯、棉签、纱布、吸氧巡视单,并检查各物品,氧气湿化装置内加入冷开水(1/2 ~ 2/3),盛水小杯内加入冷开水 —— 洗手、戴口罩 准备用物

患者准备 ——→ 口述:"×床×××,我把氧气装置准备好了,现在给您接上好吗? 要不要把您的床头摇高一点? "检查墙壁吸氧装置,口述:墙壁吸氧装置无漏气、环境清洁、无明火、无污染。×××,我先帮您清洁一下鼻腔吧→清洁鼻孔

连接鼻导管、测氧气顺利流出、遵医嘱调节氧流量(浮标以上线为准,球以中心为准)、固定鼻导管 ←—— 吸氧

记录 ——→ 用氧开始时间、氧流量

口述:×××,我已经把氧气给您接好了,现在感觉好一点吗? 由于氧气易燃易爆,请您和家属在吸氧的过程中不要吸烟或者使用打火机,同时吸氧时不要通过嘴巴呼吸,并且不要随意调节氧流量和摘除鼻导管,如果感到咽部发干或者胸闷憋气加重,请及时打铃叫我,我也会经常过来看你的,谢谢你的配合 ←—— 观察并指导 呼吸、宣教

整理用物 安置病人

吸氧结束 ——→ 评估患者缺氧改善的情况(问症状是否缓解、测脉搏和呼吸,观察有无呼吸困难和紫绀,如发生病情变化及时汇报医生),向患者解释后取下鼻导管,清洁面部后关闭氧气→协助患者取舒适体位→向患者解释,给患者保暖后离开→记录用氧停止时间、吸氧时间和缺氧改善情况→整理用物、洗手、签字

第五节 氧气驱动雾化吸入

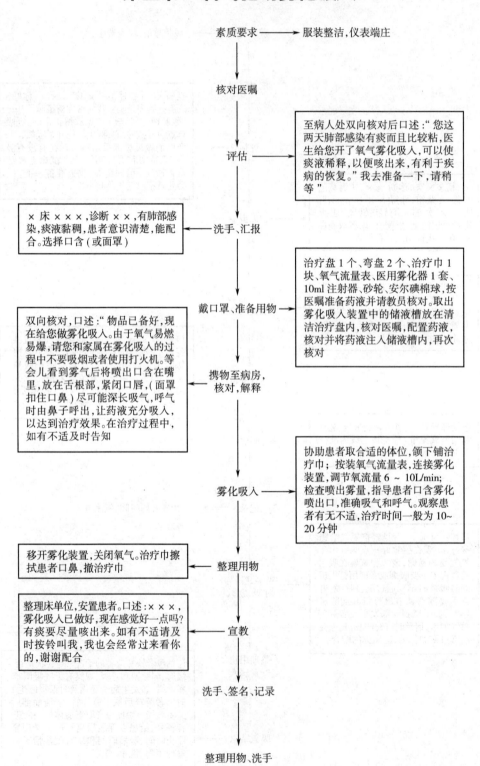

素质要求 ——→ 服装整洁,仪表端庄

↓

核对医嘱

↓

评估 —— 至病人处双向核对后口述:"您这两天肺部感染有痰而且比较粘,医生给您开了氧气雾化吸入,可以使痰液稀释,以便咳出来,有利于疾病的恢复。"我去准备一下,请稍等"

↓

× 床×××,诊断××,有肺部感染,痰液黏稠,患者意识清楚,能配合。选择口含(或面罩) —— 洗手、汇报

↓

戴口罩、准备用物 —— 治疗盘 1 个、弯盘 2 个、治疗巾 1 块、氧气流量表、医用雾化器 1 套、10ml 注射器、砂轮、安尔碘棉球,按医嘱准备药液并请教员核对。取出雾化吸入装置中的储液槽放在清洁治疗盘内,核对医嘱,配置药液,核对并将药液注入储液槽内,再次核对

双向核对,口述:"物品已备好,现在给您做雾化吸入。由于氧气易燃易爆,请您和家属在雾化吸入的过程中不要吸烟或者使用打火机。等会儿看到雾气后将喷出口含在嘴里,放在舌根部,紧闭口唇,(面罩扣住口鼻)尽可能深长吸气,呼气时由鼻子呼出,让药液充分吸入,以达到治疗效果。在治疗过程中,如有不适及时告知 —— 携物至病房,核对,解释

↓

雾化吸入 —— 协助患者取合适的体位,颌下铺治疗巾;按装氧气流量表,连接雾化装置,调节氧流量 6 ~ 10L/min;检查喷出雾量,指导患者口含雾化喷出口,准确吸气和呼气。观察患者有无不适,治疗时间一般为 10~20 分钟

↓

移开雾化装置,关闭氧气。治疗巾擦拭患者口鼻,撤治疗巾 —— 整理用物

↓

整理床单位,安置患者。口述:×××,雾化吸入已做好,现在感觉好一点吗?有痰要尽量咳出来。如有不适请及时按铃叫我,我也会经常过来看你的,谢谢配合 —— 宣教

↓

洗手、签名、记录

↓

整理用物、洗手

第六节　肌 内 注 射

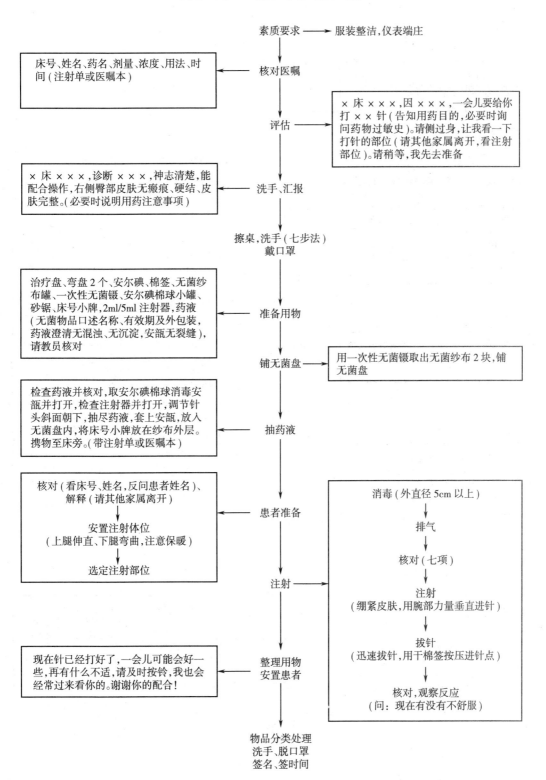

素质要求 ——→ 服装整洁,仪表端庄

核对医嘱 ←—— 床号、姓名、药名、剂量、浓度、用法、时间(注射单或医嘱本)

评估 ——→ ×床×××,因×××,一会儿要给你打××针(告知用药目的,必要时询问药物过敏史)。请侧过身,让我看一下打针的部位(请其他家属离开,看注射部位)。请稍等,我先去准备

洗手、汇报 ←—— ×床×××,诊断×××,神志清楚,能配合操作,右侧臀部皮肤无瘢痕、硬结、皮肤完整。(必要时说明用药注意事项)

擦桌,洗手(七步法)
戴口罩

准备用物 ←—— 治疗盘、弯盘2个、安尔碘、棉签、无菌纱布罐、一次性无菌镊、安尔碘棉球小罐、砂锯、床号小牌,2ml/5ml注射器,药液(无菌物品口述名称、有效期及外包装,药液澄清无混浊、无沉淀,安瓿无裂缝),请教员核对

铺无菌盘 ——→ 用一次性无菌镊取出无菌纱布2块,铺无菌盘

抽药液 ←—— 检查药液并核对,取安尔碘棉球消毒安瓿并打开,检查注射器并打开,调节针头斜面朝下,抽尽药液,套上安瓿,放入无菌盘内,将床号小牌放在纱布外层。携物至床旁。(带注射单或医嘱本)

患者准备 ←—— 核对(看床号、姓名,反问患者姓名)、解释(请其他家属离开)
↓
安置注射体位
(上腿伸直、下腿弯曲,注意保暖)
↓
选定注射部位

注射 ——→ 消毒(外直径5cm以上)
↓
排气
↓
核对(七项)
↓
注射
(绷紧皮肤,用腕部力量垂直进针)
↓
拔针
(迅速拔针,用干棉签按压进针点)
↓
核对,观察反应
(问:现在有没有不舒服)

整理用物
安置患者 ←—— 现在针已经打好了,一会儿可能会好一些,再有什么不适,请及时按铃,我也会经常过来看你的。谢谢你的配合!

物品分类处理
洗手、脱口罩
签名、签时间

第七节 皮内注射

素质要求 $\longrightarrow$ 服装整洁、仪表端庄

核对医嘱

× 床,请问您叫什么名字?（或核对腕带），因病情需要用青霉素,在用药之前需要做青霉素皮试,请问您以前用过青霉素吗？有什么药物过敏吗？那您的家人对青霉素过敏吗？你想做在哪侧手臂上？让我看一下好吗,我去准备一下,请稍等 $\longleftarrow$ 评估

洗手、汇报

× 床 ×××,为上呼吸道感染患者,神志清楚可以配合护理操作。已询问三史可以做青霉素皮试。我选择右前臂掌侧下 1/3 处,皮肤正常

备床号牌、剪刀、治疗盘、弯盘 2 个、开瓶器、砂轮（处于清洁备用状态），急救盒（查；砂轮、空针、肾上腺素请教员核对），酒精、安尔碘溶液、安尔碘棉球、纱布（有效期、量足）棉签、空针 2 付（有效期、外包装）遵医嘱选择青霉素 80 万 u、生理盐水 10ml（有效期、瓶身、安瓿无破损、无变质）请第二人核对。无菌巾（有效期、外包装）

擦桌、洗手、戴口罩准备用物

铺无菌盘配置皮试液

开启青霉素瓶盖,消毒瓶口,压棉球,消毒 NS 安瓿并打开,打开 5ml 空针看：刻度清晰,回抽无漏气,衔接紧密,针头斜面朝下,抽 4ml 生理盐水注入青霉素瓶,充分摇匀,打开 1ml 空针取出注射器,留针头在包装内,看刻度清晰：1. 抽青霉素稀释液 0.1ml 加 NS 至 1ml,抽少许空气摇匀药液,推至 0.1ml；2. 加生理盐水至 1ml,抽少许空气摇匀药液,推至 0.1ml；3. 加生理盐水至 1ml,抽少许空气摇匀药液,并排尽空气,更换针头,核对医嘱,将配置好皮试液放置无菌盘内。核对床号牌并放在无菌盘上；取棉球压青霉素瓶口,记录开瓶时间,并再次核对医嘱

看医嘱单核对床头牌并问患者姓名或核对腕带,解释取得合作、协助取舒适卧位。暴露皮试部位

携医嘱单,端治疗盘至床旁

注射

75% 酒精消毒皮肤 2 遍（螺旋式,由内向外,直径 >5cm）,取药液核对医嘱单、排尽空气并将药液排至整刻度,以医嘱单核对病人,绷紧皮肤 5° 角进针,斜面全部进入皮内,左手拇指固定针栓,注药液 0.1ml,成皮丘,显露毛孔,拔针,勿按揉和压迫,再次核对,看时间

安置病人,告知：请不要用手拭去药液、不要按压皮丘、20min 内不要离开病房、如有不适及时按铃,我会马上过来看您,谢谢您的配合,观察 5min 后离开病房

告知注意事项

洗手
签名,签时间

处理用物

判断结果

20min 后,按规定时间两名护士核对、观察结果,× 床,× ×,皮试时间到了,请让我们看一下好吗？有什么不舒服吗？（两名护士共同观察,皮丘无改变,周围无红肿,无自觉症状）告知患者及家属试验结果,协助取舒适卧位

洗手

记录结果
汇报医生

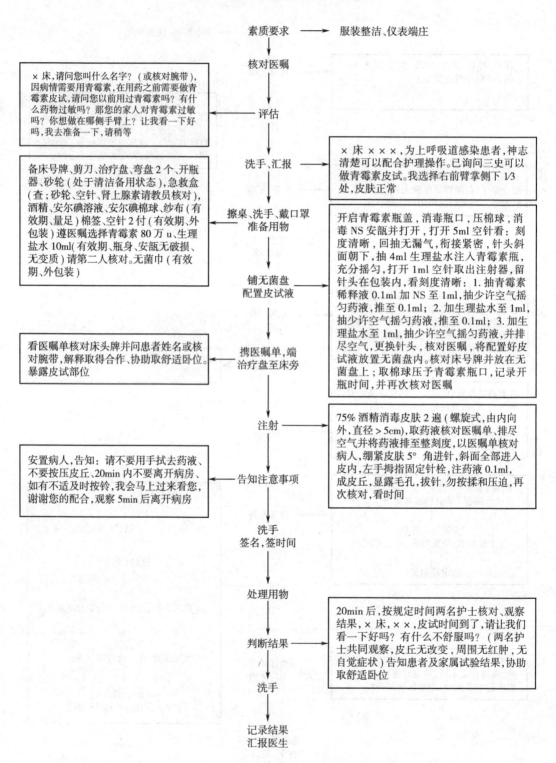

第八节　密闭式输液

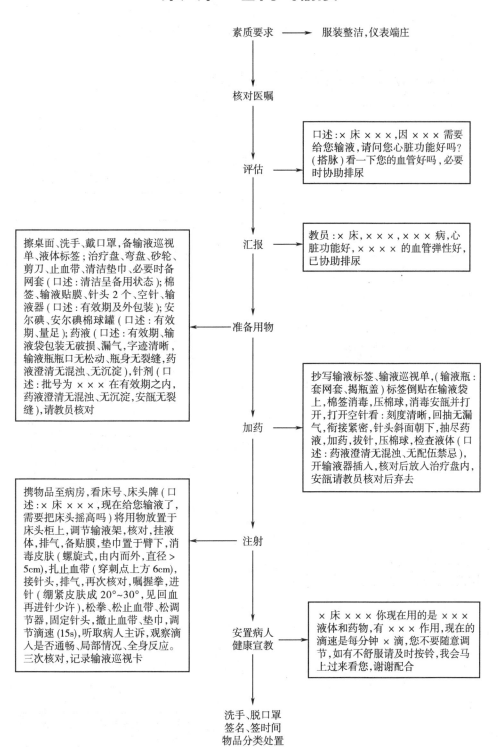

素质要求 ⟶ 服装整洁,仪表端庄

核对医嘱

评估 ⟶ 口述:×床×××,因×××需要给您输液,请问您心脏功能好吗?(搭脉)看一下您的血管好吗,必要时协助排尿

汇报 ⟶ 教员:×床,×××,×××病,心脏功能好,××××的血管弹性好,已协助排尿

擦桌面、洗手、戴口罩,备输液巡视单、液体标签;治疗盘、弯盘、砂轮、剪刀、止血带、清洁垫巾、必要时备网套(口述:清洁呈备用状态);棉签、输液贴膜、针头2个、空针、输液器(口述:有效期及外包装);安尔碘、安尔碘棉球罐(口述:有效期、量足);药液(口述:有效期、输液袋包装无破损、漏气,字迹清晰,输液瓶瓶口无松动、瓶身无裂缝,药液澄清无混浊、无沉淀);针剂(口述:批号为×××在有效期之内,药液澄清无混浊、无沉淀,安瓿无裂缝),请教员核对 ⟵ 准备用物

加药 ⟶ 抄写输液标签、输液巡视单,(输液瓶:套网套、揭瓶盖)标签倒贴在输液袋上,棉签消毒,压棉球,消毒安瓿并打开,打开空针看:刻度清晰,回抽无漏气,衔接紧密,针头斜面朝下,抽尽药液,加药,拔针,压棉球,检查液体(口述:药液澄清无混浊、无配伍禁忌),开输液器插入,核对后放入治疗盘内,安瓿请教员核对后弃去

携物品至病房,看床号、床头牌(口述:×床×××,现在给您输液了,需要把床头摇高吗)将用物放置于床头柜上,调节输液架,核对,挂液体,排气,备贴膜,垫巾置于臂下,消毒皮肤(螺旋式,由内而外,直径>5cm),扎止血带(穿刺点上方6cm),接针头,排气,再次核对,嘱握拳,进针(绷紧皮肤成20°~30°,见回血再进针少许),松拳、松止血带、松调节器,固定针头,撤止血带、垫巾,调节滴速(15s),听取病人主诉,观察滴入是否通畅、局部情况、全身反应。三次核对,记录输液巡视卡 ⟵ 注射

安置病人健康宣教 ⟶ ×床×××你现在用的是×××液体和药物,有×××作用,现在的滴速是每分钟×滴,您不要随意调节,如有不舒服请及时按铃,我会马上过来看您,谢谢配合

洗手、脱口罩
签名、签时间
物品分类处置

第九节 静脉采血技术（真空试管）

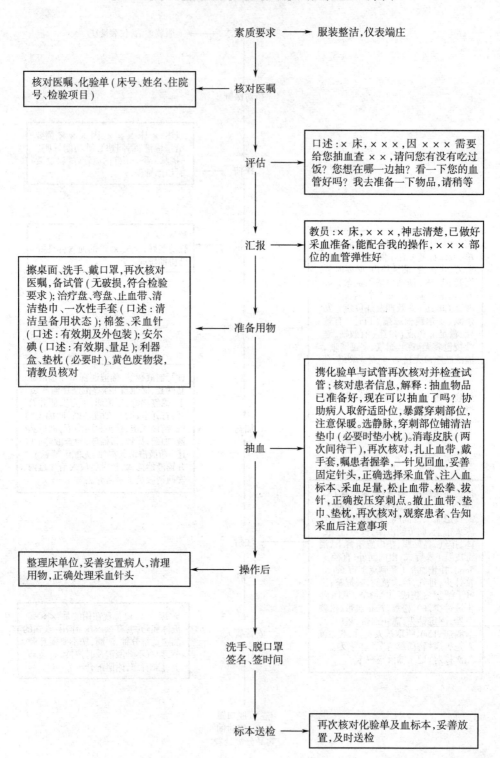

素质要求 ——→ 服装整洁,仪表端庄

核对医嘱、化验单(床号、姓名、住院号、检验项目) ←—— 核对医嘱

评估 ——→ 口述:×床,×××,因×××需要给您抽血查××,请问您有没有吃过饭? 您想在哪一边抽? 看一下您的血管好吗? 我去准备一下物品,请稍等

汇报 ——→ 教员:×床,×××,神志清楚,已做好采血准备,能配合我的操作,×××部位的血管弹性好

擦桌面、洗手、戴口罩,再次核对医嘱,备试管(无破损,符合检验要求);治疗盘、弯盘、止血带、清洁垫巾、一次性手套(口述:清洁呈备用状态);棉签、采血针(口述:有效期及外包装);安尔碘(口述:有效期、量足);利器盒、垫枕(必要时)、黄色废物袋,请教员核对 ←—— 准备用物

抽血 ——→ 携化验单与试管再次核对并检查试管;核对患者信息,解释:抽血物品已准备好,现在可以抽血了吗? 协助病人取舒适卧位,暴露穿刺部位,注意保暖。选静脉,穿刺部位铺清洁垫巾(必要时垫小枕)。消毒皮肤(两次间待干),再次核对,扎止血带,戴手套,嘱患者握拳,一针见回血,妥善固定针头,正确选择采血管,注入血标本、采血足量,松止血带、松拳、拔针,正确按压穿刺点。撤止血带、垫巾、垫枕,再次核对,观察患者、告知采血后注意事项

整理床单位,妥善安置病人,清理用物,正确处理采血针头 ←—— 操作后

洗手、脱口罩
签名、签时间

标本送检 ——→ 再次核对化验单及血标本,妥善放置,及时送检

第十节 灌 肠 技 术

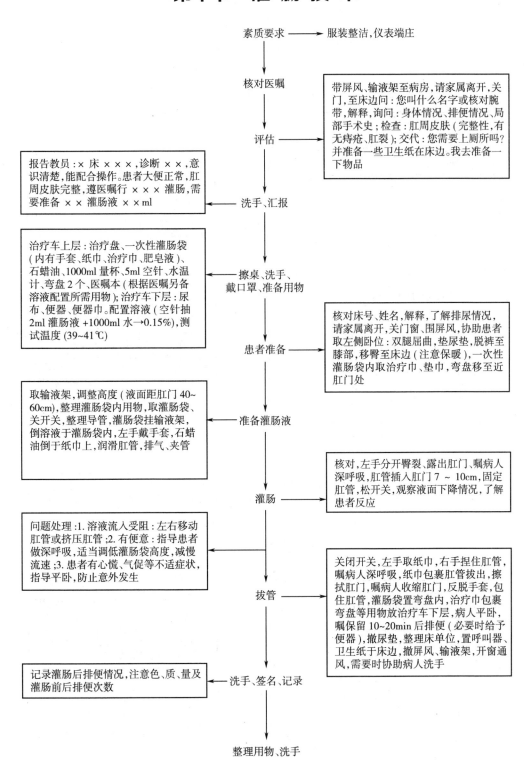

素质要求 ——→ 服装整洁,仪表端庄

核对医嘱

评估 ——→ 带屏风、输液架至病房,请家属离开,关门,至床边问:您叫什么名字或核对腕带,解释,询问:身体情况、排便情况、局部手术史;检查:肛周皮肤(完整性,有无痔疮、肛裂);交代:您需要上厕所吗?并准备一些卫生纸在床边。我去准备一下物品

报告教员:×床×××,诊断××,意识清楚,能配合操作。患者大便正常,肛周皮肤完整,遵医嘱行×××灌肠,需要准备××灌肠液××ml ←—— 洗手、汇报

治疗车上层:治疗盘、一次性灌肠袋(内有手套、纸巾、治疗巾、肥皂液)、石蜡油、1000ml量杯、5ml空针、水温计、弯盘2个、医嘱本(根据医嘱另备溶液配置所需用物);治疗车下层:尿布、便器、便器巾。配置溶液(空针抽2ml灌肠液+1000ml水→0.15%),测试温度(39~41℃) ←—— 擦桌、洗手、戴口罩、准备用物

患者准备 ——→ 核对床号、姓名,解释,了解排尿情况,请家属离开,关门窗、围屏风,协助患者取左侧卧位:双腿屈曲,垫尿垫,脱裤至膝部,移臀至床边(注意保暖),一次性灌肠袋内取治疗巾,垫巾,弯盘移至近肛门处

取输液架,调整高度(液面距肛门40~60cm),整理灌肠袋内用物,取灌肠袋、关开关,整理导管,灌肠袋挂输液架,倒溶液于灌肠袋内,左手戴手套,石蜡油倒于纸巾上,润滑肛管,排气、夹管 ←—— 准备灌肠液

灌肠 ——→ 核对,左手分开臀裂、露出肛门、嘱病人深呼吸,肛管插入肛门7~10cm,固定肛管,松开关,观察液面下降情况,了解患者反应

问题处理:1.溶液流入受阻:左右移动肛管或挤压肛管;2.有便意:指导患者做深呼吸,适当调低灌肠袋高度,减慢流速;3.患者有心慌、气促等不适症状,指导平卧,防止意外发生 ←——

拔管 ——→ 关闭开关,左手取纸巾,右手捏住肛管,嘱病人深呼吸,纸巾包裹肛管拔出,擦拭肛门,嘱病人收缩肛门,反脱手套,包住肛管,灌肠袋置弯盘内,治疗巾包裹弯盘等用物放治疗车下层,病人平卧,嘱保留10~20min后排便(必要时给予便器),撤尿垫,整理床单位,置呼叫器、卫生纸于床边,撤屏风、输液架,开窗通风,需要时协助病人洗手

记录灌肠后排便情况,注意色、质、量及灌肠前后排便次数 ←—— 洗手、签名、记录

整理用物、洗手

第十一节　胃肠减压技术

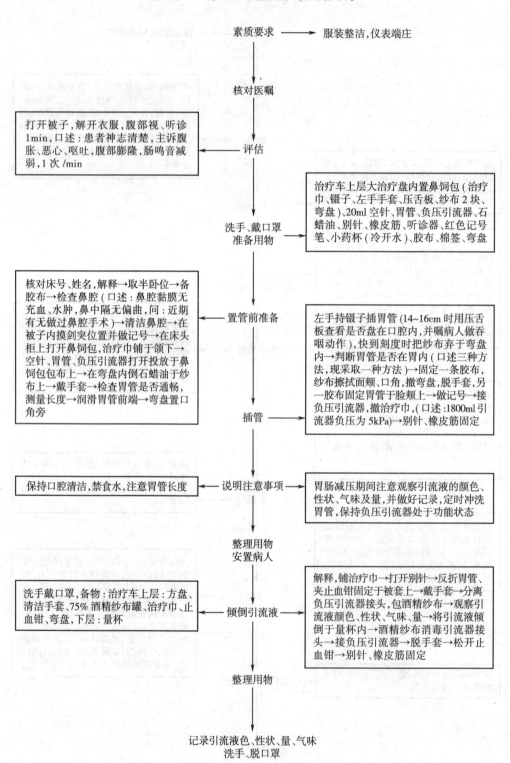

素质要求 → 服装整洁,仪表端庄

核对医嘱

打开被子,解开衣服,腹部视、听诊1min,口述:患者神志清楚,主诉腹胀、恶心、呕吐,腹部膨隆,肠鸣音减弱,1次/min ← 评估

洗手、戴口罩准备用物 → 治疗车上层大治疗盘内置鼻饲包(治疗巾、镊子、左手手套、压舌板、纱布2块、弯盘)、20ml空针、胃管、负压引流器、石蜡油、别针、橡皮筋、听诊器、红色记号笔、小药杯(冷开水)、胶布、棉签、弯盘

核对床号、姓名,解释→取半卧位→备胶布→检查鼻腔(口述:鼻腔黏膜无充血、水肿,鼻中隔无偏曲,问:近期有无做过鼻腔手术)→清洁鼻腔→在被子内摸剑突位置并做记号→在床头柜上打开鼻饲包,治疗巾铺于颌下→空针、胃管、负压引流器打开投放于鼻饲包包布上→在弯盘内倒石蜡油于纱布上→戴手套→检查胃管是否通畅,测量长度→润滑胃管前端→弯盘置口角旁 ← 置管前准备

左手持镊子插胃管(14~16cm时用压舌板查看是否盘在口腔内,并嘱病人做吞咽动作,快到刻度时把纱布弃于弯盘内→判断胃管是否在胃内(口述三种方法,现采取一种方法)→固定一条胶布,纱布擦拭面颊、口角,撤弯盘,脱手套,另一胶布固定胃管于脸颊上→做记号→接负压引流器,撤治疗巾,(口述:1800ml引流器负压为5kPa)→别针、橡皮筋固定 ← 插管

保持口腔清洁,禁食水,注意胃管长度 ← 说明注意事项 → 胃肠减压期间注意观察引流液的颜色、性状、气味及量,并做好记录,定时冲洗胃管,保持负压引流器处于功能状态

整理用物安置病人

洗手戴口罩,备物:治疗车上层:方盘、清洁手套、75%酒精纱布罐、治疗巾、止血钳、弯盘,下层:量杯 ← 倾倒引流液 → 解释,铺治疗巾→打开别针→反折胃管、夹止血钳固定于被套上→戴手套→分离负压引流器接头,包酒精纱布→观察引流液颜色、性状、气味、量→将引流液倾倒于量杯内→酒精纱布消毒引流器接头→接负压引流器→脱手套→松开止血钳→别针、橡皮筋固定

整理用物

记录引流液色、性状、量、气味
洗手、脱口罩

第十二节　鼻饲技术(含插胃管)

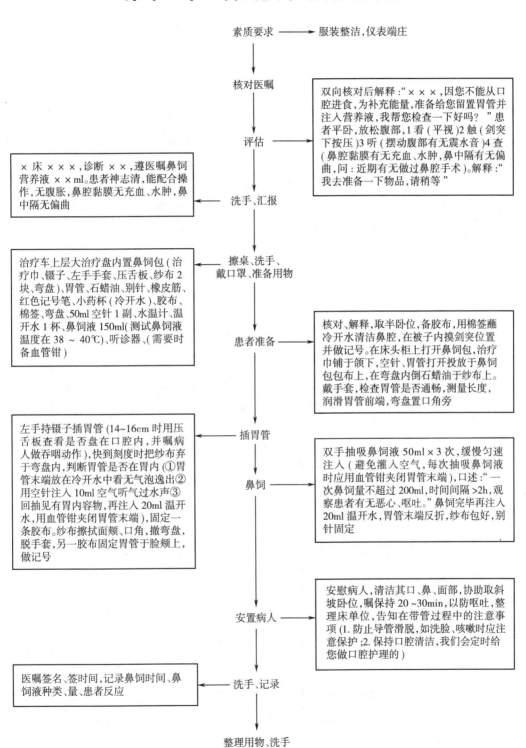

素质要求 ——→ 服装整洁,仪表端庄

核对医嘱

评估 ——→ 双向核对后解释:"×××,因您不能从口腔进食,为补充能量,准备给您留置胃管并注入营养液,我帮您检查一下好吗?"患者平卧,放松腹部,1看(平视)2触(剑突下按压)3听(摆动腹部有无震水音)4查(鼻腔黏膜有无充血、水肿,鼻中隔有无偏曲,问:近期有无做过鼻腔手术)。解释:"我去准备一下物品,请稍等"

×床×××,诊断××,遵医嘱鼻饲营养液××ml。患者神志清,能配合操作,无腹胀,鼻腔黏膜无充血、水肿,鼻中隔无偏曲 ←—— 洗手、汇报

治疗车上层大治疗盘内置鼻饲包(治疗巾、镊子、左手手套、压舌板、纱布2块、弯盘)、胃管、石蜡油、别针、橡皮筋、红色记号笔、小药杯(冷开水)、胶布、棉签、弯盘、50ml空针1副、水温计、温开水1杯、鼻饲液150ml(测试鼻饲液温度在38～40℃)、听诊器、(需要时备血管钳) ←—— 擦桌、洗手、戴口罩、准备用物

患者准备 ——→ 核对、解释,取半卧位,备胶布,用棉签蘸冷开水清洁鼻腔,在被子内摸剑突位置并做记号。床头柜上打开鼻饲包,治疗巾铺于颌下,空针、胃管打开投放于鼻饲包布上,在弯盘内倒石蜡油于纱布上。戴手套,检查胃管是否通畅,测量长度,润滑胃管前端,弯盘置口角旁

左手持镊子插胃管(14~16cm时用压舌板查看是否盘在口腔内,并嘱病人做吞咽动作),快到刻度时把纱布弃于弯盘内,判断胃管是否在胃内(①胃管末端放在冷开水中看无气泡逸出②用空针注入10ml空气听气过水声③回抽见有胃内容物,再注入20ml温开水,用血管钳夹闭胃管末端),固定一条胶布。纱布擦拭面颊、口角,撤弯盘,脱手套,另一胶布固定胃管于脸颊上,做记号 ←—— 插胃管

鼻饲 ——→ 双手抽吸鼻饲液50ml×3次,缓慢匀速注入(避免灌入空气,每次抽吸鼻饲液时应用血管钳夹闭胃管末端),口述:"一次鼻饲量不超过200ml,时间间隔>2h,观察患者有无恶心、呕吐。"鼻饲完毕再注入20ml温开水,胃管末端反折,纱布包好,别针固定

安置病人 ——→ 安慰病人,清洁其口、鼻、面部,协助取斜坡卧位,嘱保持20~30min,以防呕吐,整理床单位,告知在带管过程中的注意事项(1.防止导管滑脱,如洗脸、咳嗽时应注意保护;2.保持口腔清洁,我们会定时给您做口腔护理的)

医嘱签名、签时间,记录鼻饲时间、鼻饲液种类、量、患者反应 ←—— 洗手、记录

整理用物、洗手

第十三节　导尿技术

素质要求 ⟶ 服装整洁,仪表端庄

核对医嘱

评估 ⟶ 带屏风至病房门口,请家属离开,关门。"×××,你好。医生要求给你留小便作细菌培养,看看有没有感染。你不要紧张。插的时候哈哈气,感觉就会好多的。"(示范)我检查一下好吗? 体检:视(腹部)、触(双手交错,上下波动)、叩(脐上一指,依次向下叩诊至耻骨联合上)、查(会阴部皮肤),协助穿裤子,述:"我准备好就过来。消毒手

汇报 ⟵ 报告教员:× 床,×××,诊断 ×××,意识清醒,配合良好,经检查腹部无膨隆,膀胱轻度充盈,会阴部皮肤完整。是否可以开始导尿操作?

洗手、戴口罩准备用物 ⟵ 治疗车上层:治疗盘(安尔碘、棉签)、安尔碘棉球罐、弯盘、无菌手套、无菌持物镊 2 把、0.05% 洗必泰溶液、橡皮中单、棉垫、大毛巾、橡皮筋、别针、胶布、双腔气囊导尿管 1 根、20ml 注射器 2 副、集尿袋、导尿包(1. 弯盘:左手手套、小药杯内放棉球 6 个、止血钳;2. 弯盘:治疗巾、洞巾、试管、小药杯内放棉球 4 个、止血钳、镊子、普通导尿管 1 根、石蜡油小瓶)。治疗车下层:便器 – 上盖便器巾

病人准备 ⟶ 床边核对,请家属离开,关门窗,必要时围屏风。问:xxx,物品我准备好了,现在插可以吗? 松床尾→裹肩部→抬臀垫橡皮中单与棉垫→摆体位。顺序:屈膝仰卧位→抬臀→脱对侧裤腿盖于近侧腿上(被窝内)→指导协助双膝外展→盖大毛巾于近侧腿(大腿→小腿→足部,保持外展位)。整理被子(腹部→推被子于一侧→裹大腿整理床尾)。注意保暖,口述:不能自理者帮助擦洗会阴

初步消毒 ⟵ 导尿包置病人两腿间→打开导尿包并整理(翻转包→棉球小杯置右外侧,手套置右下侧,止血钳放于弯盘上 →常规消毒洗必泰液包装后安尔碘棉球压口→用空针抽洗必泰液 10ml注入棉球杯内→戴左手手套→右手拿止血钳夹弯盘(弯侧对操作者)、小杯置大腿间→夹棉球消毒,污棉球置弯盘内(顺序:1. 阴阜中间擦至近肛门口;2. 左侧大阴唇;3. 右侧大阴唇,左手分开大阴唇固定;4. 左侧小阴唇;5. 右侧小阴唇;6. 尿道口擦至肛门口,旋转消毒肛门口)→止血钳夹小药杯置弯盘内,夹弯盘置床尾外侧→止血钳于弯盘内→脱手套

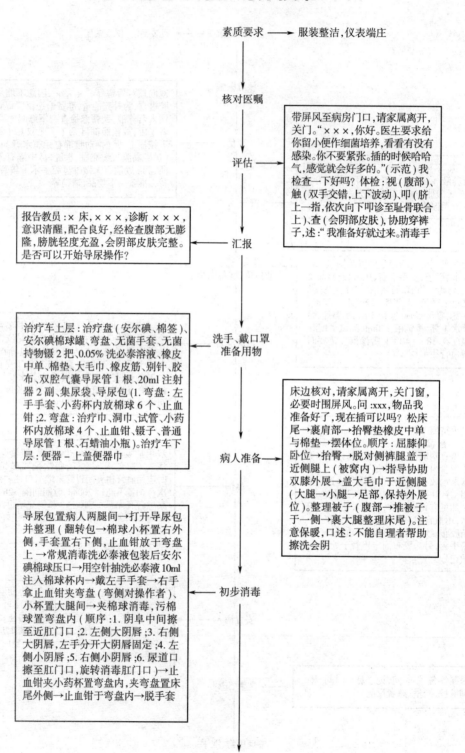

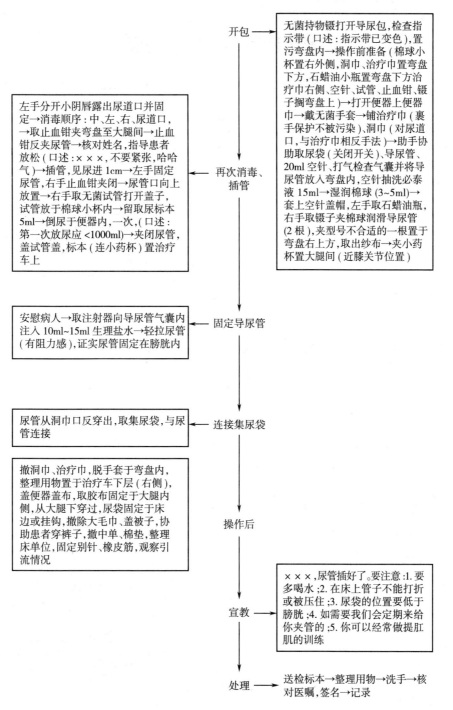

开包 ← 无菌持物镊打开导尿包,检查指示带(口述:指示带已变色),置污弯盘内→操作前准备(棉球小杯置右外侧,洞巾、治疗巾置弯盘下方,石蜡油小瓶置弯盘下方治疗巾右侧、空针、试管、止血钳、镊子搁弯盘上)→打开便器上便器巾→戴无菌手套→铺治疗巾(裹手保护不被污染)、洞巾(对尿道口,与治疗巾相反手法)→助手协助取尿袋(关闭开关)、导尿管、20ml空针、打气检查气囊并将导尿管放入弯盘内,空针抽洗必泰液15ml→湿润棉球(3~5ml)→套上空针盖帽,左手取石蜡油瓶,右手取镊子夹棉球润滑导尿管(2根),夹型号不合适的一根置于弯盘右上方,取出纱布→夹小药杯置大腿间(近膝关节位置)

再次消毒、插管 ← 左手分开小阴唇露出尿道口并固定→消毒顺序:中、左、右、尿道口,→取止血钳夹弯盘至大腿间→止血钳反夹尿管→核对姓名,指导患者放松(口述:×××,不要紧张,哈哈气)→插管,见尿进1cm→左手固定尿管,右手止血钳夹闭→尿管口向上放置→右手取无菌试管打开盖子,试管放于棉球小杯内→留取尿标本5ml→倒尿于便器内,一次,(口述:第一次放尿应<1000ml)→夹闭尿管,盖试管盖,标本(连小药杯)置治疗车上

固定导尿管 ← 安慰病人→取注射器向导尿管气囊内注入10ml~15ml生理盐水→轻拉尿管(有阻力感),证实尿管固定在膀胱内

连接集尿袋 ← 尿管从洞巾口反穿出,取集尿袋,与尿管连接

操作后 ← 撤洞巾、治疗巾,脱手套于弯盘内,整理用物置于治疗车下层(右侧),盖便器盖布,取胶布固定于大腿内侧,从大腿下穿过,尿袋固定于床边或挂钩,撤除大毛巾、盖被子,协助患者穿裤子,撤中单、棉垫,整理床单位,固定别针、橡皮筋,观察引流情况

宣教 ← ×××,尿管插好了。要注意:1.要多喝水;2.在床上管子不能打折或被压住;3.尿袋的位置要低于膀胱;4.如需要我们会定期来给你夹管的;5.你可以经常做提肛肌的训练

处理 ← 送检标本→整理用物→洗手→核对医嘱,签名→记录

第十四节 倾倒引流液

素质要求 ————→ 服装整洁,仪表端庄

↓

核对医嘱

↓

评估 ————→ ×床×××,为了确保引流管的有效引流,要给您倾倒引流液。查看引流是否通畅,并观察伤口情况。我去准备用物,请稍等

↓

×床×××,诊断×××,神志清楚,能配合操作,×××引流管在位通畅,伤口敷料外观无渗液 ←———— 洗手、汇报

↓

擦桌子、洗手
戴口罩

↓

治疗车上层:治疗盘(安尔碘、棉签、弯盘)止血钳、手套、治疗巾、一次性换药碗内有酒精纱布、免洗消毒液。
治疗车下层:量杯(根据引流量选择合适量杯)、有盖引流液倾倒桶和医用废物桶 ←———— 准备用物

↓

倾倒引流液 ————→ 携用物至床边,核对解释,取舒适卧位,注意保暖、戴手套,止血钳夹住引流管上端,量杯至于引流袋开口下方,左手取酒精纱布,右手打开引流袋放液开关,管壁不能贴于量杯壁或浸没在引流液内,放毕关闭开关,用力挤压开关夹下端的引流液于量杯内,再用酒精纱布擦拭放液管口末端后放废物桶内。松止血钳,观察引流液的色质量(目光平视)。将引流液倒入引流液倾倒桶。脱手套,消毒液消毒手

↓

洗手、脱口罩
签名、签时间、记录

↓

整理用物,洗手

第十五节 更换引流袋

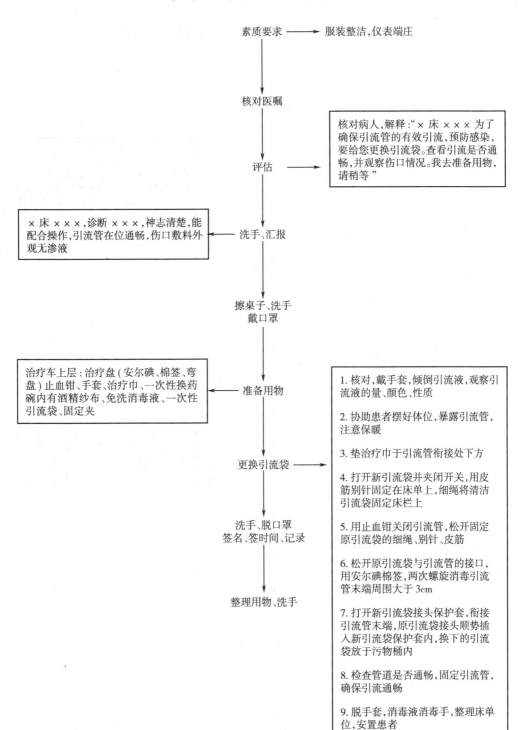

素质要求 ——→ 服装整洁,仪表端庄

核对医嘱

评估 ——→ 核对病人,解释:"×床×××为了确保引流管的有效引流,预防感染,要给您更换引流袋。查看引流是否通畅,并观察伤口情况。我去准备用物,请稍等"

×床×××,诊断×××,神志清楚,能配合操作,引流管在位通畅,伤口敷料外观无渗液 ←—— 洗手、汇报

擦桌子、洗手戴口罩

治疗车上层:治疗盘(安尔碘、棉签、弯盘)止血钳、手套、治疗巾、一次性换药碗内有酒精纱布、免洗消毒液、一次性引流袋、固定夹 ←—— 准备用物

更换引流袋 ——→

1. 核对,戴手套,倾倒引流液,观察引流液的量、颜色、性质

2. 协助患者摆好体位,暴露引流管,注意保暖

3. 垫治疗巾于引流管衔接处下方

4. 打开新引流袋并夹闭开关,用皮筋别针固定在床单上,细绳将清洁引流袋固定床栏上

洗手、脱口罩签名、签时间、记录

5. 用止血钳关闭引流管,松开固定原引流袋的细绳、别针、皮筋

6. 松开原引流袋与引流管的接口,用安尔碘棉签,两次螺旋消毒引流管末端周围大于3cm

整理用物、洗手

7. 打开新引流袋接头保护套,衔接引流管末端,原引流袋接头顺势插入新引流袋保护套内,换下的引流袋放于污物桶内

8. 检查管道是否通畅,固定引流管,确保引流通畅

9. 脱手套,消毒液消毒手,整理床单位,安置患者

355

第十六节　服　药

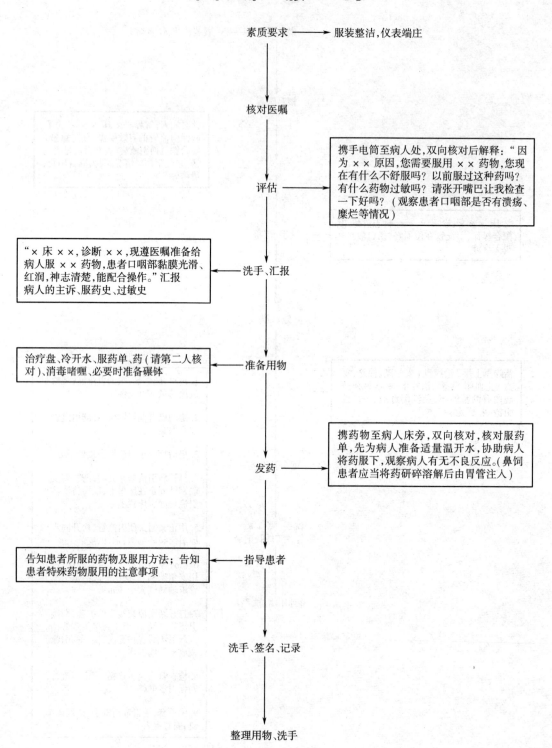

素质要求 ——→ 服装整洁,仪表端庄

核对医嘱

评估 ——→ 携手电筒至病人处,双向核对后解释:"因为 ×× 原因,您需要服用 ×× 药物,您现在有什么不舒服吗? 以前服过这种药吗? 有什么药物过敏吗? 请张开嘴巴让我检查一下好吗? (观察患者口咽部是否有溃疡、糜烂等情况)

"× 床 ××,诊断 ××,现遵医嘱准备给病人服 ×× 药物,患者口咽部黏膜光滑、红润,神志清楚,能配合操作。"汇报病人的主诉、服药史、过敏史 ←—— 洗手、汇报

治疗盘、冷开水、服药单、药(请第二人核对)、消毒啫喱、必要时准备碾钵 ←—— 准备用物

发药 ——→ 携药物至病人床旁,双向核对,核对服药单,先为病人准备适量温开水,协助病人将药服下,观察病人有无不良反应。(鼻饲患者应当将药研碎溶解后由胃管注入)

告知患者所服的药物及服用方法;告知患者特殊药物服用的注意事项 ←—— 指导患者

洗手、签名、记录

整理用物、洗手

第十七节 测 血 糖

素质要求 ——→ 服装整洁,仪表端庄

核对医嘱

评估 ——→ 双向核对后解释:"××,因 ×× 原因,需要给您监测血糖,请问您现在有什么不舒服吗? 您的用餐时间是几点? 让我先看一下您的手指"观察穿刺局部皮肤情况。"我去准备物品,请稍等"

"× 床 ××,诊断 ×××,神志清楚,能配合操作,患者用餐时间是 ××,× 手××指指尖皮肤正常,无破损,硬结。" ←—— 洗手、汇报

擦桌,洗手(七步法)
戴口罩

治疗盘(75% 酒精、棉签)、弯盘、手套、将校正片插入血糖仪开机检查"电源充足,备用状态"、试纸(有效期 / 不是单片独立包装试纸检查开瓶日期、试纸代码)、一次性采血针(有效期)、治疗车下层放利器盒 ←—— 准备用物

采血 ——→ 双向核对,确认患者是空腹或餐后 2h,协助患者采取舒适卧位。75% 酒精消毒 2 遍,范围为采血点整个指尖关节,待酒精干透。插入试纸,血糖仪开机显示滴血符号,备干棉签,将采血针盖子打开,"酒精已待干"再次核对医嘱,采血针紧贴采血部位,进针,试纸吸血,试纸区完全变成红色,棉签压迫止血,读数、记录结果。取出试纸,关闭血糖仪。

"数值异常时应及时通知医生。"

核对。"××,您的血糖是 ××,穿刺点请按压 1 ~ 2min。谢谢配合!"。如为长期监测血糖,可以教会患者血糖监测的方法。 ←—— 宣教

整理床单位,安置患者

洗手、脱口罩
签名、签时间、记录

整理用物、洗手

(陆小英 郝建玲)

357

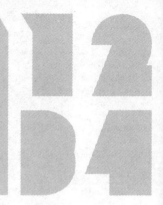

第二十四章 | 基础生活护理操作流程图

第一节 床上擦浴

一、床上擦浴操作流程图

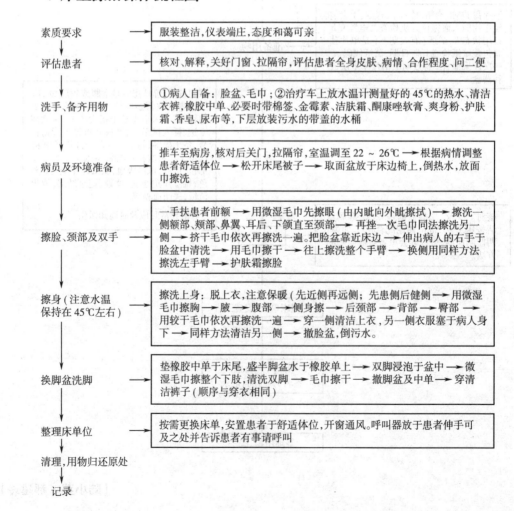

素质要求 →	服装整洁,仪表端庄,态度和蔼可亲
评估患者 →	核对、解释,关好门窗、拉隔帘,评估患者全身皮肤、病情、合作程度、问二便
洗手、备齐用物 →	①病人自备:脸盆、毛巾;②治疗车上放水温计测量好的45℃的热水、清洁衣裤,橡胶中单、必要时带棉签、金霉素、洁肤霜、酮康唑软膏、爽身粉、护肤霜、香皂、尿布等,下层放装污水的带盖的水桶
病员及环境准备 →	推车至病房,核对后关门,拉隔帘,室温调至22～26℃→根据病情调整患者舒适体位→松开床尾被子→取面盆放于床边椅上,倒热水,放面巾擦洗
擦脸、颈部及双手 →	一手扶患者前额→用微湿毛巾先擦眼(由内眦向外眦擦拭)→擦洗一侧额部、颊部、鼻翼、耳后、下颌直至颈部→再挫一次毛巾同法擦洗另一侧→挤干毛巾依次再擦洗一遍。把脸盆靠近床边→伸出病人的右手于脸盆中清洗→用毛巾擦干→往上擦洗整个手臂→换侧用同样方法擦洗左手臂→护肤霜擦脸
擦身(注意水温保持在45℃左右) →	擦洗上身:脱上衣,注意保暖(先近侧再远侧;先患侧后健侧→用微湿毛巾擦胸→腋→腹部→侧身擦→后颈部→背部→臀部→用较干毛巾依次再擦洗一遍→穿一侧清洁上衣,另一侧衣服塞于病人身下→同样方法清洁另一侧→撤脸盆,倒污水。
换脚盆洗脚 →	垫橡胶中单于床尾,盛半脚盆水于橡胶单上→双脚浸泡于盆中→微湿毛巾擦整个下肢,清洗双脚→毛巾擦干→撤脚盆及中单→穿清洁裤子(顺序与穿衣相同)
整理床单位 →	按需更换床单,安置患者于舒适体位,开窗通风。呼叫器放于患者伸手可及之处并告诉患者有事请呼叫
清理,用物归还原处	
记录	

二、床上擦浴操作评分标准

流程		要求	标准分	得分	备注
素质要求		服装整洁,仪表端庄,态度和蔼可亲	10		
备齐用物		备齐用物携至床边,放置合理	10		
操作过程	病员及环境准备	核对、解释,了解病情、关好门窗、拉好隔帘,室温适中	10		
	擦澡方法	水温适宜,适时换水	10		
		擦洗部位,顺序正确	10		
		擦洗时动作轻柔,注意皮肤皱褶处清洁	10		
		穿脱衣裤方法正确	10		
		污衣裤不可放在地上,以免交叉感染	5		
		注意保暖,以防着凉,保护患者隐私	10		
		不弄湿床单	5		
操作后		整理床单位,患者清洁舒适,放呼叫器,用物归还原处	5		
熟练程度		动作轻巧、稳重、敏捷,注意节力原则	5		
总分			100		

第二节 床 上 洗 头

一、床上洗头操作流程图

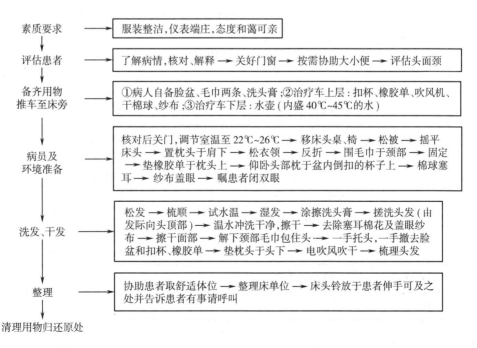

素质要求 → 服装整洁,仪表端庄,态度和蔼可亲

评估患者 → 了解病情,核对、解释 → 关好门窗 → 按需协助大小便 → 评估头面颈

备齐用物 推车至床旁 → ①病人自备脸盆、毛巾两条、洗头膏;②治疗车上层:扣杯、橡胶单、吹风机、干棉球、纱布;③治疗车下层:水壶(内盛40℃~45℃的水)

病员及 环境准备 → 核对后关门,调节室温至22℃~26℃ → 移床头桌、椅 → 松被 → 摇平床头 → 置枕头于肩下 → 松衣领 → 反折 → 围毛巾于颈部 → 固定 → 垫橡胶单于枕头上 → 仰卧头部枕于盆内倒扣的杯子上 → 棉球塞耳 → 纱布盖眼 → 嘱患者闭双眼

洗发、干发 → 松发 → 梳顺 → 试水温 → 湿发 → 涂擦洗头膏 → 搓洗头发(由发际向头顶部) → 温水冲洗干净,擦干 → 去除塞耳棉花及盖眼纱布 → 擦干面部 → 解下颈部毛巾包住头 → 一手托头,一手撤去脸盆和扣杯、橡胶单 → 垫枕头于头下 → 电吹风吹干 → 梳理头发

整理 → 协助患者取舒适体位 → 整理床单位 → 床头铃放于患者伸手可及之处并告诉患者有事请呼叫

清理用物归还原处

二、床上洗头操作评分标准

	流程	要求	标准分	得分	备注
操作前	素质要求(3)	服装整洁,仪表端庄	3		
	用物准备(9)	备齐用物携至床边	4		
		水温过冷或过热	5		
	环境准备(3)	关好门窗,室温适宜	3		
操作中	安全、舒适(4)	安全、保暖	2		
		体位舒适	2		
	洗发(30)	松发	3		
		梳顺	4		
		试水温	5		
		湿发	5		
		涂擦洗头膏	5		
		搓洗头发(由发际向头顶部)	3		
		温水冲洗干净,擦干	5		
	洗后(20)	去除塞耳棉花	3		
		去除盖眼纱布	3		
		用颈部毛巾包住头	3		
		一手托头,一手撤去脸盆扣杯、橡胶单	5		
		垫枕头于头下	3		
		擦干面部	3		
	干发(5)	梳理吹干头发	5		
操作后	整理(20)	整理床单位	5		
		患者清洁,舒适	5		
		清理用物,归还原处	5		
		呼叫器置于患者伸手可及之处	5		
	熟练程度	动作轻稳、准确,注意节力原则	6		
	总分		100		

第三节　翻身、叩背

一、翻身、叩背操作流程图

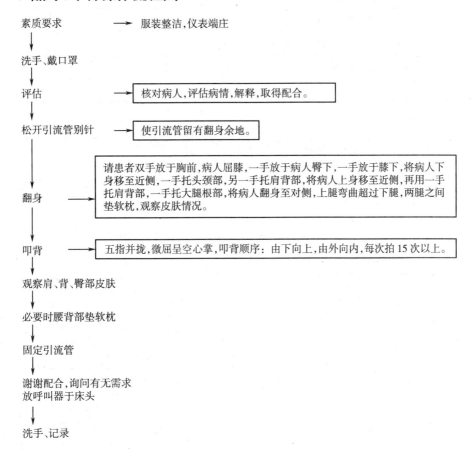

素质要求　────→　服装整洁,仪表端庄

洗手、戴口罩

评估　────→　核对病人,评估病情,解释,取得配合。

松开引流管别针　────→　使引流管留有翻身余地。

翻身　────→　请患者双手放于胸前,病人屈膝,一手放于病人臀下,一手放于膝下,将病人下身移至近侧,一手托头颈部,另一手托肩背部,将病人上身移至近侧,再用一手托肩背部,一手托大腿根部,将病人翻身至对侧,上腿弯曲超过下腿,两腿之间垫软枕,观察皮肤情况。

叩背　────→　五指并拢,微屈呈空心掌,叩背顺序：由下向上,由外向内,每次拍 15 次以上。

观察肩、背、臀部皮肤

必要时腰背部垫软枕

固定引流管

谢谢配合,询问有无需求
放呼叫器于床头

洗手、记录

二、翻身、叩背操作评分标准

流程	要求	标准分	得分	备注
素质要求	服装整洁,仪表端庄	5		
操作前准备	洗手、戴口罩	5		
	评估病情,解释,取得配合	5		
操作过程	松开引流管别针	10		
	请患者双手放于胸前,屈膝	5		
	将患者移至近侧	5		
	将患者翻身至对侧	10		
	上腿弯曲超过下腿	5		
	叩背顺序:由下向上,由外向内	10		

续表

流程	要求	标准分	得分	备注
操作过程	每次拍 15 次以上	10		
	操作方法正确,动作轻柔	10		
操作后	物品处置正确,洗手	10		
	患者安置舒适,床单位整洁	5		
	放置呼叫器	5		
总分		100		

第四节　口腔护理

一、口腔护理操作流程图

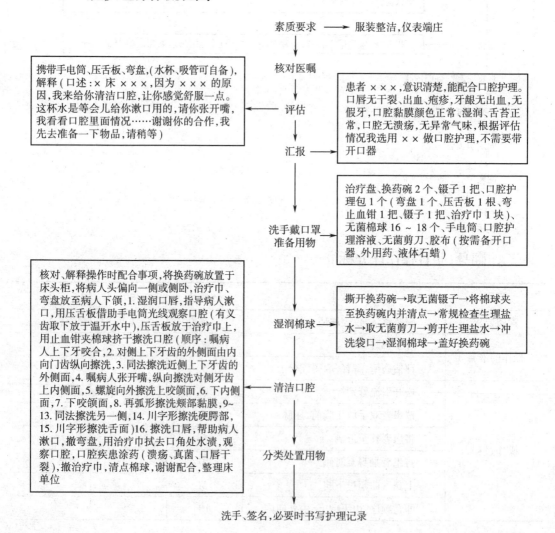

二、口腔护理技术操作评分表

流程		要求	标准分	得分	备注
素质要求		服装整洁、仪表端庄	3		
评估		了解患者意识,身体状况	2		
		有无义齿、溃疡等	3		
		解释目的,取得合作	4		
操作前准备		洗手、戴口罩(六步法)	2		
		备齐用物,清点棉球	3		
		根据病情选择药液	3		
操作过程	患者	校对、解释告知患者在操作中的配合事项	5		
		头偏向一边或侧卧	2		
		颈下铺巾,置弯盘	3		
	观察指导	擦口唇、漱口、指导正确漱口方法,避免呛咳和误吸	5		
		观察口腔(有义齿取下)	5		
	洗口腔	夹取及绞干棉球方法正确	10		
		棉球湿度适宜	10		
		擦洗方法顺序正确	10		
		避免清洁、污染交叉混淆	5		
	擦洗后护理	漱口	2		
		观察口腔(使用压舌板、张口器方法正确)	3		
		擦干面颊部	2		
		口腔疾患涂药(溃疡、真菌、口唇干裂)	5		
操作后		询问患者感受,协助取舒适卧位	3		
		整理床单位	2		
		用物处理恰当	3		
理论		口腔护理的注意事项	5		
总分			100		

第五节 会 阴 护 理

一、会阴护理操作流程图

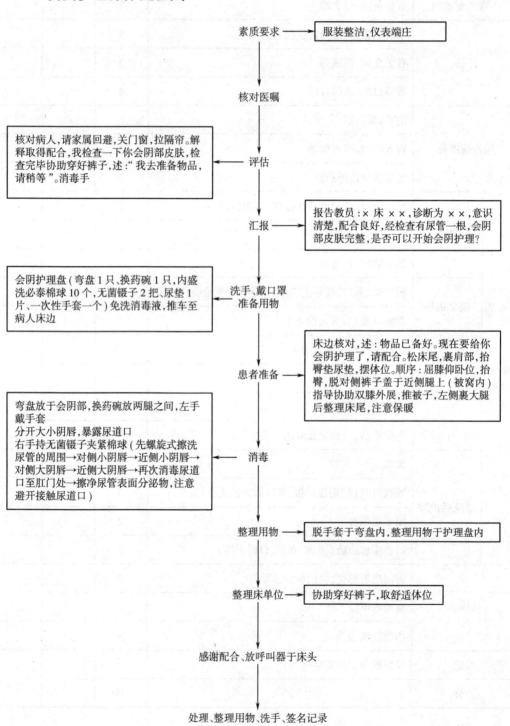

素质要求 ——→ 服装整洁,仪表端庄

核对医嘱

核对病人,请家属回避,关门窗,拉隔帘。解释取得配合,我检查一下你会阴部皮肤,检查完毕协助穿好裤子,述:"我去准备物品,请稍等"。消毒手 ←—— 评估

汇报 ——→ 报告教员:×床××,诊断为××,意识清楚,配合良好,经检查有尿管一根,会阴部皮肤完整,是否可以开始会阴护理?

会阴护理盘(弯盘1只、换药碗1只,内盛洗必泰棉球10个,无菌镊子2把、尿垫1片、一次性手套一个)免洗消毒液,推车至病人床边 ←—— 洗手、戴口罩 准备用物

床边核对,述:物品已备好。现在要给你会阴护理了,请配合。松床尾,裹肩部,抬臀垫尿垫,摆体位。顺序:屈膝仰卧位,抬臀,脱对侧裤子盖于近侧腿上(被窝内)指导协助双膝外展,推被子,左侧裹大腿后整理床尾,注意保暖 ←—— 患者准备

弯盘放于会阴部,换药碗放两腿之间,左手戴手套
分开大小阴唇,暴露尿道口
右手持无菌镊子夹紧棉球(先螺旋式擦洗尿管的周围→对侧小阴唇→近侧小阴唇→对侧大阴唇→近侧大阴唇→再次消毒尿道口至肛门处→擦净尿管表面分泌物,注意避开接触尿道口) ←—— 消毒

整理用物 ——→ 脱手套于弯盘内,整理用物于护理盘内

整理床单位 ——→ 协助穿好裤子,取舒适体位

感谢配合、放呼叫器于床头

处理、整理用物、洗手、签名记录

二、会阴护理操作评分表

流程		要求	标准分	得分	备注
素质要求		服装整洁、仪表端庄	5		
评估		询问、了解患者的身体状况	5		
		向患者解释目的、注意事项,取得配合	5		
		患者局部皮肤情况	5		
操作前准备		洗手戴口罩(六步法)	5		
		备齐用物,放置合理	5		
操作过程	患者准备	核对、解释	5		
		关门窗、遮挡、体位、脱裤、保暖	5		
		尿巾垫于臀下	3		
	会阴护理	分开大小阴唇,暴露尿道口	2		
		螺旋式擦洗尿管的周围	5		
		按顺序消毒	10		
		擦净尿管表面分泌物	5		
		撤尿垫	5		
		脱手套于碗盘内	5		
		整理用物于护理盘内	2		
操作后		助患者穿裤,整理床单位	3		
		取舒适体位	5		
		用物处理恰当	5		
熟练程度		动作轻巧,稳重	5		
理论		会阴护理的注意事项	5		
总分			100		

第六节 会 阴 冲 洗

一、会阴冲洗操作流程图

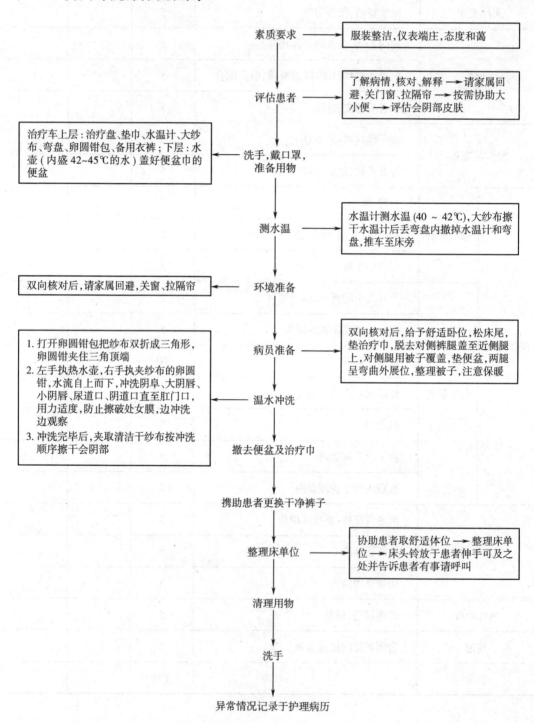

素质要求 → 服装整洁,仪表端庄,态度和蔼

评估患者 → 了解病情,核对、解释 → 请家属回避,关门窗、拉隔帘 → 按需协助大小便 → 评估会阴部皮肤

治疗车上层:治疗盘、垫巾、水温计、大纱布、弯盘、卵圆钳包、备用衣裤;下层:水壶(内盛42~45℃的水)盖好便盆巾的便盆 → 洗手,戴口罩,准备用物

测水温 → 水温计测水温(40 ~ 42℃),大纱布擦干水温计后丢弯盘内撤掉水温计和弯盘,推车至床旁

双向核对后,请家属回避,关窗、拉隔帘 ← 环境准备

1. 打开卵圆钳包把纱布双折成三角形,卵圆钳夹住三角顶端
2. 左手执热水壶,右手执夹纱布的卵圆钳,水流自上而下,冲洗阴阜、大阴唇、小阴唇、尿道口、阴道口直至肛门口,用力适度,防止擦破处女膜,边冲洗边观察
3. 冲洗完毕后,夹取清洁干纱布按冲洗顺序擦干会阴部

病员准备 → 双向核对后,给予舒适卧位,松床尾,垫治疗巾,脱去对侧裤腿盖至近侧腿上,对侧腿用被子覆盖,垫便盆,两腿呈弯曲外展位,整理被子,注意保暖

温水冲洗

撤去便盆及治疗巾

携助患者更换干净裤子

整理床单位 → 协助患者取舒适体位 → 整理床单位 → 床头铃放于患者伸手可及之处并告诉患者有事请呼叫

清理用物

洗手

异常情况记录于护理病历

二、会阴冲洗评分标准

流程		要求	标准分	得分	备注
素质要求		服装整洁,仪表端庄,态度和蔼可亲	10		
备齐用物		备齐用物携至床边,放置合理	10		
操作过程	病员及环境准备	核对、解释,了解病情,关好门窗、拉好隔帘,室温适中	10		
	擦澡方法	水温适宜,体位舒适	10		
		穿脱裤子方法正确	10		
		擦洗部位,顺序正确	10		
		擦洗时动作轻柔	10		
		污衣裤不可放在地上,以免交叉感染	5		
		注意保暖,以防着凉,保护患者隐私	10		
		不弄湿床单	5		
操作后		整理床单位,患者清洁舒适,放呼叫器,用物归还原处	5		
熟练程度		动作轻巧、稳重、敏捷,注意节力原则	5		
总分			100		

（**刘伟伟　崔　静**）

第二十五章 | ICU 专科技术操作流程

第一节　心电监测技术

一、心电、无创血压、氧饱和度监测流程图

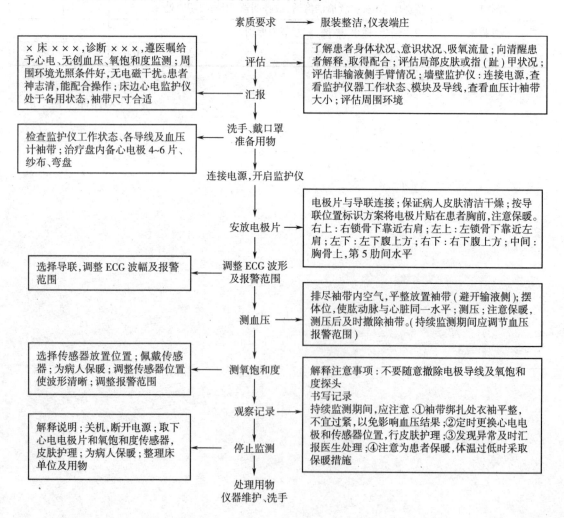

素质要求 → 服装整洁，仪表端庄

× 床 × × ×，诊断 × × ×，遵医嘱给予心电、无创血压、氧饱和度监测；周围环境光照条件好，无电磁干扰。患者神志清，能配合操作；床边心电监护仪处于备用状态，袖带尺寸合适 ← 评估

评估 → 了解患者身体状况、意识状况、吸氧流量；向清醒患者解释，取得配合；评估局部皮肤或指（趾）甲状况；评估非输液侧手臂情况；墙壁监护仪：连接电源，查看监护仪器工作状态、模块及导线，查看血压计袖带大小；评估周围环境

汇报

检查监护仪工作状态、各导线及血压计袖带；治疗盘内备心电极 4~6 片、纱布、弯盘 ← 洗手、戴口罩准备用物

连接电源，开启监护仪

安放电极片 → 电极片与导联连接；保证病人皮肤清洁干燥；按导联位置标识方案将电极片贴在患者胸前，注意保暖。右上：右锁骨下靠近右肩；左上：左锁骨下靠近左肩；左下：左下腹上方；右下：右下腹上方；中间：胸骨上，第 5 肋间水平

选择导联，调整 ECG 波幅及报警范围 ← 调整 ECG 波形及报警范围

测血压 → 排尽袖带内空气，平整放置袖带（避开输液侧）；摆体位，使肱动脉与心脏同一水平；测压；注意保暖，测压后及时撤除袖带。（持续监测期间应调节血压报警范围）

选择传感器放置位置；佩戴传感器；为病人保暖；调整传感器位置使波形清晰；调整报警范围 ← 测氧饱和度

测氧饱和度 → 解释注意事项：不要随意撤除电极导线及氧饱和度探头
书写记录
持续监测期间，应注意：①袖带绑扎处衣袖平整，不宜过紧，以免影响血压结果；②定时更换心电电极和传感器位置，行皮肤护理；③发现异常及时汇报医生处理；④注意为患者保暖，体温过低时采取保暖措施

观察记录

解释说明；关机，断开电源；取下心电电极片和氧饱和度传感器，皮肤护理；为病人保暖；整理床单位及用物 ← 停止监测

处理用物
仪器维护、洗手

二、心电监测技术操作评分表（心电、无创血压、氧饱和度）

流程	要求	标准分	得分	备注
素质要求	服装整洁、仪表端庄	5		
评估	了解病情，向患者解释取得配合	5		
	评估患者、评估环境	5		
操作前准备	备齐用物，洗手戴口罩（六步法）	5		
	向患者解释，隐私保护	5		
操作过程	正确连接各导线，开启电源	5		
	患者皮肤清洁干燥，电极片位置放置正确	5		
	正确选择导联，调整波幅	5		
	绑袖带位置正确，袖带松紧度适宜	5		
	正确选择 SpO_2 传感器放置部位，测 SpO_2	5		
	调整报警上下限	5		
	解释注意事项，患者知晓	5		
	保证各监测项目动态监测，血压测后及时撤除袖带	5		
	正确观察记录，发现异常及时汇报	5		
	解释，关掉监护仪，断开电源	5		
	取下各导线，帮助患者清洁皮肤，整理床单位，注意保暖	5		
操作后	处理用物方法正确	5		
	仪器维护、洗手	5		
评价	动作轻巧、稳重、正确	5		
理论	监测目的	2		
	监测注意事项	3		
总得分		100		

三、监测技术理论

（一）为患者进行心电监护时的注意事项

1. 根据患者病情，协助患者取平卧位或者半卧位。

2. 密切观察心电图波形，及时处理干扰和电极脱落。

3. 每日定时回顾患者 24h 心电监测情况，必要时记录。

4. 根据患者病情设定报警上下限，不得关闭报警声音。

5. 密切定时观察患者粘贴电极片的皮肤，定时更换电极片和电极片位置。

6. 对躁动患者，应当固定好电极和导线，避免电极脱位以及导线打折缠绕。

7. 停机时先向患者说明，取得合作后关机，断开电源。

（二）为患者进行血压监测时的注意事项

1. 袖带的高度要与心脏位置、血压计零点处于同一水平，且袖带的胶管应放在肱动脉搏动点,袖带的松紧度以刚好插入 1 指为宜。

2. 测量前至少保持安静状态 10 分钟,两次测量时间间隔不得少于 3 分钟。运动后不久、进食 1 小时以内、酒后、刚喝过咖啡、茶、刚抽过烟、有尿意时等延缓测量。

3. 每次测量的部位、体位要一致。

(三)为患者行血氧饱和度监测时的注意事项

1. 观察监测结果,发现异常及时报告医生。

2. 下列情况可以影响监测结果:患者发生休克、体温过低、使用血管活性药物及贫血等,周围环境光照太强、电磁干扰及涂抹指甲油等也可影响监测结果。

3. 注意为患者保暖,患者体温过低时,采取保暖措施。

4. 观察患者局部皮肤及指(趾)甲情况,定时更换传感器位置。

第二节 中心静脉压(CVP)测量

一、中心静脉压测量流程图

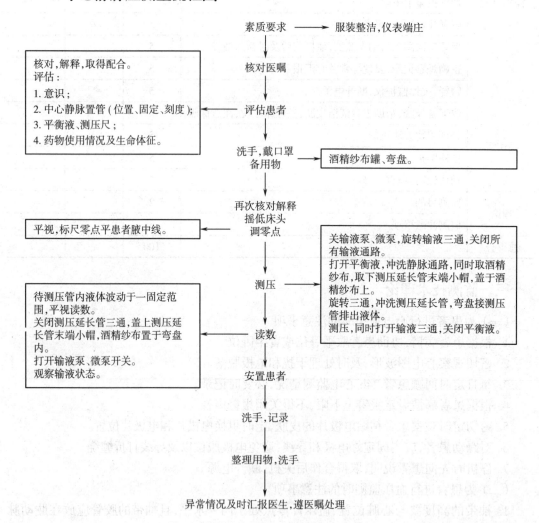

二、中心静脉压测定操作流程评分表

流程	要求	标准分	得分	备注
素质要求	服装整洁,仪表端庄	5		
操作前准备	洗手、戴口罩	2		
	备齐用物、放置合理	3		
操作过程	解释	5		
	摇平床	5		
	调整测压尺零点	5		
	停止所有输液	5		
	测量	20		
	消毒测压尺末端与保护帽,盖紧保护帽	10		
	恢复输液	10		
	操作方法正确,没有污染,动作轻柔	10		
操作后	物品处置正确,洗手	10		
	患者安置舒适,床单位整洁	5		
	放置呼叫器	5		
总分		100		

三、中心静脉压测定相关理论

（一）中心静脉压的概念

中心静脉压（CVP）:测得上、下腔静脉进入右心房处的压力,正常值为（$5cmH_2O \sim 12cmH_2O$）。对了解有效循环血容量和心功能有重要意义。

（二）CVP监测与血压之间关系的临床意义

CVP	血压	原因	处理
低	低	血容量严重不足	充分补液
低	正常	血容量不足	适当补液
高	低	心功能不全或血容量相对过多	给予强心药,纠正酸中毒,舒张血管
高	正常	容量血管过度收缩	舒张血管
正常	低	心功能不全或血容量不足	补液试验

补液试验:取等渗盐水250ml,于5~10分钟内经静脉注入。如血压升高而中心静脉压不变,提示血容量不足;如血压不变而中心静脉压升高（$3 \sim 5cmH_2O$）则提示心功能不全。

第三节 有创动脉血压（ABP）监测

一、有创动脉血压监测流程图（配合穿刺置管、连接管路、有创血压测量）

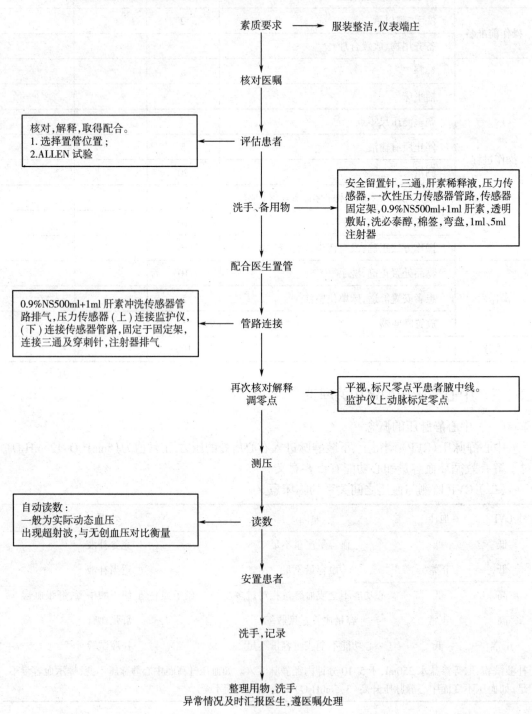

素质要求 ——→ 服装整洁，仪表端庄

核对医嘱

核对，解释，取得配合。
1. 选择置管位置；
2.ALLEN 试验 ←—— 评估患者

洗手、备用物 ——→ 安全留置针，三通，肝素稀释液，压力传感器，一次性压力传感器管路，传感器固定架，0.9%NS500ml+1ml 肝素，透明敷贴，洗必泰醇，棉签，弯盘，1ml、5ml注射器

配合医生置管

0.9%NS500ml+1ml 肝素冲洗传感器管路排气，压力传感器（上）连接监护仪，（下）连接传感器管路，固定于固定架，连接三通及穿刺针，注射器排气 ←—— 管路连接

再次核对解释
调零点 ——→ 平视，标尺零点平患者腋中线。监护仪上动脉标定零点

测压

自动读数：
一般为实际动态血压
出现超射波，与无创血压对比衡量 ←—— 读数

安置患者

洗手，记录

整理用物，洗手
异常情况及时汇报医生，遵医嘱处理

二、有创动脉血压配合、连接、测定操作流程评分标准

流程	要求	标准分	得分	备注
素质要求	服装整洁,仪表端庄	5		
操作前准备	洗手、戴口罩	2		
	备齐用物、放置合理	10		
操作过程	解释	5		
	置管位置的选择	5		
	ALLEN 试验	5		
	无菌穿刺	5		
	管道连接	20		
	调整测压尺零点	10		
	测量、读数、评估	10		
	操作方法正确,没有污染,动作轻柔	10		
操作后	物品处置正确,洗手	8		
	患者安置舒适,床单位整洁	5		
总分		100		

三、有创动脉血压(ABP)测量理论

(一)有创动脉血压监测目的

1. 能够持续、动态、直观的反应患者动脉压力的变化,准确可靠,随时取值。

2. 根据动态波形判断心肌收缩能力。

3. 根据动态血压变化,合理调整血管活性药物。

4. 可反复采集动脉血气标本,减少患者的痛苦。

(二)Allen 试验

1. 爱伦试验(Allen's test),目的为检查判断尺动脉和掌动脉弓是否通畅,是否会因为桡动脉插管后的阻塞或栓塞而影响手部的血流灌注。

2. Allen 试验方法是:将穿刺侧的前臂抬高,用双手拇指分别摸到桡、尺动脉后,让患者作三次握拳和放拳动作,接着拇指阻断桡、尺动脉血流,待手部变白后将前臂放平,解除对尺动脉的压迫,观察手部的转红时间,正常 5~7 秒,平均 3 秒,8~15 秒为可疑,大于 15 秒系供血不足,一般大于 10 秒为 Allen 试验阳性,不宜行桡动脉穿刺。

(三)有创动脉血压测量注意事项

1. 妥善固定,防止穿刺针及测压管脱落。

2. 观察有无穿刺处出血、渗血,一旦发现给予加压止血,及时更换透明敷贴。

3. 不同部位的动脉压,仰卧时,从主动脉到远心端的周围动脉,收缩压依次升高,舒张压逐渐减低。

4. 保持测压管道通畅,定时用肝素稀释液冲洗测压管,防止凝血的发生。有凝血块及

时抽出。

5. 校对零点：换能器的高度应与心脏在同一水平，位置偏高，则测量出的数值偏低，反之，换能器位置偏低，测量出的数值偏高。更换体位、传感器位置变换时应及时校正零点，监测期间每 4~6 小时校零一次。

6. 采用换能器测压，应定期对测压仪校验。

7. 测压前和测压中定时用血压计测量患者血压，与有创测压值相对照，及时发现并纠正测量误差。

8. 置管时间一般为 48~72 小时，不宜超过 1 周，一旦病情平稳即应及时拔管，拔管时穿刺置管处应局部压迫 5 分钟，然后用纱布或弹力绷带适当加压包扎，以免导致出血和血肿。

9. 密切观察术侧远端手指的颜色与温度，出现缺血征象时立即拔管。

10. 防止气栓、血栓形成，预防感染。

第四节 呼吸机使用

一、呼吸机使用流程图

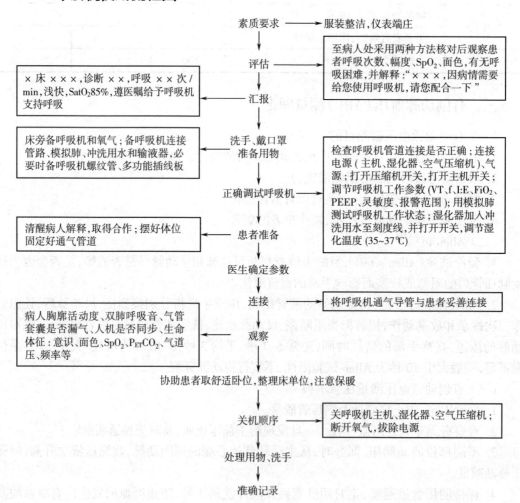

二、呼吸机使用操作评分表

流程	要求	标准分	得分	备注
素质要求	服装整洁、仪表端庄	5		
评估	评估患者意识状况	5		
	评估患者呼吸状况及有无缺氧表现	5		
操作前准备	备齐用物,洗手戴口罩(六步法)	5		
	检查呼吸机气源、电源	5		
操作过程	呼吸机管道连接正确	5		
	连接电源、氧源、气源	5		
	打开压缩机、主机顺序正确	5		
	正确设定各参数	5		
	用模拟肺检查呼吸机工作是否正常	5		
	湿化器内水位合适,并打开开关	5		
	给患者解释并取舒适体位	5		
	协助医生建立人工气道	5		
	气管导管与患者连接正确、妥善	5		
操作后	关机顺序正确	5		
	处理用物方法正确	5		
	观察记录	5		
评价	动作轻巧、敏捷、准确	5		
	顺序正确、机器工作正常	5		
理论	呼吸机使用注意事项	2		
	呼吸机使用期间应监测的内容	3		
总得分		100		

三、呼吸机使用理论

(一)呼吸机使用注意事项

1. 呼吸机管路连接正确;

2. 开关呼吸机顺序正确;

3. 参数调试合理;

4. 及时观察处理各种报警,特别是高压、低压报警;

5. 异常报警及时通知医生,无法处理的报警应立即使患者脱机,并给予吸氧或人工辅助通气,视情况更换呼吸机;

6. 医嘱停机应严格按停机顺序操作:①将呼吸机与患者脱离,继续吸氧;②先关主机,再关压缩机;③拔掉电源、气源连接处;④整理用物,消毒管道。

(二)呼吸机使用期间监测内容:①呼吸机各参数;②呼吸音、呼吸动度;③神志;④血气分析;⑤呼吸机与患者是否同步。

附1:常用呼吸参数正常参考值(成人)

(1)每分通气量(VE):6~10L/min。

(2)潮气量(VT):8~12ml/kg。

(3)呼吸频率(f):12~16 次/分。

(4)吸呼比(I/E):1:1.5~3,吸气时间 1.1~1.4s。

(5)气道压力:15~20cmH_2O,吸气压 -5~-15cmH_2O,呼气压不大于 5cmH_2O。

(6)吸入氧浓度(FiO_2):40%~60%。

(7)湿化温度:吸入气体温度 35~37℃,相对湿度大于 70%。

(8)气流量(气流速度):30~40L/min。

(9)PEEP:0.49~0.98kPa(5~10cmH_2O)

(10)触发灵敏度:-1~-2cmH_2O,压力触发 -2cmH_2O,流量触发 3~5L/min。

附2:呼吸机管道消毒

(1)方法:环氧乙烷熏蒸或 2000mg/L 三氯消毒液浸泡消毒 1 小时。

(2)要求:持续使用者常规消毒每周两次,停用后行终末消毒处理。

(3)浸泡消毒操作过程:取下呼吸机管道初步清洁后甩干,浸泡于 2000mg/L 三氯消毒液消毒 1 小时,取出冲洗晾干备用;用 75% 酒精擦拭呼吸机表面;注意主机各部件及易损件、传感器的清洁消毒(方法按呼吸机出厂使用说明),空气滤网每天清洁一次。

第五节 输液泵/微量泵使用

一、输液泵/微量泵使用流程图

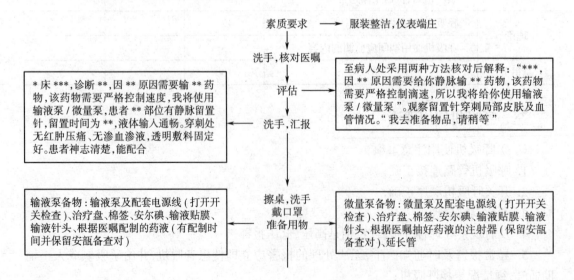

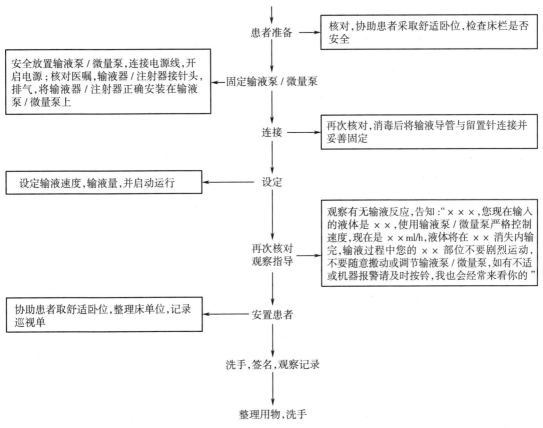

二、输液泵 / 微量泵技术操作评分表

流程	要求	标准分	得分	备注
素质要求	服装整洁、仪表端庄	5		
评估	病情,做好解释	5		
	评估注射部位的皮肤及血管情况	5		
操作前准备	备齐用物	3		
	洗手戴口罩(六步法)	2		
操作过程	认真查对医嘱	5		
	患者体位舒适、安全	5		
	再次核对医嘱及输液治疗计划	5		
	正确固定输液泵 / 微量泵	5		
	连接电源,输液管置于输液泵槽内	5		
	输液泵与输液器 / 微理泵与注射器安装正确	5		
	输液管 / 注射器连接管气体排尽	5		

续表

流程	要求	标准分	得分	备注
操作过程	消毒、连接、固定正确	5		
	正确设置输入总量和速率	5		
	调整输液泵 / 微量泵,启动运行	5		
	认真观察患者输液后反应	5		
	取舒适体位,整理床单位	5		
评价	处理用物顺序正确、节力	5		
	患者无不适反应	5		
理论	输液泵 / 微量泵使用目的	2		
	输液泵 / 微量泵使用时的注意事项	3		
总分		100		

三、输液泵 / 微量泵使用相关理论

(一)了解输液泵 / 微量泵性能

(二)输液泵 / 微量泵使用注意事项

1. 向患者解释输液目的,输液泵、微量泵用途及注意事项,取得患者配合。

2. 正确设定输液速度及其他必需参数,防止设定错误延误治疗。

3. 护士随时查看输液泵的工作状态,及时排除报警、故障、管道衔接脱落、回血、管道堵塞等,防止液体输入失控。

4. 注意观察穿刺部位皮肤情况,防止发生液体外渗,一旦外渗及时处理。

5. 定期检查性能,做好保养与维护,保证机器处于充电备用状态。

6. 无法处理的机器故障,注明故障原因,及时送仪器科维修。

第六节　经气管插管 / 气管切开吸痰术

一、经气管插管 / 气管切开吸痰法操作流程

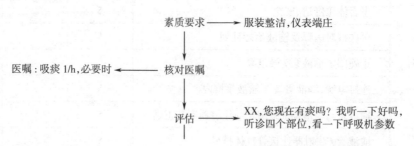

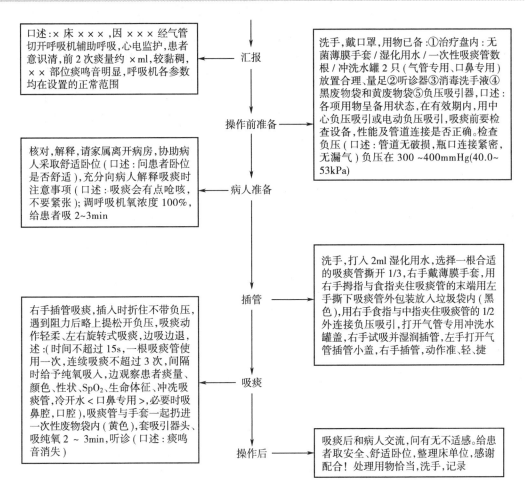

二、经气管插管 / 气管切开吸痰术操作评分表

流程		要求	标准分	得分	备注
素质要求		服装整洁、仪表端庄	3		
评估		了解意识状态	3		
		了解呼吸道分泌物的量、黏稠度、部位	3		
		了解呼吸机参数设置情况	3		
操作前准备		洗手、戴口罩（六步法）	3		
		备齐用物、放置合理、携带物品至患者床旁	3		
		用中心负压吸引吸痰前,检查设备性能是否完好	5		
		用电动力吸引器吸痰前,接通电源,打开开关,检查吸引器性能	2取1		
		调节合适负压:0.04~0.053MPa	3		
操作过程	患者	核对、对清醒患者进行解释,取得患者配合	3		
		调呼吸机氧浓度100%,给患者吸2分钟	3		

续表

流程		要求	标准分	得分	备注
操作过程	插管	注入湿化水	3		
		选择合适的吸痰管	3		
		撕开吸痰管外包装前端,一只手戴无菌手套,将吸痰管抽出并盘绕手中,根部与负压管连	3		
		非无菌手断开呼吸机与气管导管	3		
		呼吸机接头放在无菌纸巾上	2		
		戴无菌手套的手插管,动作准、轻、捷	4		
	吸痰	插管不带负压,遇到阻力略上提后加负压	6		
		吸痰动作:轻、左右旋转并渐渐上提	6		
		时间未超过15s	6		
		一根吸痰管使用一次	3		
		连续吸痰不超过3次,间隔时予以纯氧吸入	3		
		观察:痰液、血氧饱和度、生命体征情况	3		
		吸痰结束吸纯氧2分钟或至血氧饱和度正常	3		
操作后		协助患者取安全、舒适体位,整理床单位	2		
		用物处理恰当	2		
		洗手	3		
其他		操作过程符合控制院内感染要求	3		
		冲洗水瓶:气管插管与口鼻腔分开注明	3		
		急救念强	2		
理论		理论1(3分)理论2(2分)	2		
总分			100		

三、经气管插管/气管切开吸痰术理论

（一）吸痰的注意事项

1. 操作动作应轻柔、准确、快速,每次吸痰时间不超过15秒,连续吸痰不得超过3次,吸痰时间隔予以纯氧吸入。

2. 注意吸痰管插入是否顺利,遇到阻力时应分析原因,不可粗暴盲插。

3. 吸痰管最大外径不能超过该导管内径的1/2,负压不可过大,进吸痰管时不可给予负压,以免损伤患者气道。

4. 注意保持呼吸机接头不被污染,戴无菌手套持吸痰管的手不被污染。

5. 冲洗水瓶应分别注明吸引气管插管、口鼻腔之用,不能混用。

6. 吸痰过程中应当密切观察患者的病情变化,如有心率、血压、呼吸、血氧饱和度的明显改变时,应当立即停止呼吸,立即接呼吸机通气并给予纯氧吸入。

（二）气道吸引不当可以引起的不良反应

1. 气道黏膜损伤；

2. 加重缺氧；

3. 肺不张；

4. 诱发支气管痉挛；

5. 心律失常。

第七节　心肺复苏基本生命支持术

一、心肺复苏基本生命支持术流程图

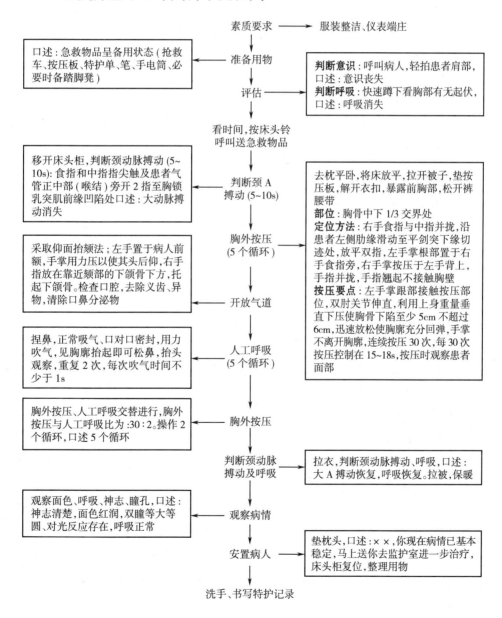

素质要求 ⟶ 服装整洁、仪表端庄

口述：急救物品呈备用状态（抢救车、按压板、特护单、笔、手电筒、必要时备踏脚凳） ⟵ 准备用物

评估 ⟶ **判断意识**：呼叫病人，轻拍患者肩部，口述：意识丧失
判断呼吸：快速蹲下看胸部有无起伏，口述：呼吸消失

看时间，按床头铃
呼叫送急救物品

移开床头柜，判断颈动脉搏动 (5~10s)：食指和中指指尖触及患者气管正中部（喉结）旁开 2 指至胸锁乳突肌前缘凹陷处口述：大动脉搏动消失 ⟵ 判断颈 A 搏动 (5~10s)

胸外按压（5 个循环） ⟶ 去枕平卧，将床放平，拉开被子，垫按压板，解开衣扣，暴露前胸部，松开裤腰带
部位：胸骨中下 1/3 交界处
定位方法：右手食指与中指并拢，沿患者左侧肋缘滑动至平剑突下缘切迹处，放平双指，左手掌根部置于右手食指旁，右手掌按压于左手背上，手指并拢，手指翘起不接触胸壁
按压要点：左手掌跟部接触按压部位，双肘关节伸直，利用上身重量垂直下压使胸骨下陷至少 5cm 不超过 6cm，迅速放松使胸廓充分回弹，手掌不离开胸廓，连续按压 30 次，每 30 次按压控制在 15~18s，按压时观察患者面部

采取仰面抬颏法；左手置于病人前额，手掌用力压以使其头后仰，右手指放在靠近颏部的下颌骨下方，托起下颌骨。检查口腔，去除义齿、异物，清除口鼻分泌物 ⟵ 开放气道

捏鼻，正常吸气、口对口密封，用力吹气，见胸廓抬起即可松鼻，抬头观察，重复 2 次，每次吹气时间不少于 1s ⟵ 人工呼吸（5 个循环）

胸外按压、人工呼吸交替进行，胸外按压与人工呼吸比为：30：2。操作 2 个循环，口述 5 个循环 ⟵ 胸外按压

判断颈动脉搏动及呼吸 ⟶ 拉衣，判断颈动脉搏动、呼吸，口述：大 A 搏动恢复，呼吸恢复。拉被，保暖

观察面色、呼吸、神志、瞳孔，口述：神志清楚，面色红润，双瞳等大等圆、对光反应存在，呼吸正常 ⟵ 观察病情

安置病人 ⟶ 垫枕头，口述：××，你现在病情已基本稳定，马上送你去监护室进一步治疗，床头柜复位，整理用物

洗手、书写特护记录

二、心肺复苏基本生命支持术操作评分表

项目	要求	标准分值	得分	缺陷情况记录
素质要求	服装整洁、仪表端庄	2		
评估患者	判断意识	5		
	判断呼吸	5		
	看时间,按铃呼叫	2		
	判断颈动脉搏动(5~10 秒)	5		
备齐物品	用物齐全,呈备用状态	3		
胸外按压	去枕平卧,垫按压板、解开衣扣,暴露前胸部	3		
	部位正确:胸骨中下 1/3	5		
	定位的手法正确	5		
	按压要点:只以左手掌跟部接触按压部位,双肘关节伸直,利用上身重量垂直下压	5		
	按压幅度:胸骨下陷至少 5cm 不超过 6cm	3		
	按压:放松 =1:1	2		
	按压频率:每 30 次按压控制在 15~18s	3		
	按压时观察患者面部表情	2		
开放气道	仰头抬颌法	5		
	检查口腔,去义齿,清除口鼻分泌物	2		
人工呼吸	捏鼻、深吸气、口对口密封,用力吹气,见胸廓抬起即可,松鼻,抬头,连续 2 次 每次时间不少于 1s	10		
循环操作	胸外按压与口对口呼吸交替进行,30:2,操作 2 个循环,口述 5 个循环	5		
观察病情	触摸颈动脉搏动	5		
	观察呼吸、面色、神志、瞳孔,口述上述结果	8		
安置患者	舒适体位,保暖	2		
	填写特护记录单	3		
熟练程度	动作敏捷、稳重、准确	5		
理论		5		
总分		100		

三、心肺复苏理论

心肺复苏注意事项

1. 人工呼吸时送气量不宜过大,以免引起患者胃部胀气。

2. 胸外按压时确保足够的频率及深度,尽可能不中断胸外按压,每次胸外按压后要让胸廓充分的回弹,以保证心脏得到充分的血液回流。

3. 胸外按压时肩、肘、腕在一条直线上,并与患者身体长轴垂直。按压时,手掌掌根不能离开胸壁。

第八节 除 颤 术

一、除颤术流程图

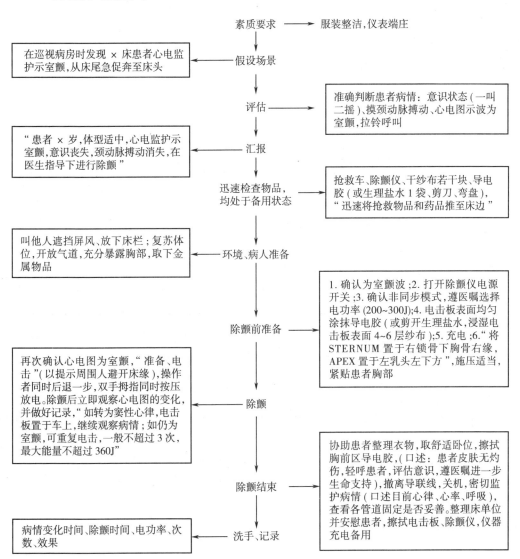

二、除颤技术操作评分表

项目	要求	标准分	得分	备注
素质要求	服装整洁、仪表端庄	5		
评估	正确判断患者病情、意识	5		
	正确判断患者心电示波为室颤,在医生的指导下进行除颤	5		
操作前准备	除颤器处于完好备用状态,准备抢救物品及药物至床边	5		
操作过程	患者处于复苏体位,充分暴露除颤部位,取下金属物品	5		
	电极板涂导电糊或包裹盐水纱布	5		
	导电糊涂抹均匀或盐水纱布湿度适宜	5		
	打开除颤仪	5		
	选择适宜的除颤方式及电功率(口述)	5		
	电极板放置位置准确	5		
	电极板与患者皮肤密切接触	5		
	施加压力适当	5		
	充电	5		
	放电(双手拇指同时按压放电按钮)	5		
	放电时操作者和其他医务人员身体避开床缘	5		
	再次监测患者的心电示波图形,并记录	5		
操作后	整理用物、合理安置患者	5		
评价	操作熟练、抢救迅速	5		
	操作方法正确、安全	5		
理论	除颤的适应证、除颤的注意事项	5		
总得分		100		

三、除颤术相关理论

(一)除颤的适应证:无脉性室速、室颤。

(二)除颤的注意事项

1. 除颤前确定患者除颤部位无潮湿、无敷料。如患者带入植入性起搏器,应注意避开起搏器部位至少 10cm。

2. 除颤前确定周围人员无直接或者间接与患者接触。

3. 操作者身体不能与患者接触,不能与金属类物品接触。

4. 动作迅速、准确。

5. 保持除颤器完好备用。

第九节 简易呼吸球囊使用

一、简易呼吸球囊操作流程图

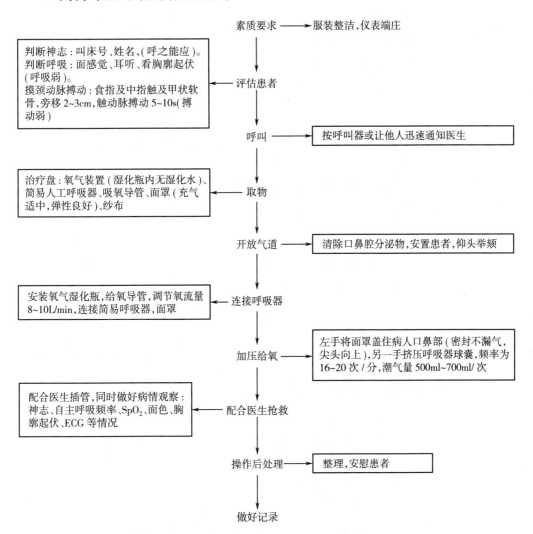

二、简易呼吸球囊操作评分表

流程	要求	标准分	得分	备注
素质要求	服装整洁、仪表端庄	5		
评估	判断神志	5		
	判断呼吸	5		
	判断颈动脉搏动（方法、部位及触摸时间）	5		
呼救	原则：不可离开患者	1		

续表

流程	要求	标准分	得分	备注
用物准备	齐全	2		
	合理(面罩大小、充盈度)	3		
开放气道	体位:去枕、平卧	8		
	清除口鼻分泌物、异物	8		
	打开气道(手法)	5		
呼吸器操作过程	连接是否正确	2		
	流量调节	2		
	面罩正解固定	2		
	挤压呼吸器(潮气量、频率、吸呼比例)	15		
	观察(面色、胸廓起伏、心率、血压、SPO_2等)	5		
	配合医生抢救	5		
	汇报	2		
操作后	安置患者	2		
	处理用物、洗手、记录	3		
评价	动作轻巧、稳重、正确	5		
理论		10		
总得分		100		

三、简易呼吸球囊使用相关理论

（一）简易呼吸球囊操作的目的

对于无自主呼吸或呼吸弱的患者,使用人工通气方式,维持和增加机体通气量,纠正威胁生命的低氧血症。

（二）简易呼吸球囊使用的注意事项

1. 患者取举头仰颌位,开放气道。

2. 面罩气囊的充盈度为其容积的2/3,面罩要紧扣鼻部,否则易发生漏气。

3. 将简易呼吸器连接氧气,氧流量8~10L/min,扣紧面罩;一手以"EC"手法固定面罩,另一手有规律地挤压呼吸囊,使气体通过吸气活瓣进入患者肺部,放松时,肺部气体随呼气活瓣排出;每次送气500~700ml,挤压频率为成人16次~20次/分,小儿酌情增加。

4. 挤压时若有抵触,应与之同步,即患者吸气初顺势挤压呼吸囊,达到一定潮气量便完全松开气囊,让患者自行完成呼气动作。

（三）如何判断是否正常换气

1. 三看 患者嘴唇颜色;胸廓有无起伏;面罩有无雾气(气温较低时)。

2. 一感觉 挤压时有无抵触(患者有无自主呼吸)。

第十节　电动吸引器使用

一、电动吸引器使用流程图

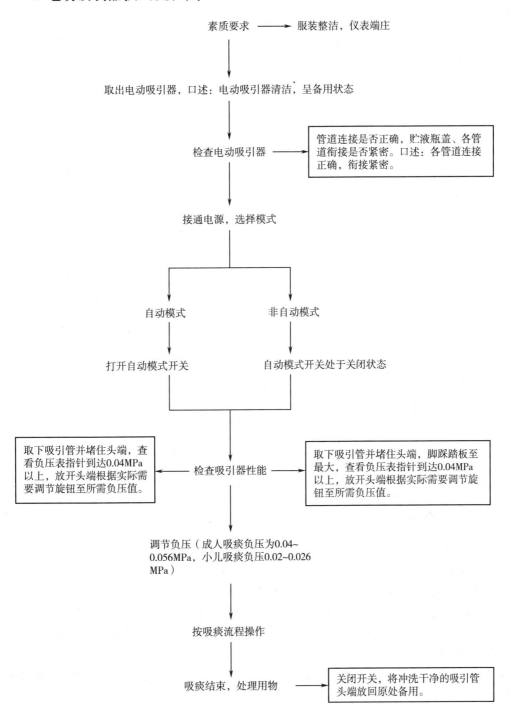

素质要求 ⟶ 服装整洁，仪表端庄

取出电动吸引器，口述：电动吸引器清洁，呈备用状态

检查电动吸引器 ⟶ 管道连接是否正确，贮液瓶盖、各管道衔接是否紧密。口述：各管道连接正确，衔接紧密。

接通电源，选择模式

自动模式　　　非自动模式

打开自动模式开关　　　自动模式开关处于关闭状态

取下吸引管并堵住头端，查看负压表指针到达0.04MPa以上，放开头端根据实际需要调节旋钮至所需负压值。 ⟶ 检查吸引器性能 ⟵ 取下吸引管并堵住头端，脚踩踏板至最大，查看负压表指针到达0.04MPa以上，放开头端根据实际需要调节旋钮至所需负压值。

调节负压（成人吸痰负压为0.04~0.056MPa，小儿吸痰负压0.02~0.026MPa）

按吸痰流程操作

吸痰结束，处理用物 ⟶ 关闭开关，将冲洗干净的吸引管头端放回原处备用。

二、电动吸引器操作考核评分标准

流程		要求	标准分	得分	备注
素质要求		服装整洁、仪表端庄	5		
检查电动吸引器		检查管道连接、贮液瓶盖方法正确	5		
		确保贮液瓶盖衔接紧密	5		
		检查结果汇报准确	5		
接通电源,选择模式		知晓两种模式	5		
使用两种模式	自动模式	打开自动模式	5		
		调节负压方法正确	10		
		调节负压值准确	5		
	非自动模式	选择非自动模式	5		
		调节负压方法正确	10		
		调节负压值准确	5		
操作结束		关闭开关	5		
		正确处理用物	10		
评价		动作敏捷、准确、流畅	5		
		顺序正确、机器工作正常	5		
理论		安全瓶的作用	5		
		吸痰负压值	5		
总得分			100		

三、电动吸引器相关理论

用物处理方法:

1. 贮液瓶及安全瓶使用前应加入少许水,贮液瓶内液体达 2/3 满时,应及时倾倒及更换,以免液体过多,被吸入安全瓶及马达内损坏机器。

2. 每日更换吸引管接头及保护套、倾倒贮液瓶内痰液。

3. 当患者使用毕,进行终末处理:贮液瓶用 2000mg/L 的含氯消毒液浸泡消毒 1 小时,清洗晾干备用。

4. 电动吸引装置应有专人管理,定期检查性能,并做好清洁保养工作,搬用时避免剧烈振动。

第十一节　肠内营养泵使用

一、肠内营养泵操作流程图

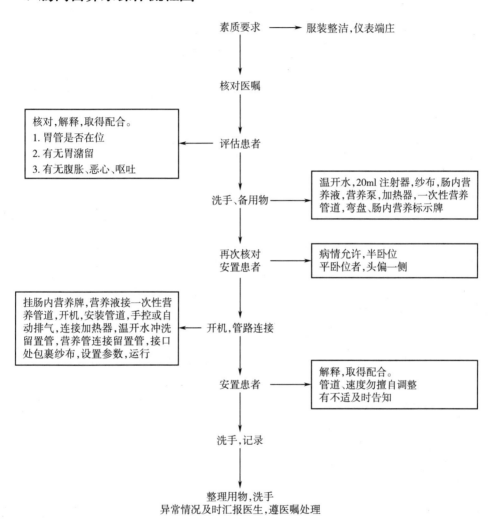

二、肠内营养泵操作评分表

项目	要求	标准分	得分	备注
素质要求	服装整洁、仪表端庄	5		
评估	核对、解释	5		
	胃管位置（三种方法）	8		
	腹部情况、有无胃潴留	10		
用物准备	是否齐全	8		

续表

项目	要求	标准分	得分	备注
操作过程	体位	5		
	连接管路	8		
	连接电源,开机,设置参数(合理)	6		
	运行	5		
	解释	5		
	安置舒适体位	5		
操作后	解释,取得配合	5		
	整理用物、合理安置患者	5		
评价	操作熟练	5		
	操作方法正确、安全	5		
理论		10		
总得分		100		

三、肠内营养泵使用相关理论

(一)肠内营养使用前应评估的项目

1. 鼻饲前评估患者全身情况及腹部情况,如有恶心、呕吐或腹胀等表现时,应汇报医生,必要时暂停鼻饲或减慢鼻饲速度。

2. 鼻饲前应确认胃管在胃内。

3. 鼻饲前应检测胃内残液量。

(二)肠内营养注意事项

1. 营养液浓度应从低到高、量由少到多、速度由慢到快进行补充。

2. 喂食时应给予半卧位或低半卧位,喂食后根据病情需要调整卧位。

3. 鼻饲者,给予营养液前一定要确定鼻饲管在胃内,其方法:抽出胃液、将管末端浸入水中观察有无气泡、注入 10ml 空气听有无气过水声三步法来检查,以保证管饲的安全。

4. 给予营养液前后用 20ml 温水冲洗管腔,持续滴注时 4~6 小时冲洗一次防止堵管。

5. 昏迷患者鼻饲后 1 小时内尽量少翻动,如需搬动,动作宜轻、稳,以免食物反流,引起误吸。

6. 肠内营养液温度维持 38~42℃,持续输注者,20~40 滴 / 分;间断推注者每隔 2~4 小时 / 次,200~250ml/ 次。

(三)防高压报警(管道打折、鼻饲管堵塞)

1. 检查鼻饲管是否通畅在位。

2. 营养液不可过稠,必要时加水稀释,药物要研磨成细末注入,牛奶不要与果汁同时鼻饲。

3. 鼻饲前应用温开水 20~30ml 冲洗管道。

4. 鼻饲管堵塞,立即用注射器抽吸,解除堵塞。

5. 如抽吸无效,必要时重新置管。

（许 卫 魏 珊）